Kohlhammer

Die Herausgebenden

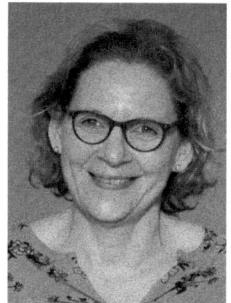

Foto: Miriam Yousif-Kabota

Marion Rehm, Krankenschwester, Dipl.-Gesundheitswissenschaftlerin, Leiterin der Albertinen Akademie, Hamburg.

Wer sich entscheidet, in einem Gesundheitsberuf zu arbeiten, dem liegt daran, hilfsbedürftige Menschen zu versorgen und sie dabei zu unterstützen, ihre Selbständigkeit wiederzuerlangen. Dazu gehört auch, Menschen in Extremsituationen oder in der Sterbephase würdevoll zu begleiten. Der Umgang mit den Patienten, deren An- und Zugehörigen, die Zusammenarbeit im Team – es gibt nicht viele Berufe, die so vielseitig und vielschichtig sind und in denen es so viele Möglichkeiten gibt, sich zu spezialisieren und weiterzubilden. Seit fast vierzig Jahren bin ich nun schon im Gesundheitswesen tätig – zunächst als Krankenschwester, nach dem Studium in der Versorgungsforschung und seit zwölf Jahren organisiere ich Bildungsmaßnahmen für die Mitarbeiter der Gesundheitsberufe. Auch hier bin ich dankbar und schätze die Bandbreite und Vielfältigkeit meiner Tätigkeit.

Auf einer anderen Ebene darf ich nun dazu beitragen, dass Patienten und hilfsbedürftige Menschen eine qualitativ hochwertige und zugewandte Versorgung erhalten: indem Mitarbeiter von Gesundheitseinrichtungen befähigt werden, Methoden und Konzepte zu erlernen, die ihnen in der alltäglichen Arbeit weiterhelfen. Und auch wenn in diesen unruhigen Zeiten Bildungsmaßnahmen oft hintenangestellt werden: Ohne Bildung geht es nicht! Bildung wird ein Schlüssel und ein Wettbewerbsvorteil für die Unternehmen sein, wenn es darum geht, Mitarbeiter zu halten und zu gewinnen.

Ich wünsche mir, dass dieses Buch viele Leserinnen und Leser findet und damit auch einen Anteil daran hat, dass die Versorgung der uns anvertrauten Menschen verbessert wird.
Marion Rehm

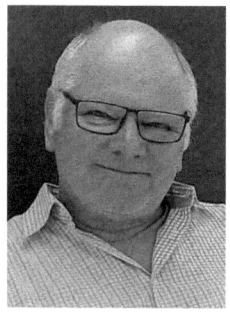

Wolfgang Schwibbe, Pädagoge und Andragoge, von 2000 bis 2016 Leiter der Albertinen Akademie, weiterhin als Senior-Berater tätig.

Bei der Erstauflage dieses Buches im Jahr 2019 wussten wir nichts von Corona, und wir konnten nicht ahnen, welch gravierende Auswirkungen die Pandemie für die Älteren in Deutschland haben würde – insbesondere dann, wenn sie in Einrichtungen wohnen.

»Strikte Isolation ist gerade für Ältere Gift« lautete die Überschrift eines Interviews bereits Anfang April 2020 – dieser und viele andere Einwände nützten nichts.[1] In der Pandemie waren all die guten und richtigen Ansätze zu Beteiligung, Autonomie, Selbstverantwortung etc. plötzlich dahin, weil der oberste Grundsatz in Deutschland lautete: unbedingter Schutz vor Ansteckung, auch um den Preis absoluter Isolation, einsam durchlebter Krankheit und häufig auch einem Versterben ohne Abschied von den Angehörigen.

Wenn das Prinzip wenigstens wirksam gewesen wäre – aber es starben in Alten- und Pflegeheimen sehr viele Bewohnerinnen und Bewohner. »Ein wirksamer Schutz der Heimbewohner*innen ist allerdings auch in der zweiten Welle vielerorts nicht gelungen«, fasst eine Publikation im Juli 2022 die Ergebnisse zusammen.[2] Und: »Die Übersterblichkeit im zeitlichen Zusammenhang mit den Pandemiewellen erscheint deutlich.«[3]

Die Aufarbeitung dieses Versagens steht aus, die Geriatrie und Gerontologie sollte ihre Fachkompetenz dabei unbedingt einbringen.
Wolfgang Schwibbe

---

1 Keller M (2020) »Strikte Isolation ist gerade für Ältere Gift«. Interview mit Johannes Pantel in Spiegel online, 02.04.2020 (https://www.spiegel.de/gesundheit/coronavirus-strikte-isolation-ist-gerade-fuer-aeltere-gift-a-da331fcf-c5ea-40db-822c-9bbc8f85d67b, Zugriff am 01.07.2022)
2 Klemperer D (2022) Corona verstehen – evidenzbasiert. Living eBook, Version 69.0, Stand 10.10.2022, S. 245 (https://www.sozmad.de/Klemperer_Corona_69.0.pdf, Zugriff am 13.10.2022)
3 Ebd., S. 236

Marion Rehm/Wolfgang Schwibbe (Hrsg.)

Praxiswissen Geriatrie

Für Pflege, Therapie und
das multiprofessionelle Team

2., erweiterte und überarbeitete Auflage

Verlag W. Kohlhammer

Dieses Werk einschließlich aller seiner Teile ist urheberrechtlich geschützt. Jede Verwendung außerhalb der engen Grenzen des Urheberrechts ist ohne Zustimmung des Verlags unzulässig und strafbar. Das gilt insbesondere für Vervielfältigungen, Übersetzungen und für die Einspeicherung und Verarbeitung in elektronischen Systemen.

Pharmakologische Daten verändern sich ständig. Verlag und Autoren tragen dafür Sorge, dass alle gemachten Angaben dem derzeitigen Wissensstand entsprechen. Eine Haftung hierfür kann jedoch nicht übernommen werden. Es empfiehlt sich, die Angaben anhand des Beipackzettels und der entsprechenden Fachinformationen zu überprüfen. Aufgrund der Auswahl häufig angewendeter Arzneimittel besteht kein Anspruch auf Vollständigkeit.

Die Wiedergabe von Warenbezeichnungen, Handelsnamen und sonstigen Kennzeichen berechtigt nicht zu der Annahme, dass diese frei benutzt werden dürfen. Vielmehr kann es sich auch dann um eingetragene Warenzeichen oder sonstige geschützte Kennzeichen handeln, wenn sie nicht eigens als solche gekennzeichnet sind.

Es konnten nicht alle Rechtsinhaber von Abbildungen ermittelt werden. Sollte dem Verlag gegenüber der Nachweis der Rechtsinhaberschaft geführt werden, wird das branchenübliche Honorar nachträglich gezahlt.

Dieses Werk enthält Hinweise/Links zu externen Websites Dritter, auf deren Inhalt der Verlag keinen Einfluss hat und die der Haftung der jeweiligen Seitenanbieter oder -betreiber unterliegen. Zum Zeitpunkt der Verlinkung wurden die externen Websites auf mögliche Rechtsverstöße überprüft und dabei keine Rechtsverletzung festgestellt. Ohne konkrete Hinweise auf eine solche Rechtsverletzung ist eine permanente inhaltliche Kontrolle der verlinkten Seiten nicht zumutbar. Sollten jedoch Rechtsverletzungen bekannt werden, werden die betroffenen externen Links soweit möglich unverzüglich entfernt.

2., erweiterte und überarbeitete Auflage 2023

Alle Rechte vorbehalten
© W. Kohlhammer GmbH, Stuttgart
Gesamtherstellung: W. Kohlhammer GmbH, Stuttgart

Print:
ISBN 978-3-17-040484-7

E-Book-Formate:
pdf: ISBN 978-3-17-040485-4
epub: ISBN 978-3-17-040486-1

Geleitwort

Unter Altern verstehen wir einen organtypischen Prozess, der sowohl die physiologischen Prozesse wie die Morphologie der Organe verändert. Während es dadurch im körperlichen Bereich zu einem Leistungsabfall kommt, sind im seelisch-geistigen Bereich im Alter Höchstleistungen möglich. Alter ist keine Krankheit, aber die Krankheitsanfälligkeit nimmt zu. Die Übergänge zwischen normalen Alterungsprozessen und der Entstehung von Krankheiten sind fließend. Krankheiten werden deshalb oft von den Betroffenen wie von den Professionellen nicht rechtzeitig erkannt, was zu unnötigen Behinderungen und Resignation führen kann.

Um dem zu begegnen, ist es wichtig, dass sowohl die Betroffenen wie alle professionell im Gesundheitssystem Tätigen über die nötigen Kenntnisse im Umgang mit Alter und Krankheit Bescheid wissen. Alle müssen wir sowohl im präventiven, kurativen wie rehabilitativen Bereich auf den Prozess Altern Rücksicht nehmen. Davon ausgenommen werden kann nur der Bereich der Kinder- und Jugendmedizin.

Das Wissen um Altern und Krankheit und die speziellen Aspekte der Therapie müssen dabei sowohl im ambulanten Bereich wie im Krankenhausbereich und ganz besonders im Heimbereich bekannt sein.

Für mich ist dabei das Wichtigste, dass wir von einer positiven Grundhaltung ausgehen, wie ich es gerne nenne, eine »Dennoch-Haltung«. Rehabilitation ist möglich bis zum Tod. Verbessert werden kann die Situation eines jeden Patienten. Hilflosigkeit kann durch Wissen, Professionalisierung und Empathie verhindert werden. Das vorliegende Buch, das von Marion Rehm, der Leiterin der Albertinen Akademie und ihrem Vorgänger Wolfgang Schwibbe herausgegeben wird, vermittelt uns einen Großteil dieses Wissens. Erstmals sind es nicht Mediziner, die ein Buch für Professionelle, in der Gerontologie Tätige herausgeben. Frau Rehm und Herr Schwibbe können dabei auf viele auch praktisch tätige Dozenten der Akademie zurückgreifen, haben aber auch darüber hinaus wichtige zusätzliche Beiträge gesammelt.

Die einzelnen, breit gefächerten Themen spiegeln die komplexe Thematik der Gerontologie und Geriatrie. Das Buch bildet eine ausgezeichnete Übersicht über den Bereich Altern, Krankheit und Behinderung. Es zeigt, wie viel Wissen, Kraft, Geduld und Können die Pflege des alten Menschen erfordert.

Letztlich ist der Umgang mit dem alten Menschen ein gesellschaftliches Thema. Die Gesellschaft zeigt die Wertschätzung durch die Bedingungen, die sie für die Alten schafft, aber auch durch die Anerkennung, die sie den Professionellen, die sich um die alten Menschen kümmern, ausspricht.

Das Buch hat mit der ersten Auflage bereits eine gute Resonanz erfahren. Ich freue mich, dass die nun erweiterte zweite Auflage erneut dazu beitragen kann, die Situation der alten Patienten zu verbessern, Verständnis zu wecken und eine positive Grundhaltung zu vermitteln. Ich wünsche dem Buch eine große Leserschaft zum Wohle der uns anvertrauten Patienten.

Prof. Dr. Hans Peter
Meier-Baumgartner   im Oktober 2022

Inhalt

Geleitwort 5

Abkürzungsverzeichnis 15

Vorwort zur 2. Auflage 19
Marion Rehm und Wolfgang Schwibbe

Einleitung 23
Marion Rehm und Wolfgang Schwibbe

1 Haltung, Handwerk und Holistik – Geriatrie und die Grundfragen des Lebens 31
  Werner Vogel

  1.1 Stationen der Geriatrie in Deutschland 39
      Marion Rehm und Wolfgang Schwibbe

2 Mensch und Krankheit im höheren Lebensalter 43
  Michael Musolf

  2.1 Menschen im höheren Lebensalter 43
      2.1.1 Altern und Alterung 43
      2.1.2 Altersbilder und Alternstheorien 44
      2.1.3 Seneszenz 45
      2.1.4 Primäres und sekundäres Altern 47
      2.1.5 Gebrechlichkeit und Frailty-Syndrom 47
      2.1.6 Prävention 49
      2.1.7 Alltagskompetenz – Selbsthilfefähigkeit – Autonomie 51
  2.2 Krankheit im Alter 52
      2.2.1 Akute gesundheitliche Probleme im Alter 52
      2.2.2 Chronische Krankheiten im Alter, Multimorbidität und geriatrische Syndrome 54
      2.2.3 Assessment in der Geriatrie 59
      2.2.4 Klassifikationssysteme 64
  2.3 Polypharmakotherapie 75
      2.3.1 Einleitung 75
      2.3.2 Pharmakokinetik 75
      2.3.3 Pharmakodynamik 76
      2.3.4 Polymedikation 78

		2.3.5	Unter-/Über-/Fehlmedikation bzw. -dosierung	78
		2.3.6	Compliance und Adhärenz	78
		2.3.7	Resümee	80
	2.4	Das multiprofessionelle geriatrische Team		81
		2.4.1	Ärztlicher Dienst	82
		2.4.2	Pflegerischer Dienst	82
		2.4.3	Physiotherapie	82
		2.4.4	Ergotherapie	83
		2.4.5	Logopädie	83
		2.4.6	Neuropsychologie	83
		2.4.7	Soziale Arbeit	83
		2.4.8	Seelsorge	83
	2.5	Herausforderung in Diagnostik und Therapie – Fallbeispiele		84
		2.5.1	Drei Fallbeispiele	84
		2.5.2	Fragenkatalog zur Herangehensweise des geriatrischen Teams	86
		2.5.3	Lösungen zu den Fallbeispielen	87

3	**Gesundheitsförderung und Prävention im Alter – das Beispiel Albertinen Haus Hamburg**			**95**
	Ulrike Dapp			
	3.1	Einleitung		95
	3.2	Definition von Gesundheitsförderung und Prävention		97
	3.3	Ausgewählte Interventionen: ganzheitlich, interdisziplinär, im kommunalen Setting		99
		3.3.1	Programm »Aktive Gesundheitsförderung im Alter« (▶ Tab. 3.1)	99
		3.3.2	Geriatrischer Qualitätszirkel für Hausarztpraxen (▶ Tab. 3.1)	100
		3.3.3	Mobilitätsambulanz/Geriatrische Institutsambulanz (▶ Tab. 3.1)	101
		3.3.4	Präventiver (geriatrischer) Hausbesuch (▶ Tab. 3.1)	101
	3.4	Differenzierung der Funktionsfähigkeit im Alter		102
	3.5	Fazit		104
	3.6	Ausblick		105

4	**Interdisziplinarität, therapeutisches Team und der Umgang mit den »Schnittstellen« sowie Erläuterungen zur »Aktivierend-therapeutischen Pflege in der Geriatrie« (ATP-G)**		**108**
	Andrea Kuphal		
	4.1	Geriatrie – generalistisches Fachgebiet der Medizin	108
	4.2	Interdisziplinarität und multiprofessionelles Team	108
	4.3	Spezifika geriatrischer Arbeit	109
	4.4	Schnittstellen	111
	4.5	Das Konzept der Aktivierend-therapeutischen Pflege in der Geriatrie (ATP-G)	112

5	**Der geriatrische Patient**	**115**
	5.1 Verschiedene Versorgungsformen und ihre Besonderheiten	115
	Kristina Oheim und Anke Wittrich	
	5.1.1 Geriatrie im ambulanten Bereich	115
	5.1.2 Geriatrie im stationären Bereich	118
	5.1.3 Leistungen zur medizinischen Rehabilitation (§ 40 SGB V)	123
	5.1.4 Fazit	124
	5.2 Versorgungsformen im Sozialgesetzbuch XI: Wohnen bei vorliegender Pflegebedürftigkeit	125
	Susette Schumann	
	5.2.1 Die Versorgungsformen und die Wohnvorstellungen der älteren Menschen	125
	5.2.2 Pflege in der privaten Wohnung	126
	5.2.3 Wohnen und Pflege in Institutionen	128
	5.2.4 Grenzen der Wohn- und Versorgungsangebote	128
	5.2.5 Neue Wohnangebote und geplante Qualitätsanforderungen	129
	5.2.6 Entwicklung neuer technischer Unterstützungssysteme für ältere Menschen	132
	5.2.7 Lernwege	133
	5.2.8 Fazit	133
6	**Unterstützungsnetzwerk im Quartier – das Modellprojekt »NetzWerk GesundAktiv«**	**135**
	Ulrich Thiem	
	6.1 Geriatrische Versorgung im stationären und ambulanten Bereich	135
	6.2 Altern im Quartier	136
	6.3 Das Modellprojekt »NetzWerk GesundAktiv«	137
	6.4 Erfahrungen von Teilnehmenden	143
	6.5 Fazit und Ausblick	144
7	**Mobilität im Alter**	**145**
	Katja Mai	
	7.1 Mobilitätseinschränkungen und -störungen im Alter	145
	7.1.1 Multimorbidität	146
	7.1.2 Frailty	146
	7.1.3 Mangelernährung	147
	7.1.4 Sarkopenie	148
	7.1.5 Osteoporose	148
	7.1.6 Arthrose	149
	7.1.7 Schmerzen	150
	7.1.8 Immobilität – Bewegungsmangel	150
	7.1.9 Fazit	152
	7.2 Sturzgeschehen im Alter	152
	7.2.1 Sturzrate	153
	7.2.2 Sturzursachen	153
	7.2.3 Sturzfolgen	157

		7.2.4	Interventionsansätze	158
		7.2.5	Fazit	161

8 Haltung und Bewegung: Immobilität, Instabilität und Unsicherheit im höheren Lebensalter ... 163
Marianne Brune und Michaela Friedhoff

	8.1	Das Bobath-Konzept als Grundlage	163
		8.1.1 Motorische Kontrolle, motorisches Lernen	164
	8.2	Normale Bewegung	165
		8.2.1 Verlust von Mobilität im Alter	167
		8.2.2 Bewegungsübergang vom Sitzen zum Stehen – ein Fallbeispiel	167
	8.3	Fallbeispiel Herr S.	167
	8.4	ZNS und »learned non-use«	170
		8.4.1 Befundaufnahme: »Normale Bewegung« als Referenz	170
	8.5	Therapeutische Interventionen	172
		8.5.1 Was hat das Zähneputzen im Sitzen mit dem Aufstehen zu tun?	172
		8.5.2 Negative Auswirkungen von Kompensation	172
	8.6	Pflegerische Interventionen	175
		8.6.1 Mobilisation – und ihre Vermeidung im Pflegealltag	175
		8.6.2 Aspekte aktivierender Mobilisation	176
	8.7	Die Bedeutung des Bobath-Konzepts in der klinischen Geriatrie	177
	8.8	Fazit	177

9 »Wenn Hören und Sehen vergeht« – zwei wichtige Sinnesorgane und ihr allmählicher Funktionsverlust ... 180
Marie-Luise Strobach

	9.1	Einleitung	180
	9.2	Das Hören und der altersbedingte Hörverlust	180
		9.2.1 Symptome der Altersschwerhörigkeit	182
		9.2.2 Folgen von Schwerhörigkeit	182
		9.2.3 Diagnostik	182
	9.3	Behandlung	184
	9.4	Die Sinnesfunktion des Sehens	187
		9.4.1 Das Auge und altersphysiologische Veränderungen der Sehfunktion	188
		9.4.2 Die häufigsten Augenerkrankungen	188
		9.4.3 Behandlungsmöglichkeiten	191
		9.4.4 Auswirkungen von Seheinschränkungen	192
	9.5	Fazit	193

10 Der orale Trakt: Sprach-, Sprech- und Schluckstörungen als zentrale Einschränkung seiner besonderen Funktionsvielfalt ... **194**

- 10.1 Ernährung – mehr als die Gabe von Nahrung und Flüssigkeit ... 194
  Dagmar Nielsen
  - 10.1.1 Bedürfnisse berücksichtigen, Bedarfe sichern – die Rolle der Pflegekräfte ... 196
  - 10.1.2 Unterstützung durch Vernetzung von Angehörigen und Professionellen ... 198
  - 10.1.3 Mundgesundheit – endlich ein eigener Expertenstandard ... 199
  - 10.1.4 Fazit ... 201
- 10.2 Dysphagie und therapeutisches Trachealkanülenmanagement ... 202
  Norbert Niers
  - 10.2.1 Einleitung: Essen und Trinken – selbstverständlich und doch einzigartig ... 202
  - 10.2.2 Dysphagien: vielfältige Ursachen für die Beeinträchtigung des Schluckvorgangs ... 202
  - 10.2.3 Grundlagen zum Schluckablauf ... 203
  - 10.2.4 Schlucken im Alter: Presbyphagie ... 207
  - 10.2.5 Diagnostik von Schluckstörungen ... 208
  - 10.2.6 Bildgebende Diagnostik ... 208
  - 10.2.7 Therapie von Schluckstörungen ... 209
  - 10.2.8 Dysphagien und therapeutisches Trachealkanülenmanagement ... 210
- 10.3 Kognitiv bedingte Störungen von Kommunikation und Nahrungsaufnahme bei geriatrischen Patienten ... 213
  Maria-Dorothea Heidler
  - 10.3.1 Einleitung ... 213
  - 10.3.2 Kognitiv bedingte Dysphasien und Dysphagien ... 213
  - 10.3.3 Management von kognitiv bedingten Dysphasien und Dysphagien ... 216
  - 10.3.4 Zusammenfassung ... 218

11 Mit Scham belegt: Kontinenzverlust und Inkontinenz ... **220**
Uwe Papenkordt

- 11.1 Was bedeutet Kontinenz ... 220
- 11.2 Die Miktion ... 221
- 11.3 Inkontinenzformen ... 222
  - 11.3.1 Funktionelle Inkontinenz ... 222
  - 11.3.2 Inkontinenz aufgrund veränderter Speicher- und Entleerungsfunktion der Harnblase ... 222
- 11.4 Inkontinenz in ihrer Vielfalt – eine Herausforderung für die Pflegenden ... 224
  - 11.4.1 Einschätzung der Harninkontinenz ... 224
  - 11.4.2 Kontinenzförderung – Möglichkeiten und Grenzen ... 225
  - 11.4.3 Hilfsmittelversorgung ... 226
- 11.5 Ausblick ... 228

12	**Medikamente im Alter: Polypharmazie und die Rolle der Pflege**............	229

Frank Hanke

	12.1	Anstelle einer Einführung	229
	12.2	Multimorbidität, Iatrogenesis und Unerwünschte Arzneimittelereignisse...	229
	12.3	Polypharmazie – was ist das?...	230
		12.3.1 Ursachen der Polypharmazie	231
		12.3.2 Multiiatrogenität und Konsequenzen der Polypharmazie	231
		12.3.3 Polypharmazie, Sucht und Missbrauch von Arzneimitteln........	233
	12.4	Ursachen der Arzneimittelprobleme bei geriatrischen Patienten	234
	12.5	Anstelle eines Ausblicks: Die Etablierung einer neuen Risikokultur oder ... »Wie aus Mist ertragreicher Dünger wird«.......................	234

13	**Schmerz**..	237

Joachim Guntau

	13.1	Definition und Prinzipien	237
	13.2	Akut/Chronisch...	238
	13.3	Schmerzformen...	238
	13.4	Schmerzerfassung..	238
	13.5	Schmerztherapie..	239
	13.6	Medikamentöse Therapie...	239
	13.7	Nichtpharmakologische Therapieoptionen.................................	240
	13.8	Invasive Therapie...	241

14	**Kognition und Bewusstsein**	242
	14.1	Intellektueller Abbau und Wesensveränderungen als Folge schleichender oder plötzlicher hirnorganischer Ereignisse.................	242

Peter Tonn

		14.1.1 Einführung..	242
		14.1.2 Überblick über kognitive Leistungen im Altersverlauf	243
		14.1.3 Bedeutung der korrekten Einschätzung von kognitiven Defiziten...	245
		14.1.4 Ursachen von kognitiver Beeinträchtigung.........................	246
		14.1.5 Einfache Diagnostik der kognitiven Leistungen	248
		14.1.6 Therapeutische Angebote..	249
	14.2	Integrative Validation nach Richard®	251

Monika Richard

		14.2.1 Einleitung	251
		14.2.2 Die Wurzeln der Integrativen Validation nach Richard® (IVA)...	251
		14.2.3 Die IVA arbeitet mit Ressourcen.......................................	251
		14.2.4 IVA als Handlungsansatz für eine wertschätzende und identitätsstärkende Begegnung..	251
		14.2.5 Die Methode	252
		14.2.6 Praktische Anwendung..	252
	14.3	Ergotherapie bei Demenzerkrankungen.....................................	254

Anne-Kathrin Blank, Gudrun Schaade und Dorothee Danke

		14.3.1 Demergo – spezifische Weiterbildung für den Umgang mit	
		Demenzerkrankten	256
		14.3.2 Die Studienlage zum Thema »Ergotherapie und Demenz«	257
	14.4	Gespürte Interaktion als Schlüssel zur Welt – Das Affolter-Modell®	258
		Birgit Adam-Küllsen	
		14.4.1 Zwei Arten des Führens	259
		14.4.2 Nonverbale Informationen und Sprache	260
		14.4.3 Entstehung, Verbreitung und Lernwege	261
		14.4.4 Fazit	261
	14.5	Musik und Musiktherapie im Umgang mit Demenzerkrankten	262
		Andreas Blase	
		14.5.1 Intrusionen	262
		14.5.2 Musiktherapie – konzentrationsfördernd, stimmungsaufhellend,	
		antidepressiv wirkend, heilend	263
		14.5.3 Musiktherapie im institutionellen Kontext – eine	
		Zusammenfassung	264
	14.6	Demenz im Krankenhaus	265
		Jochen Gust	
	14.7	Delir im Krankenhaus	269
		Jochen Gust	
		14.7.1 Delir-Risiko	269
		14.7.2 Abgrenzung und Screening	269
		14.7.3 Delir-Management für Patienten mit Demenz im	
		Krankenhaus	271
15	**Die Last des Lebens meistern: Umgang mit Depression und Suizidalität...**		**274**
	Reinhard Lindner		
	15.1	Definition	274
	15.2	Epidemiologie	274
	15.3	Ätiologie	275
	15.4	Klinisches Bild	275
	15.5	Diagnostik	276
	15.6	Differenzialdiagnose	276
	15.7	Suizidalität im Alter	277
	15.8	Allgemeine Handlungsoptionen bei Depression und Suizidalität	278
	15.9	Interaktionen bei Depression und Suizidalität	279
		15.9.1 Konflikthaftes Miteinander	279
		15.9.2 Das Problem kann nicht verhandelt werden	279
		15.9.3 Kontaktvermeidung	280
	15.10	Die langfristige Behandlung von Depression und Suizidalität	280
		15.10.1 Medikamentöse Therapie	280
		15.10.2 Psychotherapie	280
		15.10.3 Besonderheiten der Behandlung der Suizidalität	281
	15.11	Entstehung, Entwicklung und Verbreitung	281
	15.12	Fazit	282

16	**Nähe und Vertrauen herstellen**	**284**
	16.1 Kommunikation, Beziehungsarbeit, Für- und Selbstsorge	284
	Beate Stiller	
	16.1.1 Das kotverschmierte Thermometer	284
	16.1.2 Eine Patientin verliert die Zuversicht	286
	16.1.3 Zusammenfassung	289
	16.2 Basale Stimulation® – eine Grundidee menschlicher Begegnung	290
	Marianne Pertzborn und Michael Goßen	
	16.2.1 Häufige Verhaltensweisen demenziell veränderter Menschen und Interventionsmöglichkeiten durch Basale Stimulation®	293
	16.2.2 Abschließende Betrachtungen	300
	16.2.3 Forschung, Fort- und Weiterbildung	301
17	**Zuwendung am Ende des Lebens: Palliative Care**	**303**
	Christel Ludewig	
	17.1 Geschichte und Entwicklung von Hospizarbeit und Palliative Care	303
	17.2 Grundsätze von Hospizarbeit und Palliative Care	304
	17.3 Palliative Geriatrie	305
	17.3.1 Körperliche Bedürfnisse	307
	17.3.2 Psychosoziale Bedürfnisse	308
	17.3.3 Spirituelle Bedürfnisse	309
	17.4 Qualifikationen in Palliative Care	310
	17.5 Ausblick	311
18	**COVID-19 – ein Virus, das weiter herausfordert**	**313**
	Wolfgang Schwibbe	
19	**Bildung und Qualifikation**	**321**
	Marion Rehm und Wolfgang Schwibbe	
Die Autorinnen, die Autoren		**330**
Stichwortverzeichnis		**339**

Abkürzungsverzeichnis[1]

ADL/ATL	Activities of daily living/Aktivitäten des täglichen Lebens	BWR	Bewertungsrelation
		CAM	Confusion Assessment Method
AGAST	Arbeitsgruppe Geriatrisches Assessment	CCT	Craniale Computertomographie
		CERAD	Consortium to Establish a Registry for Alzheimer's Disease
AHB	Anschlussrehabilitation		
ALS	Amyotrophe Lateralsklerose	CM	Case Mix
APW	Arbeitsgemeinschaft pro Wahrnehmung	COPD	Chronic Obstructive Pulmonary Disease
ATP-G	Aktivierend-therapeutische Pflege in der Geriatrie	DAA	Deutsche Angestellten-Akademie
BAG	Bundesarbeitsgemeinschaft der geriatrischen Rehabilitationseinrichtungen	DED	Deutsche Expertengruppe Dementenbetreuung
		Demergo	Weiterbildung »FachergotherapeutIn Demenz nach Gudrun Schaade«
BAGSO	Bundesarbeitsgemeinschaft der Senioren-Organisationen (BAGSO)		
		DemTect	Demenz Detection
BED	Bundesverband für Ergotherapeuten in Deutschland	DFA	Diakonische Fort- und Weiterbildungsakademie
BESD	Beurteilung von Schmerzen bei Demenz	DGE	Deutsche Gesellschaft für Ernährung
BfArM	Bundesinstitut für Arzneimittel und Medizinprodukte	DGG	Deutsche Gesellschaft für Geriatrie
BIA	Bioelektrische Impedanz-Analyse	DGGG	Deutsche Gesellschaft für Gerontologie und Geriatrie
BIKA®	Bobath-Initiative für Kranken- und Altenpflege	DGGPP	Deutsche Gesellschaft für Gerontopsychiatrie und -psychotherapie
BMBF	Bundesministerium für Bildung und Forschung	DGNKN	Deutsche Gesellschaft für Neurotraumatologie und klinische Neurorehabilitation
BMG	Bundesministerium für Gesundheit		
BMI	Body-Mass-Index	DGP	Deutsche Gesellschaft für Palliativmedizin
BMVBS	Bundesministerium für Verkehr, Bau und Stadtentwicklung	DGSS	Deutsche Schmerzgesellschaft (vormals Deutsche Gesellschaft zum Studium des Schmerzes)
BVG	Bundesverband Geriatrie		
		DGSv	Deutsche Gesellschaft für Supervision und Coaching

1 ohne Benennung der Gesellschaftsform, z. B. e. V.

DIMDI	Deutsches Institut für Medizinische Dokumentation und Information (bis Mai 2020, seitdem unter dem Dach des BfArM)	ICF	International Classification of Functioning, Disability and Health
DKG	Deutsche Krankenhausgesellschaft	ICP	Infantile Cerebralparese
		ICS	Internationale Continence Society
DNQP	Deutsches Netzwerk für Qualitätsentwicklung in der Pflege	IFSG	Infektionsschutzgesetz
		IMHS	Intramedulläre Hüftschraube
DPR	Deutscher Pflegerat	InEK	Institut für das Entgeltsystem im Krankenhaus
DRG	Diagnosis Related Groups		
DVE	Deutscher Verband der Ergotherapeuten	IPW	Institut für Pflegewissenschaft an der Universität Bielefeld
EADL	Erweiterte Alltagsaktivitäten	ISAR	Identifikation of Seniors at Risk
EBM	Einheitlicher Bewertungs-Maßstab	IVA	Integrative Validation nach Richard®
EEG	Elektroenzephalografie	KDA	Kuratorium Deutsche Altershilfe Wilhelmine-Lübke- Stiftung
EGZB	Evangelisches Geriatriezentrum Berlin		
		KHK	Koronare Herzkrankheit
EKG	Elektrokardiogramm	LBFW	Landesbasisfallwert
FEES	Fiber-Endoscopic Evaluation of Swallowing	L-Dopa	Levodopa; L-3,4-Dihydroxyphenylalanin
FIM	Functional Independence Measure	LKB	Leichte Kognitive Beeinträchtigung
FORTA	Fit For The Aged	LL.M	Master of Laws
F.O.T.T.®	Facio-Orale Trakt-Therapie	LSVT®	Lee Silverman Voice Treatment
FWB	Fachweiterbildung	LUCAS	Longitudinal Urban Cohort Ageing Study
GBA	Gemeinsamer Bundesausschuss		
G-DRG	German Diagnosis Related Groups	MBA	Master of Business Administration
GDS	Geriatrische Depressionsskala	MDK	Medizinischer Dienst der Krankenversicherung
GFK	Geriatrische Frührehabilitative Komplexbehandlung		
		MDS	Medizinischer Dienst des Spitzenverbandes Bund der Krankenkassen
GIA	Geriatrische Institutsambulanz		
GKV-SV	Spitzenverband Bund der Krankenkassen		
		MMSE	Mini Mental State Examination
HPG	Hospiz- und Palliativgesetz	MNA	Mini-Nutrial-Assessment
HIBB	Hamburger Institut für berufliche Bildung	MoCA	Montreal Cognitive Assessment
		MRT	Magnetresonanztomographie
HLP	Hyperlipoproteinämie	MS	Multiple Sklerose
IAD	Inkontinenz-Assoziierte Dermatitis	MUST	Malnutrition Universal Screening Tool
IADL	Instrumental Activities of Daily Living	mVD	mittlere Verweildauer
		NANDA	North American Nursing Diagnosis Association
IBITA	International Bobath Instructors Training Association		
		NaSSA	Noradrenergic and Specific Serotonergic Antidepressant
ICD	International Classification of Diseases		

NPZ	Neuropsychiatrisches Zentrum Hamburg-Altona	TFDD	Test zur Früherkennung von Demenzen mit Depressionsabgrenzung
NRS	Nutrional Risk Screening		
NSAR	Nicht Steroidales Antirheumatikum	TZA	Trizyklische Antidepressiva
		UAE	Unerwünschte Arzneimittelereignisse
OECD	Organisation for Economic Co-operation and Development		
		UE	Unerwünschte iatrogene Ereignisse
oGV	obere Grenz-Verweildauer		
OPS	Operationen- und Prozedurenschlüssel	UEMS	Union Européenne des Médecins Spécialistes
PAVK	Periphere Arterielle Verschlusskrankheit	uGV	untere Grenz-Verweildauer
		VAK	validierende Kurzbegegnung
PEMU	Pflegerische Erfassung von Mangelernährung und deren Ursachen	VeBID	Verein der Bobath InstruktorInnen (IBITA) Deutschland und Österreich
PIM	Potentiell Inadäquate Medikation	WG	Wohngemeinschaft
		WHEDA	Wirksame Häusliche Ergotherapie für Demenzerkrankte und Angehörige
PISA	Programme for International Student Assessment		
PKV	Verband der Privaten Krankenversicherung	WHO	World Health Organization
		ZNA	Zentrale Notaufnahme
PrävG	Gesetz zur Stärkung der Gesundheitsförderung und der Prävention	ZNS	Zentrales Nervensystem

Laborwerte

QB	Querschnittsbereich
RKI	Robert Koch-Institut
RR	Riva-Rocci (Blutdruck)
RTW	Rettungswagen
SGB	Sozialgesetzbuch
SI	Sensorische Integration
SIADH	Syndrom der inadäquaten ADH-Sekretion
SNRI	Serotonin Noradrenalin Reuptake Inhibitor
SOK	Selektion, Optimierung und Kompensation
SOP	Standard Operating Procedure
SSRI	Selective Serotonin Reuptake Inhibitor
STRATIFY	Scale for Identifying Fall Risk Factors
StrOPS	Strukturprüfung von Prozeduren des OPS-Kataloges
TENS	Transkutane Elektrische Nervenstimulation

AP	Alkalische Phosphatase
γ-Globulin	Gamma-Globulin
γ-GT	Gamma-Glutamyltransferase
CK	Creatin-Phosphokinase
CRP, hCRP	C-reaktives Protein
DHEA	Dehydroepiandrosteron
FSH	Follikelstimulierendes Hormon
fT3	Freies Trijodthyronin
fT4	Freies Thyroxin
Hb	Hämoglobin
IL-1, IL-6	Interleukine
LDH	Laktat-Dehydrogenase
LH	Luteinisierendes Hormon
LDL	Low Density Lipoprotein
TNFα	Tumornekrosefaktor
TPHA	Treponema-Pallidum-Hämagglutinations-Assay
TSH	Thyreoidea-stimulierendes Hormon

Vorwort zur 2. Auflage

Marion Rehm und Wolfgang Schwibbe

Seit der ersten Auflage haben sich die Fachgebiete Geriatrie und Gerontologie weiterentwickelt, aber die gravierendste Veränderung fand anderswo statt: Die Coronapandemie hat viele sicher geglaubte Errungenschaften selbständiger und eigenverantwortlicher Lebensweisen von Senioren stark beeinträchtigt (siehe hierzu unsere Einleitung). Die Krankenhäuser waren und sind seit März 2020 mit der Abwehr und/oder der Beherrschung des Virus befasst, häufig am Rande oder bereits über die Grenzen ihrer Leistungsfähigkeit; viele unter normalen Umständen stattfindende Veranstaltungen, Kongresse oder andere Treffen entfielen ganz, manche wurden virtuell durchgeführt. Auch die Bildungsanbieter waren und sind stark von der Pandemie betroffen, nicht alle haben die langen Kursausfälle oder stark eingeschränkten Kursdurchführungen überstanden.

Dennoch oder vielleicht gerade wegen der Pandemie wurde (auch) gelesen, und wir freuen uns, nun diese überarbeitete und erweiterte 2. Auflage unseres Buches herausgeben zu dürfen. Daten wurden aktualisiert, ggf. Korrekturen oder Ergänzungen vorgenommen und einige Kapitel sind neu hinzugekommen (siehe Einleitung).

Das Alter als eine sehr späte Phase zu definieren, die erst auf viele aktive *nach*berufliche Jahre folgt, ist historisch einmalig – erst eine sehr lange Friedensperiode in Deutschland, Europa und vielen außereuropäischen Ländern in Kombination mit einem außerordentlichen Zuwachs hygienischer Lebensverhältnisse und einer unvergleichlichen Erfolgsgeschichte der modernen Medizin konnte dazu führen, dass wir uns mit den Phänomenen der alternden Gesellschaft, deren Chancen und Risiken in einem solchen Ausmaß beschäftigen (können).

In allen vorherigen Geschichtsepochen war das Alter ein Privileg einiger Weniger (Wohlhabender), und spätestens mit Ende des aktiven Beschäftigungsverhältnisses war man alt – wenn nicht aufgrund von Kriegen, Epidemien, Arbeitsbedingungen, Armutsfaktoren, Hygienemängeln etc. das Leben schon in den 20er, 30er oder 40er Jahren endete oder zumindest stark beeinträchtigt war.

Infolge der Entwicklung der letzten Jahrzehnte mit steigender Lebenserwartung, besserer Gesundheit und aktiverer Zeitgestaltung auch in höherem Alter kam es so zu einem Zweig der Medizin, der bis zum Beginn des 20. Jahrhunderts noch undenkbar war: Geprägt und erstmalig verwandt wurde der Begriff »Geriatrie« im Jahr 1909 durch den österreichischen Mediziner Ignatz Nascher in einem Aufsatz des New York Medical Journal. Vor 56 Jahren fand die Geriatrie in Deutschland ihren ersten Praxisort:

> »Erste eigenständige Einrichtungen im Sinne von ›Spezialkliniken für Altersleiden‹ existierten mit dem Ev. Krankenhaus Gesundbrunnen Hofgeismar (1967), der Henriettenstiftung Hannover (1972) oder der 1980 gegründeten Geriatrischen Klinik Albertinen-Haus in Hamburg, die mit Fördermitteln des Bundes eingerichtet werden konnte.« (Bundesverband Geriatrie e. V. 2010, S. 16).

Bereits 1974 hatte in Hamburg das Ev. Amalie-Sieveking-Krankenhaus die »Geriatrische Klinik im Richard Remé-Haus« in Betrieb genommen.

Die »Bundesarbeitsgemeinschaft der geriatrischen Rehabilitationseinrichtungen e. V.«

gründete sich auf Initiative des Bundesministeriums für Arbeit und Sozialordnung 1993 mit zunächst 19 Mitgliedseinrichtungen. 2008 erfolgte die Umbenennung in »Bundesverband Geriatrie«, in dem knapp 400 Mitgliedeinrichtungen zu verzeichnen sind (Bundesverband Geriatrie e. V. o. J.).

So entwickelte sich auch das geriatrische Wissen und die Ausdifferenzierung geradezu explosionsartig. Standen zunächst Krankheitsbilder wie Schlaganfall oder Diabetes und die zugehörige Behandlung im Vordergrund, so traten später zunehmend gerontopsychiatrische Krankheiten (die drei großen Ds – Demenz, Depression, Delir) und Tumorerkrankungen in den Fokus. In neuerer Zeit kamen Fragen der palliativen »Behandlung« und Aspekte einer umfassenden Prävention hinzu.

Diese Entwicklungen spiegelten sich in der Literatur und – mit meist kleiner Verzögerung – auch in den Programmen der Fort- und Weiterbildung wider, so auch in den Jahresprogrammen der Albertinen Akademie. Seit mehr als 28 Jahren – im Oktober 1994 wurde die Akademie gegründet – wenden wir uns an Therapeuten, Pflegepersonal, Ärzte, Psychologen, Sozialpädagogen – mithin an alle Mitglieder des geriatrischen Teams.

Zunächst eng am klinischen Alltag und dessen Krankheitsbildern orientiert, später auch Aspekte der ambulanten und stationären Altenhilfe und deren Fragen thematisierend, hat die Albertinen Akademie in der Fort- und Weiterbildung zu geriatrischen und gerontologischen Themen ein breites Spektrum an Themen entwickelt. Die umfassendsten Erfahrungen wie auch die meisten Angebote existieren zweifellos bei den Berufsgruppen Therapie und Pflege, auf diese Zielgruppen wird sich das Buch daher konzentrieren.

Das Buch ist ein Gemeinschaftswerk, und daher gilt es, Dank zu sagen für die vielen Unterstützer. Unsere Autorinnen und Autoren sind natürlich die ersten Adressaten unseres Dankes. Ohne ihre große Bereitschaft, ein eigenes Kapitel zu schreiben, wäre dieses Buch nicht zustande gekommen. Wir bedanken uns besonders für die überaus freundliche Kommunikation, die hohe Termintreue und das große Vertrauen in unsere Redaktionsarbeit.

Prof. Dr. Hans Peter Meier-Baumgartner, langjähriger Ärztlicher Direktor im Albertinen Haus in Hamburg und Grandseigneur der bundesdeutschen Geriatrie, danken wir für seine freundlichen Worte zum Geleit.

Friedhilde Bartels danken wir dafür, dass sie uns mit dem Grundgedanken für ein solches Buch mit dem Kohlhammer Verlag zusammengebracht hat und in der Anfangsphase eine große Unterstützerin bei der Konzeptionierung war.

Dem Bundesverband Geriatrie danken wir für die Unterstützung bei der Aktualisierung von Daten.

Dem Kohlhammer Verlag, vor allem unserer Lektorin Anne-Marie Bergter, sei gedankt für die gute Betreuung, das ausgezeichnete Lektorat und die zahlreichen Anregungen.

Prof. Dr. Matthias Zündel haben wir zu verdanken, dass dieses Buch sehr viel anschaulicher wurde als zunächst angedacht: Er wies uns sofort darauf hin, dass die ursprüngliche Planung mit sehr wenigen grafischen Elementen dem Bucherfolg sicher nicht zuträglich sein würde.

Miriam Yousif-Kabota danken wir für die Original-Fotos, die erheblich zur Veranschaulichung beitragen. Aufgrund des gleichberechtigten Anspruchs an fachliche Präzision, fotografische Ästhetik und lebensnahe Motivwahl war dies eine wirklich anspruchsvolle Aufgabe.

Stefanie Heldt (Therapieleitung im Ev. Amalie-Sieveking-Krankenhaus) und Silke Kinder (Absolventin der ZERCUR GERIATRIE®-Fachweiterbildung Pflege) gilt unser besonderer Dank. Beide haben die Erstauflage vorab zur kritischen Durchsicht erhalten und sehr wertvolle und konstruktive Hinweise zur Verbesserung des Buches gegeben.

Last not least danken wir unseren Familien, die erneut zeitweise länger auf uns verzichten mussten, weil wir tief eintauchten in Kapitel, Anmerkungen oder eigene Texte, und die uns dennoch immer unterstützt haben, z. T. auch mit ihrer Fachexpertise.

Uns ist bewusst, dass die Diskussion um eine geschlechtergerechte Sprache keineswegs beendet ist und vieles dafürspricht, dass geschlechtsneutrale Begriffe oder je geschlechtsspezifische verwandt werden. Auch das generische Maskulinum ist schließlich ein Ausdruck für die lange Vorherrschaft von Männern. Im Buch haben wir uns dennoch entschieden, in der Regel diese Form zu verwenden, denn damit sind nach bisher vorwiegendem Konsens in Sprachwissenschaft und Gesellschaft beide Geschlechter gemeint, und so wird es unserer Erfahrung nach auch von den meisten Leserinnen und Lesern in Krankenhaus, Geriatrie und Altenhilfe verstanden. »Geriatrische Patienten« sind also sowohl Frauen als auch Männer, und wenn im Geriatrischen Team »Ärzte, Pflegekräfte und Therapeuten« genannt werden, bezieht sich dies auf beide Geschlechter. Der besseren Lesbarkeit dient es ohnehin.

Bei der Konzeptionierung und Redaktion dieses Buches haben wir umfangreich recherchiert und viele Quellennachweise geprüft. Neben gedruckten Standardwerken und Fachliteratur gibt es mittlerweile auch digital sehr viele seriöse Quellen und Literatur. Vieles davon steht auch als (unentgeltlicher) Download zur Verfügung! Wir nennen an dieser Stelle nur wenige Stellen, denen wir besonders viel zu verdanken haben.

Druckwerke

Bundesverband Geriatrie e. V. (Hrsg.) (2010) Weißbuch Geriatrie. Die Versorgung geriatrischer Patienten: Strukturen und Bedarf – Status Quo und Weiterentwicklung. Eine Analyse durch die GEBERA Gesellschaft für betriebswirtschaftliche Beratung mbH. Stuttgart: Kohlhammer

Pantel J, Bollheimer C, Kruse A et al. (Hrsg.) (2021) Praxishandbuch Altersmedizin. Geriatrie – Gerontopsychiatrie – Gerontologie. 2., erweiterte und überarbeitete Aufl. Stuttgart: Kohlhammer

Willkomm M (Hrsg.) (2016) Praktische Geriatrie. Klinik – Diagnostik – Interdisziplinäre Therapie. 2., vollständig überarbeitete und erweiterte Aufl. Stuttgart, New York: Thieme

Downloads[1]

Bundesverband Geriatrie e. V. (Hrsg.) (o. J). »Wir über uns«, »Geschichte« (https://www.bv-geriatrie.de/verband/wir-ueber-uns.html, https://www.bv-geriatrie.de/verband/geschichte.html, Zugriff am 01.07.2022)

Klemperer D, Mitarbeit: Kuhn J, Robra BP (2022) Corona verstehen – evidenzbasiert. SARS-CoV-2-Pandemie und Coronavirus-19-Erkrankung. Living eBook, Version 69.0, Stand 10.10.2022. Ergänzung zum Lehrbuch Sozialmedizin, Public Health, Gesundheitswissenschaften, 4. Aufl. 2020 (https://www.sozmad.de/Klemperer_Corona_69.0.pdf, Zugriff am 12.10.2022)

Kompetenz-Centrum Geriatrie (KC Geriatrie) (Hrsg.): zahlreiche Quellen zu Assessment, Leitlinien, Gesundheitsberichterstattung, Versorgungsstrukturen etc. Sehr viele unentgeltliche Downloads: https://www.kcgeriatrie.de/, Zugriff am 08.07.2022

OECD (2021) Bildung auf einen Blick 2021. OECD-Indikatoren. Herausgegeben vom Bundesministerium für Bildung und Forschung, Deutschland für die deutsche Übersetzung und von wbv Media für diese deutsche Ausgabe, Bielefeld (https://www.bmbf.de/SharedDocs/Downloads/de/2021/210916-oecd-bericht-bildung-auf-einen-blick.pdf;jsessionid=0580E1BD0C8AB5F2DDF01BE111194A18.live092?__blob=publicationFile&v=5, Zugriff am 08.07.2022)

Robert Koch-Institut (Hrsg.) (2015) Gesundheit in Deutschland. Gesundheitsberichterstattung des Bundes. Gemeinsam getragen von RKI und Destatis. Berlin: RKI. Unentgeltlicher Download: https://www.rki.de/DE/Content/Gesundheitsmonitoring/Gesundheitsberichterstattung/GesInDtld/gesundheit_in_deutschland_2015.pdf?__blob=publicationFile, Zugriff am 08.07.2022

---

1 Die Internetquellen wurden erneut geprüft am 08.07.2022, Klemperer am 12.10.2022.

Einleitung

Marion Rehm und Wolfgang Schwibbe

»Strikte Isolation ist gerade für Ältere Gift«[1]

Als vor dreieinhalb Jahren die erste Auflage dieses Buches erschien, gingen wir wie selbstverständlich davon aus, dass bei der Betrachtung und Behandlung des Alters sowie der älteren und alten Menschen ein manchmal langsamer, aber doch sichtbarer Fortschritt »unausweichlich« ist. Die Begriffe *Teilhabe* und *weitestgehende Selbständigkeit* waren in allen Untersuchungen und Veröffentlichungen zentral und prägen auch politisches Handeln.

Im Jahr 2020 mit seinen Corona-Verordnungen, -Maßnahmen und deren Auswirkungen wurde jedoch deutlich, dass all die (guten, richtigen und nachweisbaren) Beschreibungen von Chancen, Gestaltungsmöglichkeiten und positiven Erlebnissen im Alter infrage gestellt werden. Die Pandemie hat die gesundheitspolitischen Akteure zu einschneidenden Maßnahmen veranlasst – und unter der Maßgabe »Schutz besonders vulnerabler Gruppen« dabei die Selbstbestimmung der alten Menschen, vor allem im Bereich der Alten- und Pflegeheime, aber auch im Krankenhaus, beschnitten.

Ein Buch über die professionelle Begleitung älterer Menschen sollte das Thema zumindest streifen, andererseits wäre ein eigenes Kapitel doch sehr schnell »veraltet«.[2] Wir entschieden uns angesichts der Materialfülle für eine sehr komprimierte Übersicht über wichtige Quellen und Darstellungen (▶ Kap. 18).

Vom Einzelkurs bis zur zertifizierten Weiterbildung: Geriatrische Fort- und Weiterbildung für Pflege und Therapie

Die Versorgung von geriatrischen Patientinnen und Patienten ist anspruchsvoll. Die tägliche Arbeit mit gebrechlichen, hochbetagten und kognitiv eingeschränkten Menschen erfordert ein hohes Maß an qualifizierter, professioneller Therapie und Pflege. Geriatrisches, fachübergreifendes Wissen, Kenntnisse über bestimmte Techniken (z. B. Bobath, Basale Stimulation®, Affolter, F.O.T.T.® etc.), eine sehr gute Beobachtungsgabe, besondere Kommunikations- und Teamfähigkeit und

---

1 Keller M (2020) »Strikte Isolation ist gerade für Ältere Gift«. Interview mit Johannes Pantel in Spiegel online, 02.04.2020 (https://www.spiegel.de/gesundheit/coronavirus-strikte-isolation-ist-gerade-fuer-aeltere-gift-a-da331fcf-c5ea-40db-822c-9bbc8f85d67b, Zugriff am 01.07.2022)

2 Das Schicksal, zum »falschen« Zeitpunkt zu erscheinen, erlitt z. B. das Buch von David Klemperer (2020) Sozialmedizin – Public Health – Gesundheitswissenschaften. Als es am 23.03.2020 erschien, hatte es bei Redaktionsschluss und Drucklegung die Pandemie noch nicht berücksichtigen können. Klemperer hat aus der Not eine Tugend gemacht und am 31.08.2020 die Version 1.0 seines »Living eBooks« unter dem Titel »Corona verstehen – evidenzbasiert« verfasst. Das Buch ist (Stand: 10.10.2022) mittlerweile in der Version 69.0 erschienen, hat bereits 334 Seiten und wird regelmäßig aktualisiert. Der Download ist unentgeltlich: https://www.sozmad.de/Klemperer_Corona_69.0.pdf, Zugriff am 12.10.2022

schließlich Empathie für diese besondere Patientengruppe sind dabei unentbehrlich.

Die wesentlichen Merkmale der Geriatrie (und darin unterscheidet sich diese Fachdisziplin von vielen anderen) sind das multiprofessionelle Team und der interdisziplinäre Ansatz. Therapie und Pflege werden nicht isoliert betrachtet, sondern als 24-Stunden-Konzept verstanden, d. h. die Patienten werden in jeder Handlung aktivierend-therapeutisch behandelt (▶ Kap. 4).

Um diesem Anspruch gerecht zu werden, sind die Anforderungen an die verschiedenen Berufsgruppen hoch. Geriatrische Grundkompetenzen werden in der Grund- und Erstausbildung vermittelt und in der praktischen Arbeit vertieft. Weiterführende Qualifizierungen durch Fort- und Weiterbildungen sind dabei unerlässlich und sollten, wenn der Ansatz konsequent verfolgt werden soll, berufsgruppenübergreifend, interdisziplinär und praxisnah erfolgen. Für die Umsetzung in der Praxis bedeutet dies, dass es bei einigen Fortbildungen nötig ist, mit Patienten zu arbeiten. Praktisches Arbeiten an und mit dem Patienten bedeutet – ganz praktisch – mit den Händen zu sehen, zu fühlen, wo Anspannung oder Entspannung entsteht und wo Unterstützung (oder eben auch nicht) notwendig ist.

Doch wie kann eine solche Qualifizierung konkret aussehen? Was benötigen die Berufsgruppen, um der Klientel gerecht zu werden? Bis 2003 gab es in Hamburg lediglich für den Pflegebereich die zweijährige Weiterbildung zur/zum Fachkrankenschwester/Fachkrankenpfleger »klinische Geriatrie und Rehabilitation« mit einem Umfang von 2.200 Unterrichtseinheiten (Behörde für Arbeit, Gesundheit und Soziales 1999). Alle anderen Berufsgruppen hatten zu dieser Zeit nur die Möglichkeit, einzelne Konzepte zu erlernen (wie z. B. das Bobath-Konzept).

Der Bundesverband Geriatrie (BVG) hat 2005 strukturiert begonnen, Fort- und Weiterbildungen für die Berufsgruppen der Geriatrie zu konzipieren. Mittlerweile gibt es fünf Bausteine, die alle unter dem Titel ZERCUR GERIATRIE® geführt werden:

- *ZERCUR GERIATRIE® Basislehrgang*[3] (72 Unterrichtseinheiten) vermittelt berufsgruppenübergreifend geriatrisches Grundlagenwissen. Seit 2006 sind bundesweit ca. 11.900 Teilnehmerinnen und Teilnehmer (alle Angaben laut Bundesverband Geriatrie, Stand 30.11.2021) geschult worden.
- *ZERCUR GERIATRIE® Fachweiterbildung Pflege*[4] (modular aufgebaut, bundesweit angeboten seit 2010): Ca. 1.500 Teilnehmerinnen und Teilnehmer sind geschult worden, 480 mit dem Abschluss »Zercur Pflegefachkraft Geriatrie« (520 Unterrichtseinheiten), 1.017 mit einer Bescheinigung des Bundesverbandes über die Weiterbildung nach OPS 8-550 und 8-98a (184 Unterrichtseinheiten) (Ebd.).
- *ZERCUR GERIATRIE® Fachweiterbildung Therapeuten*[5] (400 Unterrichtseinheiten, modular aufgebaut, angeboten seit 2017): Ca. 80 Teilnehmerinnen und Teilnehmer sind geschult worden (Ebd.).
- *ZERCUR GERIATRIE® Pflegehelfer*[6] (40 Unterrichtseinheiten, angeboten seit 2018): Ca. 90 Teilnehmerinnen und Teilnehmer sind geschult worden (Ebd.).

---

3 Bundesverband Geriatrie e. V. (Hrsg.) (o. J.) ZERCUR GERIATRIE® – Basislehrgang (https://www.bv-geriatrie.de/verbandsarbeit/zercur/basislehrgang.html, Zugriff auf alle ZERCUR-Seiten: 01.07.2022)
4 Bundesverband Geriatrie e. V. (Hrsg.) (o. J.) ZERCUR GERIATRIE® – Fachweiterbildung Pflege (https://www.bv-geriatrie.de/verbandsarbeit/zercur/fachweiterbildung-pflege.html)
5 Bundesverband Geriatrie e. V. (Hrsg.) (o. J.) ZERCUR GERIATRIE® – Fachweiterbildung Therapeuten (https://www.bv-geriatrie.de/verbandsarbeit/zercur/fachweiterbildung-therapeuten.html)
6 Bundesverband Geriatrie e. V. (Hrsg.) (o. J.) ZERCUR GERIATRIE® – Pflegehelfer (https://www.bv-geriatrie.de/verbandsarbeit/zercur/zercur-geriarie-pflegehelfer.html)

- *ZERCUR GERIATRIE® Entlassmanagement*[7] ist im Jahr 2022 gestartet.

Mit der OPS 8-550 (BfArM 2020) gibt es seit 2014 die Verpflichtung, dass Krankenhäuser Pflegekräfte mit einer geriatrischen Basisqualifikation vorweisen müssen, damit die Kliniken die Komplexpauschale abrechnen können.

> »Hierfür muss mindestens eine Pflegefachkraft des multiprofessionellen Teams eine strukturierte curriculare geriatriespezifische Zusatzqualifikation im Umfang von mindestens 180 Stunden sowie eine mindestens 6-monatige Erfahrung in einer geriatrischen Einrichtung nachweisen« (BfArM 2020, OPS 8-550).

ZERCUR GERIATRIE® ist ein sehr modernes Konzept, denn modulare Weiterbildungen bzw. Bildungsangebote haben viele Vorteile: Die Teilnehmer können selbst entscheiden, wann und wo sie Module buchen. Zudem haben sie die Möglichkeit, die Module deutschlandweit bei lizensierten Anbietern zu besuchen. Das einheitliche Curriculum ermöglicht eine bundesweite Anerkennung. Eine stufenweise Qualifizierung ist ebenso möglich: Teilnehmer können zunächst einzelne Kurse besuchen und sich auch noch später entschließen, die gesamte Weiterbildung zu absolvieren. Auch können bereits in der Vergangenheit erfolgreich absolvierte Kurse vom Bundesverband Geriatrie anerkannt werden (wenn sie in einem bestimmten Zeitraum absolviert wurden), z. B. Wundmanagement, Weiterbildung zum Praxisanleiter etc. Somit geht keine Kursstunde verloren. Für die Unternehmen ist sicherlich der größte Vorteil, dass mehrere Mitarbeitende zwar gleichzeitig an der Weiterbildung teilnehmen können, aber durch den Besuch unterschiedlicher Module nicht alle zur selben Zeit im Betrieb fehlen.

Mit den vielfältigen Qualifizierungsangeboten ist die Geriatrie vielen Fachbereichen der Medizin einige Schritte voraus. Gemeinsame Fort- und Weiterbildungsangebote für alle Berufsgruppen fördern das Verständnis füreinander und für den Patienten und verbessern letztlich auch die Qualität in der Versorgung.

Doch was sind nun *die* thematischen Schwerpunkte für geriatrische Fort- und Weiterbildung? »Die großen Bs! Menschliches Leben ist Bedürfnisbefriedigung, Bewegung, Beziehung, Bewusstsein – und noch einiges mehr!« Diese noch grobe Erwägung stand am Anfang unserer Überlegungen bei der Erarbeitung dieses Buches. Wir haben uns dann entschieden, die Themen entlang der großen Bereiche »Haltung und Bewegung«, »Die besondere Vielfalt des oralen Trakts«, »Beziehungsarbeit und Kommunikation« und »Kognition und Bewusstsein« aufzuteilen. Und auch die zunächst unpräzise Aussage »und noch einiges mehr« zog Themen nach sich. Doch bevor auf die großen »Bs« im Einzelnen eingegangen wird, werden in den ersten Kapiteln des Buches die *Grundlagen* geriatrischen Wissens beschrieben.

Die Kapitel des Buches

Prof. Dr. Werner Vogel beschreibt im ersten Kapitel die Besonderheit der Geriatrie und veranschaulicht die Faszination dieses Faches, indem er zehn grundlegende Aspekte menschlichen Lebens beleuchtet. Die Lektüre wird so für die Leserinnen und Leser zu einer Einführung in Sinnhaftigkeit, Berufswahl und Persönlichkeitsentwicklung am Beispiel des Umgangs mit älteren Menschen. Man könnte auch sagen: zu einer Einführung in Humanitas (▶ Kap. 1). Im Anschluss geben die Herausgeber einen chronologischen Überblick über wichtige Stationen der Geriatrie in Deutschland (▶ Kap. 1.1).

---

[7] Bundesverband Geriatrie e. V. (Hrsg.) (o. J.) Entlassmanagement in der Geriatrie (Entwicklung eines Weiterbildungscurriculums (https://www.bv-geriatrie.de/verbandsarbeit/zercur/entlassmanagement-in-der-geriatrie.html)

Dr. Michael Musolf stellt in seinem nochmals erweiterten Kapitel das geriatrische Basiswissen umfassend dar. Grundfragen des Alterungsprozesses werden beleuchtet, die wichtigsten gesundheitlichen Probleme im Alter erörtert und chronische Krankheiten, geriatrische Syndrome und Multimorbidität werden dargestellt. Wer nach der Lektüre sein Wissen überprüfen möchte, findet dafür alles vor: Fallbeispiele, einen dazugehörigen Fragen- und auch einen Lösungskatalog. Klassifikationssysteme, Assessments, Polypharmatherapie sowie das multiprofessionelle geriatrische Team werden ebenfalls vorgestellt (▶ Kap. 2).

Der Gesundheitsförderung und der Prävention in einer stetig älter werdenden Gesellschaft kommt eine immer stärkere Bedeutung zu, das Thema bekommt ein eigenes Kapitel. Dr. Ulrike Dapp befasst sich seit mehr als zwei Jahrzehnten mit den mannigfaltigen Aspekten dieser Thematik. Sie hat zu diesem Thema promoviert (Dapp 2008)[8] sowie umfangreich publiziert und gibt einen dezidierten Einblick in den aktuellen Stand am Beispiel des Albertinen Hauses in Hamburg. (▶ Kap. 3).

Andrea Kuphal widmet sich dem Thema Interdisziplinarität und skizziert pragmatisch und äußerst praxisnah die Besonderheiten des therapeutischen Teams. Aktivierend-therapeutische Pflege in der Geriatrie als besonderer Ansatz wird ausführlich dargestellt, die Erläuterung der Bedarfsgruppen rundet den Beitrag ab (▶ Kap. 4).

Anke Wittrich und Kristina Oheim geben einen ausführlichen Überblick über die Versorgungsstrukturen und Versorgungsformen für geriatrische Patienten. Sie fokussieren auf die verschiedenen *klinischen* Versorgungsformen und deren Besonderheiten (▶ Kap. 5.1).

Susette Schumann stellt im zweiten Teil von Kapitel 5 die Pflegegrade vor, betrachtet die Wohnmöglichkeiten bei vorliegender Pflegebedürftigkeit, zeigt die Möglichkeiten der poststationären Versorgung auf und wirft damit einen Blick über den »Tellerrand« (▶ Kap. 5.2).

Prävention oder Gesundheitsförderung ohne Netzwerk – das geht nicht. Denn stets sind viele Personen, Professionen und Institutionen beteiligt, wenn sie gelingen soll. Ein gelungenes großes Projekt ist das »NetzWerk GesundAktiv« (NWGA) in Hamburg, dessen koordinierende Stelle im Albertinen Haus angesiedelt ist. Prof. Ulrich Thiem, Chefarzt der Geriatrie und Gerontologie, schildert Stand, bisherige Erfolge und Perspektiven des Netzwerkes (▶ Kap. 6).

Nachdem in den ersten sechs Kapiteln Grundlagen, Grundfragen und Strukturmomente der Geriatrie beschrieben wurden, beginnt ab Kapitel 7 der zweite Teil und die Befassung mit den sogenannten großen »Bs«. Hier werden die Auffälligkeiten und Funktionsstörungen beschrieben, meist folgen dann ein (oder mehrere) in die Praxis umsetzbare(s) Therapie- und Pflegekonzept(e). Dabei soll an dieser Stelle ausdrücklich betont werden, dass es sich bei den vorgestellten Therapie- und Pflegekonzepten um eine *Auswahl* handelt, die keinen Anspruch auf Vollständigkeit erhebt. Vielmehr stellt sie einen Querschnitt von Konzepten dar, die – nach Auffassung der Herausgeber – in der Praxis aktuell eingesetzt und als Fortbildungen besonders nachgefragt werden.

Gangunsicherheit und Stürze gehen oft mit dem Verlust der Selbständigkeit einher. Der Sturz ist ein zentrales, das weitere Leben bestimmendes Trauma. Katja Mai ist u. a. diesem Thema in Ihrem Buch (Richter et al. 2016)[9] nachgegangen, und sie ist seit vielen

---

8 Dapp U (2008) Gesundheitsförderung und Prävention selbständig lebender älterer Menschen. Eine medizinisch-geographische Untersuchung. Stuttgart: Kohlhammer

9 Richter K, Greiff C, Weidemann-Wendt N (2016) Der ältere Mensch in der Physiotherapie. Heidelberg: Springer

Jahren auch im Bereich Sturzprävention tätig. Sie schildert die Voraussetzungen, das Ereignis und die Sturzfolgen und benennt zahlreiche Faktoren der Prävention, Kuration und Rehabilitation (▶ Kap. 7).

Ein zentrales Thema bei der Behandlung geriatrischer Patienten ist die Wiedererlangung der Mobilität, Marianne Brune und Michaela Friedhoff widmen sich dem Thema Haltung und Bewegung im Kapitel 8. Das Bobath-Konzept als *das* interdisziplinäre, therapeutische 24-Stunden-Behandlungskonzept der Geriatrie, dient als Grundlage des Kapitels und wird zu Beginn beschrieben. In diesem Zusammenhang wird auch die Bedeutung der motorischen Kontrolle und des motorischen Lernens erläutert. Danach werden die Merkmale von normaler Bewegung und die Auswirkungen bei Verlust von Mobilität dargestellt. Anhand eines realen Fallbeispiels beschreiben die Autorinnen das Clinical Reasoning bzw. den Pflegeprozess. (▶ Kap. 8).

Vermisst wurde in der ersten Auflage ein gesondertes Kapitel zu den altersassoziierten Themen Hören und Sehen. Vielleicht trug zu unserer Blickverengung bei, dass Hör- und Seheinschränkungen im Älterwerden so »normal« sind und in unserer Gesellschaft in der Regel auch gut korrigierbar. Dr. Marie-Louise Strobach, Fachärztin für Allgemeinmedizin, Zusatzbezeichnung Geriatrie, zeigt, welche Dimensionen diese Beeinträchtigungen haben und dass auch schwerwiegende Krankheiten dieser Sinnesorgane berücksichtigt werden müssen (▶ Kap. 9).

Dem »oralen Trakt« mit seinen komplexen Funktionen und den Auswirkungen von Dysfunktionen und Erkrankungen widmet sich das Kapitel 10. Dagmar Nielsen beschreibt die Ernährung als »mehr als die Gabe von Nahrung und Flüssigkeit« und gibt einen Einblick in die Ernährungsvorgänge. Sie thematisiert die wichtigsten Arten einer Mangelernährung sowie deren Ursachen und berücksichtigt in diesem stark erweiterten Kapitel u. a. auch die aktuellen Expertenstandards, neuere Studien und Leitlinien (▶ Kap. 10.1).

Dysphagie und Trachealkanülenmanagement – in seinem reich bebilderten Kapitel beschreibt Norbert Niers ausführlich den Schluckablauf, schildert die Ursachen einer Dysphagie und benennt deren komplexe und schwerwiegende Folgen. Die Diagnostik und Therapie von Dysphagien wird ebenso ausführlich beschrieben wie das therapeutische Trachealkanülenmanagement (▶ Kap. 10.2).

Kognitiv bedingte Dysphagien und Dysphasien – diese Begrifflichkeit hat Dr. Maria-Dorothea Heidler in die Diskussion eingeführt, um kognitiv bedingte Sprachverarbeitungsstörungen bzw. kognitiv bedingte Störungen der Nahrungsaufnahme zu kennzeichnen. Sie beschreibt die Auswirkungen verschiedener Funktionsstörungen und gibt einen Überblick, welche Strategien im Umgang damit erfolgversprechend sind (▶ Kap. 10.3).

Mit Scham belegt: Kontinenzverlust und Inkontinenz – unter diesem Titel nähert sich Uwe Papenkordt dem Tabuthema »Inkontinenz« in Kapitel 11. Pragmatisch und praxisnah beschreibt er die Ursachen sowie die verschiedenen Inkontinenzformen und macht Vorschläge zur Kontinenzförderung und Hilfsmittelversorgung. Abschließend fordert er einen sensiblen Umgang mit dem Thema und gleichzeitig eine höhere Aufklärungsrate (▶ Kap. 11).

Mit Medikamenten im Alter und Polypharmazie in der Pflege befasst sich Dr. Frank-Christian Hanke im Kapitel 12. Erkrankungen durch unerwünschte Arzneimittelwirkungen gehören zu den häufigsten und kostspieligsten Krankheitskomplexen in den Industrieländern. Hanke beschreibt Ursachen und Wirkung und benennt Möglichkeiten der Abhilfe. Die von ihm begründete Weiterbildung »Zertifizierte Medikationsfachkraft« ist eine Möglichkeit dazu (▶ Kap. 12).

Dem komplexen Thema »Schmerzen« – Einteilung, Ursachen, Schmerzerfassung sowie medikamentöse und nicht medikamentöse Behandlungsmöglichkeiten – widmet sich Dr. Joachim Guntau. Er macht vor allem deutlich, dass Schmerz immer subjektiv und individuell ist: Schmerz ist das, was der Patient empfindet (▶ Kap. 13).

Kognition und kognitive Veränderungen, dementielle Erkrankungen und Bewusstsein sind die Themen von Dr. Peter Tonn in Kapitel 14. Er gibt einen Überblick über kognitive Leistungen im Altersverlauf und beschreibt die Ursachen kognitiver Veränderungen. Auf dieser Basis werden in den weiteren Unterkapiteln unterschiedliche Behandlungsansätze für Menschen mit kognitiven Einschränkungen vorgestellt (▶ Kap. 14.1).

Die Integrative Validation nach Richard® (IVA) ist eine Methode für die Begleitung von Menschen mit Demenz, insbesondere im fortgeschrittenen Stadium der Erkrankung. Sie beruht auf der Annahme, dass das Verhalten der Betroffenen als grundsätzlich zielgerichtet, bedeutungsvoll und sinnhaft anzunehmen ist, der erkrankte Mensch dies aber nicht mehr situationsangemessen umsetzen kann (▶ Kap. 14.2).

Ergotherapie bei Menschen mit Demenz galt früher als (fast) unmöglich. Gudrun Schaade und ihre Kolleginnen Ann-Kathrin Blank und Dorothee Danke stellen den dennoch möglichen und erfolgversprechenden Ansatz der Ergotherapie im Bereich Demenz vor: Entscheidend ist der Blick auf die Körperwahrnehmung, denn »der Mensch besteht eben nicht nur aus der Kognition«. Mit der Weiterbildung »Demergo« haben die drei Autorinnen ein eigenes Modell entwickelt (▶ Kap. 14.3).

Das Affolter-Modell® kommt in der Therapie von Patienten/Bewohnern mit erworbenen cerebralen Schäden (z. B. Schlaganfall, Schädel-Hirn-Trauma u. Ä.) und mit dementiellen Symptomen zur Anwendung. Birgit Adam-Küllsen beschreibt deren Schwierigkeiten in der Organisation der Wahrnehmung und die Chancen der Behandlung, sich wieder (besser) auf alltagsrelevante Handlungen zu konzentrieren (▶ Kap. 14.4).

Mit den Möglichkeiten der Musiktherapie beschäftigt sich Andreas Blase und zeigt in seinem Kapitel auf, dass Musik eine gute Möglichkeit ist, auch mit schwer kognitiv eingeschränkten Menschen in Kontakt zu kommen und verschüttete, häufig traumatische Erfahrungen wieder »zugänglich« zu machen (▶ Kap. 14.5).

Ca. 23 % beträgt der Anteil dementer Patienten in den Krankenhäusern (Isfort et al. 2014). Jochen Gust erläutert in seinem Beitrag, welche Herausforderungen es für diese Menschen darstellt, mit einer plötzlichen Krankenhauseinweisung zurechtzukommen. Er macht deutlich, wie wichtig die Umgebungsgestaltung ist und was die unterschiedlichen Berufsgruppen tun können, um ein drohendes Delir zu erkennen und diesem vorzubeugen (▶ Kap. 14.6).

Depressionen und Suizidalität im Alter sind Thema des Beitrags von Prof. Dr. Reinhard Lindner im Kapitel 15. Nach der Beschreibung von Symptomen, Häufigkeiten und der Krankheitsverteilung benennt er konkrete Handlungsoptionen. Er beschreibt besonders häufige idealtypische Situationen (Konflikt, nichtverhandelbares Problem, Kontaktvermeidung) und zeigt, wie diese erkannt werden und wie ihnen begegnet werden kann (▶ Kap. 15).

Gute Kommunikation und Beziehungsarbeit ist die Basis für jede therapeutische und pflegerische Tätigkeit. Prof. Dr. Beate Stiller beschreibt anhand von zwei alltäglichen Fallbeispielen, welche Gründe zu einer Kommunikationsstörung führen können und wie die Pflegekräfte und Therapeuten durch richtige Fragestellungen dennoch in Kontakt mit Patienten kommen und bleiben können. Wie kann motivierende Gesprächsführung gelingen und zur Klärung von Kommunikationsstörungen beitragen? (▶ Kap. 16.1).

Basale Stimulation® ist das Thema von Marianne Pertzborn und Michael Goßen. Eine Verminderung der Bewegungsfähigkeit infolge einer Erkrankung führt häufig zu einem Verlust der Körperwahrnehmung – der Mensch verliert die Vorstellung von sich selbst. Die Autoren zeigen in Text und Bild, wie mithilfe der Basalen Stimulation® wahrnehmungsgestörte Patienten unterstützt und gefördert werden können (▶ Kap. 16.2).

Dem Thema »Palliativ Care« widmet sich Christel Ludewig. Sie beschreibt die Entwicklung und die Grundsätze der Palliativversorgung, benennt die verschiedenen Bedürfniskategorien, thematisiert die Relevanz der verschiedenen Begleitgruppen und nimmt abschließend die besonderen Herausforderungen der palliativen Versorgung von geriatrischen Patienten in den Fokus (▶ Kap. 17).

Abschließend formulieren die Herausgeber einige Kernaussagen und Thesen zum Thema Bildung und Qualifikation. Wir fokussieren auf den nachweisbaren Zusammenhang von Bildung und Personalentwicklung/-bindung, der in vielen Institutionen des Gesundheitswesens zwar häufig beschworen, aber selten gelebt wird (▶ Kap. 19).

Alle Kapitel wurden durchgesehen und, wo sinnvoll, überarbeitet und um aktualisierte Daten oder neuere Literaturhinweise ergänzt. Den Herausgebern ist bewusst, dass dennoch nicht alle geriatrischen Themenbereiche erwähnt und manche Bereiche vielleicht auch zu kurz oder in »falscher« Gewichtung abgehandelt wurden. Ein wenig ist es wie am Ende eines Fortbildungs-Seminars: Es waren immer zu viele Informationen, die Zeit war zu kurz und es müsste eigentlich sofort ein Aufbauseminar geben. Wir sind für konstruktive Kritik sehr empfänglich und wünschen den Leserinnen und Lesern eine informative und anregende Lektüre. Wir freuen uns auf Ihre Resonanz.[10]

Literatur

Behörde für Arbeit, Gesundheit und Soziales (Hrsg.) (1999) Fortbildungs- und Prüfungsordnung zur Fachkrankenschwester/zum Fachkrankenpfleger, zur Fachaltenpflegerin/zum Fachaltenpfleger in klinischer Geriatrie und Rehabilitation vom 16.11.1999 (Amtl. Anz. S. 403)

Bundesinstitut für Arzneimittel und Medizinprodukte (BfArM) (Hrsg.) (2020) OPS Version 2021. Kapitel 8 nicht operative therapeutische Maßnahmen (8-01…8-99), Frührehabilitative und physikalische Therapie (8-55…8-60) (https://www.dimdi.de/static/de/klassifikationen/ops/kode-suche/opshtml2021/block-8-55…8-60.htm, Zugriff am 01.07.2022)

Bundesverband Geriatrie e. V. (Hrsg.) (o. J.) Über ZERCUR® (https://www.bv-geriatrie.de/verbandsarbeit/zercur/zercur.html, Zugriff am 01.07.2022)

Isfort M, Klostermann J, Gehlen D, Siegling B (2014) Pflege-Thermometer 2014. Eine bundesweite Befragung von leitenden Pflegekräften zur Pflege und Patientenversorgung von Menschen mit Demenz im Krankenhaus. Köln: Deutsches Institut für angewandte Pflegeforschung e. V. (dip), S. 6. Online verfügbar unter http://www.dip.de

---

10 Lob, Resonanz und auch Kritik können gerne über die Website https://www.kohlhammer.de/kontakt eingereicht werden. Der Verlag wird alle eingehenden Nachrichten an die Herausgeber weiterleiten.

1 Haltung, Handwerk und Holistik – Geriatrie und die Grundfragen des Lebens

Werner Vogel

Geriatrie ist ein komplexes Fach. Das wird jeder bestätigen, der in diesem Buch blättert, besonders diejenigen, die sich selbst der anspruchsvollen Tätigkeit in der Altersmedizin widmen. Trotzdem ist die Arbeitszufriedenheit in geriatrischen Einrichtungen eher hoch und die Fluktuation vergleichsweise gering. Viele bleiben dem Fach ein ganzes Berufsleben lang verbunden.

Woran mag das liegen? Zunächst hat das Alter(n) etwas Geheimnisvolles. Jedes Kind kann alte Menschen von jüngeren unterscheiden. Frage ich die Kasseler Studierenden der Sozialarbeit, warum sie freiwillig Vorlesungen und Seminare über Gesundheit und Krankheit im Alter besuchen, so höre ich seit Jahren ähnliche Antworten wie: »Ich habe bei der Pflege meiner Oma bis zu ihrem Ende mitgeholfen, das war irgendwie spannend, denn sie war eine tolle Frau – und jetzt möchte ich mehr über Alter und Krankheit erfahren.«

Es muss irgendetwas Faszinierendes an diesem Fach liegen. Ist es die Konfrontation mit der eigenen Vergänglichkeit? Oder der lebendige Zugang zur Zeitgeschichte? Die Auseinandersetzung zwischen Bewahren und Erneuern, das Vorbild an Lebensenergie, Bewältigung, Gelassenheit, Humor?

In diesem Kapitel geht es um das Verbindende, das die verschiedensten Berufe in der Arbeit mit kranken alten Menschen zusammenführt und zusammenhält: die Einheit in der Vielfalt, das, womit sich alle Teammitglieder identifizieren können. Diese Identifikation meinte Prof. Meier-Baumgartner, Mitbegründer und erster Vorsitzender des Bundesverbands Geriatrie, langjähriger Chefarzt des Albertinen Hauses, wenn er Geriatrie mit dem Begriff »Geisteshaltung« in Verbindung brachte (Meier-Baumgartner et al. 1998).

Genau aus diesem Geist entstand mit visionärer Kraft der Pioniere die Klinische Geriatrie vor gut einem halben Jahrhundert, gerade rechtzeitig, um den Anforderungen des demographischen Wandels, der wachsenden Spezialisierung der Medizin und der Würde des alten und kranken Menschen gerecht zu werden (Leutiger 1967). Denn die Fortschritte der modernen Medizin kommen auch und gerade den alten Menschen zugute, wenn sie vernünftig genutzt werden (Gawande 2015). Voraussetzung dafür ist eine »handwerklich« gute klinische Medizin, welche die ärztliche Erfahrung im erklärten Interesse des Patienten mit Sinn und Verstand anwendet (vgl. Lown 2004). Dass einzelne Fachdisziplinen nicht Anspruch auf geriatrische Patienten erheben, sondern ihre Dienste fachübergreifend zur Verfügung stellen sollen, muss angesichts des heute leider üblichen Wettstreits um Patientenzahlen betont werden (Nau et al. 2016).

Welche Aufgaben kennzeichnen die Arbeit der Geriatrie?

- Die umfassende Anamnese (medizinische, soziale und Familienanamnese),
- die klinische, labormedizinische und apparative Untersuchung,
- die unverzügliche Diagnosestellung und Therapie aller relevanten Erkrankungen,
- das umfassende Assessment alters- und krankheitsbedingter Funktionsstörungen,
- die Erkennung und Behandlung depressiver und demenzieller Entwicklungen,

- die Vorbeugung und Behandlung von Ernährungsstörungen (Sarkopenie, Frailty),
- die Formulierung von Behandlungszielen nach realistischer Prognose,
- die funktionelle Therapie im Team, abgestimmt und simultan,
- die Aktivierend-therapeutische Pflege,
- die Klärung des Bedarfs und das zielsichere Training an notwendigen Hilfsmitteln,
- die Verlaufsdokumentation (Assessment als therapiebegleitender Prozess),
- die (soziale, pflegerische, therapeutische) Beratung von Patienten und Angehörigen,
- die Entlassungsplanung und Sicherung der Weiterbehandlung.

Je nach Bedarf kommen hinzu:

- Die notfall- und intensivmedizinische Versorgung (zentrale Notaufnahme, Reanimation),
- die fachübergreifende Versorgung geriatrischer Patienten (Alterstraumatologie u. a.),
- die palliative Versorgung und Sterbebegleitung (Palliativstation, Hospiz),
- die Infektionsschutzmaßnahmen (Screening, persönliche Hygiene, Isolierung u. a.),
- die seelsorgerische Begleitung,
- die Erkennung und Behandlung psychosomatischer Störungen,
- die spezielle Betreuung demenziell Erkrankter (Station für kognitiv Beeinträchtigte),
- die ethische Fallbesprechung.

In geriatrischen Einrichtungen findet man diese Aufgabenverteilung wieder, und zwar weltweit und von Anfang an, seit es Geriatrie gibt. Überall stehen Multiprofessionalität und die enge Zusammenarbeit im Vordergrund. Dass sich dies trotz hoher Kosten durchsetzen konnte, spricht für die zwingende Notwendigkeit einer arbeitsteiligen Vorgehensweise. Die Bündelung aller Kräfte des Teams bringt Vorteile, die mit der traditionellen Dyade (Arzt/Pflegekraft) nicht erreichbar sind.

Neben dieser Einheitlichkeit der Aufgabenteilung stellt sich die Frage, was Geriatrie ist, wie sie definiert und strukturiert ist, was sie bewirken kann und welche Evidenz es dafür gibt, d. h. ob sie überhaupt »Sinn macht«. Immer wieder wurde der Geriatrie vorgehalten, dass ihre Methoden nicht durch die heute geforderte studienbelegte Evidenz gesichert seien, bestenfalls könne man auf Expertenmeinungen zurückgreifen, welche die zweifellos erkennbare – auch nachhaltige – Wirksamkeit erklären (Rubenstein et al. 1984; Vogel & Braun 2000).

Die Antwort auf die Frage, warum und wie Geriatrie wirkt, berührt elementare Vorgänge des Lebens, die in der Geriatrie eine noch größere Rolle spielen als in anderen medizinischen Bereichen. Dazu gehören Bewegung, Bindung, Emotion, Gedächtnis, Grenzen, Kommunikation, Kreativität, Lernen, Planung, Reflexion. Diese Phänomene waren auch den Gerontologen und Geriatern der ersten Stunde wichtig. Sie erneut in den Blick zu nehmen, scheint mir lohnend, weil wir im Licht neuer Erkenntnisse insbesondere der Neurowissenschaften ein ganz anderes Verständnis darüber gewinnen, was mit unseren alt gewordenen Patienten geschieht, wenn sie krank werden, wieder genesen, Hoffnung gewinnen und ihre Eigenständigkeit in Würde wahren wollen.

Durch die Beschäftigung mit diesen Fragen kommen auch wir, die wir uns um die Alten kümmern, zu einem neuen Verständnis unserer Arbeit. Sei es direkt am Patienten, im Team, in Fallkonferenzen und Strategiegesprächen, bei der Akademiearbeit oder beim Erarbeiten von innovativen Texten, wie sie dieses Buch bietet. Die außerordentliche Vielschichtigkeit seiner Themen ist kein Zufall, sondern gewollt. Es ist sogar notwendig, sich fachübergreifend mit ihnen zu beschäftigen, um gute Teamarbeit zu ermöglichen (Vogel 2017). Lebenslanges Lernen ist heute notwendiger denn je. Lebenslang voneinander – und füreinander – im Team lernen zu dürfen, ist ein Privileg, das nicht vielen vergönnt ist. In der Geriatrie ist es eine Chance und oft der Grund für den »guten Geist«, für Zufriedenheit und Identifikation mit dem Beruf.

Bewegung

Bewegung ist das augenfälligste Kennzeichen des Lebens. Sie ist notwendig zur Nutzung des Lebensraumes, zur Nahrungssuche, zum sozialen Kontakt und zur Abwehr von Schaden. Selbst im Schlaf bewegen wir uns, um Druckgeschwüren vorzubeugen. Ausnahme ist der REM-Schlaf (Traumphasen mit schneller Augenbewegung = rapid eye movement), in dem die Grobmotorik zum Schutz vor Verletzungen ausgeschaltet ist. Der Herzmuskel ist lebenslang in Bewegung. Sein Stillstand führt innerhalb von Minuten zum Tod des Individuums und seiner Organe. Die Bewegungen der Moleküle und Atome bleiben dabei erhalten, während sie in den Kreislauf der Natur zurück »gehen«. Fortbewegung hat stets einen Ausgangspunkt und ein Ziel. Voraussetzung ist ein funktionierender Fortbewegungsapparat mit Knochen, Gelenken, Sehnen, Muskeln und ihren Verbindungen zum zentralen Nervensystem, das die Bewegung vorbereitet, steuert und koordiniert. Willkürbewegung hat ihren Ursprung in der motorischen Hirnrinde. In der unmittelbar eng benachbarten sensomotorischen Hirnwindung wird jede Bewegung permanent kontrolliert. Häufige »gelernte« Bewegungsabläufe werden in den basalen Kerngebieten des extrapyramidalmotorischen Systems gespeichert und sind dort abrufbar, bei Bedarf aber modifiziert durch die Willkürmotorik. Dies ist der Grund, warum Parkinsonpatienten ihre extrapyramidale Störung »überspielen« können, indem sie blockierte Bewegungsabläufe durch bewusste Willkürbewegung (»Knie hoch!«) durchbrechen können. Der Bewegungsapparat ist kompliziert und an vielen Stellen störanfällig, besonders nachhaltig im Alter: Muskelschwund (Sarkopenie), Knochenbrüche bei Osteoporose, Arthrosen, Schädigung des peripheren (Diabetes) oder zentralen Nervensystems (Schlaganfall, Parkinson, Querschnittslähmung) sind häufige Beispiele. In diesem Fall muss das Defizit durch Ersatzbewegungen kompensiert werden, was unbehandelt zu charakteristischen »Gangbildern« wie Schonungshinken, Wernicke-Mann-Gangstörung, Intentionstremor etc. führt. Immobilität hat im Alter rasch irreparable Schäden zur Folge. Das erklärt die zwingende Notwendigkeit der kontinuierlichen Vorbeugung (Dekubitus-, Pneumonie-, Inkontinenz-, Kontraktur-, Thromboseprophylaxe), besonders bei im Rollstuhl immobilisierten oder bettlägerigen Patienten.

Bewegung hat noch weitere lebenswichtige Aspekte, die besonders im Alter kritisch werden können. Vom Herzen war schon die Rede. Es bewegt das Blut, um Sauerstoff per Diffusion, einer Folge der Molekularbewegung, zu den Körperzellen (und Kohlendioxid von ihnen weg) transportieren zu können. Auch Nährstoffe müssen auf dem gleichen Weg zu den Zellen transportiert werden. Um dies vorzubereiten, ist die aufgenommene Nahrung per Kau- und Schluckbewegung in den Magen-Darm-Kanal zu bringen, dessen ständige Bewegung (Darm-Motilität) hilft, sie chemisch in resorbierbare Moleküle zu zerlegen.

Bewegung kann auch im übertragenen Sinn verstanden werden: Als Motivation (von lat. movere = bewegen). Im Alter ist dieser Aspekt besonders wichtig, weil unter dem Eindruck der altersbedingten Schwäche und dem bedrohlichen Eindruck des aktuellen Krankheitserlebens Verzweiflung und Resignation leicht die Oberhand gewinnen, während die Hoffnung auf vollständige Genesung schwindet. Wiederholte und geschickte Fremdmotivation durch alle Mitglieder des Teams kann Patienten wieder zu neuem Schwung verhelfen, bis erste Erfolge den eigenen Antrieb aufs Neue wecken. Ein Moment für beide Seiten, der die innere Bewegung nach außen spürbar werden lässt.[1]

---

1 Emotion, lat. ex = nach außen, motio = Bewegung

Bindung

Bindung und Lösung sind Urerfahrungen des Lebens und fest in uns verankert. Vieles davon ist unbewusst, erleben wir doch die enge Bindung im Mutterleib, lange bevor Wahrnehmung und Erinnerung einsetzen. Diese beginnen aber schon in den ersten Schwangerschaftswochen. Die erste Trennung erfolgt durch Geburt und Abnabelung, weitere beim Abstillen, beim ersten Geschwisterkind, im Kindergarten, bei der Einschulung und weiteren Entwicklungsschritten. Sie sind meist angstbesetzt und können nur durch die positiven Erfahrungen »neuer« Möglichkeiten überwunden werden. Die wichtige Rolle des Vaters bzw. einer ihn ersetzenden Bindungsperson im Rahmen der Triangulierung (Dreiecksbeziehung) ist heute gut untersucht (Petry 2011). Spätere Trennungen können auch im Alter die frühen Traumata reaktivieren (Scheidung, Verwitwung, Haft, Arbeitsplatzverlust, Verarmung, Krankheit) und als kritische Lebensereignisse neue Bindungswünsche auslösen. Auch diese sind vielfach unbewusst und werden von Pflegenden oder Therapeuten als »anklammernd« wahrgenommen. Die spirituelle Bindung (v. a. die Religion, von lat. re = rück; ligio = Bindung) ist in diesem Zusammenhang wichtig und an anderer Stelle mit Bezug auf die Geriatrie beschrieben (Vogel 2016). Die persönliche Arzt-Patienten-Beziehung hat auf der emotionalen und kommunikativen Ebene eine ganz entscheidende Bedeutung. Dies gilt analog auch für andere in der Heilkunde tätige Berufe, d. h. für das gesamte geriatrische Team. Die Beziehungen (das soziale Netz) des Kranken zu Ehe- bzw. Lebenspartner, Verwandten, Freunden, Nachbarn, professionellen wie ehrenamtlichen Helfern sind entscheidend für die Planung des weiteren Lebens bei drohender oder vorhandener Pflegeabhängigkeit.

Emotion

Von der »inneren Bewegung« war schon die Rede. Gemeint sind die Gefühle Freude, Leid, Gram, Wut, Verzweiflung und ihre verbale bzw. nonverbale Äußerung. Gefühle sind vermutlich an allen unseren Aktionen beteiligt, sei es ursächlich oder begleitend. Erfahrungsgemäß lernen Menschen besonders gern, wenn sie es mit »gutem Gefühl«, gar mit Freude und Lust tun. Arbeit wird so zum »Kinderspiel«, auch die ziemlich harte Trainingsarbeit, die beim Wiedererlernen von Körperfunktionen aufzubringen ist. Denn Frustrationen und Rückschläge sind nicht selten, zumindest am Anfang. Verständiges »Mitfühlen« hilft über die Durststrecke hinweg, immer die Belohnung bei Erreichen des realistisch gesteckten Ziels vor Augen. Gemeint ist hier nicht bedauerndes Mitleid, sondern Empathie[2], also »sich in die Situation des anderen einfühlen können«. Gefühle können auch so stark verdrängt oder abgespalten sein, dass sie gar nicht vorhanden oder spürbar sind. Die Gefühllosigkeit oder Apathie[3] kann eine Folge schwerer, nicht verarbeiteter früherer Traumatisierung sein und ist auch für schwere Depressionen typisch. Hier ist es wichtig, bei den Betagten (Generation der Kriegskinder) nach biographischen Hinweisen und Gedächtnisspuren zu fahnden (Bode 2004; Radebold 2000).

Gedächtnis

Ohne Gedächtnis können wir nichts lernen, nicht einmal, uns in der Umwelt sicher zu bewegen oder verlässliche soziale Beziehungen zu pflegen. Das Gedächtnis speichert ultrakurze Sinneseindrücke (etwa, dass die vorletzte Ampel grün war) nicht ab, auch

---

2 gr. em = innerlich, pathein = fühlen, leiden
3 gr. a = fehlend, pathos = Gefühl, Leid

wenn sie für den Augenblick wichtig waren. Der Kurzzeitspeicher hält Informationen für Sekunden bis Minuten zur Lösung aktueller Probleme bereit, das Langzeitgedächtnis bindet die Information strukturell im Gehirn, wobei der Nachtschlaf für Synapsenbildung und das Sortieren der Tageseindrücke wichtig ist. Emotional bedeutende Ereignisse (erste Verliebtheit, Einschulung, Hochzeit, Unfälle, Katastrophen) sind bis ins hohe Alter erinnerlich, andere (Namen, Daten, Schulwissen) nur bei wiederholter Nutzung.

Die Biologie des Gedächtnisses ist durch die Entdeckungen des Nobelpreisträgers Eric Kandel entschlüsselt worden (Kandel 2006). Erinnerungen werden im Netzwerk der gesamten Hirnrinde gespeichert, aber im Hippocampus »organisiert«. Dieser ist ein Teil des limbischen Systems, das auch für die Emotionen, Handlungsplanung, Belohnung, Angst und Aggressionssteuerung zuständig ist. Es ist mit dem kognitiven Apparat und gleichzeitig den Strukturen der vegetativen Funktionen (Appetit, Durst, Tagesrhythmik) und der Hormonsteuerung gut vernetzt und gewinnt zunehmend Bedeutung für die Pädagogik, Sozialpsychologie und andere soziale und therapeutische Berufe. In der Geriatrie ist es wichtig, um Zusammenhänge bei psychosomatischen und psychiatrischen Krankheitsbildern wie Depression und Demenz (mit meist messbaren Defekten im Hippocampus) besser verstehen zu können (vgl. Braus 2011). Der therapeutische und pflegerische Zugang zu demenziell Erkrankten gelingt über die Gefühlswelt und die damit verknüpften positiven Erinnerungen deshalb leichter, weil die Funktionen des Limbischen Systems – mit Ausnahme des Hippocampus – noch erhalten bleiben, wenn die kognitiven Leistungen der neueren Hirnrindenanteile (Neokortex) schon erheblich eingeschränkt sind. Moderne Pflegekonzepte (Validation, Kulturerleben, Musik, Biographiearbeit) fußen auf dieser Erkenntnis.

Grenzen

Grenzen gibt es überall. Zellen haben Grenzmembranen, Organe sind durch Bindegewebshüllen voneinander abgegrenzt, Gefäße sind durch biologisch hochaktive Endothelien ausgekleidet, der Organismus grenzt sich von der Außenwelt durch die schützende Haut und im Bereich des Magen-Darmkanals, der zur Außenwelt gehört, durch die ebenfalls hochaktive Schleimhaut ab. Tiere verteidigen ihre Lebensräume an Reviergrenzen energisch gegen Eindringlinge, Menschen ihren Wohnraum als Privatsphäre, Völker ihre nationale Zusammengehörigkeit an Staatsgrenzen. Zeitgrenzen gibt es bei biologischen Rhythmen, bei Arbeit und Freizeit, in den Medien. Normgrenzen bei Laborwerten, Toleranzgrenzen bei Schadstoffen usw. Als Menschen sind wir uns mehr oder weniger ängstlich der Grenze des Lebens bewusst, also unserer Endlichkeit und des Todes. Die medizinische Forschung hat sich in den letzten zwei Jahrhunderten immer weiter an diese Grenze vorgewagt. Dank ihres Fortschritts konnte die Lebenserwartung mehr als verdoppelt werden. Inzwischen wissen wir, dass das Ende des Lebens genetisch bestimmt wird, abhängig von der Länge der Telomere, der Endstücke der Chromosomen, die unsere »biologische Uhr« bilden.

Jenseits der biologischen gibt es auch Grenzen im sozialen Bereich. Verhaltensforscher fanden heraus, dass die Sprechdistanz zweier Personen davon abhängt, in welchem Kulturraum sie leben: So finden Südeuropäer auf der Straße einen deutlich kürzeren Abstand zu ihrem Gesprächspartner angemessen als Skandinavier. Diese können die im Süden übliche Nähe schon als unangenehm aufdringlich empfinden, während die skandinavische Distanz bei Sizilianern als Zeichen von Antipathie oder Misstrauen fehlgedeutet werden kann.

In der Geriatrie ist die professionelle Distanz bei aller notwendigen empathischen Nähe zu Patienten wichtig, ebenso die Abgrenzung der Fachlichkeit der beteiligten Disziplinen. Auch wenn der Wunsch nach Überbrückung solcher Grenzen besteht, dürfen sie nicht ignoriert werden. »Wir machen doch alle das gleiche…« kann nicht das Motto eines idealen interdisziplinären Teams sein. Der Respekt vor der Fähigkeit des anderen ist Voraussetzung für optimale Zusammenarbeit. Über die Grenze zwischen beruflicher und persönlicher Nähe und Distanz in kreativen Teams wird öffentlich viel diskutiert. Höflichkeitsregeln und ungeschriebene Gesetze behalten aus gutem Grund ihre Bedeutung. Selbstsicherheit und wechselseitig offener Umgang sind Elemente einer gelungenen Kommunikation.

Kommunikation

Austausch mit der Welt ist für alle Lebewesen wichtig, für sozial lebende (vgl. Abschnitt »Bindung«) gilt das nicht nur mit Blick auf Nahrung und Stoffwechsel, sondern auch für den Informationsaustausch untereinander. Schon Insekten tauschen Informationen aus, um nach der Entdeckung einer Nahrungsquelle als ganzer Schwarm zu mehr Nahrung für alle zu kommen. Meeressäuger und Vögel haben »Sprachen« entwickelt, die sie über weite Distanzen nutzen. Menschen haben neben nonverbalen Signalen wie Mimik und Körpersprache eine in der Natur einzigartige Kommunikationsform entwickelt (Berger 2008), die ihnen erlaubt, komplexe Informationen schnell und eindeutig zu übermitteln: die Sprache. Sie muss als höhere Hirnleistung über Jahre erlernt werden (Muttersprache), benötigt Mundmotorik, Stimme und Atemtechnik zur Sendung (Sprechen) und Gehör, Sprach- und Sinnverständnis zum Empfang (Verstehen). Im Schulalter kommen mit dem Erwerb mühsam geübter Feinmotorik (Schreiben) und mit Hilfe der Formanalyse dekodierter Schriftzeichen, also der Reproduktion des Geschriebenen (Lesen), zwei weitere höhere Hirnleistungen hinzu, die man deswegen auch als Kulturtechniken bezeichnet.

Mehrsprachigkeit kann jederzeit erlernt werden, der Erfolg ist abhängig vom Beherrschungsgrad der »Muttersprache«, dem allgemeinen Bildungsniveau, der Sprachbegabung, der Motivation und dem Lebensalter, in dem die Fremdsprache zu lernen begonnen wird. Der Neuerwerb bei Aphasie ist je nach dem Ausmaß der Hirnschädigung meist langwierig und frustrierend, da gesunde Teile des neuronalen Netzwerks die Aufgaben nur bedingt kompensieren können und der Lernprozess kaum schneller als in der Kindheit ablaufen kann. Motivation, Ausdauer und soziale Unterstützung sind hier ebenso hilfreich wie bei anderen Aufgaben der funktionellen Rehabilitation.

Kreativität

Etwas Sinnvolles, Schönes oder Nützliches schaffen zu wollen, scheint dem Menschen eigen zu sein. Wenn Anstrengung sich lohnt, löst das Freude und Befriedigung aus und führt zu innerem Gleichgewicht, zur Kohärenz. Kommt das Geschaffene anderen zugute, etwa ein selbstgemachtes Geschenk, so stärkt es das soziale Miteinander, die Bindung. Die Kunst profitiert davon ebenso wie die Wissenschaft und die Wirtschaft. Im weiteren Sinn folgt die gesamte Kultur diesem Prinzip: Literatur, Theater, bildende Künste, Architektur, Produktdesign und die bunte Welt der Medien leben davon. Es entsteht ein öffentlicher Dialog von Geben und Nehmen, zwischen Produzenten und Rezipienten, letztlich auch ein Markt: Ein Bild von jenem Künstler muss man haben, diesen Film muss man einfach gesehen, dieses Buch gelesen haben…! Höchst erstaunlich ist die Beobachtung, dass künstlerisches Arbeiten nicht nur Profis, sondern auch Demenzkranken gefällt und erstaunlich gut gelingt (vgl. Schall et al. 2017), ähnlich wie Kindern und am besten gemeinsam mit ihnen zusammen. In ähnlicher Weise fördern gemeinsames Singen und Musizieren Kohärenz und soziale Kontakte.

Lernen

Alles, was wir an Sinneseindrücken aufnehmen, was unsere Aufmerksamkeit (bewusstes Interesse) findet, weil es entweder neu oder schon vertraut ist, nimmt unser Hirn auf und speichert es via Hippocampus in geeigneten Arealen der Hirnrinde (Bilder im Hinterhaupt, Höreindrücke im Scheitellappen, Begriffe in den Sprachzentren), wobei diese Bereiche untereinander und mit dem limbischen System eng vernetzt sind. Das erklärt, warum emotional berührende Eindrücke offensichtlich besser haften, d. h. man mit Spaß oder noch besser: »spielend« lernt. Sind Lerninhalte an Bewegungen geknüpft oder bestehen Lerninhalte selbst in einer Bewegungsfolge (wie im Sport, beim Tanz oder beim Geige spielen), scheinen sie tiefer verankert zu werden. Man spricht vom »motorischen Gedächtnis«. Wir wissen, dass multimodales Lernen, d. h. das, was ich gesehen, gehört und auch noch angefasst (begriffen) habe, viel besser haftet als das nur Gehörte oder Gesehene. Dies hat auch damit zu tun, dass in unserer reizüberfluteten Umwelt das Gehirn zu einem großen Teil damit beschäftigt ist, Informationen nicht zu speichern, d. h. entweder gar nicht auf die Bewusstseinsebene zu heben oder wieder zu »vergessen«, also nicht strukturell zu verankern. Selektion, Bahnung und Hemmung von Impulsen spielen dabei eine Rolle.

Umgekehrt fördert das im limbischen System verortete »Belohnungssystem« den Lernprozess. Wenn Lernziele gesetzt und schließlich erreicht worden sind, setzt dies Transmitter frei, die das wohlige Kohärenzgefühl auslösen und damit zu neuen Herausforderungen ermuntern. Hier ist vor allem Dopamin im Spiel, ein Neurotransmitter (in der Laienpresse fälschlich »Glückshormon« genannt), der auch in anderen, insbesondere motorischen Kerngebieten wichtig ist. Besonders schön ist der Moment, in dem der Groschen fällt, wenn man endlich »den Dreh raus« hat: Mit dem »Aha-Erlebnis« steht nach oft langem Nachdenken die Lösung eines schwierigen Problems plötzlich klar vor Augen, nicht selten über Nacht.

Erfolgreiches Lernen braucht klare Ziele, viel Zeit, Geduld, Ausdauer, Wiederholung und Lob, kurz: intrinsische und extrinsische Motivation. Dass Lernen in Gruppen leichter fällt als allein, hat mit dem Nachahmungstrieb und der Funktion der Spiegelneurone im Bereich des Schläfenlappens zu tun. Diese helfen uns, vorgemachte Bewegungen zu imitieren (z. B. als Säugling die Mundöffnung der Mutter beim Füttern nachzumachen). Außerdem gibt eine Gruppe sowohl Unterstützung als auch Anreize (im Sinn eines gesunden Wettbewerbs) und hilft, auch Missgeschicke und Fehler besser zu verkraften, wobei Gelassenheit und Humor das ihre zum gemeinsamen Weiterkommen beitragen.

Planung

Im Lauf des Lebens bauen wir unzählige Eindrücke, Vergleiche und Schlussfolgerungen zu einem Weltbild »logisch« zusammen, wobei wir die innere und die äußere Welt als identisch »wahr« nehmen. Diese Abstraktionsfähigkeit ist auch die Grundlage des begrifflichen Denkens, das dem sprachlichen nahesteht. Im Unterschied zu vielen Tieren können wir auf diese Weise sowohl in die Vergangenheit zurück »gehen« als auch die Zukunft voraussehen, d. h. potenziell erfolgreiche Handlungen planen. Wir tun dies täglich, bisweilen schon weit voraus in unseren Terminkalendern. Die Planung unseres eigenen Lebens mit Rücksicht auf unsere Mitmenschen, die Umwelt, die Zukunft unserer Kinder und Enkel, ist wohl die anspruchsvollste unserer Aufgaben. Sie wird von vielen inneren und äußeren Dialogen, Verhandlungen, Urteilen und Auseinandersetzungen begleitet.

Für die Alltagskompetenz brauchen wir eine höhere Hirnleistung namens »Praxie«, um ein individuelles und soziales Leben zu führen (Alltagsfunktionen wie Ankleiden, Körperpflege, Ernährung, Ausscheidung, sichere Fortbewegung etc.). Das krankheitsbedingte Nachlassen, die »Dyspraxie« bis hin zum Vollbild der »Apraxie« ist bei Hirnschädigungen, insbesondere bei schweren Schlaganfällen und fortgeschrittener Demenz häufig. Es muss durch geeignetes Assessment korrekt erfasst und sehr spezifisch behandelt werden. Erweist die Apraxie sich als wenig beeinflussbar, wird dauerhaft intensive pflegerische Betreuung notwendig.

Alle diese Vorgänge spielen sich im Gehirn ab, bei alten ebenso wie bei jungen Menschen. Und nicht nur dort, sondern immer in Verbindung mit dem Bewegungsapparat, dem Herzen und dem Bauch. Das »Bauchgefühl« ist mit der Entdeckung des Mikrobioms, das heißt der bakteriellen Besiedelung des Darms und seiner Interaktion mit dem vegetativen Nervensystem und dem Gehirn, wissenschaftlich neu in den Blick geraten. Es ist offensichtlich, wie wichtig in diesem Zusammenhang eine gesunde Ernährung ist.

Das multiprofessionelle Team

Niemand kann alle diese vielen Aspekte im Blick behalten, gar bei allen auf dem neuesten Stand der Wissenschaft sein. Schon gar nicht, wenn Alterungsprozesse und Krankheiten ins Spiel kommen. Und dennoch ist diese breite und gleichzeitig differenzierte Herangehensweise unerlässlich, um alte kranke Menschen gut zu behandeln. Die Lösung ist das multiprofessionelle Team.

Ständige Aktualisierung des Fachwissens (lebenslanges Lernen) ist dabei genauso wichtig wie der kontinuierliche Austausch der Informationen im Therapie-, Beratungs- und Pflegeprozess. Das setzt voraus, dass Teamarbeit gut organisiert ist (Vogel 2017). Wie das geschehen kann, lernt man aus der »best practice«, also von Leuten, die das Geschäft lange und mit Erfolg betreiben. Oder von Referenten und Teilnehmern beim Besuch einer Akademie wie der am Albertinen Haus. Dass aus der Akademiearbeit Bücher wie das vorliegende hervorgehen, in denen man sich aus der Feder von Experten auf den neuesten Stand bringen kann, kann man als Glücksfall betrachten.

Teamarbeit gab es in der Geriatrie von Anfang an, wobei die in diesem Beitrag genannten Aspekte intuitiv schon immer beachtet wurden. Sie haben sich also durch Empirie verfestigt, schon lange bevor die hier skizzierten neurobiologischen Zusammenhänge entdeckt waren.

Die Pioniere der Geriatrie waren von Visionen geleitet, die heute noch richtungsweisend sind. Ihre schon damals beachtlichen Erfolge lassen sich im Licht neuer Erkenntnisse begründen. Ihr persönlicher Einsatz und ihre Zielstrebigkeit hat sich als segensreich erwiesen und ist noch immer bewundernsund nachahmenswert.

Literatur

Berger R (2008) Warum der Mensch spricht: eine Naturgeschichte der Sprache. Frankfurt: Eichborn

Bode S (2004) Die vergessene Generation. Stuttgart: Klett-Cotta

Braus DF (2011) EinBlick in das Gehirn. Eine andere Einführung in die Psychiatrie, 2. Aufl. Stuttgart: Thieme

Gawande A (2015) Sterblich sein. Was am Ende wirklich zählt. Über Würde, Autonomie und eine angemessene medizinische Versorgung. 2. Aufl. Frankfurt: S. Fischer

Kandel E (2006) Auf der Suche nach dem Gedächtnis. Die Entstehung einer neuen Wissenschaft des Geistes. München: Goldmann

Leutiger H (1967) Evangelisches Krankenhaus Gesundbrunnen, Spezialkrankenhaus für Chronische Krankheiten und Altersleiden. Das Altenheim, Nr. 12/1967

Lown B (2004) Die verlorene Kunst des Heilens. Frankfurt: Suhrkamp TB

Meier-Baumgartner HP, Hain G, Oster P, Steinhagen-Thiessen E, Vogel W (1998) Empfehlungen für die Klinisch – Geriatrische Behandlung. (Hrsg. Bundesarbeitsgemeinschaft der Klinisch-Geriatrischen Einrichtungen e. V.) 2. Aufl. Jena: Gustav Fischer

Nau R, Djukic M, Wappler M (2016) Geriatrie – eine interdisziplinäre Herausforderung. Der Nervenarzt, 87, S. 603–608

Petry H (2011) Das Drama der Vaterentbehrung. 7. Aufl. München: Reinhardt

Radebold H (2000) Abwesende Väter. Folgen der Kriegskindheit in Psychoanalysen. Göttingen: Vandenhoeck & Ruprecht

Rubenstein LZ, Josephson KR, Wieland GD et al. (1984) Effectiveness of a geriatric evaluation unit: A randomized clinical trial. N Eng J Med, 311, S. 1664–70

Schall A, Tesky VA, Adams AK et al. (2017) Art museum based intervention to promote emotional well-being and improve quality of life in people with dementia: The ARTEMIS project. Dementia, 17(6), S. 728–743, DOI: 10.1177/1471301217730451

Vogel W, Braun B (2000) Qualitätssicherung geriatrisch-rehabilitativer Krankenhausbehandlung. Medizinische und funktionelle Ergebnisse im Langzeitverlauf. Z. ärztl. Fort-bild. Qual.sich., 94, S. 95–100

Vogel W (2016) «Was willst du, dass ich dir tun soll?« Die Arzt-Patientenbeziehung am Beispiel der Geriatrie. In: Ehm S, Giebel A, Lilie U et al. (Hrsg.) Geistesgegenwärtig behandeln. Existenzielle Kommunikation, Spiritualität und Selbstsorge in der ärztlichen Praxis. Neukirchen-Vluyn: Neukirchener Verlagsgesellschaft, S. 145–158

Vogel W (2017) Das Geriatrische Team. Wie interprofessionelles Arbeiten gelingt. Reihe Altersmedizin in der Praxis, Hrsg. J. Pantel, R. Püllen. Stuttgart: Kohlhammer

1.1 Stationen der Geriatrie in Deutschland

Marion Rehm und Wolfgang Schwibbe

Tab. 1.1: Wichtige Stationen der Geriatrie mit besonderem Fokus auf Deutschland (eigene Zusammenstellung)

Jahr	Ereignis	Erläuterung
1906	Erstmalige Beschreibung der Alzheimer-Demenz durch Alois Alzheimer in einem Vortrag auf der »37. Versammlung Südwestdeutscher Irrenärzte« in Tübingen	Prof. Dr. med. Alois Alzheimer (1864–1915), Psychiater und Neuropathologe, hatte seine Patientin Auguste Deter bereits 1901 kennengelernt. Nach Ihrem Tod 1906 untersuchte er ihr Gehirn und stellte auffällige Veränderungen fest (Eiweißablagerungen, sog. Amyloid Plaques).
1914	Der Begriff »Geriatrie« wird in einem Buchtitel erstmals verwandt von Ignatz Nascher, US-amerikanischer Mediziner österreichischer Herkunft	Dr. med. Ignatz Nascher: »Geriatrics: The diseases of old age and their treatment.« 1912 hatte er die »Society of Geriatry« in New York gegründet
1938	Gründung der »Deutsche(n) Gesellschaft für Altersforschung« (seit 1939: Alternsforschung) durch Max Bürger. Er gilt als Begründer der Gerontologie	Prof. Dr. med. Max Bürger: 1937–57 Ordinarius für Innere Medizin und Direktor der Medizinischen Universitäts-Klinik Leipzig; 1939 Begründung der »Zeitschrift für Alternsforschung«
1943	Forderung von Marjorie Warren, die Geriatrie in die medizinische und pflegerische Ausbildung einzubeziehen und geriatrische Abteilungen in den Krankenhäusern zu gründen.	Dr. Marjorie Warren, englische Ärztin, die »Mutter der Geriatrie«. 1947 war sie Mitbegründerin der »Medical Society for the Care of the Elderly«, der heutigen »British Geriatrics Society«.

Tab. 1.1: Wichtige Stationen der Geriatrie mit besonderem Fokus auf Deutschland (eigene Zusammenstellung) – Fortsetzung

Jahr	Ereignis	Erläuterung
1950	Berta Bobath, Krankengymnastin, und ihr Mann Karel, Neurologe, veröffentlichen ihre erste Publikation: die »Gründungsurkunde« des Bobath-Konzepts	Bobath K., Bobath B.: Spastic paralysis treatment of by the use of reflex inhibition. Br J Phys Med. 1950 Jun;13(6):121–7. PubMed PMID: 15414292
1962	Gründung des »Kuratoriums Deutsche Altershilfe (KDA) Wilhelmine-Lübke-Stiftung e. V.«	Das KDA wurde vom damaligen Bundespräsidenten Heinrich Lübke und seiner Ehefrau Wilhelmine Lübke ins Leben gerufen.
1966	Gründung der ersten Schweizer Universitären Geriatrie in Genf	Lehrstuhlinhaber: Prof. Dr. med. Jean-Pierre Junod 1975 erscheint: Ein kurzes Lehrbuch der Geriatrie, hrsg. von Eric Martin und Jean-Pierre Junod
1966 (BRD)	Gründung der »Deutschen Gesellschaft für Gerontologie« in Nürnberg	BRD-Nachfolgegesellschaft der 1938 gegründeten Deutschen Gesellschaft für Altersforschung
1966 (DDR)	Gründung der »Gesellschaft für Alternsforschung der DDR« (1977 umbenannt in »Gesellschaft für Gerontologie der DDR«)	DDR-Nachfolgegesellschaft der 1938 gegründeten Deutschen Gesellschaft für Altersforschung
1967	Eröffnung des Ev. Krankenhauses Gesundbrunnen Hofgeismar als »Spezialkrankenhaus für chronische Krankheiten und Altersleiden	Die erste geriatrische Klinik in der Bundesrepublik Deutschland! Dr. Hans Leutiger, Internist und Neurologe, war von 1967–1992 der erste Chefarzt des Krankenhauses
1968	»Zeitschrift für Gerontologie«	Die »Deutsche Gesellschaft für Gerontologie« gibt eigene Zeitschrift heraus
1969 (DDR)	Erster Lehrstuhl für Innere Medizin und Gerontologie an der Universität Leipzig	Prof. Dr. med. Werner Riess, erster Präsident der Gesellschaft für Alternsforschung der DDR
1970	Erster Lehrstuhl für Geriatrie in Deutschland an der Friedrich-Alexander-Universität Erlangen	Lehrstuhlinhaber: Prof. Dr. med. René Schubert, erster Präsident (1966–1977) der Deutschen Gesellschaft für Gerontologie
1974	Eröffnung der Klinik für Geriatrie im Richard Remé-Haus	Erste geriatrische Klinik in Hamburg, auf dem Gelände des Ev. Amalie Sieveking-Krankenhauses in Hamburg-Volksdorf
1980	Eröffnung des Albertinen Hauses, Zentrum für Geriatrie und Gerontologie, in Hamburg-Schnelsen: Erstes Bundesmodell für geriatrische Rehabilitation	Ziel: »kurative und früh-rehabilitative Behandlung, selbstständiges Wohnen älterer Menschen, ambulante und stationäre Pflege sowie präventive Angebote eng zu verzahnen.«
1985	Gründung der »Deutschen Gesellschaft für Geriatrie e. V.« (DGG)[4] in Köln	Fachgesellschaft der geriatrisch tätigen Mediziner zur »Förderung und Koordination von Forschung, Praxis und Lehre in der Geriatrie«

---

4 In der Geschichte der Fachgesellschaften wurde für unterschiedliche Institutionen zeitweise die gleiche Abkürzung »DGG« verwandt.

1.1 Stationen der Geriatrie in Deutschland

Tab. 1.1: Wichtige Stationen der Geriatrie mit besonderem Fokus auf Deutschland (eigene Zusammenstellung) – Fortsetzung

Jahr	Ereignis	Erläuterung
1986 (BRD)	Erster Lehrstuhl für Gerontologie an der Universität Heidelberg	Lehrstuhlinhaberin: Frau Prof. Dr. Dr. h. c. Ursula Lehr (1930–2022). Sie etablierte die Alternsforschung als Disziplin in Deutschland. 1988–91 Bundesministerin, 2009–15 Vorsitzende der »Bundesarbeitsgemeinschaft der Senioren-Organisationen« (BAGSO)
1989	Gründung der Deutschen Alzheimer-Gesellschaft als Dachverband der Angehörigen-Initiativen	1986 hatte sich die erste regionale Alzheimer-Initiative in München gebildet
1991	Gründung der Deutschen Gesellschaft für Gerontologie und Geriatrie e. V. (DGGG)	Die »Deutsche Gesellschaft für Gerontologie« der BRD und die »Gesellschaft für Gerontologie« der DDR wurden in einen Verband zusammengeführt
1992	Erste Weiterbildungsqualifikation »Klinische Geriatrie« für Ärzte	Beschluss des Deutschen Ärztetages, eine eigene Qualifikation für Geriatrie einzuführen
1993	Start der Stiftung Deutsche Schlaganfallhilfe (SDSH)	Gründerin: Liz Mohn, Ehefrau des Bertelsmann-Eigners Reinhard Mohn
1993	Gründung der »Bundesarbeitsgemeinschaft der geriatrischen Rehabilitationseinrichtungen e. V.« (BAG) mit anfänglich 19 Mitgliedseinrichtungen	Initiative des Bundesministeriums für Arbeit und Sozialordnung zur Gründung einer Arbeitsgemeinschaft der geriatrisch tätigen Einrichtungen. 1997 umbenannt in: Bundesarbeitsgemeinschaft der Klinisch-Geriatrischen Einrichtungen e. V.
1994	Eröffnung der »Akademie für Gerontologische Weiter- und Fortbildung im Albertinen Haus, Zentrum für Geriatrie und Gerontologie« als Bundesmodell	Die drei Akademien in Hamburg (Albertinen), Berlin (EGZB) und Heidelberg (Bethanien) sollen »Leuchttürme« der geriatrischen Fortbildung in Nord, Ost und Süd sein, so das Bundesgesundheits-Ministerium.
1994	Gründung der BIKA® e. V. – Bobath-Initiative für Kranken- und Altenpflege	Die BIKA® ist der Zusammenschluss der Bobath-Pflegeinstruktorinnen und -instruktoren in Deutschland (Pflege)
1996	Gründung der VeBID – Verein der Bobath InstruktorInnen (IBITA) Deutschland und Österreich e. V.	Die VeBID ist der deutschsprachige Zweig der IBITA – International Bobath Instructors Training Association. In ihr sind die Bobath-Instruktorinnen und -instruktoren zusammengeschlossen (Physiotherapie)
2003	»Medizin des Alterns und des alten Menschen« wird obligatorischer Bestandteil des Medizinstudiums und im Lernzielkatalog des UKE (Universitätskrankenhaus Hamburg-Eppendorf) festgelegt	An der Universität Hamburg wurde im Rahmen der 2002 vom Albertinen Diakoniewerk Hamburg geschaffenen Stiftungsprofessur für Geriatrie und Gerontologie das Curriculum zum QB 7 erstellt.
2005	Entwicklung und Konzipierung von Fort- und Weiterbildungen durch die BAG e. V.	Ziel: Fortbildungen zu entwickeln, die alle notwendigen Grundlagen im Sinne des Teamansatzes in der Geriatrie vermitteln
2006	Start des ersten Lehrganges ZERCUR GERIATRIE® – Basislehrgang	Zertifiziertes Curriculum Geriatrie, Basislehrgang für alle Mitglieder des geriatrischen Teams, Umfang 72 Unterrichtseinheiten

Tab. 1.1: Wichtige Stationen der Geriatrie mit besonderem Fokus auf Deutschland (eigene Zusammenstellung) – Fortsetzung

Jahr	Ereignis	Erläuterung
2008	Umbenennung in »Bundesverband Geriatrie e. V.« auf der Mitgliederversammlung in Hamburg	Aus »Bundesarbeitsgemeinschaft der Klinisch-Geriatrischen Einrichtungen e. V.« wird der »Bundesverband Geriatrie e. V.«
2010	Start der ZERCUR GERIATRIE® – Fachweiterbildung Pflege	Fachweiterbildung für Pflegekräfte im Umfang von 520 Unterrichtseinheiten
	Weißbuch Geriatrie erscheint	Herausgeber: Bundesverband Geriatrie
2014	OPS 8-550: Festschreibung des Mindestmerkmals der geriatrischen Komplexbehandlung: »Aktivierend-therapeutische Pflege«	»Aktivierend-therapeutische Pflege« durch besonders geschultes Pflegepersonal im Umfang von mind. 180 Unterrichtseinheiten wird verbindlich
2017	Start der ZERCUR GERIATRIE® – Fachweiterbildung Therapeuten	Fachweiterbildung für Therapeuten (Physiotherapeuten, Ergotherapeuten, Logopäden) im Umfang von 400 Unterrichtseinheiten
2017	Gründung der Deutschen Fachgesellschaft für Aktivierend-therapeutische Pflege e. V.	Gründungs-Vorstand: Friedhilde Bartels, Susette Schumann und Andrea Kuphal
2018	Mitgliederversammlung der Deutschen Gesellschaft für Innere Medizin in Mannheim mit 8.100 Teilnehmern	Kongresspräsident Prof. Dr. Cornel Sieber, Internist und Geriater, hat den Kongress unter einen geriatrischen Schwerpunkt gestellt
2018	»Advancing Geriatric Medicine in a Modern World«. Kongress der »European Geriatric Medicine Society« in Berlin	Erstmalig findet der EuGMS-Kongress in Deutschland statt – mit 1800 Teilnehmenden aus 65 Ländern
2022, Oktober	Geriatrie an deutschen Universitäten Deutschland	Vierzehn Lehrstühle, drei Geriatrie-Professuren, zwei geriatrische Kliniken an Universitäten
	Anzahl der Mitgliedseinrichtungen im Bundesverband Geriatrie	Knapp 400
2023, Januar	Weißbuch Geriatrie erscheint in der 4. Auflage	Herausgeber: Bundesverband Geriatrie

Literatur

Bundesverband Geriatrie e. V. (Hrsg.) (o. J.). Wir über uns (http://www.bv-geriatrie.de/verband/wir-ueber-uns, Zugriff 01.07.2022)

Bundesverband Geriatrie e. V. (Hrsg.) (2016) Weißbuch Geriatrie. Band I: Die Versorgung geriatrischer Patienten – Strukturen und Bedarf. 3. Aufl. Stuttgart: Kohlhammer

Deutsche Gesellschaft für Geriatrie e. V. (DGG) (Hrsg.) (o. J.) Geriatrie an der Universität (https://www.dggeriatrie.de/wissenschaft/geriatrie-an-der-universitaet, Zugriff 01.07.2022)

Deutsches Institut für Medizinische Dokumentation und Information (DIMDI) (Hrsg.) (2009) OPS Version 2010. Kapitel 8 nichtoperative therapeutische Maßnahmen (8-01…8-99), Frührehabilitative und physikalische Therapie (8-55…8-60) (https://www.dimdi.de/static/de/klassifikationen/ops/kode-suche/opshtml2010/block-8-55…8-60.htm, Zugriff am 01.07.2022)

Vogel W (2017) Das Geriatrische Team. Wie interprofessionelles Arbeiten gelingt. Reihe Altersmedizin in der Praxis, Hrsg. J. Pantel, R. Püllen. Stuttgart: Kohlhammer

2 Mensch und Krankheit im höheren Lebensalter

Michael Musolf

2.1 Menschen im höheren Lebensalter

Altern ist ein fortschreitender, bisher nicht umkehrbarer biologischer Prozess, der graduell zum Verlust der normalen Organfunktionen führt und mit dem Tod endet. Älter werden ist der bei weitem wichtigste Risikofaktor für diverse Krankheiten wie Krebs, koronare Herzkrankheit, Alzheimer-Krankheit, Parkinson-Krankheit und chronisches Nierenversagen. Die maximale Lebenszeit, die ein Individuum erreichen kann, wird durch das Altern maßgeblich bestimmt.

Altern ist schon den Verfassern des Alten Testamentes bekannt gewesen, denn im Buch Prediger (Kapitel 12, Verse 3–5) steht geschrieben: »Deine Hände, mit denen Du Dich schützen konntest, zittern; deine starken Beine werden schwach und krumm. Die Zähne fallen Dir aus und Deine Augen werden trüb. Deine Ohren können den Lärm auf der Straße nicht mehr wahrnehmen, und Deine Stimme wird immer leiser. Schon früh am Morgen beim Zwitschern der Vögel wachst Du auf, obwohl Du ihren Gesang kaum noch hören kannst. Du fürchtest Dich vor jeder Steigung und hast Angst, wenn Du unterwegs bist. Dein Haar wird weiß, mühsam schleppst Du Dich durch den Tag, Deine Lebenslust schwindet.«

Beginnt das »alt sein« mit dem Eintritt ins Rentenalter, also zwischen dem 65. und 67. Lebensjahr, oder ist es das 70. Lebensjahr, wie es die Begutachtungsrichtlinie »Vorsorge und Rehabilitation« (Begutachtungsrichtlinie 2005) zugrunde legt? Nicht der kalendarische Beginn des Lebensabschnitts »älterer Mitbürger« ist die Herausforderung dieser heterogenen Population, sondern die Spanne von bis zu 30 Lebensjahren, die etwa vom 70. Lebensjahr bis zum Tode reicht. Die Gruppe der »Älteren« umfasst physisch vitale, in ihrer Autonomie selbstbestimmte, ebenso wie gebrechliche, durch Krankheit in ihrer Autonomie eingeschränkte und eventuell pflegeabhängig gewordene Menschen. Es ist daher in jedem Einzelfall zu eruieren, wie physiologische Alterungsprozesse, Krankheit, Krankheitsfolgen und funktionelle Einschränkungen sich auf Mobilität, Selbsthilfefähigkeit und damit Autonomie und Selbstbestimmtheit auswirken.

2.1.1 Altern und Alterung

Der Begriff »alt« geht auf den indogermanischen Wortstamm »al« zurück, das bedeutet »wachsen, reifen«. »Altern« betrifft alle Lebewesen.

»Älter werden, Alterung, Alt sein« damit befasst sich jeder von uns im Laufe seines Lebens. Betrifft es meist erst einmal die Eltern, so rückt früher oder später das eigene Älterwerden in den Fokus.

Häufig wird höheres menschliches Lebensalter gleichgesetzt mit körperlich nachlassender Aktivität, Gebrechlichkeit und Krankheit. Dies ist nicht automatisch zutreffend. Denn einerseits ist da die normale, also physiologische Alterung des Körpers (primäre Alterung), andererseits sind da krankheitsbedingte Veränderungen (sekundäre Alterung) mit einhergehenden Funktionseinschränkungen der Alltagskompetenz. Beides zusammen bildet die individuelle funktionelle Kapazität ab.

Altern ist ein physiologischer Vorgang des Lebens (biologisches Altern). Verantwortlich hierfür sind hochkomplexe, in Teilen noch ungeklärte Mechanismen. Hierzu zählen unter anderem die individuelle genetische Disposition sowie biologische Veränderungen infolge von Umwelteinflüssen wie terrestrische Strahlung, der Konsum von Genussgiften oder stoffwechselbedingte Produkte wie z. B. freie Radikale. Die Vorgänge beim Altern unterliegen subjektiven, biologischen, biographischen, sozialen und kulturellen Bewertungen. Das Altern selbst ist ein Phänomen mit biologischen, psychischen und gesellschaftlichen Aspekten. Sie beeinflussen und begrenzen die Lebensdauer von Zellen, Organen, Geweben und Organismen.

Neben dem biologischen Altern gibt es beim Menschen noch das psychologische Altern mit Veränderungen kognitiver Funktionen, Erfahrungen aufgrund des Wissens und von subjektiv erlebten Anforderungen, Aufgaben und Möglichkeiten des Lebens. Dabei können sich durch das Altern auch Stärken bilden, wie beispielsweise bereichsspezifische Erfahrungen, Handlungsstrategien und Wissenssysteme. (Zwaan 1999)

2.1.2 Alternsbilder und Alternstheorien

Jeder von uns hat vor seinem inneren Auge Bilder von älteren Menschen. Dieses individuelle Bild ist geprägt von persönlichen Erfahrungen mit älteren Menschen sowie der eigenen Erwartung an das Älterwerden. Das Bild des Älteren in der Gesellschaft wird wiederum durch Einflüsse aus Medien, Werbung, Politik und durch die Selbstdarstellung der Älteren und deren Repräsentanz im gesellschaftlichen Alltag geprägt. Somit kann das Bild, das wir von älteren Menschen haben, positiv oder negativ belegt sein. (siehe BMBF 2010)

Mit sozialem Altern sind die Veränderungen in der sozialen Position definiert, die durch das Erreichen eines bestimmten Lebensalters oder einer bestimmten Statuspassage eintreten. (Glaser; Strauss 1971) Das Ausscheiden aus dem Berufsleben und der Eintritt in das Rentenalter ist in der Industriegesellschaft die Statuspassage, mit der das soziale Altern beginnt. (Zwaan 1999)

Die Wissenschaft kennt eine Vielzahl von Theorien zum Thema Älterwerden, Altern und Alternsbilder. Beispiele sind die Aktivitätstheorie von Tartler und Havighurst aus den 1960er Jahren; die Rückzugstheorie, inhaltlich Gegenstück zur Aktivitätstheorie; das Kompetenz- bzw. Kontinuitätsprinzip, das Elemente der Aktivitäts- und Rückzugstheorie kombiniert; oder das SOK-Modell von Baltes aus den 1990er Jahren. SOK steht für Selektion, Optimierung und Kompensation:

- Selektion bezieht sich auf die Auswahl, Eingrenzung und Veränderung von Zielen und Verhaltensbereichen; das heißt: aus vorhandenen Lebensmöglichkeiten werden diejenigen herausgesucht und verwirklicht, die noch realisierbar sind.
- Optimierung meint die Stärkung und Nutzung vorhandener zielrelevanter Handlungsmittel und Ressourcen; das heißt: es werden Mittel und Wege gesucht, um das Selektionierte optimal zu nutzen.
- Kompensation zielt auf die Schaffung, das Training und die Nutzung neuer Handlungsmittel, um Beeinträchtigungen auszugleichen oder diesen entgegenzuwirken. Fallen Ressourcen und Kompetenzen weg, werden alternative Wege gesucht, um Selbstständigkeit und Selbstbestimmtheit zu erhalten.

Fazit ist, dass es den älter werdenden Menschen trotz zunehmender körperlicher und/oder geistiger Einschränkungen gelingt, durch effiziente Ausnutzung verbliebender Ressourcen und Kompetenzen eine positive

2.1 Menschen im höheren Lebensalter

Einstellung zum Altern zu behalten. Dies setzt neben der inneren Bereitschaft und Flexibilität eine fördernde Umwelt voraus.

Altern bzw. die Situation des älteren Menschen wird also durch viele Faktoren beeinflusst. Hierzu zählen (nach Lehr 1987):

- Kulturelles und Wohnumfeld
- Wirtschaftliche, finanzielle Situation
- Soziale Situation (Singularisierungstendenz)
- Seneszenz (Alterung des Organismus)
- Gesundheitliche Beeinträchtigung mit Auswirkung auf die Selbsthilfefähigkeit und Alltagskompetenz

Dabei erfolgt Altern stets individuell (Shay; Woodring 2000):

- Optimales Altern: Erreichen der durchschnittlich in der Bevölkerung erreichbaren Lebensspanne mit weitreichender Autonomie und Wohlbefinden und dem Erreichen von persönlichen Lebenszielen.
- Normales Altern: Erreichen der durchschnittlich in der Bevölkerung erreichbaren Lebensspanne mit geringen, kompensierten Einbußen in somatischen und psychischen Funktionen.
- Pathologisches Altern: Auftreten von Krankheiten und alltagsrelevanten Funktionseinschränkungen mit Einbußen an Autonomie, Lebensqualität und/oder Verkürzung der individuellen Lebensspanne.

2.1.3 Seneszenz

Das biologische Alter eines Menschen wird durch dessen Vitalität charakterisiert. Nach der Geburt steigt dieser Wert in der Entwicklungsphase auf ein Maximum an. In der Seneszenz (▶ Abb. 2.1), der sogenannten »degenerativen Phase unseres Lebens« fällt dieser Wert kontinuierlich ab und erreicht mit dem Tod den Wert Null. Seneszenz geht einher mit der Zunahme der Mortalität (Sterberate) und/oder Abnahme der Fertilität (Fruchtbarkeit). (Baudisch 2005)

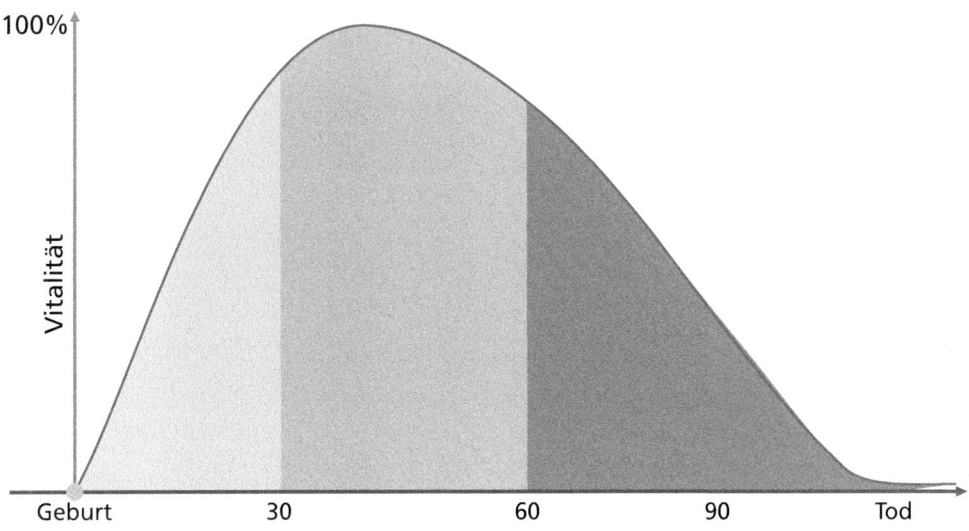

Abb. 2.1: Seneszenz; der degenerative Abschnitt des Lebens und Alterns (eigene Darstellung)

Altern ist ein langsamer progressiver Verlust von Körperfunktionen (▶ Tab. 2.1) ohne Krankheitswert, der alle Organsysteme betrifft. Auch die Normalwerte der Laborparameter (▶ Tab. 2.2) verändern sich.

Tab. 2.1: Organfunktionsabnahme bei >75-Jährigen im Vergleich zu gesunden 30-Jährigen (in Anlehnung an Masaro 1981)

Parameter	im Vergleich zu 30-Jährigen	Parameter	im Vergleich zu 30-jährigen
Körpergewicht	80 %	Herz-Zeit-Volumen	70 %
Gesamtkörperwasser	82 %	max. Herzfrequenz	62 %
Grundstoffwechsel	84 %	Vitalkapazität	56 %
max. Spitzenleistung	40 %	Atemgrenzwert	53 %
max. Dauerleistung	70 %	Tiffenautest	43 %
Handkraft	55 %	max. O_2-Aufnahme	40 %
Hirngewicht	90 %	Zahl der Glomerula	56 %
zerebrale Zirkulation	80 %	renaler Blutfluß	50 %
Nervenleitgeschwindigkeit	67 %	glomeruläre Filtration	68 %

Tab. 2.2: Normalwerte für Laborbefunde gesunder > 60-Jährigen im Vergleich zu Jüngeren (vgl. Füsgen 1995)

steigen ↑	sinken ↓
Kreatinin ↑, Harnsäure ↑, Harnstoff ↑, Calcium ↑, γ-Globulin ↑, Blutzucker ↑, AP ↑, γ-GT ↑, Cholesterin ↑, LDL-Cholesterin ↑, Triglyzeride ↑, Lipase ↑, Amylase ↑, Trypsin ↑, Insulin ↑, Gastrin ↑, TSH ↑, Parathormon ↑	Hb ↓, Hämatokrit ↓, Erythrozyten ↓, Leukozyten ↓, Thrombozyten ↓, Serum-Fe ↓, Transferrin ↓, Vitamin B12 ↓, Folsäure ↓, pH ↓, Natrium ↓, Kalium ↓, Chlorid ↓, Eiweiß ↓, Albumin ↓, LDH ↓, Bilirubin ↓, CK ↓, fT3 ↓, fT4 ↓, Östrogen ↓, Testosteron ↓, FSH ↓, LH ↓

Der Alterungsprozess einzelner Organsysteme setzt intraindividuell ein und verläuft unterschiedlich schnell. Dies führt in Summe zu einer nachlassenden körperlichen und mentalen Kompetenz mit zunehmender Beeinträchtigung in der Alltagskompetenz (▶ Abb. 2.2). Diese geminderte funktionelle Reservekapazität des Organismus mit verringerter Anpassungsfähigkeit und Widerstandfähigkeit geht mit erhöhter Störungsanfälligkeit des Organismus einher.

Altern ist nicht zwangsläufig mit Krankheit verbunden. Erkrankungen, insbesondere chronische Erkrankungen treten aber im Alter häufiger auf. Krankheit ist eine der Hauptursachen, die zur Verkürzung der maximalen Lebensspanne beitragen.

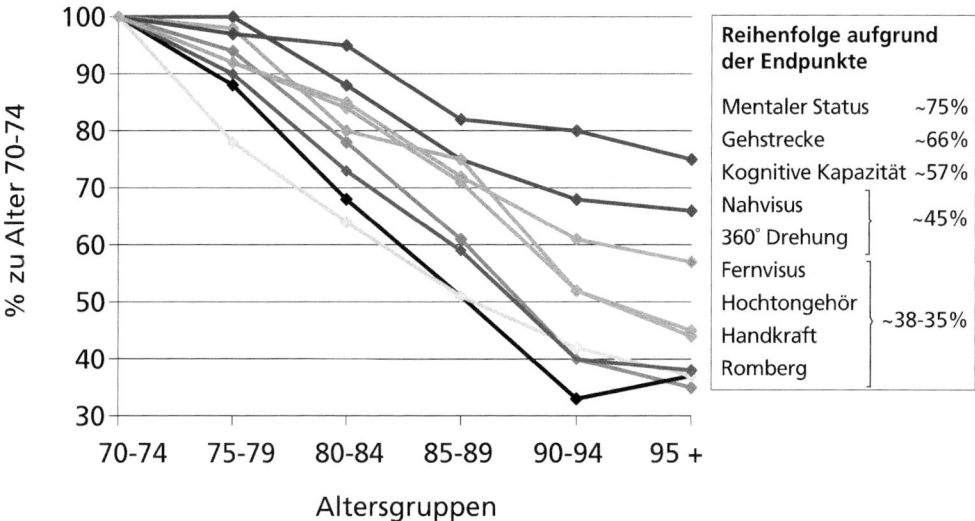

Abb. 2.2: Abnehmende Fertigkeiten und Fähigkeiten mit zunehmendem Alter (eigene Darstellung in Anlehnung an Steinhagen-Thiessen 1998, S. 214)

2.1.4 Primäres und sekundäres Altern

Die natürliche, normale, physiologische Alterung spielt sich also auf zellulärer Ebene in Abwesenheit von Krankheit ab und kann als degenerativer Prozess verstanden werden. Dieser Prozess terminiert die aus heutiger Sicht maximal erreichbare Lebensspanne von 120–125 Lebensjahren und wird als »primäres Altern« bezeichnet. Daneben gibt es das »sekundäre Altern«, ein Zusammenspiel von äußeren Einwirkungen (Umwelteinflüsse, Umweltbelastung), Lebensstil (Umgang mit Suchtmitteln wie Alkohol, Drogen, Nikotin; Fehl- und Mangelernährung; Bewegungsmangel) sowie Krankheiten/Unfällen und deren Folgen.

Um die Auswirkungen der beschriebenen Einflüsse auf unseren Körper und damit einhergehende Veränderungen der Leistungsfähigkeit oder besser gesagt der Alltagsaktivität und Alltagskompetenz zu bestimmen – im Sinne von messen oder bewerten – kommen Assessment-Tools (▶ Kap. 2.2.3) und Untersuchungsverfahren zur Anwendung. Mit ihnen kann das Nachlassen der Funktionalität und die damit verbundene zunehmende Einschränkung der Alltagsaktivitäten erfasst werden, aber es können auch Potentiale und Ressourcen im körperlichen, mentalen und psychosozialen Bereich ermittelt werden.

2.1.5 Gebrechlichkeit und Frailty-Syndrom

Gebrechlichkeit ist ein Zustand körperlicher Schwäche, geringer Belastbarkeit, Hinfälligkeit und Fragilität (Benzinger et al. 2021). Frailty hingegen ist ein »Altersphänomen«, das mit Verlust an individueller Reservekapazität einhergeht und in Abwesenheit von Multimorbidität und Behinderung auftreten kann (Benzinger et al. 2021). Individuelle Komorbiditäten des älteren Menschen können Frailty akzentuieren.

Die Risikofaktoren für die Entstehung bzw. den Progress von Frailty lassen sich unterteilen in demografische und soziale sowie Lebensstil-assoziierte Faktoren, klinische Aspekte und biologische Faktoren.

> **Risikofaktoren für Frailty
> (vgl. Benzinger et al. 2021, S. 286)**
>
> Demografische und soziale Faktoren:
>
> - Höheres Alter
> - Weibliches Geschlecht
> - Ethnische Minderheit
> - Geringer Bildungsstatus
> - Niedriger sozio-ökonomischer Status
> - Einsamkeit
> - Alleinlebend
>
> Lebensstil:
>
> - geringe körperliche Aktivität
> - proteinarme Ernährung
> - Rauchen
> - Hoher Alkoholkonsum
>
> Klinische Aspekte:
>
> - Multimorbidität
> - Adipositas
> - Mangelernährung
> - Kognitive Einschränkungen
> - Depressive Symptome
> - Polypharmazie
>
> Biologische Faktoren:
>
> - Androgenmangel
> - Mangel an Vitamin B6, D, E, Karotinoide

Das Frailty-Syndrom (▶ Abb. 2.3) ist ein altersassoziiertes geriatrisches Syndrom, gekennzeichnet durch verminderte Widerstandfähigkeit gegen interne und externe Stressoren. Betroffene haben ein signifikant erhöhtes Risiko für den Verlust an Selbstständigkeit, Sturz, Hospitalisation und Tod.

Frailty geht einher mit Veränderungen von Laborparametern. Beispielhaft seien genannt:

- Erhöhte Spiegel von Interleukinen (IL-1, IL-6 u. a.), Tumornekrosefaktor (TNFα) und C-reaktivem Protein (CRP und hCRP)
- Verringerte Spiegel von Östrogen, Testosteron, Kortikosteroiden, Somatotropin, Dehydroepiandrosteronsulfat (DHEA)

Heute sollte jeder Patient, der sich in eine geriatrische Behandlung begibt, im Rahmen der Aufnahmeuntersuchung auf Frailty überprüft werden. Hierzu wurden in den vergangenen Jahren mehre Scores entwickelt. Als einfach und praktikabel erachten wir in unserem Haus die FRAIL-Scale sowie die CFS (Klinische Frailty Skala).[1]

Die CFS wird genutzt, um den Grad der Hilfebedürftigkeit von »sehr fit« bis »terminal erkrankt« einzustufen. Dabei wird der Status zwei Wochen vor dem akuten Klinikaufenthalt durch geschulte Pflegefachkräfte ermittelt.

Die FRAIL-Scale erfasst die Merkmale Fatigue (chronische Erschöpfung), Kraft, Gehgeschwindigkeit, vorliegende Erkrankungen und Gewichtsverlust. Anhand eines Punkte-Scores werden die Patienten den drei Kategorien zugeordnet:

- No-Frail/Robust – Maßnahmen der Prävention zum Erhalt des Status sollten zur Anwendung kommen.
- Pre-Frail – Risikofaktorenmanagement, d. h. Maßnahmen sind so zu kombinieren, dass der Übergang in die Frail-Gruppe vermieden oder zumindest hinausgezögert wird.
- Frail – Risikofaktorenmanagement und Symptombeherrschung stehen im Mittelpunkt.

Frailty ist ein eigenständiger Risikofaktor älterer Menschen und mündet unerkannt

---

[1] https://www.divi.de/images/Dokumente/2003 31_DGG_Plakat_A4_Clinical_Frailty_Scale_ CFS.pdf, Zugriff am 10.01.2022

bzw. unbehandelt ins Frailty-Syndrom. Frailty bedingt in der Regel ein schlechtes Outcome bei akuter Erkrankung. Frailty-Scores sollten bei der Erstellung von Behandlungsplänen bzw. Therapieentscheidungen eingesetzt werden.

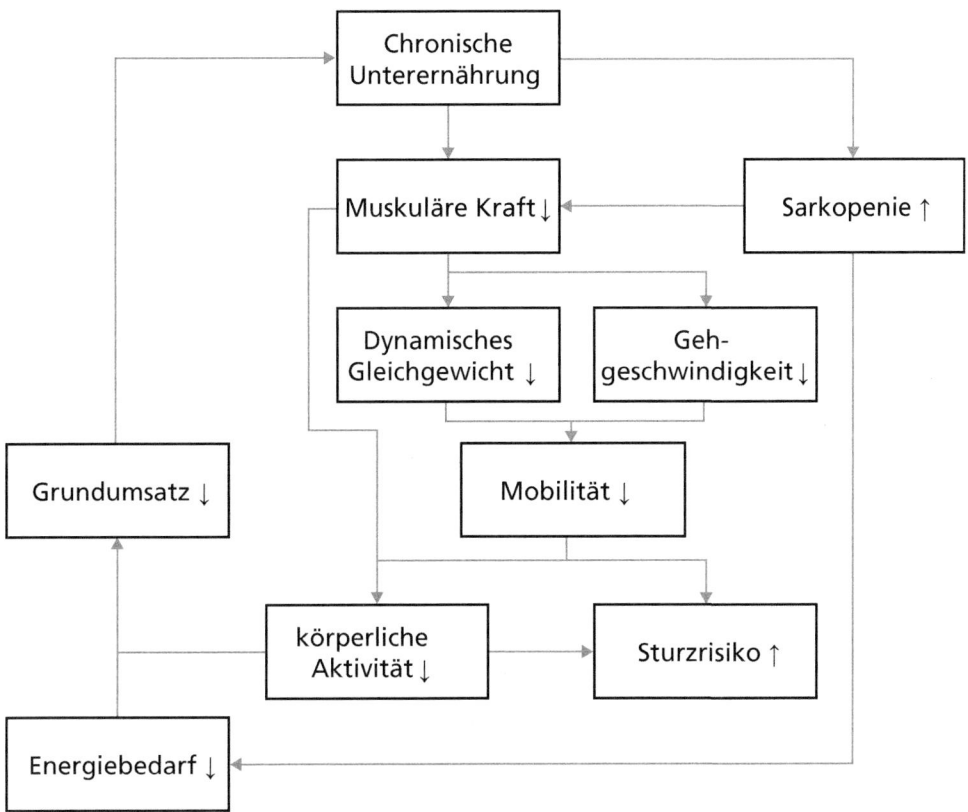

Abb. 2.3: Frailty-Syndrom: Mobilität und Energiebedarf (eigene Darstellung)

2.1.6 Prävention

Unter Prävention sind Maßnahmen jedweder Art zu verstehen, die dazu geeignet sind, unerwünschte Ereignisse zu verhüten bzw. abzuwenden. Im Gesundheitswesen haben sich, im Sinne der Gesundheitsförderung und Gesundheitserhaltung, die Begrifflichkeiten Primär-, Sekundär und Tertiärprävention (▶ Abb. 2.4) etabliert. (Sachverständigenrat 2001)

- Primärprävention umfasst spezifische Aktivitäten vor Eintritt einer fassbaren biologischen Schädigung zur Vermeidung vorhandener oder auslösender Teilursachen. Sie dient also der Verhinderung des Auftretens von Risiken für Erkrankungen, z. B. durch richtige Ernährung, Vermeidung von Diabetes und Hypertonus.
- Sekundärprävention umfasst Maßnahmen zur Entdeckung klinisch symptomloser Krankheitsstadien, also mittels Früherkennung (durch z. B. Vorsorgeuntersuchung und Gesundheitscheckups) asymptomatische Krankheitsstadien – z. B. asymptomatische KHK, pAVK, Hypertonie – zu einer

erfolgreichen »Frühtherapie« zu führen. Ziel ist es, durch frühzeitiges Erkennen das Voranschreiten der Erkrankungen und damit einhergehender Sekundärschäden bzw. Folgeerkrankungen, wie z. B. Herzinfarkt, zu vermeiden.
- Tertiärprävention befasst sich mit wirksamen Behandlungs- und Therapiestrategien, um symptomatisch gewordene Erkrankungen evidenzbasiert und leitliniengerecht zu behandeln und das Voranschreiten bzw. Folgeerkrankungen zu vermeiden. Zu den Leistungen der Tertiärprävention zählen z. B. auch rehabilitationsmedizinische Aspekte, um Funktionalität und damit Leistungsfähigkeit wiederherzustellen, zu erhalten bzw. bleibende Einbußen und Behinderungen zu vermeiden.

Die Prävention bei *älteren* Menschen sollte sich an den individuellen Risiken orientieren sowie an vorbestehenden Beeinträchtigungen und Ressourcen. Ziel sollte eine aktive Gesundheitsförderung im Alter sein. Ein multidimensionaler Ansatz, der sowohl Reserven als auch Defizite anhand valider Instrumente in standardisierter Form erfasst, bildet dabei das Fundament, um individualisierte Handlungspläne für die Prävention älterer Menschen zu erstellen.

Meist bedarf es in der Umsetzungsphase eines interdisziplinären Ansatzes. Das betreuende Expertenteam mit seinen unterschiedlichen Qualifikationen kann so mittels Beratung und Anleitung die Gesundheitsförderung der älteren Menschen unterstützen und die einzelnen Aspekte optimal zur Wirkung bringen. (von Renteln-Kruse 2004)

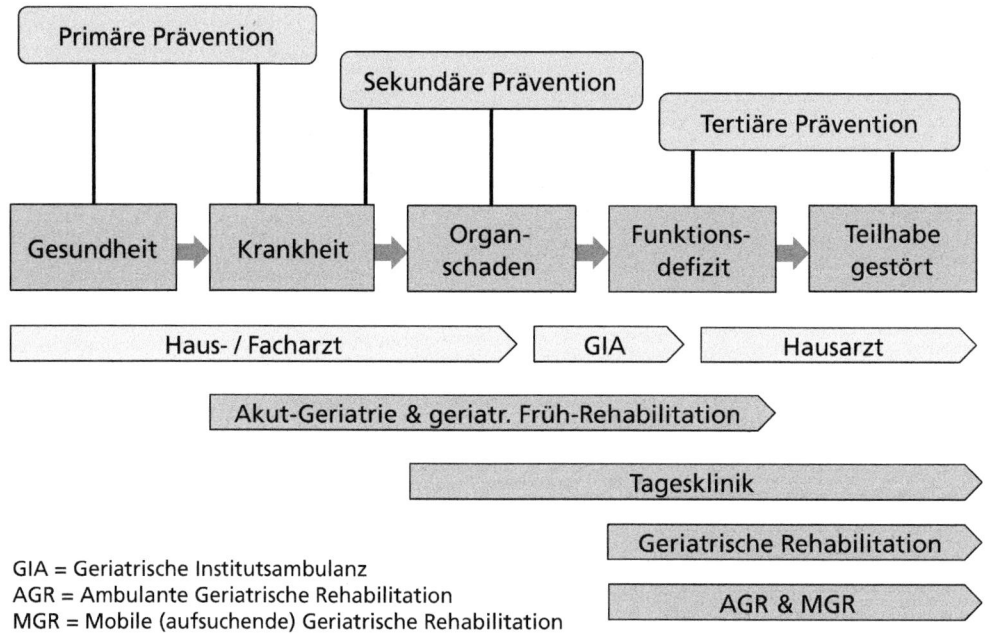

GIA = Geriatrische Institutsambulanz
AGR = Ambulante Geriatrische Rehabilitation
MGR = Mobile (aufsuchende) Geriatrische Rehabilitation

Abb. 2.4: Präventionsmodell und Versorgungssektoren der Geriatrie (eigene Darstellung)

2.1.7 Alltagskompetenz – Selbsthilfefähigkeit – Autonomie

Nicht nur die steigende Lebenserwartung, sondern auch die damit verbundene Spreizung zwischen rüstig agilen älteren Menschen einerseits und gebrechlich pflegebedürftigen andererseits erfordert eine differenzierte Angebots- und Betreuungsstruktur. Der demografische Wandel ist damit gleichermaßen Chance und Herausforderung für Gesellschaft, Politik und Gesundheitssystem. Die medizinische Versorgung von Krankheiten im höheren und hohen Lebensalter erfolgt, genauso wie in jüngeren Lebensjahren auch, evidenzbasiert und leitliniengerecht und zielt auf den Erhalt bzw. die Wiedererlangung von Funktionalität und Fähigkeiten im Sinne der Selbsthilfefähigkeit und Alltagskompetenz.

Ist es nicht Wunsch eines Jeden, selbständig, selbstbestimmt seinen Alltag zu gestalten und mobil zu sein? Alter und Krankheitsfolgen schränken dies oft ein mit Auswirkungen auf Gemütslage und Stimmung. Geriatrische Behandlung (▶ Kap. 2.2.2) will sowohl durch Diagnostik wie vor allem durch ihr Wirken im multiprofessionellen Team einen Beitrag dazu leisten, im Rahmen individueller Fähigkeiten, die oben genannten Kompetenzen zu erhalten bzw. möglichst wiederherzustellen, um Alltagskompetenz zu sichern, den Alltag selbständig meistern und für sich selbst sorgen zu können. (Gesundheit im Alter 1998)

Daher sollten nach Anamnese, Untersuchung, Assessment und apparativer Diagnostik alle Ergebnisse und Erkenntnisse zusammengetragen, bewertet und gemeinsam mit dem Patienten, ggf. unterstützt von Angehörigen oder anderen Personen des Vertrauens, das Behandlungs-/Therapieziel beschrieben und der Behandlungsplan darauf aufbauend erstellt werden. Wichtig ist bei der Festlegung der Behandlungsziele, dass der Patient sich damit identifizieren kann und diese aus Sicht des Behandlungsteams realistisch sind, also die Ressourcen des Patienten und Kontextfaktoren (siehe ICF-Modell ▶ Kap. 2.2.4) berücksichtigt werden.

Schlussfolgerungen (von Renteln-Kruse 2004, S. 21–22):

- Ältere Menschen sind eine ausgesprochen heterogene Gruppe.
- Biologisches und kalendarisches Alter können erheblich voneinander abweichen.
- Altern ist keinesfalls gleichzusetzen mit Krankheit, aber hohes Lebensalter ist häufig assoziiert vor allem mit chronischen Krankheiten und/oder Krankheitsfolgen.
- Funktionelle Beeinträchtigungen und daraus folgende Behinderungen bestimmen wesentlich die Lebensqualität älterer Menschen und schränken Selbsthilfepotentiale und die Möglichkeit einer unabhängigen Lebensgestaltung ein.
- Ein Zugewinn an krankheits- bzw. behinderungsfreien Jahren ist wichtiger als die stetig steigende Lebenserwartung an sich (Add life to years but not just years to life).

2.2 Krankheit im Alter

2.2.1 Akute gesundheitliche Probleme im Alter

In diesem Kapitel und im Kapitel 2.2.2 wird ein Blick auf gesundheitliche Probleme im höheren Lebensalter geworfen (▶ Kap. 2.2.2). Die dabei vorgenommene Trennung von akuten gesundheitlichen Problemen und chronischer Krankheit, Multimorbidität und geriatrischen Syndromen dient nur der besseren Übersicht. Im Alltag der Patientenversorgung kommt es eigentlich immer zu einem Nebeneinander akuter und chronischer gesundheitlicher Probleme, die sich nicht selten wechselseitig beeinflussen.

Die Sektion »Geriatrische Medizin« der UEMS (Geriatric Medicine – Section of UEMS – Union Européenne des Médecins Spécialistes) verabschiedete am 06.09.2008 die »europäische Definition für Geriatrie«, gewissermaßen die Basisbeschreibung geriatrischen Handelns:

> »Geriatrie ist die medizinische Spezialdisziplin, die sich mit physischen, psychischen, funktionellen und sozialen Aspekten bei der medizinischen Betreuung älterer Menschen befasst. Dazu gehört die Behandlung alter Patienten bei akuten Erkrankungen, chronischen Erkrankungen, präventiver Zielsetzung, (früh-)rehabilitativen Fragestellungen und speziellen, auch palliativen Fragestellungen am Lebensende.
> Diese Gruppe älterer Patienten weist eine hohe Vulnerabilität (»Frailty«) auf und leidet an multiplen aktiven Krankheiten. Sie ist deshalb auf eine umfassende Betreuung angewiesen. Krankheiten im Alter können sich different präsentieren und sind deshalb oft besonders schwierig zu diagnostizieren. Das Ansprechen auf Behandlung ist oft verzögert und häufig besteht ein Bedarf nach (gleichzeitiger) sozialer Unterstützung.
> Geriatrische Medizin geht daher über einen organzentrierten Zugang hinaus und bietet zusätzliche Behandlung in einem interdisziplinären Team an. Hauptziel dieser Behandlung ist die Optimierung des funktionellen Status des älteren Patienten mit Verbesserung der Lebensqualität und Autonomie.
> Die geriatrische Medizin ist zwar nicht spezifisch altersdefiniert, konzentriert sich jedoch auf typische bei älteren Patienten gefundene Erkrankungen. Die meisten Patienten sind über 65 Jahre alt.
> Patienten, die am meisten von der geriatrischen Spezialdisziplin profitieren, sind in der Regel 80jährig und älter.«[2]

Neben einer präzisen Definition des »geriatrischen Patienten« bedarf es einer exakten und möglichst frühzeitigen Identifizierung dieser Patienten bei Aufnahme im Krankenhaus. In unserem Haus wurde daher gemeinsam mit dem ärztlichen Team der zentralen Notaufnahme ein Entscheidungs-Algorithmus entwickelt, um Patienten mit geriatrischem Behandlungsbedarf schon in der Aufnahmesituation zu detektieren.

Screening von Patienten mit potentiell geriatrischem Behandlungsbedarf in der Zentralen Notaufnahme (ZNA)

- Lebensalter > 70 Jahre und
    - Bedarf einer sofortigen interventionellen Therapie/Operation oder intensivmedizinischen Behandlung → Fachabteilung in Bezug auf Hauptdiagnose

---

2 http://uemsgeriatricmedicine.org/www/land/definition/german.asp, Zugriff am 05.12.2017

- Lebensalter > 70 Jahre und eine der folgenden Diagnosen
  - Sturz ohne Fraktur, Gangstörung
  - Parkinson, andere neurodegenerative Erkrankung
  - Exsikkose, Elektrolytentgleisung
  - (Fieberhafte) Infekte (Harnwege, Pneumonie, infektexazerbierte COPD)
  - Akute Verwirrtheit, akut verschlechterte Demenz
  - Akut exazerbierte chron. Erkrankung; Mobilität und/oder Selbsthilfefähigkeit eingeschränkt → ISAR (siehe unten)
- Lebensalter 60 bis 70 Jahre, und aus Sicht des aufnehmenden Arztes würde der Patient von einer geriatrischen Behandlung profitieren → geriatrisches Konsil

ISAR ~ Identifikation of Seniors at Risk

1. Hatten Sie vor der aktuellen Erkrankung regelmäßig Hilfe im Alltag?
   Ja = 1/Nein = 0
2. Brauchen Sie mehr Hilfe als vorher, seit sie erkrankt sind?
   Ja = 1/Nein = 0
3. Waren Sie im letzten halben Jahr über Nacht im Krankenhaus?
   Ja = 1/Nein = 0
4. Sehen Sie gut?
   Ja = 0/Nein = 1
5. Haben Sie ernsthafte Probleme mit ihrem Gedächtnis?
   Ja = 1/Nein = 0
6. Nehmen Sie mehr als 6 verschiedene Medikamente pro Tag?
   Ja = 1/Nein = 0
   a) < 3 Punkte → Fachabteilung in Bezug auf Hauptdiagnose
   b) ≥ 3 Punkte → Direktaufnahme auf die Geriatrie (Thiem 2013)

Darüber hinaus sind die Casemanager der einzelnen Kliniken unseres Krankenhauses geschult, um aus dem Behandlungsverlauf sich abzeichnende geriatrische Behandlungsbedarfe zu erkennen. Bei diesen Patienten erfolgt dann die Einschätzung, ob eine geriatrische Mit-/Weiterbehandlung sinnvoll und geboten ist im Rahmen eines geriatrischen Konsils. Im Rahmen des Konsils wird entschieden, wann ggf. die Übernahme erfolgt und ob diese stationär oder teilstationär erfolgen wird.

Jeder im Krankenhaus aufgenommene ältere Patient sollte neben der Eingangsdiagnostik und Behandlung gescreent werden in Bezug auf einen geriatrischen Behandlungsbedarf, um umgehend jener Versorgungsform (▶ Abb. 2.5) zugeführt zu werden, die ihn am besten und effektivsten versorgen bzw. behandeln kann.

Der Geriatrische Patient im Krankenhaus

Vollstationäre Krankenhausbehandlungsbedürftigkeit liegt vor, wenn eine Erkrankungssituation unter teilstationären, vor- und nachstationären oder ambulanten Behandlungsbedingungen aufgrund des Krankheitsgeschehens selbst und/oder der eingeschränkten Alltagskompetenz des geriatrischen Patienten nicht therapierbar ist. Berücksichtigt werden muss hierbei auch die Patientensicherheit.

Akutstationärer Behandlungsbedarf besteht auch dann, wenn notwendige diagnostische Maßnahmen oder Eingriffe vorgenommen werden müssen, die ambulant nicht sicher durchführbar sind. Kriterien sind u. a.:

- Instabilität des Gesundheitszustands (z. B. erhöhter Überwachungsbedarf bei Herzinsuffizienz, kognitiven Störungen)
- Umfang der diagnostischen Maßnahmen (z. B. Mehrfachuntersuchungen bei bestehender Immobilität u./o. kognitiven Störungen)
- Erforderliche Konstanz der Betreuung, um Wiederaufnahmen in kurzfristigen Zeitintervallen zu vermeiden (»Drehtüreffekt«).

Auch teilhabeeinschränkende Faktoren wie z. B. eingeschränkte/fehlende Kommunikationsmöglichkeiten, mangelnde Einsichtsfähigkeit des Patienten oder fehlende Möglichkeiten, ambulante Versorgungsstrukturen aufzusuchen, können ausschlaggebend für eine stationäre Krankenhausbehandlung sein.

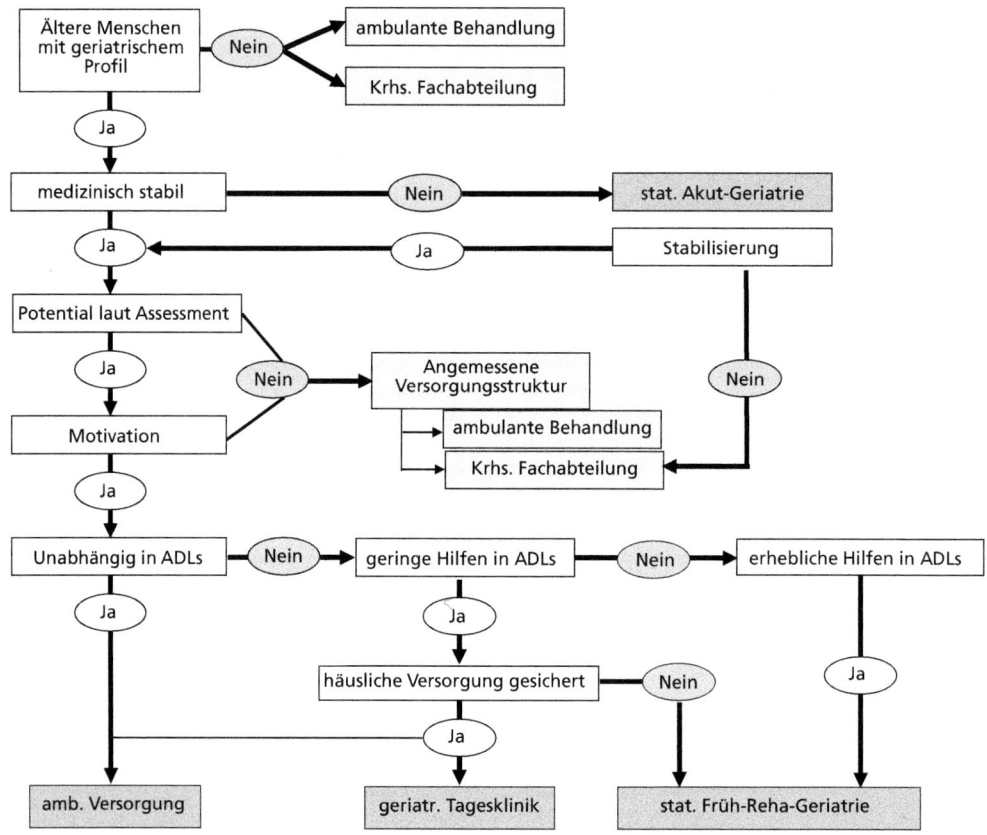

Abb. 2.5: Fallsteuerung in der Geriatrie (eigene Darstellung)

Akutstationäre geriatrische Behandlung ist auch dann angezeigt, wenn aufgrund von Multimorbidität, Polypharmazie oder weiteren geriatrietypischen Problemen die Behandlung eines Patienten mit gerontopsychiatrischen Problemen nicht in einer psychiatrischen Fachabteilung erfolgen kann.

2.2.2 Chronische Krankheiten im Alter, Multimorbidität und geriatrische Syndrome

Die gesundheitliche Situation älterer Menschen wird durch altersbedingte Veränderungen, akute Krankheiten, funktionelle Einschränkungen, z. B. infolge chronischer Krankheit, sowie durch Lebensumstände und Lebensgewohnheiten geprägt. Merkmal geriatrisch multimorbider Patienten ist ihre

Vulnerabilität (Anfälligkeit, Verletzbarkeit). Wenn eine Person mit diesen Merkmalen akut erkrankt oder eine chronische Krankheit akut exazerbiert (sich verschlimmert), bedarf es in aller Regel der multiprofessionellen Behandlung durch ein qualifiziertes Team: das geriatrische Team. Ob die Behandlung ambulant oder stationär erfolgt, hängt vom klinischen Gesamteindruck und Befinden des Patienten ab. Geriatrische Medizin mit ihren präventiven, diagnostischen, therapeutischen und rehabilitativen Aspekten hat sich auf die Behandlung dieser Patientenklientel spezialisiert.

Charakteristika dieser in aller Regel über 70-jährigen Patienten sind (Lübke 2008, Folie 24):

- Funktionelle und strukturelle Veränderungen von Organen und Geweben im Alter und hierdurch bedingte funktionelle Veränderungen
- Grenzkompensierte Körperfunktionen mit reduzierten Reservekapazitäten
- Zunehmende Multimorbidität
- Auftreten geriatrischer Syndrome
- Manifeste oder zumindest drohende Beeinträchtigungen der Aktivitäten des täglichen Lebens (ADL) und damit der selbständigen Lebensführung

Chronische Krankheiten im Alter

Bei älteren Menschen müssen neben akuten Krankheiten (z. B. Pneumonie, Harnwegsinfekt, akuter Herzinfarkt, Apoplex oder Fraktur) mit entsprechendem Behandlungsbedarf auch immer Krankheiten mit chronischem Verlauf berücksichtigt werden, da sich diese nicht selten bei akuter Erkrankung gleichsam mit verschlechtern.

Bei chronischen Erkrankungen ist zu unterscheiden zwischen jenen, die im Alter manifest werden (z. B. Morbus Parkinson oder Demenz) und jenen, die mit dem Patienten altern (z. B. Diabetes mellitus Typ II, rheumatoide Arthritis oder Osteoporose). Es sei erwähnt: die erstgenannten Beispiele können auch schon vor dem 70. Lebensjahr auftreten, letztgenannte auch erst nach dem 70. Lebensjahr.

Dies Miteinander von akuter Erkrankung und Behandlung bei Multimorbidität verlangt eine interdisziplinäre Kooperation verschiedener Fachdisziplinen. Akutmedizin und mobilisierend rehabilitative Behandlung des geriatrischen Patienten sind so miteinander zu verknüpfen, dass ein optimaler Behandlungserfolg in angemessener Zeit erreicht wird, ohne dass es zu Komplikationen aufgrund der Risiken der Multimorbidität kommt.

In der Begutachtungsrichtlinie »Vorsorge und Rehabilitation« von GKV-SV (Spitzenverband der gesetzlichen Krankenkassen) und MDS (Spitzenverband des Medizinischen Dienstes der Krankenkassen) finden sich Ausführungen zum geriatrischen Patienten, Multimorbidität und Allokation (Zuweisung) des Patienten im Rahmen des mobilisierend, rehabilitativen Prozesses. In Bezug auf den Behandlungserfolg ist von Bedeutung, dass die Behandlungsinhalte immer auf die individuelle medizinische Situation abgestimmt sind und kombiniert zur Anwendung kommen (Begutachtungsrichtlinie, S. 40):

- Kontinuierliche ärztliche Diagnostik, Behandlung und Teamführung
- Maßnahmen der Pflege mit Schwerpunkt der Aktivierend-therapeutischen Pflege
- Maßnahmen der Krankengymnastik und Bewegungstherapie
- Maßnahmen der Physikalischen Therapien
- Ergotherapie
- Maßnahmen der Logopädie (auch Schluckstörungen)
- Neuropsychologische Behandlung
- Psychologische und Psychotherapeutische Behandlung
- Soziale Beratung
- Ernährungsberatung

Multimorbidität

Multimorbidität (Mehrfacherkrankung) tritt mit zunehmendem Alter gehäuft auf. Wenn die Krankheiten Auswirkungen auf Mobilität und Selbsthilfefähigkeit haben, sprechen wir von geriatrietypischer Multimorbidität. Diese wird in der Begutachtungsrichtlinie »Vorsorge und Rehabilitation« im Kapitel »4.6 Geriatrische Rehabilitation« wie folgt beschrieben:

> »a) Vorhandensein von Schädigungen der Körperfunktionen und -strukturen sowie altersrelevanten Beeinträchtigungen von Aktivitäten (in variabler Kombination) im Sinne eines geriatrischen Syndroms, d. h.
>
> - Immobilität
> - Sturzneigung und Schwindel
> - kognitive Defizite
> - Inkontinenz (Harninkontinenz, selten Stuhlinkontinenz)
> - Dekubitalulcera
> - Fehl- und Mangelernährung
> - Störungen im Flüssigkeits- und Elektrolythaushalt
> - Depression, Angststörung
> - chronische Schmerzen
> - Sensibilitätsstörungen
> - herabgesetzte körperliche Belastbarkeit, Gebrechlichkeit
> - starke Sehbehinderung
> - ausgeprägte Schwerhörigkeit
>
> Für das geriatrische Syndrom relevante Sachverhalte, außerhalb der Systematik der Schädigungen und alltagsrelevanter Beeinträchtigungen der Aktivitäten, sind
>
> - Mehrfachmedikation
> - herabgesetzte Medikamententoleranz
> - häufige Krankenhausbehandlung (Drehtüreffekt)«

(Begutachtungsrichtlinie, S. 41)

»Gegenüber nicht geriatrischen Patienten besteht ein relativ hohes Risiko
b) der Einschränkung der Selbstständigkeit im Alltag bis hin zur Pflegebedürftigkeit.
c) von Krankheitskomplikationen (Thrombosen, interkurrente Infektionen, Frakturen, verzögerte Rekonvaleszenz u. a.)«. (Begutachtungsrichtlinie, S. 42)

Multimorbidität hat bei Hinzutreten einer akuten Erkrankung nicht selten zur Folge, dass das innere Gleichgewicht der chronischen Erkrankungen mit den sich daraus ergebenden Einschränkungen für den Erkrankten plötzlich instabil wird und ihn deutlich stärker in der Teilhabe einschränkt, als es durch die akute Erkrankung selbst zu erwarten wäre.

Ein Beispiel: Ein älterer Herr (75 Jahre, seit Jahren an Morbus Parkinson erkrankt, Stadium Hoehn und Yahr 3–4) (Hoehn, Yahr 1967) kann sich am Rollator bewegen und in den ADL selbst versorgen. Durch einen Harnwegsinfekt verschlechtert sich seine Mobilität derart, dass er nicht mehr alleine aufstehen und gehen kann. Ursache ist die infektbedingte Verschlechterung der Parkinson-Erkrankung. Daher genügt es nicht, dem Erkrankten Antibiotika zu geben, sondern man muss ihn aktivierend-therapeutisch pflegen (ATP-G), physio- wie ergotherapeutisch mobilisieren und medizinisch ggf. die Parkinson-Medikation anpassen. Ein geriatrisches Team ist im Stande, dies alles zu leisten.

Geriatrische Syndrome

Die Gemengelage aus Multimorbidität und funktionellen Altersveränderungen wird nicht selten als schicksalhafter Bestandteil des Alterns gewertet. Synonyme sind Gebrechlichkeit, Hinfälligkeit, Senilität, die dann häufig weder spezifisch diagnostiziert noch therapiert werden. Hinzu kommt, dass zahlreiche Symptome, Beschwerden, funktionelle Einschränkungen des älteren Menschen nicht einer einzelnen spezifischen Krankheit zugeordnet werden können. Daher wurde der Begriff »Geriatrisches Syndrom« geprägt. Hierbei handelt es sich um multifaktorielle Beeinträchtigungen von Krankheitswert, die diagnostische sowie therapeutische Maßnahmen erfordern. Die geriatrischen »Is« (nach Sieber 2009) umfassen nach heutigem Verständnis:

- Immobilität infolge Abnahme der Muskelkraft (senile Sarkopenie), abnehmende Gelenkbeweglichkeit, Neigung zur Kontrakturenbildung, aber auch plötzliche Bettlägerigkeit und rezidivierende Stürze.
- Instabilität als Ausdruck für Schwankungen der Belastbarkeit ohne nachweisbare akute Erkrankung.
- Inkontinenz: Verlust der erworbenen Kontrolle über Miktion u./o. Defäkation
- Inkompetenz als Folge nachlassender Konzentration und Merkfähigkeit oder im Rahmen eines akuten krankheitsassoziierten Delirs
- Innappetenz bei altersbedingt nachlassendem Hunger- und Durstgefühl
- Isolation infolge Singularisierung oder funktioneller Einschränkungen, die die Teilhabe am sozialen Leben begrenzen
- Iatrogene Schäden

Geriatrischer Behandlungsfokus

Dieser orientiert sich also nicht an den einzelnen Diagnosen des Patienten und möglichst optimaler Behandlung gemäß evidenzbasierter Medizin/Leitlinien, sondern an der Frage: *Die Behandlung welcher Erkrankungen, Schädigungen und Beeinträchtigungen des Patienten, in welchem Umfang und mit welchen Mitteln, trägt zum weitestmöglichen Erhalt von Selbstständigkeit und Autonomie, Verhinderung von Pflegeabhängigkeit und somit weitestmöglicher Lebensqualität bei?*

Im klinischen Alltag haben wir es in der Altersgruppe der über 70-Jährigen mit zahlreichen Erkrankungen zu tun. Oft betreffen diese den Bewegungsapparat (Arthrose, Osteoporose), das Herz-Kreislaufsystem (Koronare Herzkrankheit [KHK], Hypertonie, Herzinsuffizienz, cerebrale Mikroangiopathie, periphere arterielle Verschlusskrankheit [pAVK]), die Kognition, den Stoffwechsel (Diabetes mellitus und die Folgen: Polyneuropathie, Retino- und Nephropathie), Hyperlipoproteinämie (HLP) und die Nieren (Niereninsuffizienz).

Jede der genannten Erkrankungen bedarf einerseits einer leitliniengerechten Therapie, andererseits gilt es bei Therapiebedürftigkeit mehrerer parallel bestehender Erkrankungen die daraus resultierenden Interaktionen zu erfassen, zu bewerten und dies in den Behandlungsplan einfließen zu lassen. Ferner gilt zu bedenken, ob es sich bei der angewandten Therapie um »Symptombeherrschung« oder »Verhindern des Voranschreitens der Krankheit« handelt.

Ein nicht selten herausforderndes Beispiel im klinischen Alltag ist das kardio-renale Syndrom. Gelingt es, die Herzinsuffizienz zu beherrschen, d. h. die Ödemlast und Dyspnoe (Atemnot) des Patienten zu minimieren, kommt es nicht selten zur Verschlechterung der Nierenfunktion. Verbessert man die Nierenfunktion, kommt es zur Überwässerung des Patienten. Man droht also sprichwörtlich »links oder rechts vom Pferd zu fallen«. Dies macht es erforderlich, mit Patienten für sie realistische Therapieziele zu formulieren. Dies könnte z. B. bedeuten: die Herzinsuffizienz limitiert die Mobilität und Teilhabe zugunsten einer angemessenen Nierenfunktion. Erfordert eine angemessene Behandlung bei Multimorbidität schon ein hohes Maß an Fachkompetenz, so darf nicht außer Acht gelassen werden, dass unser Körper auch ohne Krankheit altert, was eine sukzessiv nachlassende Organfunktion mit sich bringt. Multimorbidität plus Alterung bilden eine Gemengelage, die in nachlassender Funktionalität mit daraus resultierendem erhöhtem Hilfebedarf, Einschränkungen der Alltagskompetenz und der Selbsthilfefähigkeit münden. Dies spiegelt sich in einer zunehmenden Pflegebedürftigkeit mit steigendem Lebensalter wieder (▶ Abb. 2.6).

Diese Entwicklung ist nicht nur eine Herausforderung für die akutmedizinische Versorgung, sondern erfordert ein in sich abgestuftes, vernetztes, ambulantes wie stationäres Versorgungssystem, um älteren Menschen/Patienten eine medizinisch individuell angemessene Diagnostik und Behandlung inklusive Pharmakotherapie (▶ Kap. 2.3), sowie punktuell oder kontinuierlich pflegerische und therapeutische Behandlung zukommen zu lassen. Um dies zu gewährleisten, haben sich die Algorithmen zur Entscheidungsfindung (▶ Abb. 2.5, Fallsteuerung in der Geriatrie) bewährt. Nur so gelingt ein ressourcenschonender Einsatz der vielfältigen Angebote.

Sich derzeit etablierende Geriatrische Institutsambulanzen (GIA) könnten aufgrund ihrer multiprofessionellen Kompetenz eine Lotsenfunktion im Sinne des Case- und Caremanagements übernehmen.

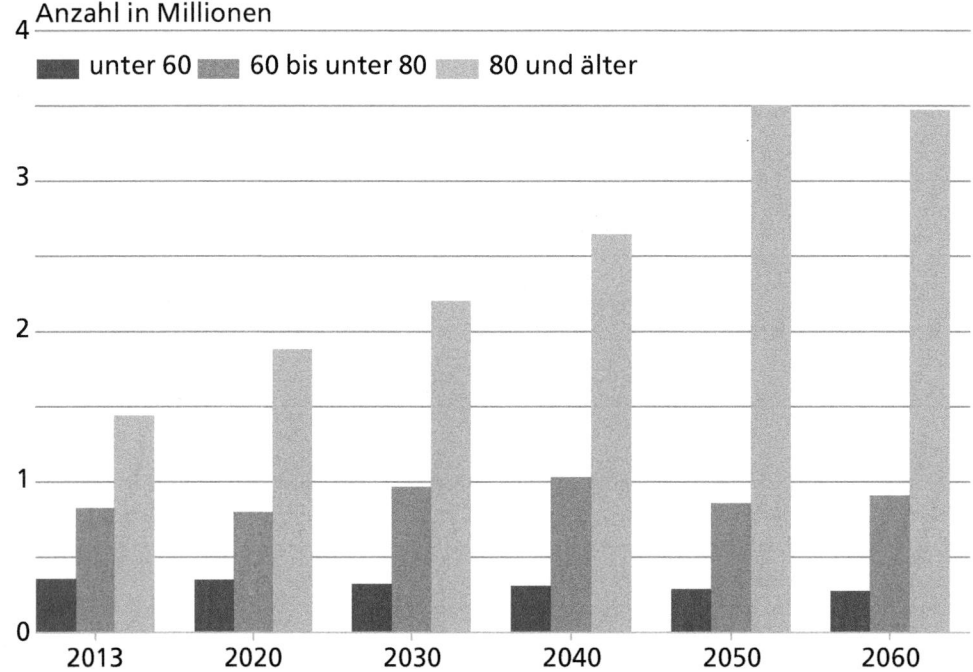

Abb. 2.6: Anteil der Pflegebedürftigen nach Altersgruppen in Deutschland (Bundesinstitut für Bevölkerungsforschung 2016, S. 18, https://www.bib.bund.de/Publikation/2016/pdf/Bevoelkerungsentwicklung-2016-Daten-Fakten-Trends-zum-demografischen-Wandel.pdf?__blob=publicationFile&v=3, Zugriff am 16.03.2018)

Ein Fallbeispiel

Am Fallbeispiel einer 79-jährigen Patientin mit fünf »alterstypischen« Erkrankungen sei dies einmal verdeutlicht. Die Patientin leidet unter einer COPD, einem Diabetes mellitus Typ II, einer Osteoporose, einer arteriellen Hypertonie sowie einer Arthrose. Sie ist alleinstehend, sich in der Häuslichkeit selbstständig versorgend und mit Rollator soweit mobil, dass Gänge zum Einkaufen in unmittelbarer Nähe ihrer Wohnung bisher möglich sind.

Nun kommt es zur Exazerbierung der COPD, die eine stationäre Krankenhauseinweisung erforderlich macht. Im Rahmen der erforderlichen Cortison-Stoßtherapie entgleist der Diabetes mellitus Typ II. Die Patientin ist für wenige Tage kaum mobil. Daraus resultiert eine deutlich verzögerte Rekonvaleszenz. Durch den Einsatz des multiprofessionellen geriatrischen Teams gelingt es, die Patientin zu mobilisieren und nach Hause zu entlassen.

Dabei kommt der Pflege und den Therapeuten die Aufgabe der Aktivierung und Mobilisation zu. Eine Überprüfung und Anpassung der Pharmakotherapie obliegt den Ärzten. Bei der vorliegenden Krankheitskonstellation bestand diese aus zehn Wirkstoffen, die zu vier unterschiedlichen Tageszeiten in 20 Einzeldosen einzunehmen waren. Die Medikation wurde unter Einsatz der FORTA-Klassifikation und im Wissen, was der Patientin wichtig ist, angepasst und konnte reduziert werden, was das Risiko von Interaktionen und Non-Compliance deutlich reduzierte.

Bei der FORTA (Fit *For The A*ged) Klassifikation (▶ Kap. 2.3.6; ▶ Tab. 2.4), (auch als kostenfreie App zum Download) handelt es sich um eine Systematik, welche die häufig und meist dauerhaft verordneten Medikamente bzw. Wirkstoffe in vier Kategorien einteilt. Sie kann bei Patienten mit Polymedikation zu prüfen helfen, welche Medikamente sinnvoll sind bzw. auf welche besser verzichtet werden sollte:

FORTA A → unbedingt geben
FORTA B → in der Regel geben
FORTA C → nur ausnahmsweise geben
FORTA D → unbedingt vermeiden

Heute kommen hochspezialisierte medizinische Leistungen (Anästhesie, operative Techniken) zunehmend auch im höheren und hohen Lebensalter zum Einsatz. Dies erfordert im Vorfeld eine genaue Analyse, welche altersassoziierten und erkrankungsbedingten Einschränkungen vorliegen. Dabei ist auch zu bedenken und zu beachten, dass es in der Altersgruppe der über 75-jährigen nicht selten vulnerable Menschen gibt, deren Organismus eine deutlich reduzierte Reservekapazität hat. Somit reagieren diese Menschen oft deutlich sensibler auf Narkosen und komplexe High-End-Medizin. Klinisch besteht z. B. ein erhöhtes Risiko für Komplikationen (z. B. Delir, Infekt, Dekubitus) und verzögerter Wundheilung/Rekonvaleszenz. Daher kommt der Aufklärung und Beratung ein besonderer Stellenwert zu. Dabei sind Erwartungen, Hoffnungen und Wünsche des Patienten zu ermitteln. Ziel sollte es sein, dass der Patient sich trotz chronischer Krankheit subjektiv gesund fühlt (Therapie ad optimum). Wenn dies gelingt, dann trägt High-End-Medizin dazu bei, dass der Patient sein Leben »genießen« kann.

Antworten aus einer Befragung zur »Lebensqualität im Alter« belegen, was dies bedeutet. Den Befragten war wichtig:

- intakte elementare Körperfunktionen
- orientiert sein
- Selbstversorgungsfähigkeit
- Selbstbestimmung
- zufriedenstellende Befindlichkeit
- finanzielle Absicherung
- soziale Absicherung
- vertraute Gesprächspartner
- selbstgewählte Aktivität u./o. Aufgabe
- Teilnahme am Zeitgeschehen
- Allen Befragten war wichtig: »Sich immer wieder über etwas freuen zu können, um sagen zu können, ich lebe gern!«

2.2.3 Assessment in der Geriatrie

»To assess« bedeutet abwägen. Die Dimensionen des umfassenden multidimensionalen geriatrischen Assessments dienen einerseits der Erfassung der meist multifaktoriellen Probleme älterer Menschen/Patienten (Körperfunktionsstörungen, personenbezogene Kontextfaktoren, Umweltfaktoren) und andererseits der Erfassung von Ressourcen und Stärken (Aktivitäten, Teilhabe) (Consens Statement 1987). Die ICF-orientierte Diagnostik mit Hilfe von Assessmentverfahren hilft, Risikopatienten und Risikokonstellationen zu erkennen (► Kap. 2.2.4).

Assessmentverfahren sind so gestaltet, dass sie bestimmte Aspekte (z. B. motorische Fähigkeiten) abbilden. Oft ist es sinnvoll, mehrere Verfahren miteinander zu kombinieren, um den Aussagewert zu erhöhen (z. B. Timed »Up and Go«-Test; Tinetti-Test) (► Abb. 2.7).

Ein Assessment ist messtechnisch standardisiert, objektiv und führt zu reproduzierbaren Ergebnissen. Es ist individuell einsetzbar und bildet zusammen mit klinischen Befunden (Gesundheitsschäden) die Grundlage für eine bedarfsgerechte und koordinierte Versorgungs-/Behandlungsplanung zur zielgenauen Intervention durch das multiprofessionelle geriatrische Team.

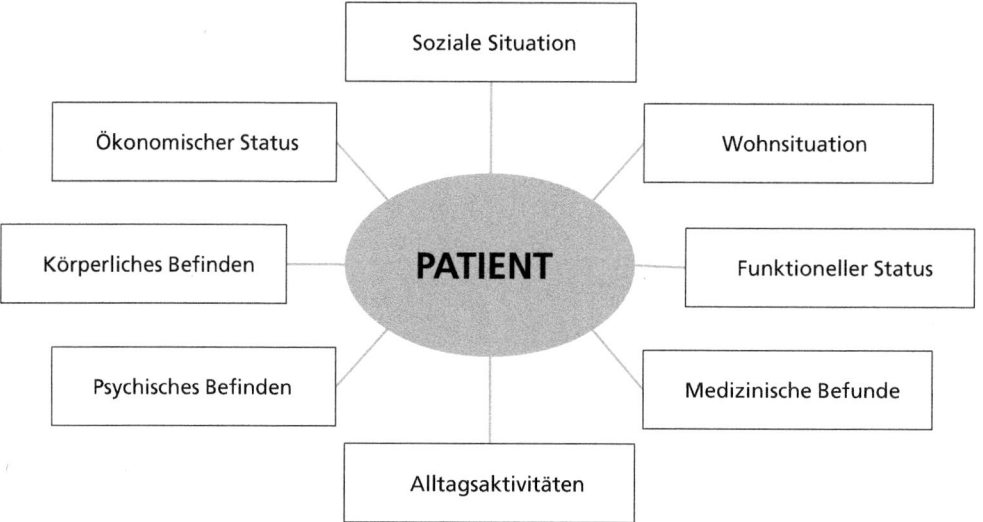

Abb. 2.7: Multidimensionales soziales Assessment (eigene Darstellung)

Der Einsatz von Assessments bei akuter lebenskritischer Erkrankung, im akuten Delir, bei fortgeschrittenen Demenzsyndromen, im Finalstadium einer Erkrankung und/oder alltagsrelevanter Einschränkungen der Kommunikation (Sehen, Hören und Sprechen) sollte stets kritisch reflektiert werden, damit die aus dem Assessment gewonnenen Erkenntnisse sachrichtig bewertet werden.

Ziel des Assessments in der Geriatrie ist die standardisierte Erfassung von Fähigkeiten und Beeinträchtigungen. Diese Daten dienen als Grundlage eines therapeutisch-(früh)-rehabilitativen Behandlungskonzeptes, des zielgerichteten Einsatzes des multiprofessionellen therapeutischen Teams sowie der Evaluation des Behandlungsverlaufes bzw. der Messung des Effektes pflegerischer und therapeutisch-(früh)-rehabilitativer Maßnahmen.

Gründe für ein Assessment

Ein Assessment verfolgt mehrere sinnvolle Ziele:

- Es richtet sich nach dem Patienten, da es dessen »Werte und Ziele« individuell er-

fasst und den Behandlungsplan danach ausrichtet.
- Ein umfassendes Assessment vermeidet Irrwege, da alle Bereiche erfasst werden, die die Gesundheit und den Selbsthilfestatus beeinflussen können.
- Es kann bei der Einschätzung helfen, ob neu aufgetretene Krankheiten einer gezielt einzusetzenden therapeutischen Expertise bedürfen.
- Ein Assessment kann zu klären helfen, welchen Einfluss eine Krankheit auf Körperfunktion, Aktivität und Teilhabe hat.
- Es kann Probleme mit »Tabuthemen« wie Inkontinenz und Demenz aufzuzeigen.
- Durch optimalen Einsatz von geschulten Mitarbeitern des multiprofessionellen Teams spart ein Assessment Zeit, da es mit hoher Fachexpertise durchgeführt wird: z. B. die Testung des Barthel-Indexes durch die Pflege oder Performance-Tests durch die Physiotherapie.
- Da es zur Verlaufsbeobachtung geeignet ist (z. B. die wöchentliche Erfassung des Barthel-Indexes), um Veränderungen in den basalen Alltagsaktivitäten zu evaluieren, können Verläufe beschrieben werden. Ein Assessment kann Brücken bauen bei Ratlosigkeit des Patienten, wenn er nicht weiß, an wen er sich mit seinen unspezifischen Problemen wenden soll.
- Wenn aus Angst vor unangenehmen Konsequenzen gesundheitliche Probleme verleugnet werden, z. B. aus Sorge des Betroffenen, seine Wohnung aufgeben und ins Pflegeheim umziehen zu müssen, kann das Assessment eine fachkundige und neutrale Beurteilungsgrundlage sein.
- Ebenfalls kann das Assessment unterstützen bei Scheu oder falschem Stolz vor Inanspruchnahme medizinischer und insbesondere sozialer Dienste, da es – auf moderate Art und Weise eingesetzt – hilfreich ist, um Lösungsansätze aufzuzeigen.
- Manche gesundheitliche Veränderung und funktionelle Einschränkung tritt nicht ad hoc auf, sondern entwickelt sich schleichend und daher oft unbemerkt. Ein Assessment ist geeignet, diese Entwicklung aufzuzeigen.

Abgestufter Einsatz des Assessments

Im klinischen Alltag werden die Assessments durch das multiprofessionelle Team erbracht. Die Ergebnisse werden zusammen mit Diagnosen, Funktionsdefiziten und Ressourcen genutzt, um die Behandlung zu planen.

Sinnvoll ist es, bei Krankenhausaufnahme bei allen Patienten ab 70 Jahren zu prüfen, ob geriatrischer Behandlungsbedarf besteht, z. B. mit Hilfe eines Algorithmus (▶ Kap. 2.4). Bei Patienten, die »positiv« detektiert wurden, folgt das dreistufige Assessment nach AGAST (Arbeitsgruppe Geriatrisches Assessment, AGAST 1997), ressourcenschonend und effektiv eingesetzt.

In Stufe 1 erfolgt das multidimensionale Screening. Es sollte mittels standardisiertem Fragebogen Leistungseinbußen oder Beschwerden abfragen in den Bereichen Sehen und Hören, Beweglichkeit von Armen und Beinen, Harn- bzw. Stuhlinkontinenz, Ernährung, kognitive Leistungsfähigkeit, emotionales Befinden und soziale Unterstützung. Das Screening nach Lachs ist ein derartiges Tool. (Lachs 1990)

Mit Einführung der Regelungen zum Entlassmanagement zum 01.10.17 (Rahmenvertrag 2016 und Änderungsvereinbarung 2017) muss bei allen stationären und teilstationären Patienten eines Krankenhauses, unabhängig vom Alter, ein definiertes initiales Assessment (Screening) erfolgen. Wenn sich hierbei Auffälligkeiten zeigen, muss sich ein vertiefendes Assessment anschließen, das geeignet ist, Versorgungsbedarfe aufzuzeigen, die bei der Entlassung noch bestehen werden.

Zeigen sich im Screening Problemfelder, so sollte sich nach Aufnahme in der geriatrischen Klinik die Stufe 2, das Basis-Assessment anschließen. Es dient der Erfassung geriatrietypischer Problemfelder und Ressourcen des

Patienten und ermittelt Therapiebedarfe. Es belegt aber auch im Verlauf den Behandlungseffekt. Das Basis-Assessment umfasst verschiedene Dimensionen (genannte Assessments beispielhaft genannt, da sie häufig genutzt werden):

- Sozialfragebogen zur Erfassung der sozialen Situation
- Barthel-Index und Handkraftmessung zur Abbildung der Selbsthilfefähigkeit in den basalen ADL
- Mobilitätstest nach Tinetti und Timed »Up and Go«-Test
- Uhren-Test und Mini-Mental-Status-Test nach Folstein zur Beurteilung der kognitiven Fähigkeiten
- Depression-Scale nach Yesavage zur Beurteilung von Stimmung und Emotion
- Mini-Nutritional-Assessment und BMI in Bezug auf den Ernährungsstatus

Die AGAST hat diese Assessment-Verfahren bereits 1995 in der ersten Auflage ihrer Publikation benannt.[3]

Mit dem Basis-Assessment werden die Forderungen an das Assessment im Rahmen der Prozeduren OPS 8-550 (geriatrisch frührehabilitative Komplexbehandlung) und OPS 8-98a (teilstationäre geriatrische Komplexbehandlung) formal erfüllt. Zu beachten ist dabei, dass bestimmte Tools am Beginn und Ende der Behandlung eingesetzt werden müssen. Die Stufe 3 umfasst das spezifische/vertiefende Assessment, das z. B. im Rahmen der Demenzdiagnostik oder bei Hirnwerkzeugstörungen eingesetzt wird.

Auswahl der in der Geriatrie angewendeten Assesmentverfahren

a. Screening

- ISAR (Identification of Seniors at Risk)
- Geriatrisches Screening nach Lachs

b. Selbsthilfefähigkeit

- Barthel-Index
- FIM– motorischer Teil (Functional Independence Measure)
- Früh-Reha-Barthel-Index

c. Mobilität

- Timed »Up and Go«-Test
- Mobilitätstest nach Tinetti
- Tandemstand, Tandemgang
- Chair-Rising-Test (Stuhl-Aufsteh-Test)

d. Emotion

- Geriatrische Depressionsskala

e. Kognition

- Mini-Mental-Status-Test
- Uhren-Test
- FIM – kognitiver Teil
- DemTect
- TFDD (Test zur Früherkennung von Demenzen mit Depressionsabgrenzung
- Erweiterter Barthel-Index

f. Schmerz

- Visuelle Schmerz-Skala
- BESD

g. Ernährung

- Mini-Nutritional-Assessment (MNA)
- NRS 2002

h. instrumentelle Aktivitäten

- IADL
- Geld-Zählen-Test

---

3 www.geriatrie-drg.de/dkger/main/agast.html, Zugriff am 30.01.2018

i. soziale Situation

- Soziale Situation nach Nikolaus

Multimorbidität und Assessment

Bei Multimorbidität (▶ Kap. 2.2.2) liegt das Problem nicht in der Vielzahl der Diagnosen, sondern in der gegenseitigen Wechselbeziehung der Krankheitsfolgen, z. B. beim kardiorenalen Syndrom. (zur Beschreibung siehe S. 55, linke Spalte unten)

Mittels Assessmentverfahren (ausführlich dazu z. B. Krupp 2017) gilt es daher zu erfassen, ob und in welchen Bereichen der Betroffene Einschränkungen der Aktivität und Teilhabe aufweist. Dazu sind Verfahren auszuwählen, die die Ebenen der Alltagsaktivitäten abbilden können:

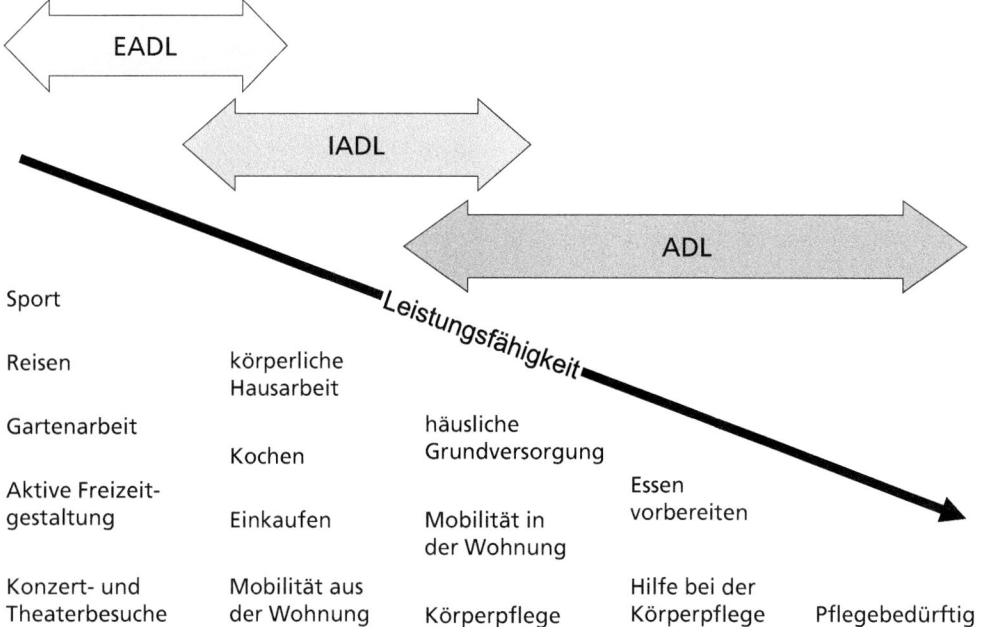

Abb. 2.8: Ebenen der Alltagsaktivität (eigene Darstellung)

- EADL erweiterte Alltagsaktivitäten (umfasst alles für die Freizeitgestaltung)
- IADL instrumentelle Alltagsaktivitäten (sind nötig für das Leben zu Hause)
- ADL Basis-Alltagsaktivitäten (diese braucht es zum täglichen »Über«leben) (▶ Abb. 2.8)

Im gewählten Beispiel kommen neben Laborwerten (Nierenleistung, Elektrolyte, Parameter der Herzfunktion), EKG, Röntgen-Thorax und Herzecho somit Assessmentverfahren zur Anwendung, die den aktuellen funktionellen, mentalen, emotionalen Status und die soziale Situation erfassen. Sie sollen neben dem aktuellen Gesamteindruck auch umwelt- und personenbezogene Kontextfaktoren abbilden und Ressourcen des Patienten aufzeigen. Hierauf aufbauend ist der Therapie- und Behandlungsplan zu erstellen und dessen Effekt zu evaluieren. Ziel sollte es sein, Selbstständigkeit und Selbsthilfefähigkeit zu erhalten, Hilfs- und/oder Pflegebedürftigkeit zu verhindern, zu mindern oder zumindest zu begrenzen.

Bei Multimorbidität im Kontext akuter Erkrankung bedarf es einer besonders subtilen Betrachtung jeder einzelnen Erkrankung wie deren wechselseitigen Abhängigkeiten. Diagnostische und therapeutische Maßnahmen müssen stets unter den Aspekten symptomlindernd, prognoserelevant und therapieentscheidend erfolgen.

2.2.4 Klassifikationssysteme

Heute lassen sich qualitativ hochwertige medizinische, pflegerische und therapeutische Behandlungen nicht mehr von deren Finanzierung trennen. Daher widmet sich dieses Kapitel der Sozialgesetzgebung und den Kodier- wie Abrechnungsgrundlagen des deutschen Gesundheitswesens.

Für die Dokumentation von Diagnosen und Prozeduren sowie der Teilhabe am Leben werden in Deutschland die Systematiken des ICD-10 bzw. ICF eingesetzt. Das Regelwerk sind die Sozialgesetzbücher (SGB).

Sozialgesetzbücher (SGB)

In Deutschland ist das Sozialrecht in zwölf Sozialgesetzbüchern verankert (▶ Tab. 2.3). Für die medizinische, rehabilitative und pflegerische Versorgung von Patienten sind die SGB V, IX und XI relevant.[4]

Tab. 2.3: Sozialgesetzbücher (vgl. www.sozialgesetzbuch-sgb.de, Zugriff am 11.07.2022)

Abkürzung	Thema
SGB I	Sozialgesetzbuch – Allgemeiner Teil
SGB II	Sozialgesetzbuch – Grundsicherung für Arbeitsuchende
SGB III	Sozialgesetzbuch – Arbeitsförderung
SGB IV	Sozialgesetzbuch – Gemeinsame Vorschriften für die Sozialversicherung
SGB V	Sozialgesetzbuch – Gesetzliche Krankenversicherung
SGB VI	Sozialgesetzbuch – Gesetzliche Rentenversicherung
SGB VII	Sozialgesetzbuch – Gesetzliche Unfallversicherung
SGB VIII	Sozialgesetzbuch – Kinder- und Jugendhilfe
SGB IX	Sozialgesetzbuch – Rehabilitation und Teilhabe behinderter Menschen
SGB X	Sozialgesetzbuch – Verwaltungsverfahren und Sozialdatenschutz
SGB XI	Sozialgesetzbuch – Soziale Pflegeversicherung
SGB XII	Sozialgesetzbuch – Sozialhilfe

---

4 www.sozialgesetzbuch-sgb.de, Zugriff am 11.07.2022

InEK (Institut für das Entgeltsystem im Krankenhaus)

Allgemeine Krankenhausleistungen werden gemäß § 17b Krankenhausfinanzierungsgesetz (KHG) anhand eines durchgängigen, leistungsorientierten und pauschalierenden Vergütungssystems bezahlt. Grundlage bildet das G-DRG-System (German-Diagnosis Related Groups-System), wodurch jeder stationäre Behandlungsfall mittels einer entsprechenden DRG-Fallpauschale vergütet wird.

Die Aufgaben im Zusammenhang mit der Einführung, Weiterentwicklung und Pflege des Vergütungssystems haben die Selbstverwaltungspartner im Gesundheitswesen – die Deutsche Krankenhausgesellschaft (DKG), die Spitzenverbände der Krankenkassen (GKV-SV) und der Verband der Privaten Krankenversicherung (PKV) – der InEK GmbH als deutschem DRG-Institut übertragen.[5]

ICD-10

Die »International Statistical Classification of Diseases and Related Health Problems« (ICD), veröffentlicht auf der Homepage des DIMDI (Deutsches Institut für medizinische Dokumentation und Information), enthält in der German-Modification Version 2017 (ICD-10-GM) ca. 13.600 selbstständige Diagnosen. Diese Diagnosen sind das amtliche Klassifikationssystem, das von Ärzten genutzt werden muss, um Krankheiten in der ambulanten und stationären Versorgung zu verschlüsseln. Diese Codes dienen der Verschlüsselung von Krankheiten, z. B. in der Kommunikation mit Kostenträgern.[6]

Der ICD-10 ist in 22 Kapitel gegliedert. Jede einzelne ICD ist wie folgt aufgebaut:

- Buchstabe = Kapitel
- Dreisteller = Kategorie
- Viersteller = Subkategorie
- Fünfsteller = Spezifizierung der Subkategorie

Beispiel-Fall 1

Ein Patient leidet unter Vorhofflimmern und erleidet einen Schlaganfall (embolischer Hirninfarkt rechts), hat nun eine schlaffe Hemiparese links, eine Dysphagie und neu aufgetretene Harninkontinenz.

- I   Krankheiten des Kreislaufsystems
- I48   Vorhofflimmern (Grundkrankheit), hier gibt es nur einen »dreistelligen« Code
- I63.x   akuter Schlaganfall (Hirninfarkt).
  Hier gibt es 10 Spezifizierungen als »vierstelligen« Code. Das »x« steht für die Ziffern 0 bis 9, die die Hirnregion bzw. das verschlossene Gefäß konkretisieren, z. B. steht »I63.3« für akuter Hirninfarkt durch Thrombose zerebraler Arterien (A. cerebri media, A. cerebri anterior, A. cerebri posterior und Aa. Cerebelli)
- G81.0   Schlaffe Hemiparese und Hemiplegie
- G81.1   Spastische Hemiparese und Hemiplegie
- G81.9   Hemiparese und Hemiplegie, nicht näher bezeichnet

Sowohl die I63.x wie die G81.x sind dann noch um die Seitenlokalisation zu ergänzen, z. B. G81.0R für schlaffe Hemiparese rechts.

- R13.0   Dysphagie mit Beaufsichtigungspflicht während der Nahrungsaufnahme

---

5 www.g-drg.de/Das_Institut, Zugriff am: 02.12.2017
6 www.dimdi.de/static/de/klassi/icd-10-gm, Zugriff am: 02.12.2017

- R13.1 Dysphagie bei absaugpflichtigem Tracheostoma mit (teilweise) geblockter Trachealkanüle
- R13.9 Sonstige und nicht näher bezeichnete Dysphagie
- R32 Harninkontinenz

Der Selbsthilfebedarf, der in der Geriatrie meist mit dem Barthel-Index erfasst wird, ist auch im ICD-10 hinterlegt. Der Barthel-Index, der bei Aufnahme in den ersten 48 Stunden erhoben wurde, ist relevant für die sich bei Entlassung aus der Klinik ergebende DRG:

- Keine oder geringe motorische Funktionseinschränkung → U50.00 → Barthel-Index: 100 Punkte
- Leichte motorische Funktionseinschränkung → U50.10 → Barthel-Index: 80–95 Punkte
- Mittlere motorische Funktionseinschränkung → U50.20 → Barthel-Index: 60–75 Punkte
- Mittelschwere motorische Funktionseinschränkung → U50.30 → Barthel-Index: 40–55 Punkte
- Schwere motorische Funktionseinschränkung → U50.40 → Barthel-Index: 20–35 Punkte
- Sehr schwere motorische Funktionseinschränkung → U50.50 → Barthel-Index: 0–15 Punkte

In unserem Fall habe der Patient einen Barthel-Index bei Aufnahme von 25 Punkten, es wird also U50.40 codiert. Wird nun ein Hilfsmittelrezept im Rahmen des Entlassmanagement ausgefüllt und ein Rollstuhl verordnet, so muss im konkreten Fall auf dem Rezept im Feld Diagnosen stehen: »I63.3R, G81.1L«.

Damit ist der ICD-bezogene Teil der Kodierung abgeschlossen. Weitere Kodierschritte folgen, mit deren Hilfe Untersuchungen, Operationen und komplexe Therapiemaßnahmen abgebildet werden. Sie alle zusammen sind Bestandteil der DRG.

OPS

Der Operationen- und Prozedurenschlüssel (OPS) ist die amtliche Klassifikation zum Verschlüsseln von Operationen, Prozeduren und allgemeinen medizinischen Maßnahmen im Krankenhaus. Er ist eine fachgebietsübergreifende, monohierarchisch strukturierte alphanumerische Klassifikation mit sechs Hierarchieebenen. Jedes Kapitel besteht aus Gruppen/Bereichen, darin enthalten sind die verschiedenen Kategorien (Dreisteller), die ggf. konkretisiert werden bis hin zur Subkategorie des Sechsstellers.[7]

Analog zum ICD-10-Code ist der OPS-Code zu nutzen. Bezogen auf das obige Beispiel wurde bei Klinikaufnahme ein MRT des Kopfes durchgeführt, im Verlauf eine fiberendoskopische Schluckdiagnostik vorgenommen, und die geriatrisch frührehabilitative Komplexbehandlung wurde über 18 Tage mit insgesamt 24 Therapieeinheiten à 30 Min. durchgeführt.

- 3-800 →Native Magnetresonanztomographie des Schädels
- 1-613 →Evaluation des Schluckens mit flexiblem Endoskop
- 8-550.1 →geriatrisch frührehabilitative Komplexbehandlung über mind. 14 Tage mit 20 Therapieeinheiten von durchschnittlich 30 Min. Dauer.

Mit direktem Bezug zur Geriatrie gibt es derzeit die OPS 8-550 (Geriatrisch Frührehabilitative Komplexbehandlung) und OPS 8-98a (teilstationäre geriatrische Komplexbehandlung). Beide OPS sind an folgende strukturelle und prozessuale Voraussetzungen geknüpft:

---

7 www.dimdi.de/static/de/klassi/ops, Zugriff am: 02.12.2017

- Behandlung durch ein geriatrisches Team unter fachärztlicher Leitung mit Zusatzweiterbildung Klinische Geriatrie.
- Standardisiertes Assessment zu Beginn in mind. vier Bereichen (Mobilität, Selbsthilfefähigkeit, Kognition, Emotion) und vor Entlassung in mind. zwei Bereichen (Selbständigkeit, Mobilität).
- Das Assessment ist jeweils an den ersten und letzten beiden Tagen zu erbringen, Nicht-Durchführbarkeit ist zu begründen, ggf. sind die Tests zu wiederholen.
- Soziales Assessment in mind. fünf Bereichen (soziales Umfeld, Wohnumfeld, häusliche/außerhäusliche Aktivitäten, Pflege-/Hilfsmittelbedarf, rechtliche Verfügungen).
- Aktivierend-therapeutische Pflege durch besonders geschultes Pflegepersonal.
- Wöchentliche Teambesprechung unter Beteiligung aller Berufsgruppen mit wochenbezogener Dokumentation bisheriger Behandlungsergebnisse und weiterer Behandlungsziele.
- Teamintegrierter Einsatz von mindestens zwei der folgenden vier Therapiebereiche: Physiotherapie/Physikalische Therapie, Ergotherapie, Logopädie/fazio-orale Therapie, Psychologie/Neuropsychologie.

Zudem muss eine bestimmte Anzahl von Therapieeinheiten und Therapieminuten erbracht werden. Bei tagesklinischer Behandlung sind die Therapieeinheiten und Therapieminuten pro Tag, bei stationärer Krankenhausbehandlung pro Woche nachzuweisen, um die entsprechende OPS abrechnen zu dürfen.

Strukturprüfung und Richtlinie des gemeinsamen Bundesauschuss

2021 kam erstmals die im MD[8] Reformgesetz gesetzlich geregelte verbindliche Strukturprüfung zur Anwendung. In der StrOPS[9] sind jene Prozeduren mit ihren Strukturmerkmalen aufgeführt, die überprüft werden. Für die Geriatrie sind es die Prozeduren OPS[10] 8-550 (geriatrisch früh-rehabilitative Komplexbehandlung) und die OPS 8-98a (Teilstationäre geriatrische Komplexbehandlung). Nur bei positivem MD-Bescheid darf die geprüfte OPS weiterhin abgerechnet werden.

Im Begutachtungsleitfaden des MD sind die Ausführungsbestimmungen zu den einzelnen Strukturmerkmalen der Prozeduren aufgeführt. Jedes einzelne Strukturmerkmal muss mit Dokumenten, die dem MD vorzulegen sind, nachvollziehbar erfüllt sein. Die Prüfung durch den MD kann vor Ort, anhand digital übersandter Dokumente oder als Hybrid-Prüfung (Kombination aus Dokumentenprüfung plus Vor-Ort-Prüfung) durchgeführt werden. Welches Vorgehen gewählt wird, entscheidet der prüfende MD.

Neben der Strukturprüfung enthält jede Prozedur im – jährlich aktualisierten – OPS-Katalog des BfArM[11] auch Mindestmerkmale. Diese sind ebenso verpflichtend einzuhalten. Sie werden im Rahmen der Einzelfallprüfung auf ihre Einhaltung anhand der Dokumentation in der Fallakte des Patienten überprüft.

Die Richtlinie des gemeinsamen Bundesausschlusses zur Versorgung hüftgelenksnaher Femurfrakturen ist am 01.01.2021 in Kraft getreten. In ihr sind die Mindestanforderungen an die Struktur- und Prozessqualität für die prä-, peri- und postoperative Behandlung von Schenkelhals- und pertrochantären Frakturen sowie zugeordnete Prozeduren rechtsverbindlich geregelt. Der Nachweis der Ein-

---

8 MD steht für Medizinischer Dienst.
9 Steht für Strukturprüfung von Prozeduren des OPS-Kataloges
10 Operationen- und Prozedurenschlüssel
11 Bundesinstitut für Arzneimittel und Medizinprodukte

haltung der Vorgaben ist anhand von sieben SOP[12], deren Mindestanforderungen in Anlage I der GBA QSFFx RL[13] aufgeführt sind, zu belegen.

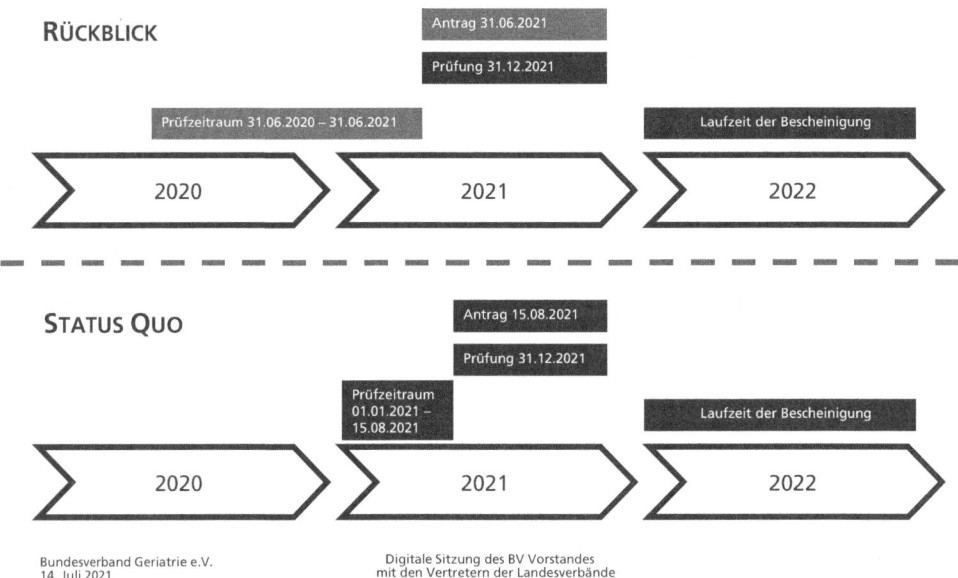

Abb. 2.9: Strukturprüfung durch den Medizinischen Dienst (Bundesverband Geriatrie e. V., präsentiert am 14.07.2021 beim virtuellen Treffen mit den Vorsitzenden der Landesverbände)

Übergeordnetes Ziel ist die qualitativ hochwertige und frühestmögliche operative Versorgung von Patientinnen und Patienten mit hüftgelenksnahen Frakturen im Alter ab 18 Jahren. Weitere Ziele sind die Vermeidung und Minderung verletzungsbedingter Pflegebedürftigkeit, Erhalt der Selbstständigkeit und Lebensqualität, Erkennen von Delir prädisponierenden Faktoren und deren Management sowie Dekubitus prädisponierender Faktoren und deren Management.

Ausführungen zur interdisziplinären Zusammenarbeit von Unfallchirurgie, Geriatrie und Physiotherapie in der Behandlung von Patienten mit hüftgelenksnaher Femurfraktur und geriatrischem Behandlungsbedarf, ermittelt bei Aufnahme im Rahmen des verpflichtenden geriatrischen Screenings, sind in der SOP »Ortho-geriatrische Zusammenarbeit für Patienten mit positivem geriatrischen Screening« sowie der SOP »Physiotherapeutische Maßnahmen« beschrieben. Unfallchirurgische Abteilungen in Krankenhäusern dürfen Patienten mit geriatrischem Behandlungsbedarf nur dann operativ versorgen, wenn sie anhand von SOP zweifelsfrei belegen können, das fachärztliche geriatrische Expertise bereits präoperativ in die Behandlung eingebunden ist.

Die Erfüllung der Mindestanforderungen ist jährlich zwischen dem 15. November und dem 31. Dezember an den MD zu melden. Jede eintretende Nichterfüllung einer Min-

---

12 Standard Operating Procedure bzw. Verfahrensanweisung

13 Gemeinsamer Bundesausschuss: Richtlinie zur Versorgung der hüftgelenknahen Femurfraktur/QSFFx-RL, BAnz AT 30.12.2020 B6

destanforderung, die länger als 48 Stunden (zwei aufeinanderfolgende Tage) andauert, ist den Landesverbänden der Kranken- und Ersatzkassen unverzüglich zu melden, ebenso deren Wiedererfüllung.

Standortbezogen für das jeweils zurückliegende Kalenderjahr ist bis zum 15. Februar der Strukturerhebungsbogen an den MD zu übermitteln, erstmals 2022 für das Jahr 2021. Im Zuge der erstmaligen Strukturabfrage werden nur Daten des standortbezogenen Nachweises berücksichtigt, die von den Krankenhäusern stichtagsbezogen zwischen dem 15.11.2021 und 31.12.2021 übermittelt wurden.

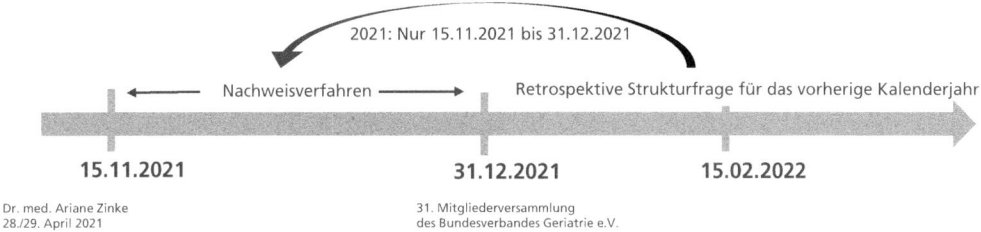

Abb. 2.10: Meldefristen für Nachweise und Strukturerhebungsbogen (Bundesverband Geriatrie e. V., Präsentation veröffentlicht im Mitgliederbereich des Bundesverbandes Geriatrie)

DRG

Die »G-DRG« (German Diagnosis Related Groups) ist ein medizinisch-ökonomisches Patientenklassifikationssystem, das jeden Patienten bzw. dessen Behandlungsanlass genau einer Fallgruppe zuordnet und so ein pauschaliertes Entgeltsystem von Krankenhausleistungen darstellt.

Von daher sind DRG durchaus geeignet, in Kliniken Einfluss auf die durchgeführten Behandlungsinhalte wie auch die Verweildauer zu nehmen, da die Kosten für die »Normallieger« (Verweildauerperiode zwischen unterer -uGV- und oberer -oGV- Grenz-Verweildauer) dasselbe Entgelt zur Folge hat. Die mittlere Verweildauer -mVD- symbolisiert die nach InEK-Kalkulation auskömmliche Finanzierung der DRG (▶ Abb. 2.11).

Im ambulanten Bereich erfolgt die Vergütung nach EBM (einheitlicher Bewertungs-Maßstab). Im stationären Rehabilitationsbereich sowie in der tagesklinischen Behandlung kommen derzeit tagesgleiche Pflegesätze zur Anwendung. Auch in diesen Bereichen wünschen sich die Kostenträger ein pauschaliertes System zur verbesserten Ausgabensteuerung und Risikoverlagerung zum Leistungserbringer.

Kodierrichtlinien

Kodierrichtlinien sind die Handlungsgrundlage (systematische Anweisung), um aus klinischen Befunden/Diagnosen (ICD-10) und durchgeführten Therapieverfahren (OPS) eine pauschalierte Entgeltkonstellation (DRG) abzuleiten.

Das heißt, bei jedem im Krankenhaus behandelten Patienten müssen Diagnosen, Operationen und diagnostisch-therapeutische Prozeduren dokumentiert und dem Kostenträger übermittelt werden. Wenn die Daten fristgerecht und vollständig übermittelt sowie – ggf. nach Prüfung durch den MDK (Medizinischer Dienst der Krankenversicherung) – die Kodierung und Rechnungslegung korrekt sind, dann erfolgt die Zahlung der Erlöse von der Krankenkasse an das Krankenhaus. Somit hat die nachvollziehbare Dokumentation in der Krankenakte einen sehr hohen Stellenwert!

2 Mensch und Krankheit im höheren Lebensalter

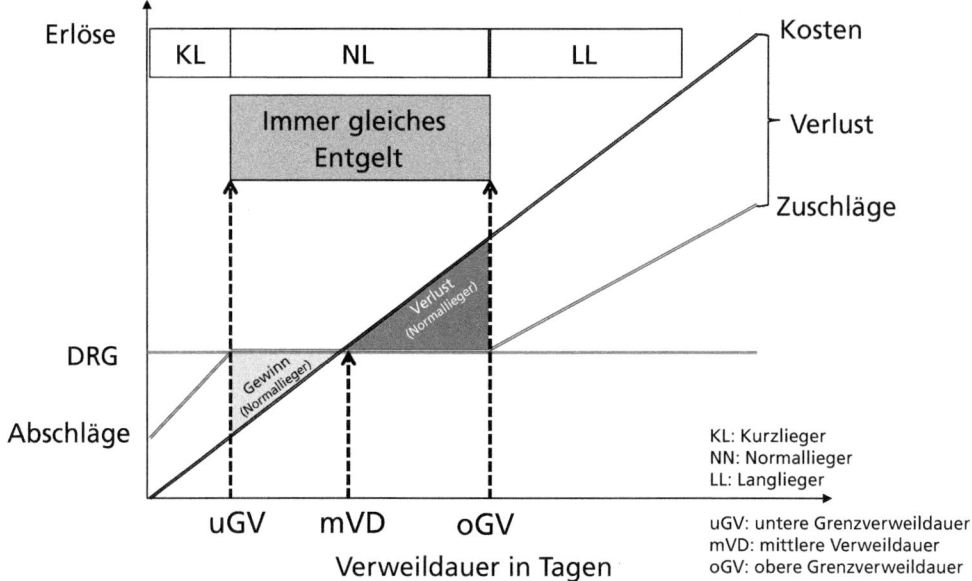

Abb. 2.11: DRG-Erlöse versus Kosten der Krankenhausbehandlung (eigene Darstellung)

Die abrechnungsrelevante Hauptdiagnose ist jene Diagnose, die hauptsächlich die stationäre Krankenhausbehandlung veranlasste. Diese muss nicht zwingend identisch sein mit der medizinischen Hauptdiagnose, die die weitere Behandlung maßgeblich prägt.

Neben der Hauptdiagnose sind alle weiteren Diagnosen (Nebendiagnosen), die gleichzeitig mit der Hauptdiagnose bestehen und während des Krankenhausaufenthaltes zu diagnostischen und/oder therapeutischen Maßnahmen Anlass gaben oder einen erhöhten Pflege- oder Überwachungsaufwand mit sich brachten, zu kodieren.

Hauptdiagnose, Nebendiagnosen und Prozeduren werden mittels Grouper (IT-gestützter Algorithmus) einer DRG zugeordnet (▶ Abb. 2.12). Dies stellt sicher, dass Patienten mit ähnlichen klinischen Merkmalen, deren Behandlung statistisch einen vergleichbar hohen Ressourcenbedarf aufweist, gleich vergütet werden.

Unser Beispiel-Fall 1 wird also bei Krankenhausentlassung wie folgt codiert:

- Hauptdiagnose: I63.3R
- Nebendiagnosen: I48 – G81,1L – R13.0 – R32 – U50.40
- Prozeduren: 3-800 – 1-613 – 8.550.1
- DRG: B44C

Somit wurde aus dem »individuellen Patienten« ein statistisch mit anderen vergleichbarer »ökonomischer Patient« für den es eine definierte Summe Geldes in allen deutschen Krankenhäusern gibt. Die Summe richtet sich nach der »Fallschwere der DRG«, multipliziert mit dem Landesbasisfallwert.

Bei der Fallschwere (Case Mix oder kurz CM) handelt es sich um eine Bewertungsrelation für DRGs, die es erlaubt, den medizinischen Aufwand mittels einer rechnerischen Größe abzubilden. Der Wert für den CM jeder DRG ermittelt das InEK anhand der ihm übermittelten Kostendaten für Patienten mit gleicher Hauptdiagose. Der CM und die Verweildauergrenze werden im jährlich aktualisierten DRG-Katalog veröffentlicht und gelten dann immer vom 01.01. bis 31.12. eines Jahres.

Der Landesbasisfallwert ist ein jährlich angepasster Geldbetrag pro Bundesland, den die Krankenkassen für die stationäre Behandlung eines Patienten bei einer »Fallschwere« von 1,0 zahlen – gleichgültig, welche Krankheit zugrunde liegt. Abzüge hiervon gibt es, wenn die untere Grenzverweildauer unterschritten bzw. Zuschläge, wenn die obere überschritten wird. Diese Ab- und Zuschläge sind tagesbezogen. Die DRG ist ansonsten eine Pauschale für den gesamten Krankenhausaufenthalt.

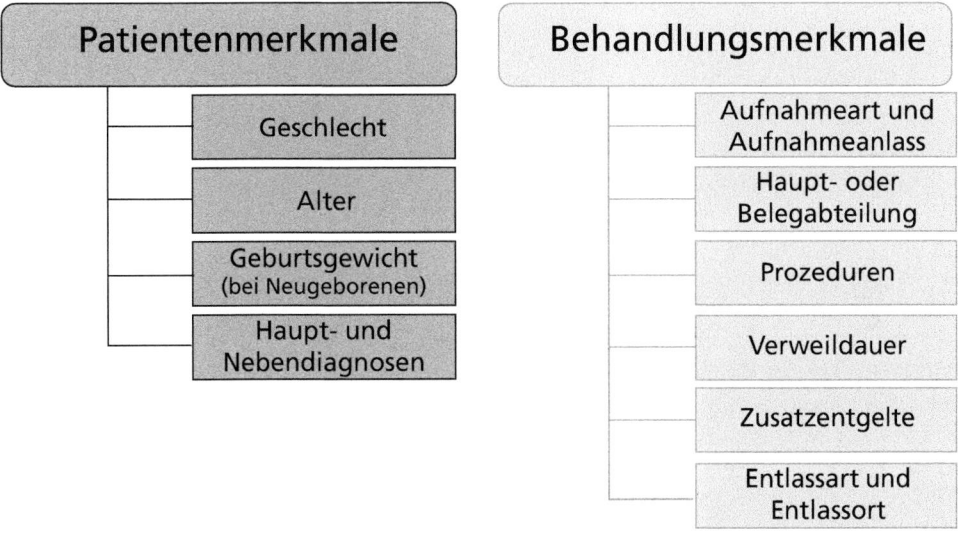

Abb. 2.12: Grouper-Modell (eigene Darstellung)

- Unser Beispiel-Fall 1 wird also bei Krankenhausentlassung wie folgt codiert: 2,102 Fallschwere der DRG B44C = CM
- 3.449,00 € Landesbasisfallwert Hamburg 2018

Landesbasisfallwert multipliziert mit CM ergibt das Entgelt für das Krankenhaus, in unserem Fallbeispiel wären dies 7.249,80 €. Diese Summe kann das Krankenhaus in Rechnung stellen ab Überschreiten der unteren Grenzverweildauer. Bis zum Erreichen der oberen Grenzverweildauer ändert sich dieser Betrag nicht.

Hiermit sind alle Kosten, die das Krankenhaus bei der Behandlung hatte, abgegolten. Diese Summe würde jedes Krankenhaus in Hamburg erhalten, wenn es den skizzierten Fall zur Abrechnung bringen würde.

Primäre und sekundäre Fehlbelegung

Die krankheitsgerechte Versorgung des Patienten ist nicht grundsätzlich an eine stationäre Krankenhausbehandlung gebunden. Definierte Leistungen können vom Krankenhaus sowohl stationär als auch »stationsersetzend«, d. h. ambulant erbracht werden. Letztere sind im Katalog stationsersetzender Leistungen nach § 115b SGB V aufgeführt.[14]

Werden Leistungen unter stationären Bedingungen erbracht, die auch ambulant hätten erbracht werden können, handelt es sich um eine primäre Fehlbelegung, d. h. aus Sicht der Kostenträger hätte keine stationäre Aufnahme erfolgen dürfen und somit ist diese auch nicht zu bezahlen. Daher muss bei jeder Krankenhausaufnahme fachärztlich geprüft werden, ob ein »stationärer Aufnahmegrund« besteht.

Erfordert die Versorgung des Patienten eine Krankenhausbehandlung und wird unter anderem eine geriatrisch frührehabilitative Komplexbehandlung erbracht, ist zu prüfen, ob für die Dauer der stationären Krankenhausbehandlung diese auch notwendig war, oder ob durch eine andere Versorgungsform (stationäre/ambulante Rehabilitation, ambulante Versorgung zu Hause/in einer Pflegeeinrichtung) die Krankenhausbehandlung hätte früher beendet werden können. Kommt der MDK zu der Entscheidung, dass nicht für die gesamte Dauer des Krankenhausaufenthaltes die Notwendigkeit der stationären Behandlung bestand, so sprechen wir von sekundärer Fehlbelegung. Auch in diesem Fall kommt es zu einer Entgeltkürzung.[15]

ICF

Neben der Codierung eines Patienten nach ICD-10 und OPS, um daraus die DRG abzuleiten, gibt es die Internationale Klassifikationen der Funktionsfähigkeit, Behinderung und Gesundheit (International Classification of Functioning, Disability and Health/ICF).[16]

Mit dieser Klassifikation werden nicht Krankheiten (ICD-10-Codes) beschrieben, sondern die durch die Krankheit (im Beispiel: Hirninfarkt) eingetreten Fähigkeitsstörungen (im Beispiel: Hemiparese, Dysphagie, Harninkontinenz) mit ihren Auswirkungen auf Mobilität, Selbsthilfefähigkeit und z. B. Wohnumfeld.

Diese Klassifikation hat Eingang in das SGB V »Gesetzliche Krankenversicherung« und das SGB IX »Rehabilitation und Teilhabe behinderter Menschen« gefunden. Auch die »Rehabilitations-Richtlinie« des Gemeinsamen Bundesausschusses ist auf der Grundlage der ICF konzipiert worden.[17]

Der Klassifikation liegt das bio-psychosoziale Modell des ICF (▶ Abb. 2.13) zugrunde, bestehend aus dem Bereich »Funktionsfähigkeit und Behinderung« mit den Komponenten Körperfunktion und Strukturen sowie Aktivitäten und Partizipation/Teilhabe (im Beispiel Hemiparese, Dysphagie, Harninkontinenz) und dem Bereich »Kontextfaktoren« mit den Komponenten Umweltfaktoren und personenbezogene Faktoren (z. B. Wohnung im 1. Obergeschoss, Treppe, alleinlebend).[18] Dabei fokussiert die Perspektive »Behinderung« auf Beeinträchtigungen im Gefolge eines Gesundheitsproblems, diejenige der »Funktionsfähigkeit« auf Ressourcen und Fähigkeiten.

Kontextfaktoren stellen den gesamten Lebenshintergrund einer Person dar. Diese können sich auf Funktionsfähigkeiten sowohl positiv als auch negativ auswirken bzw. auf sie einwirken im Sinne fördernder oder hemmender Faktoren. Körperstrukturen sind die anatomischen Teile des Körpers und Körperfunktionen sind die einzelnen physiologischen und psychischen Funktionen von Kör-

---

14 Katalog und Meldeformular unter: https://www.dkgev.de/themen/medizin-wissenschaft/ambulantes-operieren-115b-sgb-v/, Zugriff am 31.07.2022
15 www.mdk.de/1321.htm, Zugriff am 02.12.2017
16 www.vdek.com/vertragspartner/vorsorge-rehabilitation/icf.html, Zugriff am 02.12.2017

17 aktuelle Fassung: Richtlinie des gemeinsamen Bundesausschusses über Leistungen zur medizinischen Rehabilitation (https://www.g-ba.de/downloads/62-492-2842/Reha-RL_2021-12-16_iK-2022-07-01.pdf, Zugriff am 06.07.2022)
18 www.bar-frankfurt.de/publikationen/icf-praxisleitfaeden, Zugriff am 02.12.2017

persystemen. Aktivitäten stellen die Durchführung von Aufgaben oder Handlungen durch einen Menschen in einer bestimmten Situation dar. Die Teilhabe/Partizipation kennzeichnet das Einbezogensein in eine Lebenssituation.

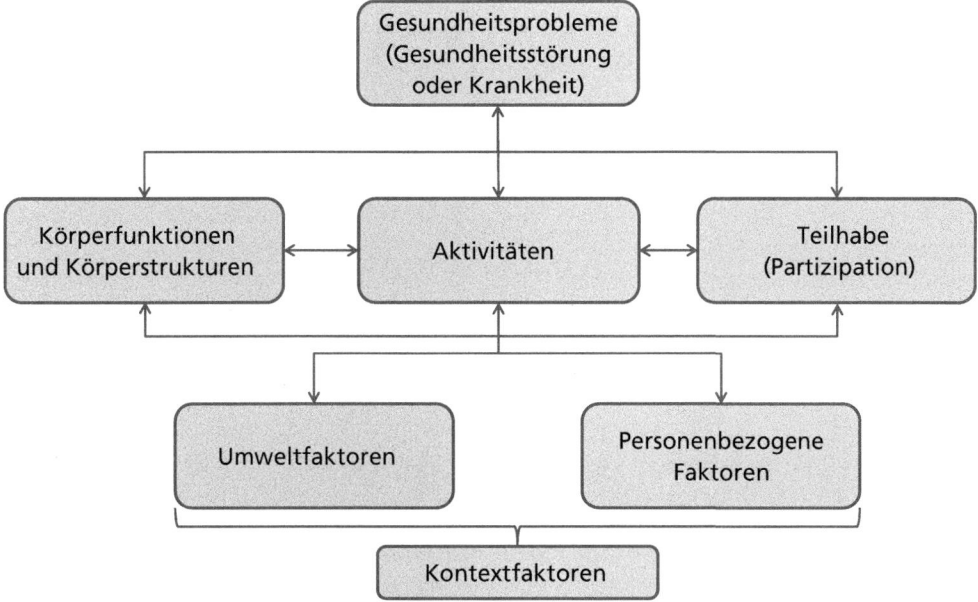

Abb. 2.13: ICF Modell (nach DIMDI 2005)

Im ICF sind neun Domänen der Aktivität und Partizipation beschrieben:

1. Lernen und Wissensanwendung
2. Allgemeine Aufgaben und Anforderungen
3. Kommunikation
4. Mobilität
5. Selbstversorgung
6. Häusliches Leben
7. Interpersonelle Interaktion und Beziehungen
8. Bedeutende Lebensbereiche
9. Gemeinschafts-, soziales und bürgerliches Leben
  (Nach: Krupp 2017, S. 27)

Umweltfaktoren bilden die materielle, soziale und einstellungsbezogene Umwelt, in der Menschen leben und ihr Leben gestalten.

Personenbezogene Faktoren sind im ICF nicht spezifiziert. Beispiele sind Geschlecht, ethnische Zugehörigkeit, Alter, Fitness, Lebensstil, Gewohnheiten, Erziehung, Bewältigungsstile, sozialer Hintergrund, Bildung/Ausbildung sowie Beruf.

Fallsteuerung

Kommt es in Folge akuter Erkrankung oder Verletzung zu einer bleibenden funktionellen Beeinträchtigung (Fähigkeitsstörung), so kommen Maßnahmen der Mobilisation, Frührehabilitation oder Rehabilitation zum Einsatz. Maßnahmen der Mobilisation im Rahmen der Krankenhausbehandlung sind mit der DRG vergütet. Leistungen der Frührehabilitation sind ebenso Krankenhausleistungen. Komplexbehandlungen wie die geriatrisch-frührehabilitative oder palliativmedizinische Komplexbehandlung sind Prozeduren, die eine DRG triggern können und somit erlösrelevant werden.

Besteht über die Krankenhausbehandlungsbedürftigkeit hinausgehend eine medizinisch begründete Erfordernis rehabilitativer Maßnahmen, so kann eine Anschlussrehabilitation beantragt werden. Im Rahmen des Antragsverfahrens müssen Rehabilitationsbedürftigkeit, Rehabilitationsfähigkeit, Rehabilitationsprognose und potentielle Rehabilitationsziele benannt werden. Kostenträger sind entweder die Rentenversicherung oder die gesetzlichen Krankenkassen.

Beispiel-Fall 2

Grundlage sind der DRG-Katalog 2016 und der Landesbasisfallwert Hamburg 2016 (3.278,19 €). Die im Weiteren genannten Erlöse sind das Entgelt für den jeweiligen gesamten stationären Aufenthalt und beinhalten alle medizinischen (Diagnostik, Behandlung), pflegerischen und therapeutischen Leistungen.

Eine 82-jährige Patientin kommt per RTW in die Notaufnahme eines Krankenhauses, nachdem Sie in der Wohnung gestürzt war. Als Ursache gibt Sie Schwindel an. Aufnahmebegründende Hauptdiagnose ist also »Schwindel« (R55). Dieser triggert die DRG F73Z (mVD 4,3 und oGV 8,0 Tage) mit einem CM (Case-Mix) von 0,520, entsprechender Erlös für das Krankenhaus 1.709,66 €. Dies bedeutet, wenn die Patientin an der mVD entlassen würde, umgerechnet 396,32 € pro Tag. Bliebe sie bis zur oGV, wären es nur 213,70 € pro Tag.

Bei der Aufnahmeuntersuchung stellt sich nun heraus, dass die Ursache für den Schwindel ein entgleister Blutzucker war. Daher ist die korrigierte Hauptdiagnose »Diabetes mellitus, entgleist« (E11.61). Dieser triggert die DRG K60F (mVD 6,8 und oGV 13 Tage). Bei einem CM von 0,680 beträgt der Erlös für das Krankenhaus 2.294,73 €, umgerechnet 337,43 € pro Tag bei Entlassung an der mVD bzw. 176,52 € pro Tag bei Entlassung an der oGV.

Nun entwickelt die Patientin an Tag 2 ein akutes Delir, wird vermutlich eine längere Verweildauer haben und vor allem mehr pflegerische und ärztliche Ressourcen in Anspruch nehmen. Dies hat per se keinen Einfluss auf die DRG, sofern nicht die obere Grenzverweildauer überschritten und bei sekundärer Fehlbelegungsprüfung die gesamte Verweildauer vom MDK als begründet angesehen wird, denn dann gäbe es für das Überschreiten der oGV pro Tag einen Zuschlag. DRG plus Zuschläge decken aber in der Regel nicht die entstandenen Kosten, also wäre es ein defizitärer Fall. Daher sollte alles darangesetzt werden, dass ein Delir gar nicht erst eintritt, Stichwort: »Delir-Prävention«.

Im Rahmen des akuten Delirs kommt es an Tag 5 zu einem Sturz aus dem Bett. Dies wirft die Frage auf: Wurden alle notwendigen Maßnahmen ergriffen, um dieses potentielle Risiko zu verhindern, und sind die durchgeführten Maßnahmen dokumentiert? Die Patientin erleidet bei dem Sturz eine Oberschenkelhalsfraktur (S72.0), diese wird am selben Tag operativ mit einer IMHS (intrameduläre Osteosynthese) versorgt. Postoperativ ist Mobilisation unter Vollbelastung möglich.

Da Hauptdiagnose (Diabetes mellitus) und durchgeführte Prozedur laut Kodierregeln nicht kombinierbar ist, mündet die Kodierung in die »Fehler-DRG« 901D (mVD 13,1 und oGV 26 Tage). Der CM beträgt 2,244. Würde das Krankenhaus über eine Geriatrie verfügen und dort die Patientin mobilisiert und die OPS 8-550.1 erbracht werden, hätte dies keine Auswirkung auf die DRG, aber vermutlich sehr wohl einen positiven Effekt auf den Grad der Mobilität und Selbsthilfefähigkeit. Das Krankenhaus bekäme als Erlös 7.356,26 €, umgerechnet 565,87 € pro Tag bei Entlassung an der mVD bzw. 282,93 € pro Tag bei Entlassung an der oGV. Das klingt viel, man muss aber folgendes bedenken: die Patientin wurde operiert, hat eine IMHS erhalten, wurde postoperativ überwacht, hatte einen erhöhten pflegerischen Betreuungsaufwand wegen des Delirs und musste mobilisiert werden.

Verfügt die Klinik über keine Geriatrie, so ist zu prüfen, ob die Patientin im Verlauf die Rehabilitationsfähigkeit erreicht. Wenn ja, ist zu klären, welche Indikationsgruppe geeignet ist. Abhängig vom Grad des Hilfebedarfs kommt die geriatrische (Indikationsgruppe 19) oder orthopädische (Indikationsgruppe 04) Anschlussrehabilitation (AHB) in Betracht. In beiden Fällen ist ein entsprechender Antrag auf stationäre Rehabilitation beim Kostenträger zu stellen. Ist bzw. wird die Patientin nicht AHB-fähig, würde aber von einer früh-rehabilitativen Komplexbehandlung profitieren, so könnte sie bei Fortbestehen der Krankenhausbehandlungsbedürftigkeit in ein Krankenhaus mit Geriatrie verlegt werden, damit dort die OPS 8-550 erbracht wird. Alternativ käme die Entlassung nach Hause mit ambulantem Pflegedienst oder die Entlassung in eine Kurzzeitpflege in Betracht. In beiden Fällen könnte, wenn medizinisch begründet, die Fortsetzung der Mobilisation auch in einer geriatrischen Tagesklinik erwogen werden. Aber auch eine mobile geriatrische Rehabilitation könnte durchgeführt werden, wenn diese am Wohnort angeboten wird und der Kostenträger dem Antrag zustimmt.

2.3 Polypharmakotherapie

2.3.1 Einleitung

Die mit höherem Lebensalter einhergehenden physiologischen Altersveränderungen (▶ Kap. 2.1.3) gepaart mit gesundheitlichen Problemen (▶ Kap. 2.2.2) bedingen in aller Regel die Verordnung von Arzneistoffen. Die Wirkung von Arzneistoffen ist einerseits u. a. abhängig von der Homöostase unseres Körpers oder Krankheitsfolgen (z. B. Stadium der Niereninsuffizienz), andererseits beeinflusst sie diese. Aber auch Aspekte wie Wirkstoffaufnahme (Pharmakokinetik), die Wirkung im Organismus (Pharmakodynamik) sowie damit verbundene potentielle Risiken (Nebenwirkungen, Wechselwirkungen und Interaktionen) sind bei der Verordnung eines Arzneimittels zu bedenken. Letztendlich dürfen auch Probleme der Unter-/Fehl- bzw. Übertherapie ebenso wenig vernachlässigt werden wie das Risiko unerwünschter Arzneimittelwirkungen und -ereignisse. Zudem beeinflussen Compliance und Adhärenz (▶ Kap. 2.3.6) des Patienten den Therapieeffekt/-erfolg verordneter Wirkstoffe.

2.3.2 Pharmakokinetik

Alterungs- und krankheitsbedingte körperliche Veränderungen nehmen Einfluss auf die Absorption (Resorption), Distribution (Verteilung), Metabolismus (Verstoffwechselung) und Elimination (Ausscheidung) von Arzneistoffen. So nehmen u. a. eine verlangsamte Magen- und Darmmotilität sowie reduzierte Magensäureproduktion Einfluss auf die Absorption eines Arzneistoffes. Die Transportkapazität im Blut hängt u. a. vom Albuminspiegel ab. Die mit zunehmendem Alter sich einstellende Verschiebung der Relation von Körperwasser und Körperfett hin zum Fettanteil führt dazu, das fettlösliche Wirkstoffe länger im Organismus verweilen und sich im Fettgewebe ansammeln (kumulieren), während wasserlösliche ein kleineres Verteilungsvolumen haben. Aber auch die Metabolisierungsleistung der Leber sowie die Nierenfiltrationsleistung haben Einfluss auf den Wirkstoffspiegel. Daher ist mit nachlassender Leistung von Leber und/oder Niere die Dosierung der Arzneistoffe anzupassen.

Am Beispiel der Nierenfunktionsleistung, die in der Regel anhand des Kreatininwerts beurteilt wird, soll die Auswirkung von Alter, Frailty und akuter Krankheit veranschaulicht werden.

> Eine 88-jährige Patientin mit einem Körpergewicht von 43 kg befindet sich nach erlittener Beckenringfraktur in stationärer Behandlung. Schmerzbedingt verlässt sie das Bett selten. Ihre Muskulatur ist also wenig aktiv. Im Routinelabor findet sich ein Kreatininwert von 1,1 mg/dl. Dies entspricht laut Analyse-System des Labors einer »normalen« Nierenfunktion. Wendet man nun die Schätzformel nach Cockcroft-Gault zur Bestimmung der tatsächlichen Nierenfunktion an, so ergibt sich eine kalkulierte Kretatinin-Clearance von 24 ml/min Dies entspricht einer signifikanten Funktionseinschränkung (Niereninsuffizienz im Stadium 4). Aufgrund dessen ist die Dosierung vieler Medikamente, unter anderen von Analgetika, an die Nierenleistung unbedingt anzupassen, um das Risiko einer Überdosierung zu vermeiden.

2.3.3 Pharmakodynamik

Neben der Pharmakokinetik hat jeder Arzneistoff eine spezifische Pharmakodynamik. Es sind Aspekte wie die Dosis-Wirkung-Beziehung, potentielle Nebenwirkungen, Interaktion bzw. Wechselwirkungen zu beachten.

Eine Vielzahl von bei älteren Patienten eingesetzten Wirkstoffen verursachen auch bei angemessener Dosierung Nebenwirkungen. Häufig beobachtete Nebenwirkungen sind akute Verwirrtheit, Stimmungsstörung (Depression), Exsikkose, Orthostase, erhöhte Sturzneigung, Obstipation, Harninkontinenz oder Appetitlosigkeit – wobei diese auch nebeneinander bestehen können.

Nebenwirkungen (unerwünschte Arzneimittelwirkungen) führen im klinischen Alltag, wenn sie nicht als solche erkannt werden, meist zur Verordnung weiterer Arzneistoffe. Ein Beispiel:

> Ein Patient erhält als Schmerzmittel ein NSAR (Nicht Steroidales Antirheumatikum); in den Folgetagen kommt es zu hypertensiven Blutdruckwerten, dies führt zur Steigerung oder Erweiterung der antihypertensiven Medikation. Alternativ hätte ein Wechsel der Analgetikawirkstoffklasse (Verzicht auf NSAR) den Blutdruck wieder normalisieren können, denn NSAR beeinflussen das Blutdruckverhalten gerade bei Älteren. Ein weiteres Beispiel ist die nicht selten bei der Gabe von Acetylcholinesterasehemmer (Antidementivum) auftretende Dranginkontinenz, die – wenn sie nicht als Nebenwirkung erkannt wird – zur Gabe eines Antycholinergikums führt, was möglicherweise wiederum obstipationsfördernd wirkt und die Gabe von Laxantien nach sich zieht. Folge: Elektrolytverluste über den Stuhlgang und Erfordernis der Elektrolytsubstitution. Alternativ hätte der Wechsel des Antidementivums die dargestellte Kaskade verhindern können.

Wechselwirkungen und Interaktionen können sehr unterschiedlichen Charakter haben. So können sich zwei aufgenommene Wirkstoffe in ihrer Wirksamkeit ergänzen, verstärken oder abschwächen. Derartige Prinzipien werden teils bewusst genutzt, z. B. bei Gabe eines Co-Analgetikums, um die Wirksamkeit des verabreichten Schmerzmittels zu optimieren und die Schmerzwahrnehmung zu reduzieren. Viel häufiger im klinischen Alltag ist jedoch die ungewollte Wirksamkeitsveränderung. Neben der durch Medikamente verursachten Wechselwirkung gibt es auch Wechselwirkungen mit Alkohol, Nikotin oder z. B. Vitamin-C-haltigen Lebensmitteln wie Grapefruitsaft.

Die Abb. 2.14 zeigt die überproportionale Zunahme von möglichen Medikamenteninteraktionen bei Verabreichung von mehr als einem Wirkstoff (▶ Abb. 2.14). Bei fünf Wirkstoffen muss von zehn potentiellen Interaktionen ausgegangen werden, bei der Verdopplung auf zehn Wirkstoffe kommt es bereits zu 45 potentiellen Interaktionen. Im klinischen Alltag kommen daher softwaregestützte Verordnungsmodule mit integriertem Interaktions-Check zum Einsatz, um das Risiko ungewollter Interaktionen und Wechselwirkungen zu minimieren.

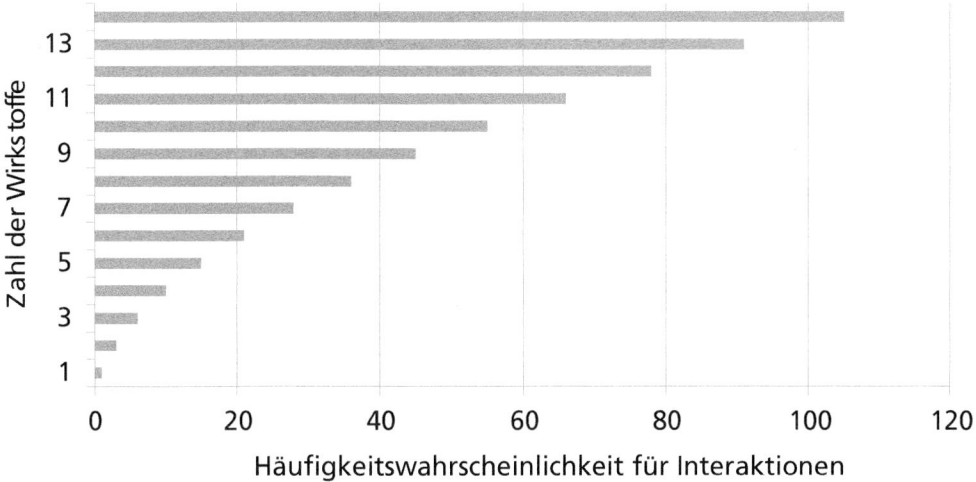

Abb. 2.14: Arzneimittel-Wirkstoff-Interaktionen (eigene Darstellung)

Aufgrund der potentiellen Risiken, die sich aus Wechselwirkungen/Interaktionen von verabreichten Medikamenten ableiten, ist vor jeder Verordnung eines weiteren Wirkstoffes zu prüfen: »Gibt es eine begründete Diagnose, die die Gabe des Medikaments erfordert, oder will ich nur eine Nebenwirkung eines gegebenen Medikamentes beseitigen?«

Pharmazeutische Visiten und Interaktions-Checks sollten heute Bestandteile jeder Polypharmakotherapie sein, um durch die verabreichten Wirkstoffe einen hohen Benefit im Sinne der Wirksamkeit, geringen Nebenwirkungsrate und weniger Wechselwirkungen zu erzielen und so die Sicherheit der Arzneimitteltherapie zu erhöhen.

Die Erfassung aller gegebenen Wirkstoffe, also der hausärztlich oder ergänzend fachärztlich verordneten wie auch der vom Patienten rezeptfrei erworbenen und eingenommen Medikamente sollte in regelmäßigen Abständen überprüft werden. Das Führen eines Medikamentenplanes, der alle Wirkstoffe und Dosierungen beinhaltet, sollte therapeutischer Standard sein. Mit Einführung des Bundesmedikationsplanes zum 1. Oktober 2016 wurde ein Schritt in diese Richtung vollzogen.

2.3.4 Polymedikation

Von Polymedikation wird gesprochen, wenn regelmäßig täglich mehr als fünf Arzneistoffe eingenommen werden. Dies trifft für viele unserer multimorbiden Patienten zu. Eine Real-Daten-Analyse aus dem Jahre 2012 zeigte, dass in der Altersgruppe der über 65-jährigen Patienten bei 41 % mit bis zu zwei, bei 37 % mit drei bis vier und bei 13 % mit mehr als vier Erkrankungen zu rechnen ist. (Siegmund-Schultze 2012)

Von 3.327 hausärztlich betreuten Patienten (Alter 75–89 Jahre) konnten im Beobachtungszeitraum (viereinhalb Jahre) bei knapp 2/3 der Patienten vollständige Datensätze erhoben werden. In dieser Zeit nahm die Zahl verordneter Medikamente pro Patient von 3,3 zu Befragungsbeginn auf 6,2 zu. Die Zahl der Patienten, die zu Beginn der Beobachtung bereits fünf Medikamente erhielten, stieg von 25,8 % auf 65,5 %, die Zahl jener mit mindestens sieben Medikamenten von 9,4 % auf 41,6 %. Maßgebliche Gründe waren Diagnosen wie Diabetes mellitus, koronare Herzkrankheit, Depression, Schlaganfall, Demenz und arterielle Verschlusskrankheit. (Siegmund-Schultze 2012)

Eine Auswertung schwedischer Registerdaten (Morin 2017) der Jahre 2007–2013 der Gruppe der über 65-Jährigen ergab, dass in den zwölf Monaten vor dem Tod, der durchschnittlich im Alter von 84 Jahren eintrat, der Anteil der Patienten mit mehr als zehn verschiedenen rezeptpflichtigen Medikamenten von 30,3 auf 47,2 % zunahm. Die fünf häufigsten Medikamentenklassen im letzten Lebensjahr waren Analgetika (60,8 %), Antithrombotika (53,8 %), Diuretika (53,1 %), Psycholeptika (51,2 %) und Beta-Blocker (41,1 %). Medikamente mit präventiv wirkendem Ansatz, die erst nach mehrjähriger Einnahme ihre Wirksamkeit entfalten, wurden in der Regel nicht abgesetzt. Hierzu zählten laut Studienautoren z. B. Lipidsenker. Die Studienautoren raten daher, im Rahmen einer individualisierten Pharmakotherapie in der letzten Lebensspanne zu bedenken, ob die Lebenserwartung des Patienten länger ist als die Zeit, bis ein Nutzen der Therapie zu erwarten ist, und davon die Therapie abhängig machen.

2.3.5 Unter-/Über-/Fehlmedikation bzw. -dosierung

Leitliniengerechte Pharmakotherapie bei Multimorbidität führt oft zur Polypharmakotherapie. Selbst wenn Wirkstoffe korrekt ausgewählt werden, aber ihre Dosierung unter Beachtung der Kombination mit anderen Wirkstoffen nicht adäquat gewählt wird, kommt es ungewollt zu Unter- oder Überdosierung. Daher sollte bei geriatrischen Patienten in regelmäßigen Abständen, z. B. jährlich oder wenn eine neue medikamentös zu behandelnde Erkrankung hinzukommt, eine Aufstellung aller vom Patienten eingenommenen Medikamente erstellt werden und diese dann in Bezug auf Indikation, Interaktionen und richtige Dosierung überprüft werden. Dabei sollten auch die Compliance und Adhärenz des Patienten ermittelt und bei der Überarbeitung des Medikationsplanes mit bedacht werden.

2.3.6 Compliance und Adhärenz

Compliance (kooperatives Verhalten des Patienten im Rahmen einer Therapie) und Adhärenz (Einhalten der gemeinsam von Patient und Behandler gesetzten Therapieziele) sind neben der korrekten Auswahl und Dosierung eines Arzneistoffes die wichtigsten Eckpfeiler einer guten Pharmakotherapie! Das heißt, einerseits bedarf es der Aufklärung und Beratung, warum und wie ein Medikament einzunehmen ist, andererseits der Klärung, ob der Patient diese Vereinbarung einhalten will bzw. kann. Gerade ältere Patienten mit Einschränkungen z. B. in der Fingerfertigkeit oder Kognition sind schnell überfordert.

Studien belegen, dass die Compliance mit der Zahl verordneter Medikamente dramatisch abnimmt. Die folgende Abbildung veranschaulicht dies (▶ Abb. 2.15). Nehmen 80 % der Patienten *ein* verordnetes Medikament gemäß Medikationsplan ein, so sind es bei *sechs* einzunehmenden Medikamenten nur noch 20 % der Patienten.

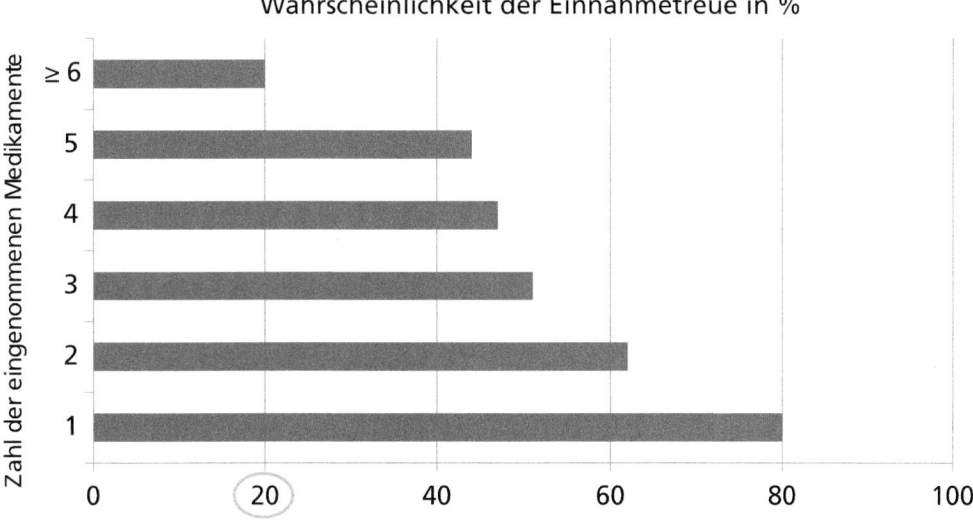

Abb. 2.15: Compliance-Abnahme bei Verordnungen von mehreren Medikamenten (in Anlehnung an Darnell et al. 1986, S. 3)

Die Gründe hierfür sind vielfältig und nicht allein dem Lebensalter geschuldet. Wir führten 2015 eine Befragung unserer aus der Geriatrie entlassenen Patienten durch, um zu erfahren, wie es um die Medikamenteneinnahme in den Tagen nach Entlassung aus dem Krankenhaus bestellt ist. Obwohl alle Patienten über ihre Medikation ärztlich beraten wurden und einen Medikationsplan erhielten, führten im Rahmen des Klinikaufenthaltes veränderte Therapieregime ebenso wie funktionelle und/oder kognitive Einschränkungen dazu, Medikamente nicht in der verordneten Art und Weise einzunehmen. Viele Patienten gaben auf Nachfrage an, dass die Informationsmenge sie überfordert habe.

Hinzu kam, dass ca. ein Drittel der Patienten nicht direkt nach Entlassung seinen behandelnden Hausarzt aufsuchte, obwohl dies so angeraten war. Häufigster Grund hierfür: Es war ihnen zu mühsam, die Praxis aufzusuchen. Somit gibt es am Übergang in die nachstationäre Versorgung ein bedeutsames Risiko für eine unzureichende oder fehlerhafte Medikation. Mit dem seit Oktober 2017 eingeführten Entlassmanagement gibt es nun zwar die Option, Medikamente für bis zu eine Woche im Voraus zu verordnen, dies trägt aber nach ersten Rückmeldungen nicht in dem erhofften Umfang zu einer besseren, also durchgängigen Medikation bei, da es oft an Personen fehlt, die die Verordnung einlösen.

Unser aktuelles Wissen über eine leitliniengerechte Therapie einzelner Erkrankungen, gepaart mit der Bewertung der Pharmakotherapie bei Multimorbidität, führte dazu, dass in den letzten Jahren verschiedene Arzneimittelklassifikationssysteme Einzug in den klinischen

Alltag fanden, um zu prüfen, wie bei notwendiger Polymedikation Wirkstoffe am sinnvollsten ausgewählt und kombiniert werden. Neben der Priscus- und PIM-Liste (PIM = Potentiell Inadäquate Medikation) hat sich die FORTA-Liste (FORTA = *Fit fOR The Aged*) etabliert.

In der FORTA-Liste finden sich in vier Kategorien (A bis D) 273 Substanzen bzw. Substanzklassen für 29 Indikationsbereiche, mit deren Hilfe die Wahl des Wirkstoffes mit geringstem Risiko in der Therapie älterer Patienten vorgenommen werden kann (▶ Tab. 2.4).

Tab. 2.4: Risikoklassen der FORTA-Klassifikation (vgl. FORTA-Liste 2015, S. 6)

Risikoklasse	Merkmale
A	Arzneimittel schon geprüft an älteren Patienten in größeren Studien, Nutzenbewertung eindeutig positiv.
B	Wirksamkeit bei älteren Patienten nachgewiesen, aber Einschränkungen bezüglich Sicherheit und Wirksamkeit.
C	Ungünstige Nutzen-Risiko-Relation für ältere Patienten. Erfordern genaue Beobachtung von Wirkungen und Nebenwirkungen, sind nur ausnahmsweise erfolgreich. Bei > 3 Arzneimitteln gleichzeitig als erste weglassen, Alternativen suchen.
D	Diese Arzneimittel sollten fast immer vermieden werden, Alternativen finden.

2.3.7 Resümee

Neben der Auswahl risikoarmer Wirkstoffe sollte die Therapie immer patientenindividuell erfolgen, d.h. Präferenzen des Patienten und Lebenserwartung ebenso berücksichtigen wie eine adäquate Dosierung, die Beachtung potentieller Interaktionen und Risiken. Bei der Pharmakotherapie der Älteren sollten daher stets folgende Aspekte Beachtung finden:

- Gibt es tatsächlich eine Indikation für das Medikament?
- Ist das Medikament für die Indikation sicher wirksam?
- Erlebt der Patient den möglichen Nutzen noch in Bezug auf die prognostizierte Restlebenszeit?
- Ist die Dosierung korrekt gewählt?
- Sind Einnahmevorschriften korrekt übermittelt und im Alltag umsetzbar?
- Werden Doppelverschreibungen vermieden?
- Ist die Dauer der medikamentösen Therapie adäquat gewählt?
- Führt die Behandlung zu einer verbesserten Lebensqualität?
- Sind ggf. kostengünstigere Therapiealternativen ausgeschöpft?

Eine einschleichende Therapie erweist sich häufig als richtig, nach dem Motto »Start low, go slow, but go.«

2.4 Das multiprofessionelle geriatrische Team

Die Definition geriatrischer Medizin der UEMS (Union Europeénne des Médecins Spécialistes, ▶ Kap. 2.2.1) ist Grundlage jedes Geriatriekonzepts einer geriatrischen Einrichtung. Gemeinsames, zielorientiertes Handeln des multiprofessionellen geriatrischen Teams ist maßgeblich für die interdisziplinäre Arbeitsweise als diagnostizierende, pflegende und therapierende Einheit.

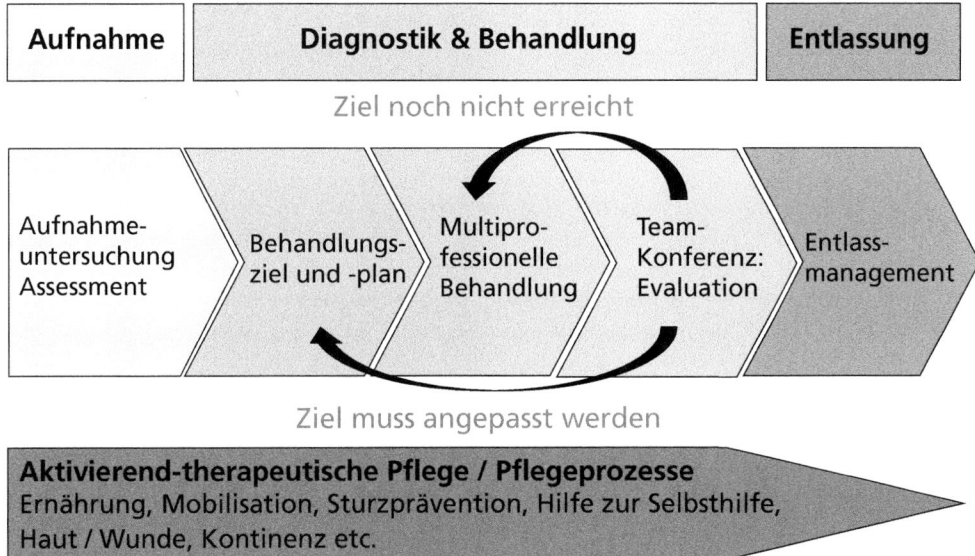

Abb. 2.16: Behandlungsalgorithmus des multiprofessionellen geriatrischen Teams (eigene Darstellung)

Dem multiprofessionellen geriatrischen Team gehören der ärztliche, der pflegerische und die therapeutischen Dienste sowie die Soziale Arbeit an. Unterstützend tätig werden in der Regel Seelsorge, Ernährungsberatung, ehrenamtliche Helfer und Konsilwesen. Die Arbeitsweise des multiprofessionellen Teams ist z. B. im Entgelt-System der DRG in den Prozeduren OPS 8-550 und 8-98.a abgebildet.

Um die Kompetenzen und Ressourcen der Mitglieder des geriatrischen Teams aufeinander abzustimmen, Wissen über funktionelle und gesundheitliche Zustände der Patienten auszutauschen, gemeinsame Behandlungsstrategien festzulegen, den individualisierten Behandlungsplan zu vereinbaren und vor allem den Behandlungseffekt zu evaluieren, bedarf es täglicher Kurz- sowie wöchentlicher Fallbesprechungen.

In den täglichen Kurz-/Frühbesprechungen werden akute Ereignisse und wichtige Erkenntnisse seit dem Vortag kommuniziert sowie Besonderheiten, z. B. anstehende Diagnostik des aktuellen Tages, erörtert. In der wöchentlich stattfindenden Fall-/Teambesprechung werden die festgelegten Behandlungsziele in Bezug auf den Grad der Erreichung evaluiert, ggf. Ziele modifiziert oder neu formuliert und ggf. eine konzeptionelle Anpassung der Behandlungsstrategie (Behandlungsmaßnahmen) festgelegt, die Behandlungsdauer terminiert und sich abzeichnende

Versorgungs- und Hilfebedarfe nach Entlassung schriftlich fixiert. Im Rahmen des Entlassmanagements beantragen die zuständigen Professionen genehmigungspflichtige Leistungen und informieren Versorger der Anschlussversorgung (z. B. Pflegedienst, Pflegeeinrichtung, niedergelassener Arzt, Reha-Klinik). (▶ Abb. 2.16)

2.4.1 Ärztlicher Dienst

Die Behandlungsleitung obliegt stets einem Facharzt (Internist, Neurologe oder Allgemeinmediziner) mit geriatrischer Zusatz-Qualifikation gemäß Weiterbildungsordnung Ärzte (Schwerpunkt, fakultative Weiterbildung Geriatrie, Zusatzweiterbildung Geriatrie).

Er hat die 24/7-Verantwortung für die medizinische Behandlung inklusive Diagnostik, Diagnosestellung, Therapieplanung, Beurteilung des Behandlungsverlaufs und spezifischer Dokumentation inklusive Entlassbrief sowie Medikationsplan (Rahmenvertrag Entlassmanagement 2016). Hinzu kommt die Beratung und Aufklärung von Patient und Angehörigen und die Kommunikation mit Weiterbehandlern.

2.4.2 Pflegerischer Dienst

Im pflegerischen Dienst arbeiten Gesundheits- und Pflegeberufe unterschiedlicher Qualifikationen unter Leitung einer in der Geriatrie qualifizierten Pflegekraft. Der Bundesverband Geriatrie bietet mit dem modularen Curriculum ZERCUR GERIATRIE® eine spezifische Fachweiterbildung an.[19] Bei Nachweis von 180 Stunden ist die Voraussetzung gemäß OPS 8-550 und 8-98a erfüllt. Nach 520 Stunden Weiterbildung und bestandener Prüfung ist der Absolvent bzw. die Absolventin »Fachpflegekraft Aktivierend-therapeutische Pflege Geriatrie« mit umfassender geriatrisch pflegerischer Expertise.

Zu den Tätigkeiten der Pflege gehören die pflegerische Beurteilung des Funktionszustandes der Alltagsaktivitäten, die fortlaufende Krankenbeobachtung, Pflegeplanung und Durchführung von Grund- und Behandlungspflege (alles im Kontext der Aktivierend-therapeutischen Pflege ATP-G) sowie die Beratung und Anleitung Angehöriger.

Aktivierend-therapeutische Pflege[20] geht über Versorgungspflege hinaus, denn Wiedererlangen und/oder Erhalten von Alltagskompetenz steht im Mittelpunkt. Die ATP-G will maßgeblich dazu beitragen, Mobilität, Selbstständigkeit und Teilhabe wiederherzustellen bzw. zu erhalten. Sie ermöglicht dem Patienten, sein Handeln selbst zu erfahren und dadurch motiviert zu werden, mit pflegerischer Unterstützung seine Aktivitäten (wieder) zu erlernen bzw. einzuüben. Sie greift die Arbeit der Therapeuten auf, setzt das Behandlungskonzept fort und gibt Impulse zur Zieldefinition. Sie wird von einem Beziehungsprozess mit zielgerichteten Maßnahmen und trainierenden Aktivitäten mit dem Betroffenen geprägt.

2.4.3 Physiotherapie

Zum Team der Physiotherapie zählen heute Krankengymnasten, Physiotherapeuten und, wenn konzeptionell (siehe OPS 8-98a) sinnvoll, die Berufe Masseur und medizinischer Bademeister.

Zu den Tätigkeiten zählen die funktionelle Befunderhebung und Durchführung von Assessments, um so Ressourcen und Defiziten herauszufinden, die Grundlage einer zielführenden Behandlungsplanung sind. Je nach Krankheit und Funktionseinschränkung kom-

---

19 Kodierhandbuch 2016, S. 248–254; siehe auch: www.bv-geriatrie.de/verbandsarbeit/zercur-geriatrie/ueber-zercur, Zugriff am: 26.01.2018

20 nach: Kodierhandbuch 2016, S. 48

men unterschiedliche, individuell zugeschnittene, passive wie aktive therapeutische Verfahren zur Anwendung. Sie alle verfolgen das Ziel, die Mobilität wiederherzustellen, zu erhalten oder deren Verschlechterung zu verhindern.

Die physikalische Therapie mit manueller Lymphdrainage, Anwendung von Thermoelektro-, Hydro- und Balneotherapie ist häufig eine sinnvoll ergänzende Co-Therapie.

2.4.4 Ergotherapie

In Analogie zur Physiotherapie erfolgt die differenzierte Befunderhebung inklusive Assessment und Behandlungsplanung. Behandlungsschwerpunkte sind alltagsorientierte Fertigkeiten wie Waschen, Kleiden, Haushaltsführung, Selbstversorgungsfähigkeit. Diese gilt es zu fördern, wiederherzustellen, zu erhalten. Hierbei spielen Hilfsmittelberatung, -anpassung, -training, Hausbesuche und Beratungen zur Wohnraumanpassung eine bedeutende Rolle.

2.4.5 Logopädie

Sie umfasst die Bereiche Sprechen, Sprache sowie Kauen und Schlucken. Neben der Typisierung der Sprach-, Sprech- und Stimmstörung erfolgt eine spezifische Therapie der gefundenen Defizite. Selbiges gilt auch für die Diagnostik und Therapie orofazialer Kau- und Schluckstörungen.

2.4.6 Neuropsychologie

Schwerpunkt sind die Diagnostik und Therapie neuropsychologischer Störungen im Bereich Intelligenz, Gedächtnis, Aufmerksamkeit, Raumverarbeitung, Praxie, Problemlösungsfähigkeit und Planungsvermögen. Hierbei kommen auch computergestützte Diagnostik- und Therapieverfahren zum Einsatz. Aber auch Gespräche zur Krankheitsverarbeitung und psychotherapeutische Gespräche gehören zum Tätigkeitsprofil.

2.4.7 Soziale Arbeit

Der Sozialdienst unterstützt maßgeblich die Erfassung der Sozialanamnese. Im Rahmen der Entlassungsplanung führt er Beratungen durch und übernimmt bzw. hilft bei Antragstellungen. Zu seinen Aufgaben diesbezüglich gehören die Themenfelder: Betreuung und Vorsorgevollmachten, Patientenverfügung, ambulante und stationäre Pflege, Anschlussheilbehandlung, Hospiz, Antragstellung nach SGB XII sowie Beratung in Krisensituationen, psychosoziale Gespräche und sozialrechtliche Beratung.

2.4.8 Seelsorge

Die klinische Seelsorge ermöglicht eine, aus Sicht des Patienten, »neutrale« Gesprächsebene. Sie trägt nicht selten maßgeblich zur Krankheitsbewältigung und Krankheitsfolgenverarbeitung bei. In der finalen Pflege unterstützt und begleitet sie und steht Sterbenden und Angehörigen tröstend bei.

Der Stellenschlüssel der Professionen innerhalb der Klinik/Abteilung und ihr Qualifikationsmix sind neben der Schwerpunktsetzung (führende Krankheitsbilder) auch von den Strukturvorgaben z. B. der OPS 8-550/8-98a abhängig. Hinweise zu den Struktur- und Prozessmerkmalen der genannten OPS finden sich in Kapitel 2.2.4 (▶ Kap. 2.2.4). In der geriatrischen Rehabilitation bilden sich die Struktur- und Prozessmerkmale im tagesgleichen Pflegesatz ab.

2.5 Herausforderung in Diagnostik und Therapie – Fallbeispiele

2.5.1 Drei Fallbeispiele

Fall 1 (Fragen ▶ Kap. 2.5.2; Lösungen ▶ Kap. 2.5.3)

Frau K., 79 Jahre alt, lebt mit ihrem Gatten zusammen in einer Drei-Zimmer-Wohnung im zweiten Obergeschoss eines Mehrfamilienhauses. Seit längerem hat sie Mühe beim Gehen und nutzt daher einen Rollator bzw. hält sich an den Möbeln fest (*furniture moving*). Die Wohnung hat sie seit zwei Jahren nicht mehr verlassen, da die Stufen bis zum Fahrstuhl nicht mehr überwunden werden können. Es besteht ein Pflegegrad 3, ein ambulanter Pflegedienst ist nicht tätig. Eine Patientenverfügung existiert.

Anfang Oktober 2017 stürzt die Patientin beim Aufstehen aus dem Sessel auf die rechte Körperseite. Bei Schmerzen im Bereich des rechten Oberarmes wird sie per Rettungswagen ins Krankenhaus eingeliefert. In der Aufnahmeuntersuchung findet sich eine Schwellung des rechten Oberarmes. Im Röntgen stellt sich eine nicht grob dislozierte Humeruskopf-Fraktur rechts dar.

Anhand des Röntgenbefundes erfolgt die Beratung und Aufklärung von Patientin und Ehemann über mögliche Behandlungsoptionen. Beide sprechen sich für einen konservativen Behandlungsansatz aus mit Verweis auf die Begleit- und Vorerkrankungen. Es erfolgt die Versorgung mit einem Armfix zur Ruhigstellung für sechs Wochen. An Vorerkrankungen ist Morbus Parkinson bekannt, aktuell Stadium 3 bis 4 nach Hoehn & Yahr. Sie leide zudem wiederholt an einem Harnwegsinfekt.

Zur Medikation kann die Patientin keine Auskünfte geben, der Ehemann legt einen Medikationsplan vor. Dort notiert sind Clozapin 25 mg 0-0-0-1,5, Memantin 10 mg 1,5-0-0-0, Duloxetin 20 mg 1-0-0-0, Donezepil 5 1-0-0-0, Levodopa/Benserazid 100/25 1-1-1-1 und Levodopa/Benserazid retard 100/25 0-0-0-1. Ein geriatrisches Konsil wird in der ZNA (Zentralen Notaufnahme) veranlasst, darin wird die Übernahme in die Geriatrie zur mobilisierenden Behandlung empfohlen.

Der Morbus Parkinson ist gut eingestellt. Im stationären Verlauf kommt es zu einem Harnwegsinfekt, der nach Antibiogramm saniert wird. Im Verlauf entwickelt die Patientin ein überwiegend antriebsarmes Delir mit Phasen von Desorientiertheit. Die Mobilisation ist aufgrund beidseitiger fortgeschrittener Gonarthrosen mit Bewegungsschmerz erschwert. Vor der geplanten Entlassung kommt es zum erneuten Anstieg der Infektparameter, auskultatorisch und radiologisch linksbasale Pneumonie. Kalkulierte Antibiose anfangs i. v., dann oral über zehn Tage. Der Infekt ist bei Kontrolle saniert.

Das geriatrische Aufnahme-Assessment ergibt folgende Werte: Barthel-Index 10 Punkte, BMI 25 kg/m^2, Norton-Skala 23 Punkte, GDS 5 Punkte, MMSE 18 Punkte, Schmerz auch mit visueller Analogskala schwer verifizierbar, Angaben schwanken zwischen 3 und 8. Timed »Up and Go« nicht durchführbar, Tinetti-Test 3 Punkte.

Anfangs wünscht der Ehemann die Entlassung nach Hause. Nach Beratung mit dem Sohn und Einbindung des Ehemannes in die Versorgung auf Station: Entschluss der Entlassung in die Kurzzeitpflege. Zuletzt wünscht der Ehemann doch die Entlassung nach Hause, wohin die Patientin dann entlassen wird.

Fall 2 (Fragen ▶ Kap. 2.5.2; Lösungen ▶ Kap. 2.5.3)

Hausärztliche Direkteinweisung der 83-jährigen Patientin mit folgender einweisungsbegründender Diagnosekonstellation: Non-Hodgkin-Lymphom seit ca. zehn Jahren, derzeit in Remission, und Fatique-Syndrom zur Abklärung.

Zur Vorgeschichte ist Folgendes zu erfahren: Vor 40 Jahren an Mammakarzinom erkrankt. Vor 20 Jahren Lymphom diagnostiziert, mit Chemotherapie behandelt, im Verlauf Milz entfernt und Strahlentherapie durchgeführt. Ein Staging Anfang des Jahres bei Zustand nach Mamma-Ca und bei Lymphom hätte keinen Hinweis auf ein Rezidiv gezeigt. Vor zehn Jahren Halswirbelkörperfraktur, Versorgung mit Fixateur interne (Stabostheosynthese über vier Wirbelkörper), seither Flexion und Rotation des Kopfes eingeschränkt.

Seit Monaten fühle sie sich überfordert, leide an allgemeiner Schwäche und Antriebsminderung. Sie sei abgeschlagen und kraftlos. Vor ca. drei Monaten erfolgte aufgrund der Beschwerden stationäre Aufnahme in geriatrische Behandlung mit geriatrisch-frührehabilitativer Komplexbehandlung, aus Sicht der Patientin ohne nachhaltigen Effekt. Die Mobilität in der Wohnung sei sukzessive noch schlechter geworden, sodass ihr das Aufstehen aus dem Sitzen zunehmend schwerer falle.

Sie habe immer wieder das Gefühl von Schwindel, Stehen sei daher nur mit Halten ausreichend sicher. In der Wohnung gehe sie per *furniture moving*. Die im ersten Obergeschoss befindliche Wohnung ist barrierefrei erreichbar, der Fahrstuhl kann mit Rollator genutzt werden. Patientenverfügung und Vorsorgevollmacht würden vorliegen.

Auf wiederholte Nachfragen schilderte die Patientin die häusliche Situation wie folgt: Seit längerem bestehe Pflegegrad 2. Hilfe benötige sie seit der Operation an der Halswirbelsäule. Unterstützung beim Waschen und Kleiden erfolge seit über einem Jahr durch ihren Mann. Den Haushalt würde allein ihr Ehemann machen, was ihn seit Wochen überfordert. Die Einbindung eines ambulanten Pflegedienstes wünsche das Ehepaar nicht. Medikation bei Aufnahme: ASS 100 1-0-0, Trazodon 100 1,5-0-1,5, Dekristol 20.000 jeden Sonntag, Alendronsäure 70 jeden Samstag, Dermatop-Creme 2,5 morgens und Prednicarbat-Salbe abends.

Die Patientin wiegt 65 Kilogramm, Körpergröße 155 cm. Sie ist in allen Qualitäten orientiert, eine Sehschwäche ist mit Brille korrigiert, es gibt eine geringe, nicht alltagsrelevante Presbyakusis, das Gebiss ist saniert. Die neurologische Untersuchung ergibt keinen Hinweis auf sensible oder motorische Ausfälle, Eigenreflexe regelhaft, Finger-Nase-Versuch und Armhalteversuch beidseits möglich. Seitneigung, Ante- und Retroversion des Kopfes seit HWS-OP eingeschränkt, bei der linken Schulter sind Elevation und Anteversion eingeschränkt. Übriger Status ist regelhaft. Auch bei schnellem Lagewechsel Liegen-Sitzen-Stand keine Orthostase und kein Schwindel.

Funktioneller Status: Drehen im Bett sowie Aufsetzen/Hinlegen an die Bettkante erfolgt selbständig. Gleichgewicht im Sitzen ist frei und statisch stabil. Aufstehen/Hinsetzen sowie Transfer erfolgt selbstständig. Gleichgewicht im Stand ist stabil und Aktionsradius der Hände adäquat. Gehen ohne Hilfsmittel ist kurzschrittig und leicht unsicher. Gehen am Rollator auf Stationsebene ist sicher, Gehstrecke 30 Meter, dann ist eine Pause nötig bei muskulärer Erschöpfung. Bevorzugte Fortbewegung im Zimmer ist *furniture moving*. Das Assessment bei Aufnahme ergibt: Barthel-Index 70 Punkte, BMI 27 kg/m^2, GDS 8 Punkte, MMSE 26 Punkte, Timed »Up and Go« 35 sec, Tinetti-Test 17 Punkte.

Fall 3 (Fragen ▸ Kap. 2.5.2; Lösungen ▸ Kap. 2.5.3)

Herr H., 82 Jahre, lebt seit dem Tod seiner Ehefrau vor fünf Jahren in einem Einfamilienhaus. Seine Tochter, die im Ausland lebt, hat regelmäßig telefonischen Kontakt zu ihm. Nun ruft sie den Hausarzt des Patienten an, weil ihr in den letzten Telefonaten auffiel, dass ihr Vater relativ wortkarg war und nicht adäquat orientiert schien. Der Hausarzt veranlasst die stationäre Krankenhauseinweisung zur Abklärung. Der Patient wird bei leicht erhöhten Infektparametern internistisch aufgenommen.

In der cerebralen Kernspintomographie gibt es keinen Hinweis auf einen frischen Hirninfarkt oder eine signifikante Mikroangiopathie. Vitalparameter und Diagnostika wie umfassendes Aufnahmelabor, EKG, Langzeit-EKG, Herzecho, Sonographie Abdomen, Röntgen Thorax und Schellong-Test erklären das von der Tochter beschriebene Bild nicht. Die Infektparameter normalisieren sich spontan. Zur weiteren Abklärung erfolgen Konsile beim Neurologen und Geriater.

Übernahme in die Geriatrie. Die Sozialanamnese ergibt: von Beruf Lehrer (Geschichte und Erdkunde), Hobbys Taubenzucht und ausgedehnte Spaziergänge. Da die Versorgung von Haus und Garten ihn unter der Woche über weite Zeit in Anspruch nimmt, habe er wenig Kontakt zu Nachbarn und kaum soziale Kontakte.

Medikamente nimmt er nicht regelmäßig ein. Bei diffusen »Gliederschmerzen« nach Gartenarbeit ab und an Ibuprofen, aber selten länger als drei Tage am Stück und nie mehr als 1.800 mg am Tag. In der körperlichen Untersuchung bei Übernahme fallen eine Verlangsamung des Gangbildes, ein leicht vorgebeugter Oberkörper sowie eine eher leise, tendenziell verwaschene Sprache auf. Das Assessment ergibt: Barthel-Index 80 Punkte, IADL 7 Punkte, GDS 10 Punkte, MMSE 25 Punkte, Timed »Up an Go« 20 Sek., Tinetti-Test 26 Punkte.

Seitens der Physiotherapie wird das Gangbild als gebunden beschrieben, im Romberg-Versuch ist der Stand unsicher ohne spezifische Fallneigung. Einbeinstand und Tandemgang sind nicht durchführbar, der Patient macht Ausweichschritte, um das Gleichgewicht nicht zu verlieren. Die Parkinson-Nurse wird hinzugezogen. Der Sniffin-Test ist nicht wegweisend. Die Neurologen führen den L-Dopa-Test durch – darauf spricht der Patient positiv an. Es erfolgt eine einschleichende Therapie mit L-dopa/Carbidopa, darunter wirkt das Gangbild flüssiger und sicherer.

Der Patient wird in die ambulante geriatrische Rehabilitation entlassen. Dort zeigt sich nach einem motorisch-funktionellen Training beim Abschluss-Assessment ein GDS von 4 Punkten, die Performance-Tests liegen alle im Normalbereich. Der Patient führt seinen Haushalt weiterhin allein, hat sich aber einen Gärtner engagiert und bringt sich nun als »ehrenamtlicher Lotse« bei den Grünen Damen und Herren eines Krankenhauses aktiv ein.

2.5.2 Fragenkatalog zur Herangehensweise des geriatrischen Teams

Aus dem klinischen Alltag heraus und in Anlehnung an den Fragenkatalog des ZER-CUR®-Basiskurses sind die unten aufgeführten Fragen formuliert worden. Sie sollen Anregung und Hilfestellung sein, strukturiert den Fall zu analysieren, Behandlungsfelder zu beschreiben, einen Therapie-/Behandlungsplan zu erstellen sowie sich Gedanken über mögliche Risiken zu machen, die das Behandlungsergebnis beeinflussen könnten.

Jeder vom geriatrischen Team betreute Patient sollte systematisch anamnestiziert, untersucht und/oder befundet werden, um dann auf diese Resultate aufbauend ressourcenorientiert unter Beachtung patientenindividueller funktioneller Einschränkungen und Limitationen den Behandlungsplan zu erstellen. Wichtig ist dabei, dass alle im Team lernen, sich auf ihren Tätigkeitsschwerpunkt zu fokussieren und prägnant und knapp die Sachverhalte in der Fallbesprechung vortragen können. Dies gilt es immer wieder zu trainieren.

1. Beschreiben Sie in Stichworten die gesundheitliche, funktionelle und psychosoziale Situation. Sie sollten zu jeder Dimension mehrere Aussagen notieren.
2. Welche Instrumente zur Objektivierung der Befunderhebung würden Sie – konkret auf den Fall bezogen – einsetzen? Bedenken sie bestehende Begleiterkrankungen und Funktionseinschränkungen.
3. Formulieren Sie in Bezug auf das Fallbeispiel konkrete, überprüfbare (also messbare) Behandlungsziele und begründen sie ihre Auswahl unter Berücksichtigung der individuellen Situation und der Wünsche des Patienten.
4. Welche konkreten Therapien und Maßnahmen sind, bezogen auf die genannten Diagnosen und Fähigkeitsstörungen, durch das interdisziplinäre Team angezeigt?
5. Bezogen auf das Fallbeispiel: Welche realistischen Einflussfaktoren könnten den Therapie- bzw. Behandlungserfolg gefährden?
6. Nennen Sie Maßnahmen, durch die der Behandlungserfolg im konkreten Fall durch das therapeutische Team möglichst nachhaltig gesichert wird.

2.5.3 Lösungen zu den Fallbeispielen

Fall 1: Frau K., 79 Jahre alt

Frage 1: Beschreibung der Situation

- Gesundheitliche Situation: Morbus Parkinson Stadium Höhn & Jahr 3–4 (in der Alltagskompetenz und Mobilität relevant eingeschränkt); Gonarthrose beidseits; Neigung zu Harnwegsinfektionen
- Funktioneller Status: Aufstehen und Gehen auf Wohnungsebene begrenzt bei Gonarthrose beidseits und Morbus Parkinson; in der Wohnung am Rollator mobil oder an Möbeln festhaltend (*furniture moving*); Pflegegrad 3; ob der Ehemann bei der Grundversorgung helfen muss, darüber gibt es keine Aussage (ein Pflegedienst ist nicht eingebunden).
- Psychosoziale Situation: verheiratet; mit Ehegatten in Drei-Zimmer-Wohnung im 2. OG eines Mehrfamilienhauses lebend; Fahrstuhl vorhanden, selbiger wird nicht mehr genutzt, da die Stufen bis zum Fahrstuhl nicht überwunden werden können

Frage 2: Instrumente zur Befunderhebung

- Technische Untersuchungen: Körperliche Untersuchung, Röntgendiagnostik (Frage nach Frakturen); Routine-Labor, Vitalparameter (RR, Puls, Temperatur); EKG
- Assessment, genannt sind mögliche zur Anwendung kommende Verfahren:
  – Screening: Geriatrisches Screening nach Lachs oder fachärztliches geriatrisches Konsil, wenn Patientin nicht direkt in die Geriatrie aufgenommen wird bzw. in der Notaufnahme keine Ersteinschätzung z. B. in Anlehnung an den ISAR (▸ Kap. 2.2.1) erfolgt.
  – Soziale Situation: Sozialerhebung nach Nikolaus, modifizierter hauseigener Erhebungsbogen orientiert an den Anforderungen der OPS 8-550/8-98a
  – Selbsthilfefähigkeit: Barthel-Index nach Hamburger Manual[21] (Itembewertung ausgelegt auf geriatrischen Patienten),

---

21 www.dimdi.de/de/klassi/icd-10-gm/.../hamburger-manual-nov2004.pdf, Zugriff am 20.02.2018

erweiterter Barthel-Index, FIM (Functional Independence Measure), IADL nach Lawton & Brody
- Kognitive Situation: MMSE, DemTect, TFDD
- Emotionale Situation: geriatrische Depressionsskala, Hamilton Depressionsskala
- Mobilität: Berg-Balance Skala, Timed »Up and Go«-Test, Tinetti-Test, Esslinger Transferskala
- Schmerzbeurteilung: Visuelle-analog-Skala oder numerische Skala
- Ernährungssituation: Mini-Nutritional-Assessment (MNA), Nutrional Risk Screening (NRS 2002)

Frage 3: Behandlungsziele

- Bei derzeit funktioneller Einhändigkeit Zahn- und Gesichtspflege selbstständig mit der linken Hand im Sitzen am Waschbecken ausführen können
- Selbständiges Aufsetzen im Bett an die Bettkante
- Aufstehen mit Halten in den statisch sicheren Stand
- Gehen einzelner Schritte am Einhandrollator oder Vierpunktstock in Begleitung (Sicherungsperson), da bereits zuvor Gehen unsicher
- Tagsüber stundenweise im Rollstuhl/Stuhl sitzen
- Mahlzeiten außerhalb des Bettes im Sitzen einnehmen

Frage 4: Therapien

- Medizinisch/ärztlich: angemessene analgetische Therapie, Delirmanagement, bei Pneumonie antibiotische Therapie, Beratung des Ehemannes, der mit der Situation überfordert scheint
- Aktivierend-therapeutische Pflege: selbständige Körperhygiene des Gesichtes und in Teilen des Oberkörpers (Brust, vorderer Rumpf), aktive Mitwirkung beim Kleiden des Oberkörpers, soweit bei anliegendem Armfix möglich, assistives Aufsetzen und Stehen, atemstimulierende Maßnahmen
- Physiotherapie: motorisch funktionelle Behandlung; selbständig mit Halten aufsetzen und aufstehen, Muskelkräftigung für stabile Rumpfaufrichtung sowie Kräftigung der Hüft-Becken-Gluteal-Region für sicheren Stand am Einhandrollator, Erhalt der passiven Gelenkbeweglichkeit im ruhiggestellten rechten Schultergelenk, Erhalt der aktiven Kniegelenksbeweglichkeit bei Arthrose, Erarbeiten eines statischen Gleichgewichtes durch Stimulation und Stand-Balance-Training, Schrittauslösung und Gehen einzelner Schritte am Hilfsmittel, Atemtherapie
- Ergotherapie: Wasch- und Anziehtraining des Oberkörpers in Abstimmung und Zusammenarbeit mit der Aktivierend-therapeutischen Pflege, Einhandtraining der linken Hand, um selbständig mit Gabel bzw. Löffel essen zu können (Patientin ist Rechtshänderin), motorische Kräftigung zur Festigung des Gleichgewichts für Steh- und Gehbemühungen der Physiotherapie. Kognitive Aktivierung bei unzureichender Orientierung. Überprüfen, ob Hilfsmittel zur Erleichterung der Alltagsaktivitäten dauerhaft notwendig sein werden, ggf. diese verordnen
- Logopädie: Bei Parkinson-Erkrankung und Pneumonie im Verlauf sollte ein Schluckassessment erfolgen, um eine Aspiration als Ursache der Pneumonie auszuschließen.

Frage 5: Gefährdung des Behandlungserfolgs

- Bei fehlender Selbstmobilisation (inklusive Mikrobewegungen im Bett) erhöhtes Dekubitusrisiko beim Liegen im Bett
- Delir bedingt unkontrolliertes Entfernen des Oberarm-Casts mit konsekutiver Dislokation der Fragmente.
- Delir als Risiko für erhöhte Mortalität, verlängerten Klinikaufenthalt, verzögerte

Rekonvaleszenz, eingeschränkte Kooperativität im Rahmen der Aktivierend-therapeutischen Pflege und therapeutischen Einzelbehandlung
- Vorerkrankungen (Gonarthrose, Morbus Parkinson) als limitierende Faktoren für eine zielorientierte Mobilisation (im Fall der Patientin kam es zur Aktivierung der Gonarthrose mit heftigen Schmerzen in den Kniegelenken und lokaler Überwärmung), sodass für einige Tage eine rein symptomorientierte Therapie mit antiphlogistischer Therapie und Anwendungen der physikalischen Therapie nötig wurden, bevor wieder Transfer- und Aufstehtraining möglich waren
- Überforderung des Ehegatten, der einerseits keine Hilfe durch einen Pflegedienst wünschte, anderseits im Gespräch seine Belastung gut beschrieb. Die Einbindung eines ambulanten Pflegedienstes war erst im Verlauf für ihn eine Option, nachdem er im begleiteten Training für sich erkannte, dass er die Versorgung nicht gewährleisten kann.
- Unentschlossenheit des Ehepaares in Bezug auf den Entlassort, dies erschwerte die frühzeitige Planung und Sicherstellung der ambulanten Versorgung nach Entlassung

Frage 6: Sicherung des Behandlungserfolgs

- Einbindung eines ambulanten Pflegedienstes zur Sicherstellung der Grundpflege, zur Vermeidung einer Immobilität im Rahmen der häuslichen Versorgung sowie zur Unterstützung und Entlastung des Ehegatten
- Ambulante Physiotherapie motorisch funktionell zwei- bis dreimal pro Woche nach Entfernung des Armfix
- Je nach Bundesland Einweisung (Krankenhausleistung) bzw. Beantragung der Behandlung (Rehabilitationsleistung) in einer geriatrischen Tagesklinik zur multimodalen Komplexbehandlung; alternativ Beantragung einer stationären geriatrischen Rehabilitation ab Freigabe der Aufbelastung des frakturierten rechten Armes, um die Steh- und Gehfähigkeit wie zuvor mit Rollator auf Wohnungsebene zu erreichen
- Bei »Überforderung« der Versorgung im ambulanten Setting käme auch eine Kurzzeitpflege in Betracht, aus der heraus die Behandlung in der Tagesklinik denkbar wäre.
- Ziel sollte die Vermeidung einer dauerhaften Rollstuhlabhängigkeit der Patientin sein.

Fall 2: 83-jährige Patientin

Frage 1: Beschreibung der Situation

- Gesundheitliche Situation: vor 40 Jahren Mammakarzinom; vor 20 Jahren Lymphom diagnostiziert, Chemotherapie erhalten, Milz entfernt und Strahlentherapie gehabt; vor zehn Jahren Halswirbelfraktur, Versorgung mit Fixateur intern; Fatique-Syndrom (Erschöpfungssyndrom) mit subjektiv empfundener allgemeiner Schwäche, Schwindel und Antriebsminderung
- Funktioneller Status: eingeschränkte Halsrotation und Flexion, mit Brille korrigierte Sehschwäche, linke Schulter Elevation und Anteversion eingeschränkt. Gehen in der Wohnung mit Halt an Möbeln
- Bei Klinikaufnahme Lagewechsel und Transfer bis in den Stand selbstständig, Stand statisch stabil, Gangbild ohne Hilfsmittel unsicher, mit Rollator sicher, Gehstrecke 30 Meter, dann muskuläre Erschöpfung; in allen Qualitäten orientiert, BMI normal, keine neurologischen Ausfälle
- Psychosoziale Situation: 83-jährige Patientin, verheiratet, Wohnung, Pflegegrad 2, Ehemann hilft bei grundpflegerischen Tä-

tigkeiten wie Waschen und Kleiden vor allem des Unterkörpers, ambulanter Pflegedienst bisher nicht gewünscht, Ehemann macht seit Jahren den Haushalt allein.

Frage 2: Instrumente zur Befunderhebung

- Der funktionelle Status und die geschilderte Symptomatik haben sich seit Entlassung aus der Geriatrie vor drei Monaten nicht verändert. Daher bedarf es keiner apparativen Diagnostik.
- Im Vordergrund stehen der Hilfebedarf in der Grundversorgung, das Fatigue-Syndrom und, so klingt es aus den Schilderungen der Patientin und ihres Gatten, seine Überforderung, den Haushalt zu führen und sich um seine Frau zu kümmern.
- Wichtig ist es, den Brief der geriatrischen Behandlung aus demselben Jahr zu erhalten und die Untersuchungsbefunde und Assessmentergebnisse bei Entlassung mit denen aktuell bei Aufnahme erhobenen zu vergleichen, um zu erkennen, ob eine Veränderung der funktionellen und/oder emotionalen Performance und Alltagsselbständigkeit eingetreten ist. Dies, um ggf. neue Behandlungsziele zu formulieren.
- Im Fallbeispiel sind schon die Ergebnisse mehrerer Assessments aufgeführt, diese könnten ergänzt werden um:
  - Selbsthilfefähigkeit: IADL, FIM
  - Ernährungsstatus: Mini-Nutritional-Assessment
  - Emotion/Kognition: DemTect, Uhrentest, TFDD und spezialisierte Assessment der Neuropsychologie

Frage 3: Behandlungsziele

- Sicheres, dynamisches Gleichgewicht, d. h. Gehen im Zimmer ohne Hilfsmittel
- Muskuläre Kräftigung zur Erweiterung der Gehstrecke auf 150–200 Meter und Treppensteigen über eine Etage (16–18 Stufen)
- Minderung der subjektiv empfundenen Antriebsschwäche
- Mehr selbständig durchgeführte Grundversorgung, z. B. Körperpflege und Ankleiden zumindest des Oberkörpers
- Es gilt zu prüfen, ob es der stationären geriatrischen Behandlung (Nachweis der Krankenhausbehandlungsbedürftigkeit – sekundäre Fehlbelegung) im Rahmen der OPS 8-550 oder eher einer teilstationären (OPS 9-98a) Behandlung oder der ambulanten Behandlung mit z. B. Physiotherapie bedarf. Formal könnte auch ein Antrag auf stationäre geriatrische Rehabilitation gestellt werden – dies mit der Begründung »Reha vor Pflege«, da sich ein zunehmender pflegerischer Hilfebedarf abzuzeichnen scheint.

Frage 4: Therapien

Behandlungsinhalte unabhängig vom Ort/Umfeld, in dem behandelt wird, könnten sein:

- Bilaterales Arbeiten mit der oberen Extremität, um die funktionell eingeschränkte linke Schulter aktiver in Alltagsprozesse einzubinden
- Muskuläre Kräftigung der Becken-Rumpf-Partie zur Erarbeitung und Festigung des dynamischen Gleichgewichts
- Einsatz des »Vibrosphere« oder »Galileo« zur Stabilisierung des dynamischen Gleichgewichts
- Aktivierend-therapeutisch Pflege: Anleitung zur selbständigen Oberkörper-Versorgung und Intimhygiene sowie Mithilfe bei der Unterkörperversorgung
- Ergotherapie: Anleitung zum Kleiden des Unterkörpers unter Einsatz von Hilfsmitteln, z. B. Greifzange, Strumpfanziehhilfe, Versorgung mit elastischen Schuhbändern, um das Schuhwerk nicht jedes Mal binden zu müssen. Aber auch Haushalts-

und Küchentraining mit Arbeiten im Stand wären denkbar, um der Patientin mehr Selbstvertrauen zu schenken.
- Physiotherapie: Muskelkräftigung, Stand- und Balance-Training, Gangschulung zur Steigerung der kardiopulmonalen Belastbarkeit und Anregung des Stoffwechsels zur Förderung der Ausdauerleistung, unterstützend MOTOMed®-Training
- Neuropsychologie: Gespräche zur Verarbeitung der gesundheitlichen Situation und Lebenssituation. Psychotherapeutische Gespräche bei Abgeschlagenheit, Kraftlosigkeit und depressiver Symptomatik

Frage 5: Gefährdung des Behandlungserfolgs

- Fehlende Motivation der Patientin, da sie durch die seit längerem gewohnte und verinnerlichte Inanspruchnahme der Hilfe seitens des Ehemannes für sich keinen Änderungsbedarf sieht. Es sei auf den fehlenden nachhaltigen Effekt der drei Monate zurückliegenden stationären geriatrisch frührehabilitativen Komplexbehandlung verwiesen.
- Sturz bei Eigenmobilisation durch Überforderung oder Überschätzung der motorischen Fähigkeiten
- Aus Angst vor Schwindel und Sturz mobilisiert sich die Patientin nicht.
- Erwartungen der Patientin, die unrealistisch sind in Bezug auf Therapieziele, z. B. Verbesserung der Beweglichkeit im Bereich der Halswirbelsäule
- Anhaltend ablehnende Einstellung gegenüber unterstützenden Leistungen, z. B. Einbindung eines ambulanten Pflegedienstes für grundpflegerische Leistung und/oder Hauswirtschaftliche Hilfe
- Weitere Verschlechterung der Stimmungslage der Patientin
- Ausfall der Hilfe und Unterstützung des Ehemannes durch Erkrankung desselben

Frage 6: Sicherung des Behandlungserfolgs

- Umzug des Ehepaares ins Betreute Wohnen, um bei potentiell zu erwartender weiterer funktioneller Verschlechterung der Patientin dort Hilfe in Anspruch nehmen zu können
- Einbinden eines ambulanten Pflegedienstes (Grundpflege) und Hauswirtschaftliche Hilfe (Unterstützung in der Haushaltsführung)

Fall 3: Herr H., 82 Jahre alt

Frage 1: Beschreibung der Situation

- Gesundheitliche Situation: Nach körperlicher Aktivität immer wieder »Gliederschmerzen«. Weitere Krankheiten sind nicht erwähnt.
- Funktioneller Status: Selbständig und körperlich aktiv. Laut Tochter neu aufgetretene Orientierungsstörung, verändertes Sprachbild. In der körperlichen Untersuchung im Krankenhaus statisches und dynamisches Gleichgewicht gemindert, auffälliges Gangbild
- Psychosoziale Situation: Pensionierter Lehrer, Hobbys sind Taubenzucht und ausgedehnte Spaziergänge. Seit fünf Jahren verwitwet, seither allein in Einfamilienhaus lebend. Zur Tochter guten und regelmäßigen telefonischen Kontakt, da diese im Ausland lebt

Frage 2: Instrumente zur Befunderhebung

- CCT und/oder besser MRT Neurocranium zur Abklärung der Gangstörung und kognitiven Veränderungen. Frage nach Hirninfarkt, Mikroangiopathie, Hirnvolumenminderung, Hirntumor
- Weitere apparative Abklärung bei v. a. neurodegenerativer Erkrankung mittels:

Routinelabor plus TSH, fT3, fT4, TPHA; EKG, LZ-EKG, LZ-RR, Herzecho, Röntgen-Thorax, EEG, Duplex-Sonografie Hirnarterien (extra- und intrakraniell), neurologisches Konsil, Sniffin-Test (Riechtest), Beurteilung durch Parkinson-Nurse, ggf. L-Dopa-Test
- Physio- und ergotherapeutischer Befund in Bezug auf motorische und kognitive Performance
- Neben den schon genannten Assessments können/sollten ergänzend erhoben werden:
  - Selbsthilfefähigkeit: Erweiterter Barthel-Index, FIM, IADL, Geld-Zählen-Test
  - Emotion/Kognition: TFDD, DemTect, Uhrentest, CERAD
  - Ernährung: Mini-Nutritional-Assessment
  - Mobilität: Einbeinstand, Tandemstand und -gang, Chair-Rising-Test
  - Schmerz: Numerische Schmerzskala
  - Lebensqualität: Nürnberger Lebensqualitätsfragebogen

Frage 3: Behandlungsziele

- Abklärung der Gangstörung und neu aufgetretenen kognitiven Einschränkungen
- Abklärung der »Gliederschmerzen« nach körperlicher Aktivität
- Beratung und ggf. Anbahnung sozialer Kontakte, Aktivitäten, um bei Singularisierung einer Vereinsamung entgegenzuwirken

Frage 4: Therapien

- Eine stationäre geriatrisch-frührehabilitative Komplexbehandlung ist bei sicherem Gangbild, Selbständigkeit in den Alltags- und instrumentellen Alltagsaktivitäten nicht angezeigt.
- Beantragen einer ambulanten geriatrischen Rehabilitation denkbar, alternativ Physiotherapie auf neurophysiologischer Grundlage, anfangs zweimal und dann mittelfristig einmal pro Woche zur Anleitung und Supervision eines selbständigen Trainings nach dem LSVT®-BIG-Konzept

Frage 5: Gefährdung des Behandlungserfolgs

- Der Patient fällt zu Hause in sein altes »Tagesmuster« zurück, da ihm Haus, Hof und Taubenzucht wichtig sind.
- Zunehmende Überforderung in der Versorgung von Haus und Garten
- Beides mit dem Resultat, die sinnvollerweise täglich zu absolvierenden Übungen der »großen Bewegungen« zu vernachlässigen, die aber bei Morbus Parkinson neben der medikamentösen Therapie eine wesentliche Therapiesäule darstellen.

Frage 6: Sicherung des Behandlungserfolgs

- Einbinden der Tochter, um ihren Vater ggf. zu motivieren und vor allem verbal zu unterstützen
- Wie vom Patienten veranlasst: Hilfe für den Garten, ggf. mittelfristig auch im Haushalt
- Knüpfen sozialer Kontakte für gesellige Gemeinschaftsaktivitäten zum Erhalt der motorischen Performance und kognitiven Anregung, um so indirekt der Stimmungsstörung entgegenzuwirken
- Patient hat das Ehrenamt für sich entdeckt, dies ist mit sozialen Kontakten vergesellschaftet.
- Aufsuchen und Mitwirken in einer Parkinson-Selbsthilfegruppe
- Bei anhaltend erhöhtem Score in der GDS (Geriatrische Depressionsskala) Einsatz eines Antidepressivums, am ehesten aus der Klasse der SSRI (z. B. Cipramil, Cipralex), NaSSA (Remergil) oder SNRI (Cymbalta, Trevilor)

Literatur

AGAST – Arbeitsgruppe Geriatrisches Assessment (Hrsg.) (1997) Geriatrisches Basisassessment. Handlungsanleitungen für die Praxis. 2. akt. Aufl. München: MMV (zu den Fundstellen auch: www.geriatrie-drg.de/dkger/main/agast.html, Zugriff am 30.01.2018)

Baudisch A (2005) Hamilton's indicators of the force of selection. PNAS, 102, S. 8263–8268

Benzinger P, Eidam A, Bauer JM (2021) Klinische Bedeutung der Erfassung von Frailty. Zeitschrift für Gerontologie und Geriatrie, 54, S. 285–296, https://doi.org/10.1007/s00391-021-01873-z

Begutachtungsrichtlinie Vorsorge und Rehabilitation des GKV-SV & MDS; 10/2005, zuletzt aktualisiert 7/2016 (www.mds-ev.de/fileadmin/dokumente/Publikationen/GKV/Begutachtungsgrundlagen_GKV/Begutachtungsrichtlinie_Vorsorge_Reha.PDF, Download am 27.09.2017)

Bundesinstitut für Bevölkerungsforschung (Hrsg.) (2016) Bevölkerungsentwicklung 2016. Daten, Fakten, Trends zum demografischen Wandel (https://www.bib.bund.de/Publikation/2016/pdf/Bevoelkerungsentwicklung-2016-Daten-Fakten-Trends-zum-demografischen-Wandel.pdf?__blob=publicationFile&v=3, Zugriff am 16.03.2018)

Bundesministerium für Familie, Senioren, Frauen und Jugend (BMBF) (2010) (Hrsg.) Altersbilder in der Gesellschaft. 6. Altenbericht der Bundesregierung. Berlin/Bonn

Bundesverband Geriatrie (Hrsg.) (2016) Kodierhandbuch Geriatrie 2016. Münster: Schüling

Consens Statement 1987: Geriatric Assessment Methods for Clinical Decision making. NIH Consens Statement 1987 Oct 19-21, 6(13), S. 1–21. Die NIH sind die US-amerikanischen National Institutes of Health.

Darnell JC, Murray MD, Martz BL, Weinberger M (1986) Medication Use By Ambulatory Elderly. An In-Home Survey; J.Am.Ger.Soc, 34, S. 1–4

Deutsches Institut für Medizinische Dokumentation und Information (DIMDI) (Hrsg.) (2005). *ICF. Internationale Klassifikation der Funktionsfähigkeit, Behinderung und Gesundheit.* Neu-Isenburg: MMI. © WHO, Genf, 2005.

DKG (2016) Rahmenvertrag über ein Entlassmanagement beim Übergang in die Versorgung nach Krankenhausbehandlung nach § 39 Abs. 1a S. 9 SGB V (www.dkgev.de/dkg.php/cat/49/aid/16491/title/Rahmenvertrag_ueber_ein_Entlassmanagement_beim_UEbergang_in_die_Versorgung_nach_Krankenhausbehandlung_nach___39_Abs._1a_S._9_SGB_V, Zugriff am 26.01.2018)

FORTA-Liste 2015: Pazan F, Weiß Ch, Wehling M (2015) FORTA-Liste 2015. Medizinische Fakultät Mannheim, Universität Heidelberg (www.umm.uni-heidelberg.de/ag/forta/FORTA_Liste_2015_deutsche_Version.pdf, 15.02.2018)

Füsgen, Laborbefunde in der Geriatrie, Geriatrie Praxis, 1-2/95, S. 28–32

Gesundheit im Alter (1998) Texte und Materialien der Bundesärztekammer zur Fortbildung und Weiterbildung, Bd. 19. Köln

Glaser BG & Strauss AL (1971) Status Passage. New York 2011 (zuerst 1971)

Hamburger Einstufungsmanual zum Barthel-Index (www.dimdi.de/static/de/klassi/icd-10-gm/systematik/hamburger-manual-nov2004.pdf, 20.12.2017)

Hoehn M & Yahr M (1967) »Parkinsonism: onset, progression and mortality«. Neurology, 17(5), S. 427–42

Hoffnung für alle, Die Bibel, Trend Edition Gebundene Ausgabe – 2002

Institut der deutschen Wirtschaft Köln e. V. Deutschland in Zahlen (2017) Demografie in Deutschland (https://www.deutschlandinzahlen.de/tab/deutschland/demografie, Zugriff am: 01.11.17)

Krupp S (2017) Geriatrisches Assessment. In: Willkomm M (Hrsg.) Praktische Geriatrie. Klinik-Diagnostik-interdisziplinäre Therapie. Stuttgart: Thieme, S. 24 ff.

Lachs M S et al. (1990) A Simple Procedure for General Screening for Functional Disability in Elderly Patients. Ann Intern Med., 112(9), S. 699–706

Lehr U (1987) Der ältere Patient in der ärztlichen Praxis. In: Meyer-Ruge W (Hrsg.) Der ältere Patient in der Allgemeinpraxis. Basel: Karger, S. 1–58

Lübcke N (2008) Identifikation geriatrischer Patienten mittels GKV-Routinedaten. Konzeptionelle Überlegungen und Vorschläge des KCG (Kompetenzzentrum Geriatrie beim MDK Nord) (https://kcgeriatrie.de/Info-Service_Geriatrie/Documents/2008_luebke_hamburg.pdf, Zugriff 16.03.2018)

Masaro EJ (1981) Handbook of Physiology of Aging. Hoboken: John Wiley & Sons

Mayer KU & Baltes PB (Hrsg.) (1996) Die Berliner Altersstudie. Berlin: Akademie

Morin L et al. (2017) Choosing Wisely? Measuring the Burden of Medications in Older Adults near the End of Life: Nationwide, Longitudinal Cohort Study. Am J MEd, 130, S. 927–936. Zusammenfassung in: Geriatrie-Report, 12(3), S. 14

Op het Veld L (2015) Fried phenotype of frailty: cross-sectional comparison of three frailty stages on various health domains. BMC Geriatrics, 15, S. 77

Rahmenvertrag über ein Entlassmanagement beim Übergang in die Versorgung nach Krankenhausbehandlung nach § 39 Abs. 1a S. 9 SGB V (2016) und Änderungsvereinbarung (2017)

(www.gkv-spitzenverband.de/krankenversicherung/krankenhaeuser/entlassmanagement/entlassmanagement.jsp, Zugriff am 08.12.2017)

Richtlinie des gemeinsamen Bundesausschusses über Leistungen zur medizinischen Rehabilitation (https://www.g-ba.de/downloads/62-492-2842/Reha-RL_2021-12-16_iK-2022-07-01.pdf, Zugriff am 06.07.2022)

Sachverständigenrat für die Konzertierte Aktion im Gesundheitswesen (2001) Gutachten »Bedarfsgerechtigkeit und Wirtschaftlichkeit«. Band 1

Shay JW & Woodring EW (2000) Hayflick, his limit, and cellular ageing. Nature Reviews Molecular Cell Biology, 1, S. 72–76

Sieber CC (2009) Frailty; Ein geriatrisches Syndrom im Fokus der Ernährungsmedizin. Akt. Ernähr Med, 34, S. 69–73

Siegmund-Schultze N (2012) Polypharmakotherapie im Alter. Dtsch Ärztebl, 109(9), S. A-418/B-360/C-356

Sozialgesetzbuch (SGB): www.sozialgesetzbuch-sgb.de, Zugriff am 11.07.2022

Steinhagen-Thiessen E (Hrsg.) (1998) Das geriatrische Assessment. Robert-Bosch-Stiftung: Materialien und Berichte, Band 48. Stuttgart: Schattauer

von Renteln-Kruse W (2004) Medizin des Alterns und des alten Menschen. Heidelberg: Steinkopff

Wehling M & Burkhardt H (2011) Arzneitherapie für Ältere. Berlin/Heidelberg: Springer

ZERCUR GERIATRIE®: www.bv-geriatrie.de/verbandsarbeit/zercur-geriatrie/ueber-zercur, Zugriff am 26.01.2018

Zwaan BJ (1999) The evolutionary genetics of ageing and longevity. Heredity, 82, S. 589–597

Internetquellen

dkg (BAR): www.bar-frankfurt.de/publikationen/icf-praxisleitfaeden, Zugriff am 11.07.2022

Deutsche Krankenhausgesellschaft (DKG): www.dkgev.de, Zugriff am 11.07.2022

ICD 10: https://www.bfarm.de/DE/Kodiersysteme/Klassifikationen/ICD/ICD-10-GM/_node.html, Zugriff am 11.07.2022

OPS: https://www.bfarm.de/DE/Kodiersysteme/Klassifikationen/OPS-ICHI/OPS/_node.html, Zugriff am 11.07.2022

Institut für das Entgeltwesen im Krankenhaus (InEK): www.g-drg.de/Das_Institut, Zugriff am 11.07.2022

Medizinischer Dienst (MDK): https://www.medizinischerdienst.de/, Zugriff am 11.07.2022

ICF: Verband der Ersatzkassen (vdek): www.vdek.com/vertragspartner/vorsorge-rehabilitation/icf.html, Zugriff am 11.07.2022

Literatur zum ISAR

Thiem U (2013) Frühzeitige Identifikation des geriatrischen Patienten: ISAR als Beispiel eines Screeningsinstrumentes. Vortrag auf dem 22. Reha-Kolloquium »Teilhabe 2.0 –Reha neu denken?«, in Mainz 2013. Das Symposium wurde vom Bundesverbands Geriatrie veranstaltet; www.bv-geriatrie.de/images/INHALTE/Publikationen/130306_Thiem_ISAR.pdf; Zugriff am 14.03.2018

Der ISAR-Score findet sich so und ähnlich in vielen frei zugänglichen Versionen im Internet.

3 Gesundheitsförderung und Prävention im Alter – das Beispiel Albertinen Haus Hamburg

Ulrike Dapp

3.1 Einleitung

»Die Nutzung von Potenzialen im Alter ist die zentrale Komponente aller Therapiekonzepte.« (Prof. Dr. Hans Peter Meier-Baumgartner)

Die Weltgesundheitsorganisation (WHO) warnt angesichts steigender Lebenserwartung (Statistisches Bundesamt 2019) vor wachsendem Versorgungsbedarf in späten Lebensjahren, wenn nicht frühzeitig und wirksam einer Behinderung aufgrund funktionaler Verluste im höheren Lebensalter entgegengewirkt wird (WHO 2015). Eine zentrale altersmedizinische Frage ist, ob und wie funktionale Kompetenz im Alter (WHO 2015) gefördert und möglichst lange erhalten werden kann, um so die Entwicklung von Morbidität und Pflegebedürftigkeit zu verzögern oder zu verhindern. In dieser Hinsicht ist Gebrechlichkeit (Frailty) die ungünstigste Form des Alterns, denn die Kumulation krankmachender Einflüsse beeinträchtigt die funktionale Gesundheit, beschleunigt den funktionalen Abbau und führt zu erhöhter Vulnerabilität bis hin zu Pflegebedürftigkeit und Tod. Hinzu kommt, dass funktionale Kompetenz sich nicht über das kalendarische Alter bestimmen lässt, da u. a. Übergänge zwischen den Funktionsstadien reversibel zu sein scheinen (Fried et al. 2001, Clegg et al. 2013, Morley et al. 2013).

Ausgehend von dem Verständnis, dass Maßnahmen der Gesundheitsförderung und Prävention in jedem Alter wirksame Strategien sind, um die Gesundheitspotenziale der Bevölkerung zu fördern, Neuentstehung von Krankheit zu verhindern und langfristig schwerwiegende Pflegebedürftigkeit zu vermeiden oder hinauszuzögern, wurden von der Forschungsabteilung am Albertinen Haus unterschiedliche Ansätze der Gesundheitsförderung und Prävention bei älteren Menschen konzipiert und evaluiert. Dies geschieht seit über 20 Jahren im Rahmen der Longitudinalen Urbanen Cohorten-Alters-Studie (LUCAS). Besonderes Augenmerk liegt hierbei auf der Definition geeigneter Zielgruppen, möglicher Zugangswege zur Intervention sowie der Akzeptanz und Effektivität unterschiedlicher gesundheitsfördernder und präventiver Maßnahmen in dieser repräsentativen Gruppe von über 3.300 initial selbstständig lebenden älteren Menschen in Hamburg (Dapp et al. 2018).

Fallbeispiel

Frau L., heute 85 Jahre alt, nimmt seit 20 Jahren an der LUCAS-Langzeitstudie in Hamburg teil. Zu Studienbeginn war sie 65-jährig, verwitwet, zwei Kinder, ein Enkel, vollberufstätige Meisterin ihres Handwerkbetriebs mit ehrenamtlichem Engagement in der Innung der Handwerkskammer. Sie wohnte damals bereits 30 Jahre zentrumsnah in einer 4-Zimmer Wohnung im 4. Stock ohne Fahrstuhl, nutzte regelmäßig ihr Auto für die Fahrt zur Arbeit, zu Kunden und zu Innungs-Terminen (Verbandsarbeit, Messen).

An den Wochenenden holte sie ihre Mutter zu sich, um die Freizeit gemeinsam zu gestalten mit (Auto-)Ausflügen, Kochen, Sticken, Nähen und Fernsehen. In allen LUCAS-Erhebungswellen bis einschließlich 2013 zeigte sie eine hohe Mobilität und funktionale Kompetenz (Status »Robust« gem. LUCAS Funktions-Index). 2013 verstarb die Mutter (hundertjährig), der Handwerkbetrieb und das Auto wurden verkauft und Frau L. zog an den Stadtrand ins Grüne in eine 2-Zimmer Wohnung im 2. Stock ohne Fahrstuhl.

2015 zeigten sich im LUCAS Funktions-Index erste Funktionsverschlechterungen (Status »postRobust«) aufgrund abnehmender Reserven (u. a. Aufgabe des Ehrenamts, nicht mehr täglich außer Haus unterwegs) und erste funktionale Risiken (ungewollte Gewichtsabnahme, Sturz im letzten Jahr). 2017 zeigte sich im LUCAS Funktions-Index der Status »Frail« aufgrund einer ausgeprägten Alltagsverschlechterung. Frau L. hatte die Art und Weise geändert, mit der sie Treppen lief (langsamer und nur noch am Geländer), Rolltreppen, Busse und Bahnen mied sie zwischenzeitlich und in das Boot ihres Sohnes konnte sie für Ausflüge auf der Elbe nicht mehr ein- und aussteigen (Gang- und Standunsicherheit). Frau L. war bereits mehrfach gestürzt (das letzte Mal musste ein Unterarmbruch in der Notaufnahme konservativ versorgt werden) und sie hatte weiter deutlich unbeabsichtigt an Gewicht verloren (freute sich aber, dass dies so einfach ging und sie nun einen BMI im unteren Normbereich hatte). Aufgrund der Funktionsverschlechterungen wurde Frau L. in die Mobilitäts-Ambulanz am Albertinen einbestellt.

Das ganzheitlich gerontologisch-geriatrische Assessment bestätigte die beginnende Mobilitätseinschränkung und das erhöhte Sturzrisiko. In den Performance-Testungen zeigten sich Hinweise auf eine mangelnde posturale Kontrolle und Balance aufgrund einer peripheren Gangunsicherheit. Das Gangbild war – bei instabilem Kniegelenk nach Sturz auf Rolltreppe und resultierender Schonhaltung – linksbetont bei erhöhter Schrittlängenvariabilität und von Spurabweichungen gekennzeichnet. Die selbstgewählte Ganggeschwindigkeit war noch im Normbereich (wichtig u. a. für das Überqueren von Straßen während der Grünphase). Bei der Testung der Interaktion von Lokomotion und Kognition (Dual Task Test), d. h. Gehen bei gleichzeitiger kognitiver Anforderung (Subtraktionsaufgaben), erhöhten sich alle Parameter der Gangvariabilität und damit das Sturzrisiko als Hinweis auf eine Abnahme kognitiver Reserven.

Die Bioimpedanzanalyse zur Berechnung des Skelettmuskelmasseindex ergab eine beginnende Sarkopenie (Muskelkraftverlust). Frau L. wurde Physiotherapie zur optimalen Kräftigung und Führung der Kniescheibe, begleitet mit Gangschulung zur ausgewogenen Übernahme des Körpergewichts auf beide Beine in Stand und Gang empfohlen. Nach Stabilisierung sollte ein gezieltes funktionales Training zur Kräftigung und Abbau der Schonhaltung sowie Prävention vor resultierenden Beschwerden des Halteapparates (Rückenschmerzen) und der weiteren Zunahme der Sarkopenie aufgenommen werden sowie gleichzeitig ein ganzheitliches Gruppentraining zur Förderung der koordinativen Aspekte (körperlich und kognitiv) und der Balance. Zur Kontrolle des ungewollten Gewichtsverlusts wurde die Rücksprache mit dem Hausarzt zur Überprüfung der Schilddrüsenfunktion empfohlen. Zur Förderung der Eiweißaufnahme bei bekannter Sarkopenie wurde ein entsprechender Kochkurs an der Volkshochschule empfohlen. Dort könnte auch ein Kurs belegt werden zur Förderung der Kognition wie z. B. ein Dänisch-Sprachkurs, was Frau L. immer schon für ihren Ruhestand geplant hatte.

Seit 2017 haben sich die funktionale Kompetenz von Frau L. und damit auch ihre Lebensfreude wieder stark verbessert. Nach Abklärung einer Schilddrüsenüberfunktion, die medikamentös eingestellt wurde, erfolgte keine weitere Gewichtsreduktion. Frau L. ließ sich ihr Gebiss sanieren, sodass sie wieder gerne Fleisch isst, heute auf eine eiweißreiche Ernährung achtet (Milchprodukte, Fisch, Hülsenfrüchte, Nüsse) und sich gerne entsprechend kreativ bekocht. Nach erfolgreicher krankengymnastischer Behandlung nimmt sie mit viel Spaß jede Woche an drei unterschiedlichen Trainings-Kursen zur langfristigen Förderung von Kraft, Koordination und Balance teil: Therapeutisches Krafttraining an Geräten, körperliches und kognitives Gruppentraining »Fit und Geschickt« und Reha-Sport. Besonders genießt sie den persönlichen Austausch mit den anderen Kursteilnehmern nach dem gemeinsamen Training. Auch der eine oder andere Geburtstag wird dann zusammen gefeiert. Überhaupt ist Frau L. wieder fast täglich außer Haus unterwegs, die Treppe in den 2. Stock stellt kein Problem mehr dar und Bus und Bahn nutzt sie wie selbstverständlich, auch um zu ihren Kursen in Hamburg zu fahren. Auch fällt es ihr wieder viel leichter, sich komplizierte Stickmuster zu merken, sodass die Freude am Sticken zurückkam. Der Dänisch-Kurs muss weiter warten, dafür bietet sie im Bürgerzentrum ihres Stadtteils einen Stickkurs für Anfänger an, denn der Bingo-Kurs bei Kaffee und Kuchen im Seniorentreff war ihr dann doch zu langweilig. Der LUCAS Funktions-Index im Jahr 2019 bestätigte diese verhaltenspräventiven Erfolge von Frau L. mit dem Status »Robust«. Das Jahr 2020 war geprägt von Covid-19 bedingten Einschränkungen, die ein monatelanges Pausieren von Freizeit- und Bewegungskursen zur Folge hatten, sowie von der unterschwelligen Sorge, sich anzustecken, solange kein vollständiger Impfschutz möglich war. Frau L. bewegte sich während der Lockdowns alleine an der frischen Luft. Trotzdem freute sie sich, als ihre Kurse mit strengen Hygienekonzepten und vollständig geimpften Teilnehmenden fortgesetzt werden konnten. In der Gruppe macht es doch mehr Spaß und motiviert zur regelmäßigen Teilnahme. Gemäß der LUCAS-Befragung Ende 2021 konnte Frau L. den Status »Robust« trotz der Covid-19-Pandemie halten.

3.2 Definition von Gesundheitsförderung und Prävention

Sowohl der krankheitsorientierte Ansatz der Prävention (Pathogenese: Was macht krank?) als auch der ressourcenorientiere Ansatz der Gesundheitsförderung (Salutogenese: Was hält gesund?) zielen – wenn auch aus unterschiedlichen Blickwinkeln und unter Nutzung verschiedener Strategien – auf die verbesserte Gesundheit des Einzelnen sowie der Bevölkerung und sollten als einander ergänzend betrachtet werden. Präventive Strategien können sich zwar in manchen Feldern darauf beschränken, Gesundheitsbelastungen zu reduzieren (z. B. durch Nichtraucherschutzgesetz, AIDS-Kampagne, COVID-19-Schutzimpfung). Meist wird es jedoch auch darauf ankommen, zugleich die gesundheitsdienlichen Ressourcen der betroffenen Individuen bzw. der Zielgruppen zu fördern (z. B. durch Information, Bildung, Motivation). Diese Stärkung bzw. Vermehrung von Ressourcen entspricht dem Ansatz der Gesundheitsförderung (SVR 2001). Gemäß der von der Weltgesundheitsorganisation 1986 verabschiedeten Ottawa Charta zielt Gesundheitsförderung auf einen Prozess, allen

Tab. 3.1: Definition des Begriffs »Prävention« (eigene Zusammenstellung auf Basis von Laaser et al. 1993; Franzkowiak & Sabo 1998; Sachverständigenrat für die Konzertierte Aktion im Gesundheitswesen 2001; Dapp 2009)

Kategorie	Gesundheitsförderung	Primärprävention	Sekundärprävention	Tertiärprävention
Synonyma	Primordial	Prävention	Kuration	Rehabilitation
Ansatz	Stärkung der eigenen Reserven (Empowerment)	Risikoreduktion *vor* Einsetzen der Erkrankung	Erkennung und Behandlung im Krankheitsfrühstadium	Wiederherstellung *nach* Einsetzen der Erkrankung
Zielgruppe	Gesunde, funktional Kompetente	Risikoträger	Akutmedizinische Patienten	Chronisch Kranke, Gebrechliche
Definition gem. Laaser et al. 1993; Franzkowiak & Sabo 1998; Sachverständigenrat für die Konzertierte Aktion im Gesundheitswesen 2001	• Gesundheitsförderung zielt auf einen Prozess, allen Menschen ein höheres Maß an Selbstbestimmung über ihre Gesundheit zu ermöglichen und sie damit zur Stärkung ihrer Gesundheit zu befähigen. • Gesundheitsförderung steht für ein positives Konzept des alltäglichen Lebens, das in gleicher Weise die Bedeutung sozialer und individueller Ressourcen für die Gesundheit betont wie die körperlichen Fähigkeiten.	• Umfasst alle spezifischen Aktivitäten zum Erhalt der Gesundheit vor Eintritt einer messbaren biologischen Schädigung durch Verringerung der Krankheitsanfälligkeit oder Erhöhen der allgemeinen Widerstandskraft. • Gesundheitspolitisches Ziel ist, die Inzidenzrate (Neuauftreten) einer Erkrankung in einer Population (z. B. durch Impfungen) oder die Eintrittswahrscheinlichkeit bei einem Individuum zu senken.	• Umfasst alle Maßnahmen zur Erkennung klinisch symptomloser Krankheitsfrühstadien, von Gesundheitsgefährdungen und Erkrankungen mit dem Ziel der erfolgreichen Frühtherapie und Kontrolle von Risikofaktoren. • Gesundheitspolitisches Ziel ist die Absenkung manifester oder fortgeschrittener Erkrankungen durch Gesundheits-Check-ups, Früherkennungs-Maßnahmen, Vorsorge-Untersuchungen.	• Umfasst alle Maßnahmen, die Rückfälle von symptomatisch gewordenen Erkrankungen verhüten sowie die Verschlechterung von Krankheitszuständen und die Folgen von Krankheiten (bleibende Funktionseinbußen) verhindern helfen. • Gesundheitspolitisches Ziel im Sinne der Rehabilitation ist es, die Leistungsfähigkeit soweit wie möglich wiederherzustellen, sie zu erhalten und bleibende Einbußen bzw. Behinderung zu verhüten.
Zugang	Komm-Struktur	Komm-Struktur	Komm-Struktur	Bring-Struktur
Beispiele für Angebote eines interdisziplinär ausgerichteten gerontologisch-geriatrischen Gesundheitszentrums	Programm »Aktive Gesundheitsförderung im Alter«, (▶ Kap 3.3.1, Meier-Baumgartner et al. 2006)	Geriatrischer Qualitätszirkel für Hausarztpraxen (▶ Kap. 3.3.2, Meier-Baumgartner et al. 2006)	Geriatrische Früherkennungs-Untersuchungen: Mobilitätsambulanz/GIA: Geriatrische Institutsambulanz (▶ Kap. 3.3.3, Anders et al. 2008)	Präventiver (geriatrischer) Hausbesuch (▶ Kap 3.3.4, Meier-Baumgartner et al. 2005)

Menschen ein höheres Maß an Selbstbestimmung über ihre Gesundheit zu ermöglichen und sie damit zur Stärkung ihrer Gesundheit zu befähigen. Die Verantwortung für Gesundheitsförderung liegt deshalb nicht nur beim Gesundheitssektor, sondern bei allen Politikbereichen und zielt über die Entwicklung gesünderer Lebensweisen hinaus auf die Förderung von umfassendem Wohlbefinden (Franzkowiak & Sabo 1998).

Für Konzepte und Maßnahmen mit unterschiedlichen Inhalten zur Verhütung der Entstehung und des Eintritts von Erkrankungen oder deren Verschlimmerung werden unterschiedliche Begriffe verwendet wie z. B. Gesundheitsschutz, Vorsorge, Prävention, Früherkennung oder Wiederbefähigung. In Tabelle 3.1 werden die im Einklang mit den meisten wissenschaftlichen Definitionen gebräuchlichen Begriffe Gesundheitsförderung, Primär-, Sekundär- und Tertiärprävention zusammengestellt (Laaser et al. 1993; Franzkowiak & Sabo 1998; SVR 2001). Exemplarisch findet sich in Tabelle 3.1 für jede der vier Kategorien jeweils ein Angebot des interdisziplinär ausgerichteten gerontologisch-geriatrischen Zentrums Albertinen Haus (Dapp 2009; Anders et al. 2008).

3.3 Ausgewählte Interventionen: ganzheitlich, interdisziplinär, im kommunalen Setting

Exemplarisch werden vier zielgruppenspezifische Beispiele für gesundheitsfördernde und präventive Angebote eines interdisziplinär ausgerichteten gerontologisch-geriatrischen Gesundheitszentrums kurz vorgestellt. Alle Interventionen wurden in der Forschungsabteilung am Albertinen Haus entwickelt und über viele Jahre im Rahmen der LUCAS-Langzeitstudie erprobt und evaluiert.

3.3.1 Programm »Aktive Gesundheitsförderung im Alter« (▶ Tab. 3.1)

Das Programm »Aktive Gesundheitsförderung im Alter« ist ein Public-Health-basierter Ansatz, in Kleingruppenberatung konzipiert zur Verhinderung von Krankheit und Behinderung. Ziel ist es, langfristig schwerwiegende Pflegebedürftigkeit zu vermeiden oder hinauszuzögern. Das Programm ist als pro-aktive Komm-Struktur und nicht als versorgende Bring-Struktur konzipiert und orientiert sich an den folgenden Ansprüchen:

- Nutzung etablierter Berufsgruppen im Deutschen Gesundheitssystem (§ 20 SGB V, PrävG)
- Integration der Hausarztpraxis als Lotse durch das Gesundheitssystem
- Transfer geriatrischer Kompetenz in den ambulanten Bereich zur Integration von Gesundheitsförderung und Primärprävention für selbstständig lebende ältere Menschen
- Auf- und Ausbau präventiver Netzwerkarbeit (ambulant und stationär)
- Multidimensionaler Beratungsansatz für die primär der Eigenverantwortung unterliegenden Bereiche: Bewegung, Ernährung, soziale Teilhabe
- Interdisziplinärer Ansatz: Team von Experten/Expertinnen der Bereiche Physiotherapie, Ökotrophologie und Sozialpädagogik, geleitet von einem Geriater/einer Geriaterin
- Einsatz präventiver Assessments: standardisierte Instrumente

Der didaktische Ansatz basiert auf psychologischen und gerontologischen Erkenntnissen.

Das Programm wird in einer halbtägigen Beratungsveranstaltung in Kleingruppen von einem interdisziplinären Gesundheitsberater-Expertenteam an einem Gesundheitszentrum durchgeführt und umfasst die folgenden Komponenten:

1. Kurzvorträge von den Gesundheitsexperten (»Kleeblatt-Team«) im Plenum
2. interaktive Arbeit in Kleingruppen in einem dynamischen Prozess zur Förderung der Eigenverantwortung der älteren Menschen (Empowerment)
3. gemeinsame Entwicklung von Empfehlungen zur individuellen Umsetzung von Zielen
4. Verschriftlichung der individuellen Empfehlungen inkl. Auswahl wohnortnaher Angebote
   a) Anhand einer Netzwerkdatenbank von Gesundheitsangeboten für ältere Menschen werden Angebote zur langfristigen Umsetzung (z. B. Tai-Chi-Kurs zur Sturzprävention, Kochkurs eiweißreiche Ernährung, Internet-Café zur Förderung der digitalen Kompetenz) identifiziert und den Teilnehmenden in einem persönlichen Schreiben ca. zwei Wochen nach Teilnahme mitgeteilt (Booster-Effekt)
5. kostenfreie Telefon-Hotline
6. Optional können weitere Kleingruppen-Termine angeboten werden für Probestunden gesundheitsfördernder Angebote oder Erfahrungsaustausch (soziale Teilhabe).

Ausführliche Informationen zum Programm »Aktive Gesundheitsförderung im Alter« einschließlich aller Screening- und Assessmentinstrumente sowie das Curriculum zur Fortbildung vierköpfiger Gesundheitsberater-Expertenteams finden sich in der gleichnamigen Buchpublikation (Meier-Baumgartner et al. 2006).

Die interdisziplinäre Fortbildung zur eigenständigen Durchführung des Programms »Aktive Gesundheitsförderung im Alter« an anderen Standorten wurde bundesweit angeboten und wurde u. a. auch im ländlichen Raum erfolgreich implementiert (Krankenkassen-Programm der besonderen Versorgung »Gesundes Kinzigtal«). Zertifizierte Teams dürfen das Programm unter dem in den Präventionsdatenbanken der gesetzlichen Krankenkassen hinterlegten Original-Titel »Aktive Gesundheitsförderung im Alter« anbieten (Qualitätssicherung). Im Jahr 2005 wurde das Programm »Aktive Gesundheitsförderung im Alter« mit dem ersten Preis des Deutschen Präventionspreises »Gesund in der zweiten Lebenshälfte« ausgezeichnet.

Die Effekte des Programms wurden im Rahmen von LUCAS kontinuierlich überprüft. Im Langzeitverlauf über fast 14 Jahre lebten Teilnehmende des Programms nicht nur länger, sondern sie lebten auch länger ohne Pflegebedürftigkeit. Damit wurde die Hypothese bestätigt, dass die Kompression von Morbidität (compression of morbidity) durch gesundheitsfördernde und primär-präventive Maßnahmen möglich ist (Dapp et al. 2018). Diese Langzeit-Ergebnisse ergänzen die geringe verfügbare Evidenz, dass altersassoziierten funktionalen Beeinträchtigungen proaktiv begegnet werden kann, wie im Gesetz zur Stärkung der Gesundheitsförderung und der Prävention (PrävG) gefordert (Deutscher Bundestag 2015).

3.3.2 Geriatrischer Qualitätszirkel für Hausarztpraxen (▶ Tab. 3.1)

Gemäß den Richtlinien der Kassenärztlichen Vereinigung und der Landesärztekammer Hamburg wurde ein evidenzbasierter geriatrischer Qualitätszirkel konzipiert, der den Leistungsnachweis für Fortbildungsangebote erfüllt. Voraussetzung ist, dass der Qualitätszirkel einen kontinuierlichen Teilnehmerkreis hat und regelmäßig alle zwei Monate stattfindet.

Der Qualitätszirkel umfasst 14 bis 16 Hausärzte und Hausärztinnen und wird von einem klinischen Geriater geleitet. Es werden Themen behandelt, die sowohl für die primärmedizinische Versorgung älterer Menschen von Bedeutung sind (z. B. Grundlagenwissen zum geriatrischen Screening und Assessment) als auch für die Unterstützung gesundheitsfördernder Maßnahmen (z. B. Präventivmedizin).

Ein wichtiger Bestandteil des Qualitätszirkels ist die Interdisziplinarität, mit dem Ziel des praktischen Austausches und damit der besseren Vernetzung zwischen dem stationären und ambulanten Versorgungsbereich. Dies spiegelt sich nicht nur in den vielfältigen Themen wider, sondern auch in den Professionen der wechselnden Referentinnen und Referenten (u. a. Berufsgruppen des interdisziplinär arbeitenden geriatrischen Teams). Hierdurch wird insbesondere der Transfer von Fachwissen in den Bereich ambulanter ärztlicher Versorgung sowie in das Netzwerk lokaler Altenhilfestrukturen gefördert (Meier-Baumgartner et al. 2006).

3.3.3 Mobilitätsambulanz/ Geriatrische Institutsambulanz (▶ Tab. 3.1)

Das geriatrische Assessment erfasst relevante Dimensionen von Gesundheit mittels standardisierter Verfahren. Die hierdurch ermittelten Probleme, aber auch die Ressourcen bilden die Grundlage, um daraus medizinische, therapeutische, soziale und andere Maßnahmen abzuleiten, häufig auch in Kombination. Unter geriatrischem Assessment versteht man also einen mehrdimensionalen und interdisziplinären diagnostischen Prozess mit dem Ziel, die medizinischen, psychosozialen und funktionalen Probleme und Ressourcen des älteren Menschen zu erfassen und einen Behandlungsplan zu entwickeln. Dies erfolgt interdisziplinär in einem geriatrischen Team.

Das Prinzip dieser Vorgehensweise in der stationären und teilstationären medizinisch-geriatrischen Komplexbehandlung gilt auch für die Mobilitätsambulanz, in der eine ambulante Abklärung erfolgt. Mobilität ist die funktionale Schlüsselkompetenz für die selbstständige Lebensführung älterer Menschen und eng verknüpft mit sozialen Kontakten und persönlicher Lebensqualität. Mobilitätsbeeinträchtigungen (z. B. Sturzereignisse) sind ernst zu nehmen, da sie bei hinreichend differenzierter Diagnostik und Behandlung erfolgversprechende Maßnahmen der Prävention ermöglichen. In der Mobilitätsambulanz kommen neben klassischen Assessmentinstrumenten zur Abklärung von mobilitätsbeeinflussenden Faktoren (z. B. Kognition, Psyche, Schmerz) insbesondere innovative Performance-Messungen der Mobilität zur Anwendung. Dies sind z. B. eine Bioimpedanzanalyse (BIA) zur Sarkopenie-Diagnostik (Muskelkraft und Muskelfunktion) und elektronische Ganganalysen mittels GAITRite-System (Anders et al. 2008). Seit 2018 kann eine ambulante Abklärung bei Erfüllung bestimmter Voraussetzungen über die Geriatrische Institutsambulanz (GIA) abgerechnet werden, eine neue Versorgungsform im Rahmen des Geriatriekonzeptes der Freien und Hansestadt Hamburg.

3.3.4 Präventiver (geriatrischer) Hausbesuch (▶ Tab. 3.1)

Eine speziell fortgebildete Fachpflegekraft (Fachweiterbildung Klinische Geriatrie und Rehabilitation) führte in einem ersten Hausbesuch bei jenen Probanden das ganzheitliche Albertinen Hausbesuchs-Assessment durch (Bring-Struktur). Jeder Hausbesuch umfasst ca. ein bis zwei Stunden – ohne Vor- und Nachbereitung und Fahrtzeiten. Auf Basis aller im Assessment erhobenen Informationen erstellte die Fachpflegekraft einen Maßnahmenkatalog, der mit dem interdisziplinären Gesundheits-Beraterteam des Programms »Aktive Gesundheitsförderung im Alter« (▶ Kap. 3.3.1) diskutiert wurde. Empfehlungen wurden abgeleitet und die Priorisierung der einzuleitenden Maßnahmen im Team festgelegt. Der behandelnde Hausarzt erhielt einen Arztbrief mit den Assessmentbefunden sowie den Empfehlungen. Fachpflegekraft, Sozialpädagogin und Hausarzt kooperierten bei der Lösung der in den Hausbesuchen gefundenen Problembereiche. Sechs Monate später führte die Fachpflegekraft einen zweiten Hausbesuch durch, um die Umsetzung der Empfehlungen zu evaluieren bzw. Anpassungen vorzuschlagen, wenn dies notwendig war. Ambulante Netzwerkstrukturen waren in diesen Prozess einbezogen. Ausführliche Informationen, alle Assessmentinstrumente sowie das Curriculum zur Fortbildung von Fachpflegekräften zur Durchführung des Programms »Präventiver Hausbesuch« finden sich in der gleichnamigen Buchpublikation (Meier-Baumgartner et al. 2005).

Präventive (geriatrische) Hausbesuche wurden in mehreren LUCAS-Erhebungswellen angeboten. Es konnte nachgewiesen werden, dass bei den älteren Menschen mit zunehmenden Mobilitätseinschränkungen die Akzeptanz der Hausbesuche stieg (Dapp 2008). Um ältere Menschen dabei zu unterstützen, möglichst lange und selbstständig in der eigenen Häuslichkeit zu bleiben, Pflegebedürftigkeit zu vermeiden und die Eigeninitiative zu stärken, koordiniert die Forschungsabteilung am Albertinen Haus im Auftrag der Freien und Hansestadt Hamburg seit 2018 den sog. »Hamburger Hausbesuch für Seniorinnen und Senioren« (Neumann et al. 2021).

3.4 Differenzierung der Funktionsfähigkeit im Alter

Diese exemplarisch vorgestellten gesundheitsfördernden und präventiven Maßnahmen zielen alle auf den Erhalt der Selbstständigkeit bzw. bei schwindenden Alltagsfähigkeiten auf die Verzögerung oder Verhinderung des Eintritts von Funktionsverlusten, Behinderung und Pflegebedürftigkeit. Für passgenaue Interventionen bedarf es allerdings vorab der Differenzierung der heterogenen älteren Bevölkerung über ein populationsbasiertes Screening. Hierfür wurde der LUCAS Funktions-Index zum Einsatz im ambulanten Bereich entwickelt.

Er besteht aus einem Set von zwölf Markerfragen, das eine Selektion von Fakten aus dem täglichen Leben älterer Menschen darstellt. Alle Fragen basieren auf wirksamen Screening- und Assessmentinstrumenten und werden schriftlich im Selbstreport ausgefüllt. Der LUCAS Funktions-Index erfasst gleichzeitig und zu gleichen Anteilen funktionale Risiken und funktionale Ressourcen der älteren Menschen. Die sechs LUCAS-Risikomarker korrespondieren mit fünf physischen Kennzeichen wie körperliche Inaktivität, langsame Gehgeschwindigkeit, Muskelschwäche, schnelle Erschöpfung sowie ungewollter Gewichtsverlust zur Ermittlung des Frailty-Phänotyps (Fried et al. 2001), ergänzt um das Kriterium Instabilität (Sturzhäufigkeit). Die sechs LUCAS-Reservemarker erfordern ein höheres Leistungsniveau als die basalen oder instrumentellen Aktivitäten des täglichen Lebens (BADL oder IADL). Sie stammen aus klinischen Erfahrungen im Bereich der Gesundheitsförderung und Prävention im Alter und umfassen körperliche und soziale Aktivitäten sowie kognitive Flexibilität. Alle zwölf Markerfragen betreffen tatsächliche Aktivitäten und Ereignisse (d. h. die Intensität, mit der

Aktivitäten tatsächlich durchgeführt werden), keine subjektiven Eindrücke. Im Unterschied zu klassischen Frailty-Instrumenten, die zumeist zwischen »frail«, »prefrail« und »nonfrail« unterschieden, ermöglicht der LUCAS Funktions-Index die Einteilung in vier Klassen funktionaler Kompetenz im Alter (Dapp et al. 2014):

1. Personen mit vielen Reserven und kaum Risiken = Robust
2. Personen mit vielen Reserven und vielen Risiken = postRobust
3. Personen mit kaum Risiken und kaum Reserven = preFrail
4. Personen mit vielen Risiken und kaum Reserven = Frail

Im Langzeitverlauf über acht Jahre zeigte sich eine trennscharfe Unterscheidung zwischen den so klassifizierten Gruppen. Die eingangs Robusten zeigten die längste, die initial als Frail eingestuften Personen die kürzeste Überlebenszeit; die postRobusten und preFrailen befanden sich dazwischen. Gleiches erwies sich für die Zeitspanne bis zum Eintritt von Pflegebedürftigkeit. Auch nach statistischer Korrektur, d. h. Berücksichtigung und Anpassung von Alters- und Geschlechtsunterschieden in der LUCAS-Kohorte, unterschieden sich die Ergebnisse weiterhin stark: Je besser die funktionale Kompetenz der Teilnehmenden zu Studienbeginn war, desto seltener wurden sie im Langzeitverlauf pflegebedürftig oder verstarben (Dapp et al. 2014).

In der Praxis setzten gesetzliche Krankenkassen den LUCAS Funktions-Index erfolgreich ein als Rekrutierungsinstrument zum Einschluss funktional eingeschränkter Personen in das Hilfs- und Betreuungsnetzwerk »NetzWerk GesundAktiv« für ein längeres selbstständiges Leben im Quartier. Für die praktische Anwendung in Hausarztpraxen wurde der LUCAS Funktions-Index weiterentwickelt zum »LUCAS NAVIGATOR: Wohlbefinden und funktionale Kompetenz erhalten, Frailty (gefährliche Gebrechlichkeit) und Pflegebedürftigkeit früh erkennen!«. Der LUCAS NAVIGATOR umfasst neben den zwölf Markerfragen, die die älteren Patientinnen und Patienten selbstständig in ca. fünf Minuten im Wartezimmer ausfüllen, auch Handlungsempfehlungen für die über dieses alltagstaugliche Screening ermittelte Funktionsfähigkeit (Forschung Albertinen Haus 2018). Eine Auswahl zeigt Tabelle 3.2.

Tab. 3.2: Grade funktionaler Kompetenz ermittelt über den LUCAS Funktions-Index und passgenaue gesundheitsfördernde und präventive Maßnahmen (eigene Zusammenstellung)

Robust gem. LUCAS Funktions-Index	postRobust & preFrail gem. LUCAS Funktions-Index	Frail gem. LUCAS Funktions-Index
Für funktional kompetente Personen:	Für vorgebrechliche/im Übergang befindliche Personen:	Für gebrechliche Personen/ Hochrisikopatienten:
• Gesundheitsförderung: Ausbau von Reserven (z. B. Bewegung, Ernährung, soziale Teilhabe) • Primärprävention laut Präventionsplan (z. B. Impfungen) • Sekundärprävention laut Präventionsplan (z. B. Krebsvorsorge, Check Up 35plus)	• Basisdiagnostik und medizinische Klärung der Auslöser präklinischer Symptome • Ambulantes altersmedizinisches Konsil (z. B. ganzheitliches Assessment in Geriatrischer Institutsambulanz, Mobilitätsambulanz)	• Medizinische Behandlung von Beschwerden, Klärung neuer Symptome • Soziale Unterstützung, Einleitung von Serviceleistungen zur Kompensation bei Hilfebedarf • (Teil-)stationäre medizinisch-geriatrische Komplexbehandlung, Präventiv-geriatrischer Hausbesuch (Modellvorhaben)

Auch der 2015 veröffentlichte »WHO Public Health Rahmenplan für ein gesundes Altern« stellt den Grad der Funktionsfähigkeit in den Mittelpunkt. Die Funktionsfähigkeit kann weder über das kalendarische Altern noch über bestimmte ICD-Diagnosen bestimmt werden. Aufgezeigt wird das Zusammenspiel von intrinsischen Fähigkeiten (intrinsic capacity) und alltagsrelevanter funktionaler Kompetenz (functional ability). Für funktional kompetente Personen (high and stable capacity) sind Maßnahmen der Gesundheitsförderung und der Primär- bzw. Sekundärprävention zur Stärkung individueller Reserven und zum Erhalt der funktionalen Kompetenz geeignet. Bei Funktionsverschlechterungen (declining capacity) oder Funktionsverlusten (significant loss of capacity) werden eine genaue medizinische Abklärung oder eine Komplexbehandlung (Maßnahmen der Sekundär- und Tertiärprävention) empfohlen, um bleibende Schädigungen zu vermeiden oder um den Verlust funktionaler Kompetenz (Pflegebedürftigkeit) durch unterstützende Maßnahmen zu kompensieren (WHO 2015, S. 33).

3.5 Fazit

Die Förderung individueller wie kollektiver Gesundheit älterer Menschen ist ausgesprochen komplex. Individuelle Präferenzen (gesundheitsrelevantes Wissen und Einstellungen, Neigungen, Stimmungen, körperliche und kognitive Fähigkeiten, individuelle Verhaltensweisen) beeinflussen zudem die gesundheitliche Situation.

Alltagsrelevante, oft mit sozialem Rückzug einhergehende Beeinträchtigungen werden häufig auch persönlich als leidvoll erfahren. Hier gilt es, dieses Leiden zu vermeiden, zu lindern oder lebenszeitlich einzugrenzen (Kompression von Morbidität). Dies wäre ein wichtiger Beitrag zur Meisterung der enormen gesamtgesellschaftlichen Herausforderungen durch den demografischen Wandel.

Zum Erfolg dieses Ansatzes kann die von der Forschungsabteilung initiierte und koordinierte Longitudinale Urbane Cohorten-Alters-Studie (LUCAS) beitragen. Seit dem Jahr 2000 werden in Hamburg »in Echtzeit« über 3.300 Personen ab 60 Jahren (Jahrgänge 1904–1940) im interdisziplinären Kontext begleitet, befragt und untersucht. LUCAS-Teilnehmende wurden mit neuen Angeboten der Gesundheitsförderung und Prävention behandelt. Dabei wurden auch Interaktionen von Biografie, Lebensstil, Neuerkrankungen und psychosozialen Einflüssen untersucht und es wurden Zielgruppen für gesundheitsfördernde und medizinische Maßnahmen identifiziert und charakterisiert. Dafür mussten z.T. neue Instrumente und Verfahren entwickelt und validiert werden. Die Repräsentativität der LUCAS-Befunde wurde wiederholt überprüft und Datenabgleiche mit Zentralregistern (Pflegebedürftigkeit und Mortalität) im Langzeitverlauf organisiert und durchgeführt. Vier Beispiele ganzheitlicher gesundheitsfördernder und präventiver Interventionen, die in den LUCAS-Verlauf eingebettet sind, wurden oben exemplarisch vorgestellt.

Mit den erzielten Angaben, die seit 20 Jahren in der LUCAS-Datenbank individuumsbezogen erfasst sind, lassen sich gesundheitliche Entwicklungen im Zeitverlauf beschreiben und häufige von weniger häufigen Verläufen unterscheiden. Untersuchungen von Kohorten-Daten ermöglichen einigermaßen verlässliche Schlussfolgerungen zu Ursache und Wirkung. Nur Analysen von Kohorten-Daten erlauben die Bestimmung korrekter zeitlicher Abfolgen von Ereignissen (kausale Wirkungszusammenhänge). Dies betrifft in LUCAS evidenzbasierte Effekte von gesundheitsförderlichen Maßnahmen, aber auch andere Wirkungsfelder (Deutscher Bundestag 2015). Kohorten-Daten sind erforderlich, um z. B. Interaktionen physischer und psychischer Veränderungen zu untersuchen. Diese methodischen Erfordernisse werden in LUCAS mit dem Ziel transferorientierter Forschung für die Versorgungspraxis genutzt (BMBF 2020, S. 10–19).

3.6 Ausblick

Das Albertinen Haus, Zentrum für Geriatrie und Gerontologie, verfügt über die Voraussetzungen für ein umfeldorientiertes Gesundheitszentrum für ältere Menschen. Hierzu zählen insbesondere die ganzheitliche Ausrichtung mit

- dem interdisziplinär arbeitenden gerontologisch-geriatrischen Team mit Expertise im stationären, teilstationären und ambulanten Bereich,
- der Albertinen Schule mit neuen Chancen und Perspektiven für Pflegeberufe,
- der Albertinen Akademie mit einem umfangreichen und innovativen Fort- und Weiterbildungsangebot für Fachkräfte der Geriatrie und Gerontologie und
- der Forschungsabteilung mit der 20-jährigen evidenzbasierten Erkenntnisgenerierung zur Gesundheitsförderung und Prävention im Rahmen der LUCAS Langzeit-Kohortenstudie.

Professionelle Anbieter, die Maßnahmen für ältere Menschen im ambulanten Bereich erbringen (z. B. Haus- und Fachärzte, Therapeuten, Pflegedienste, Freizeit- und Beratungsanbieter), können von diesem geriatrischen und präventiven Wissen der Spezialisten aus dem Zentrum für Geriatrie und Gerontologie profitieren. Hierfür bedarf es allerdings vorab der Fortbildung und »Umnutzung« etablierter Berufsgruppen des interdisziplinären geriatrischen Teams zu Gesundheitsberater-Expertenteams durch das Curriculum »Aktive Gesundheitsförderung im Alter« (Meier-Baumgartner et al. 2006).

Zudem kann die wachsende Personengruppe der selbständig lebenden älteren Menschen im Umfeld des Gesundheitszentrums direkt mit maßgeschneiderten Angeboten der Gesundheitsförderung und Prävention versorgt werden. Die infrastrukturellen und personellen Voraussetzungen in Deutschland sind hierfür geradezu ideal, da die geriatrischen Zentren im Bundesgebiet, an denen die Experten mit geriatrischem Wissen arbeiten, räumlich gut verteilt sind. Durch die Weiterentwicklung geriatrischer Einrichtungen zu interdisziplinär ausgerichteten Gesundheitszentren für ältere Menschen im Sinne des WHO-Ansatzes eines gesundheitsfördernden Krankenhauses würden nicht nur Kranke behandelt, sondern es würden auch eine gesundheitsfördernde Organisationsstruktur und -kultur aufgebaut, zuzüglich einer aktiven Zusammenarbeit mit der Bevölkerung vor Ort.

Diese Umfeldorientierung führt zur strukturellen und qualitativen Verbesserung der Zusammenarbeit in einem pro-aktiv arbeitenden Gesundheitsnetzwerk. Dann kooperieren niedergelassene Ärzte und lokale Organisationen und Institutionen mit dem Ziel, gesundheitsfördernde Lebensweisen älterer Menschen zu verbessern und deren Eigenverantwortung zu fördern. Im Sinne der Sorge und Mitverantwortung in der Kommune (BMFS-

FJ 2016) kann ein Gesundheitszentrum an einem gerontologisch-geriatrischen Zentrum passende ambulante Maßnahmen der Gesundheitsförderung und Prävention für ältere Menschen, ihre Angehörigen und Nachbarn in einer Kommune/Region anbieten. Durch die ganzheitliche Betrachtung gesundheitsfördernder Potenziale und präventiver Risiken können Selbstständigkeit und funktionale Kompetenz bis ins hohe Alter unterstützt werden (Dapp 2008, WHO 2015, BMBF 2020).

Literatur

Anders J, Behmann M, Dapp U, Walter U (2008) Stürze älterer Menschen: Ursachen verstehen, erkennen und präventiv begegnen. In: Kaufmännische Krankenkasse in Kooperation mit Medizinischer Hochschule Hannover (Hrsg.) Weißbuch Prävention 2007/2008 – Beweglich? Muskel-Skelett-Erkrankungen. Ursachen, Risikofaktoren und präventive Ansätze. Berlin, Heidelberg, New York: Springer, S. 167–181

BMBF – Bundesministerium für Bildung und Forschung (Hrsg.) (2020) Newsletter SPEZIAL: Erfolgsfaktoren der transferorientierten Forschung. Aktuelle Ergebnisse der Gesundheitsforschung, November 2020 (https://www.gesundheitsforschung-bmbf.de/files/NL_transfer_BARRIEREFREI.pdf, Zugriff am: 20.12.2020)

BMFSFJ – Bundesministerium für Familie, Senioren, Frauen und Jugend (Hrsg.) (2016) Siebter Altenbericht: Sorge und Mitverantwortung in der Kommune – Aufbau und Sicherung zukunftsfähiger Gemeinschaften. Drucksache 18/10210 vom 02.11.2016. Berlin 2016 (https://www.siebter-altenbericht.de/fileadmin/altenbericht/pdf/Der_Siebte_Altenbericht.pdf, Zugriff am: 20.12.2020)

Clegg A, Young J, Iliffe S et al. (2013) Frailty in elderly people. Lancet, 381, S. 752–762

Dapp U (2008) Gesundheitsförderung und Prävention selbständig lebender älterer Menschen. Eine medizinisch-geographische Untersuchung. Stuttgart: Kohlhammer

Dapp U (2009) Erfolgreiches Altern durch Gesundheitsförderung und Prävention. In: von Renteln-Kruse W (Hrsg.) Medizin des Alterns und des alten Menschen. 2. Aufl. Darmstadt: Steinkopff, S. 25–39

Dapp U, Minder C, Anders J, Golgert S, von Renteln-Kruse W (2014) Long-term prediction of changes in health status, frailty, nursing care and mortality in community-dwelling senior citizens – results from the Longitudinal Urban Cohort Ageing Study (LUCAS). BMC Geriatrics, 14:141 (http://www.biomedcentral.com/1471-2318/14/141)

Dapp U, Minder CE, Neumann L et al. (2018) Wirksamkeit der »Aktiven Gesundheitsförderung im Alter«: Zielgruppenspezifische Ergebnisse bezüglich einer Kompression von Morbidität über 13,8 Jahre LUCAS Verlauf. Z Gerontol Geriatr, 51, S. 379–387

Deutscher Bundestag (Hrsg.) (2015) Gesetz zur Stärkung der Gesundheitsförderung und der Prävention (PrävG). Bundesgesetzblatt 2015 Teil I; Nr. 31, S. 1368–1379 (https://www.bgbl.de/xaver/bgbl/start.xav?startbk=Bundesanzeiger_BGBl&jumpTo=bgbl115s1368.pdf#__bgbl__%2F%2F*%5B%40attr_id%3D%27bgbl115s1368.pdf%27%5D__1502378295202, Zugriff am: 29.03.2021)

Forschung Albertinen Haus (Hrsg.) (2018) LUCAS NAVIGATOR – Wohlbefinden und Funktionale Kompetenz erhalten, Frailty (gefährliche Gebrechlichkeit) und Pflegebedürftigkeit früh erkennen! Hamburg: kwh-design (https://www.albertinen.de/fileadmin/Media/Medizin_Gesundheit/AH/Geriatrische_Forschungsabteilung/Lucas_Navigator_2018_komplett.pdf, Zugriff am: 20.05.2021)

Franzkowiak F & Sabo P (Hrsg.) (1998) Dokumente der Gesundheitsförderung – Internationale und nationale Dokumente und Grundlagentexte zur Entwicklung der Gesundheitsförderung im Wortlaut und mit Kommentierung. Mainz: Sabo

Fried LP, Tangen CM, Walston J et al. (2001) Frailty in older adults: evidence for a phenotype. J Gerontol A Biol Sci Med Sci, 56A, M146–M156

Laaser U, Hurrelmann K, Wolters P (1993) Prävention, Gesundheitserziehung und Gesundheitsförderung. In: Hurrelmann K & Laaser U (Hrsg.) Gesundheitswissenschaften. Handbuch für Lehre, Forschung und Praxis. Weinheim: Beltz, S. 176–203

Meier-Baumgartner HP, Dapp U, Anders J (2006) Aktive Gesundheitsförderung im Alter: ein neuartiges Präventionsprogramm für Senioren. 2., aktualisierte und erweiterte Aufl. Stuttgart: Kohlhammer

Meier-Baumgartner HP, Anders J, Dapp U (2005) Präventive Hausbesuche. Gesundheitsberatung für ein erfolgreiches Altern. Hannover: Vincentz

Morley JE, Vellas B, van Kan GA et al. (2013) Frailty consensus: a call to action. J Am Med Dir Assoc, 14, S. 392–397

Neumann L, Dapp U, Böttcher-Völker S, Kleinhans E, von Renteln-Kruse W (2021) Der »Hamburger Hausbesuch für Seniorinnen und Senioren«. Entwicklung, Durchführung und Akzeptanz bei 4716 älteren Menschen in 15 Monaten. Z Gerontol Geriat., 54, S. 471–478

Statistisches Bundesamt (Hrsg.) (2019) Bevölkerung im Wandel – Annahmen und Ergebnisse der 14. koordinierten Bevölkerungsvorausberechnung. Wiesbaden (https://www.destatis.de/DE/Presse/Pressekonferenzen/2019/Bevoelkerung/pressebroschuere-bevoelkerung.pdf?__blob=publicationFile, **Zugriff am: 21.05.2021**)

SVR – Sachverständigenrat für die Konzertierte Aktion im Gesundheitswesen (Hrsg.) (2001) Bedarfsgerechtigkeit und Wirtschaftlichkeit. Band I Zielbildung, Prävention, Nutzerorientierung und Partizipation. Baden-Baden: Nomos

World Health Organization (Hrsg.) (2015) World Health Report on ageing and health (https://www.who.int/ageing/publications/world-report-2015/en/, **Zugriff am: 21.05.2021**)

4 Interdisziplinarität, therapeutisches Team und der Umgang mit den »Schnittstellen« sowie Erläuterungen zur »Aktivierend-therapeutischen Pflege in der Geriatrie« (ATP-G)

Andrea Kuphal

4.1 Geriatrie – generalistisches Fachgebiet der Medizin

Die Geriatrie ist eines der wenigen generalistischen Fachgebiete der Medizin und dennoch ein spezielles Feld. Im Mittelpunkt steht hier der *ältere* Patient oder Rehabilitand – dies ist die Spezifik – mit all den möglichen Behandlungsspektren, die die Medizin des 21. Jahrhunderts bietet. Und schon ist wieder die gesamte Breite des Faches Medizin erreicht.

Die Geriatrie betrachtet den Menschen in seiner Komplexität. Neben den pathologischen Befunden sind immer die persönlichen Attribute zu berücksichtigen und die sozialen Netze, in denen der Mensch eingebunden ist oder die, aus welchen Gründen auch immer, lückenhaft sind. Allen geriatrisch Behandelten gemein ist der zumindest zeitweise Verlust von Autonomie, Lebensqualität und Teilhabe. Geriatrie ist also definierbar als »medizinische Spezialdisziplin, die sich mit physischen, psychischen, funktionellen und sozialen Aspekten bei der medizinischen Betreuung älterer Menschen befasst« (UEMS 2008).

4.2 Interdisziplinarität und multiprofessionelles Team

Um diese vielen unterschiedlichen Thematiken einer spezifischen bedarfs- und bestenfalls auch bedürfnisgerechten Versorgung zuführen zu können, sind in der Geriatrie viele unterschiedliche Berufsgruppen tätig. Der erste Blick erfolgt strukturiert durch Screening-Instrumente und Handlungsleitlinien. Sehr spezifisch und immer einzelfallbezogen werden dadurch die wichtigsten Handlungsfelder aufgedeckt. Durch Assessments werden detaillierte Informationen erfasst und objektiviert. Im unmittelbar folgenden Schritt sind gemeinsam mit der betroffenen Person Behandlungsziele zu vereinbaren. Dabei ist der Betroffene der letztlich Entscheidende. Erst dann können die einzelnen Schritte der verschiedenen Behandler geplant, gemeinsam umgesetzt und ggf. wiederholt durchgeführt werden. Schließlich vergleichen alle Beteiligten die Ergebnisse mit den Planungen und justieren nach oder neu. Im idealen Endergebnis erreicht der Betroffene seine Ziele und kann damit in den von ihm selbst bestimmten Alltag außerhalb des geriatrischen Settings zurückkehren. Dieses Vorgehen findet sich sowohl in geriatrischen Abteilungen deutscher Krankenhäuser oder Rehabilitationskliniken als auch in den Fachkliniken für Geriatrie, die akutmedizinisch und/oder rehabilitativ ausgerichtet sein können (▶ Kap. 2.4)

Unbetrachtet bleibt an dieser Stelle die Vielfalt der Spezialisierungen, die in den einzelnen Berufsgruppen zu finden ist. In fast allen Berufsfeldern werden inzwischen die spezifischen Anforderungen, die der ältere Patient stellt, als eigenständige Thematiken in der beruflichen Ausbildung, im Studium und durch entsprechende Fort- und Weiterbildungen betrachtet und vertieft. Ein fachlich fundiertes, qualitätsorientiertes und aufeinander abgestimmtes Angebot im Sinne einer curricularen geriatriespezifischen Fort- und Weiterbildung für alle Mitglieder des geriatrischen Teams ist das Weiterbildungsprogramm des Bundesverbands Geriatrie e. V., ZERCUR GERIATRIE®.

4.3 Spezifika geriatrischer Arbeit

Um die verschiedenen Beteiligten zu koordinieren, bedarf es neben einer festen Arbeitsstruktur auch der interdisziplinären und multiprofessionellen Kommunikation.

Die Aufgaben, die aus den vereinbarten Zielen mit den Betroffenen resultieren, müssen allen an der Behandlung Beteiligten klar sein. Dazu bedarf es eines gemeinsamen Grundverständnisses geriatrischer Arbeit. Neuen Mitarbeitern ist dieses Verstehen im Rahmen des Einarbeitungsprozesses zu vermitteln. Die Leitfrage lautet: »*Möchte ich in meinem beruflichen Alltag überwiegend bzw. ausschließlich (nicht alle in der Geriatrie tätigen Personen sind in Vollzeit in der Geriatrie beschäftigt) mit älteren Menschen arbeiten?*« Wenn diese Frage bejaht wird, ist eine Grundlage vorhanden, auf der die Zusammenarbeit verschiedener Professionen im Sinne des Patienten oder Rehabilitanden gelingen kann.

Jede beteiligte Berufsgruppe ist entsprechend ihrer Qualifikation tätig, erfüllt aber evtl. darüber hinaus weitere Aufgaben, die im geriatrischen Prozess gefordert sind. Beispiele dafür sind die Durchführung eines Schluckscreenings durch Pflegende bei Verdacht auf Störungen bei der Nahrungsaufnahme oder die Durchführung des Clock-Completion-Tests nach Watson et al. (1993) durch Ergotherapeuten, um eine erste objektivierte Einschätzung der Kognition des Patienten bzw. Rehabilitanden durchführen zu können. Die Ergebnisse ermöglichen eine Einschätzung, ob Experten der jeweiligen Fachgebiete in den Behandlungsprozess eingebunden werden müssen. Damit werden personelle Ressourcen innerhalb von Organisationen gezielt gesteuert. In anderen geriatrischen Einrichtungen werden sofort ab Behandlungsbeginn die Fachexperten in den Prozess eingebunden.

Auch berufsgruppenübergreifende Screenings sind Realität. Bestes Beispiel ist die *STRATIFY* Scale for Identifying Fall Risk Factors. Hierbei schätzen Professionelle aus Pflege und Physiotherapie durch standardisierte Fragen bzw. Testergebnisse gemeinsam die Sturzgefährdung des Patienten ein. Pflegende steuern Angaben zur Sturzhistorie, Sturzangst und Toilettenbenutzung bei; Therapeuten ermitteln die Ressourcen bezüglich Transfer und Mobilität. Erst wenn beide Berufsgruppen ihre berufsspezifische Expertise eingebracht haben, entsteht ein realistisches Bild und der Patient kann bezüglich seiner individuellen Sturzgefahr behandelt, begleitet und beraten werden.

Die Strukturierung der Aufgaben liegt also im Hoheitsbereich der Organisation. Es zählt vor allem, *dass* ein Screening erfolgt, erst in zweiter Linie, wer dies durchführt. Wichtig ist jedoch, dass die Regeln klar sind für alle Beteiligten.

Bewährt haben sich in geriatrischen Einrichtungen verschiedene Besprechungen. Alle vereint das Ziel, Informationen zu den zu behandelnden Personen zeitnah, sachbezogen und fachkundig auszutauschen. Neben den berufsgruppeninternen Absprachen, die zwischen den einzelnen Dienstarten zur Dienstübergabe stattfinden (und die auch in anderen medizinischen Fachgebieten obligat durchgeführt werden), sind berufsgruppenübergreifende Besprechungen geriatrietypisch und ein bedeutendes Merkmal der Interdisziplinarität der Geriatrie.

So finden wochentäglich »Morgenbesprechungen« statt. Diese können pro Station oder Abteilung, aber auch pro Abteilungsbereich organisiert sein. Daran beteiligt sind Ärzte, Pflegende, Physio- und Ergotherapeuten, ggf. auch die Mitarbeiter der Bereiche Logopädie und Sozialdienst sowie weitere, an diesem Tag in diesem organisatorischen Bereich tätige Personen. Wichtige Inhalte dieser Kurzbesprechung sind Informationen zu patientenbezogenen Ereignissen der vergangenen 24 Stunden und organisatorische Absprachen zu den diagnostischen, therapeutischen und medizinisch bzw. pflegerischen Besonderheiten des vor allen Beteiligten liegenden Arbeitstages. Hier ist der Platz, um abzustimmen, ob ein Patient nach der Therapie gleich in den Speisesaal gehen bzw. begleitet werden soll, oder ob ein Zwischenstopp im Patientenzimmer sinnvoller ist. Hier ist auch der Platz, um Zeiten zu vereinbaren, damit Pflegende die individuelle Transfertechnik der Physiotherapeuten bei einem bestimmten Patienten beobachten können, damit diese in der weiteren pflegerischen Versorgung ebenso angewandt werden kann. Und hier ist der Platz, um sich auszutauschen, welche Ansprache oder Geste für einen kognitiv auffälligen Patienten eine Bedrohung darstellt, auf die er dann entsprechend abweisend reagiert, bzw. welche Vorgehensweise deeskalierend wirkt.

Eine weitere Besprechung, die typisch für geriatrische Einrichtungen ist, ist die »Teambesprechung«. An dieser Stelle sei ausdrücklich darauf verwiesen, dass der Begriff »Team« in der Geriatrie eine andere Bedeutung hat als in den meisten anderen medizinischen Fachrichtungen bzw. in den einrichtungsinternen Strukturen. Zur Erläuterung: »Team« im (außergeriatrischen) üblichen Sinne bedeutet eine Gruppe von Personen aus einer Berufsgruppe, beispielsweise das Ärzteteam, das Pflegeteam oder das Team der medizinischen Codierer. »Team« in der Geriatrie hat immer eine berufsgruppenübergreifende Bedeutung. Bestimmendes Thema der Teambesprechung, die gewöhnlich einmal wöchentlich an einem bestimmten, von der Organisation festgelegten Wochentag mit fester Startzeit stattfindet, ist die Behandlung der Patienten. Am Tag dieser Beratung evaluieren alle an den Behandlungen Beteiligten im Vorfeld die berufsgruppenspezifischen patientenindividuellen Behandlungsziele der zurückliegenden sieben Tage, schätzen den Grad der Zielerreichung ein, formulieren ggf. neue Ziele und dokumentieren dies in einer speziellen Dokumentation, »Teamprotokoll« genannt.

Alle Berufsgruppen berichten möglichst kurz und prägnant zu diesem Patienten unter den Aspekten aktuelles Befinden, erreichte Behandlungsziele, offene und/oder neue Behandlungsziele sowie Besonderheiten. Idealerweise wird in diesem Zusammenhang auch die Entlassplanung abgestimmt. Hier sei erwähnt, dass die Planung der Nachversorgung geriatrischer Patienten seit Bestehen der Geriatrie fester Bestandteil, sozusagen genuin verankert ist. Diese Planung wird von den Mitarbeitern des Sozialdienstes federführend geleitet und begleitet, und alle erforderlichen, angemessenen Maßnahmen werden berufsgruppenübergreifend koordiniert. Die Entlassungsplanung startet mit dem initialen Sozialassessment, das bei Aufnahme des Patienten durchgeführt wird. Insofern stellen die Anforderungen des seit Oktober 2017 gesetzlich geregelten Entlassmanagements in Krankenhäusern für geriatrische Abteilungen keine unbezwingbaren Herausforderungen dar. Für neue Patienten werden in der Teambesprechung die Assessmentergebnisse bekannt gegeben und Behandlungsziele gemeinsam im Behandlungsteam festgelegt – jeweils als übergeordnete Ziele, die dann im zweiten Schritt berufsgruppenspezifisch heruntergebrochen werden.

Auch in der Teambesprechung gilt: Oberste Priorität haben die Ziele des Patienten. Diese können aber nur in die Diskussion einfließen, wenn sie aktuell abgestimmt sind. Dabei nutzen Patienten verschiedene Wege, um die eigenen Ziele zu transportieren. Hier gibt es nicht *die eine* Berufsgruppe, die als Patientenvertreter auftritt. Oft hängt es von persönlichen Erlebnissen, gemeinsam durchlebten pflegerischen Situationen, therapeutischen Zeiten oder Sympathien ab, wer über welchen Patienten Informationen beisteuern kann. Das ist für die gemeinsame Arbeit durchaus vertretbar, erfordert jedoch professionelles Verständnis aller Teammitglieder und ebensolches Handeln innerhalb des Teams, damit eine gemeinsame Ausrichtung und interdisziplinäre Zusammenarbeit gelingt.

4.4 Schnittstellen

Selbstverständlich gelingt auch in geriatrischen Abteilungen nicht jede Zusammenarbeit problemlos. Schnittstellen entstehen überall dort, wo unterschiedliche Interessen aufeinanderstoßen. Dabei können die verschiedenen Gründe des Handelns – einzeln betrachtet – den besten Motivationen entspringen. Aufgrund der Komplexität des Geschehens können einzelne Handlungen aber durchaus die vereinbarten Behandlungsziele konterkarieren. Da, wo es gelingt, die unterschiedlichen Interessen zu bündeln und – idealerweise – auf das Wohl und die Ziele des Patienten auszurichten, entstehen Nahtstellen. Um das zu erreichen, gilt in der Geriatrie ebenso wie in allen anderen Settings, in denen Menschen miteinander in Kontakt kommen, die gelingende Kommunikation als wichtigstes Mittel zum Zweck. Kommunikationsregeln gemeinsam (!) aufzustellen, selbst als Beteiligter an deren konsequenter Umsetzung zu arbeiten und sich gegenseitig daran zu erinnern, kann ein erfolgreicher Weg für ein geriatrisches Team sein.

Ein weiteres probates Mittel ist es zu wissen, möglichst selbst zu erfahren oder – im wahrsten Wortsinne – zu begreifen, was der Kern der Tätigkeit der anderen Berufsgruppen ist. In den Einarbeitungskonzepten für neue Mitarbeiter sollten Stippvisiten im Alltag der anderen Professionen unbedingter Bestandteil sein. Diese fördern das Verstehen und das Verständnis füreinander. Quasi nebenbei lernen sich die Kolleginnen und Kollegen auch in alltäglichen Situationen kennen. Aber auch die schon seit längerem in der Geriatrie tätigen Personen sollten die Möglichkeiten bekommen, über den eigenen beruflichen Tellerrand hinauszuschauen. Hier sind Fortbildungen denkbar

- über berufsgruppenspezifische Screening- oder Assessmentinstrumente,
- Fallbeispiele realer Patienten, um Behandlungsverläufe zu analysieren und daraus Verbesserungspotenziale abzuleiten, oder
- über geriatrietypische Themen.

4.5 Das Konzept der Aktivierend-therapeutischen Pflege in der Geriatrie (ATP-G)

Der Begriff »aktivierend-therapeutisch« ist eine Wortkonstruktion, die in das deutsche Abrechnungssystem über den »OPS 8-550 – Geriatrische frührehabilitative Komplexbehandlung« integriert worden ist. Diese Begrifflichkeit diente der Verdeutlichung der Besonderheiten des geriatriespezifischen Pflegekonzeptes in Abgrenzung zu den bis dahin bekannten Begriffen »aktivierende Pflege« und »therapeutische Pflege«.

Dass pflegerische Betreuung in geriatrischen Einheiten eigenen Gesetzmäßigkeiten folgt, liegt auf der Hand. Wenn der Blick auf den Menschen, der in der Geriatrie nicht nur behandelt, sondern versorgt wird, den Anspruch erhebt, umfassend zu sein, muss die zugehörige pflegerische Versorgung ebenso breit aufgestellt sein. Auch das Konzept der multiprofessionellen und interdisziplinären Zusammenarbeit hat Einflüsse auf das Handeln einzelner Berufsgruppen.

Aus diesem Wissen heraus wagten einige mutige Pflegende ab 2007 erste Schritte, das gelebte Konzept der Aktivierend-therapeutischen Pflege in der Geriatrie zu beschreiben. In dem im Jahr 1980 gegründeten geriatrischen Zentrum des Albertinen Diakoniewerks, dem Albertinen Haus in Hamburg, verfügten die handelnden Personen über einen fundierten Erfahrungsschatz im pflegerischen Umgang mit geriatrischen Patienten. Wissenschaftliches Arbeiten fand dort eine wohlwollende Umgebung. Außerdem förderte der Bundesverband Geriatrie e. V. als Zusammenschluss und Vertretungsorgan geriatrischer Einrichtungen in Deutschland diese Entwicklung aktiv. Dadurch konnten weitere Mitstreiter gewonnen werden. Insgesamt kann diese Entwicklung als Bottom-up-Prozess bezeichnet werden, in dem auf induktive Art und Weise das Wissen, Können und Handeln der Fachleute sowie Beobachtungen externer Personen verschriftlicht wurden.

Zunächst fiel auf, dass mit etablierten Systemen der Bedarfseinschätzung bei Patienten oder durch die bekannten Tätigkeitskataloge die Vielfalt der Geriatrie nur unzureichend abgebildet wurde. Pflegerisches Handeln ist nie eindimensional. Außerdem war es den Pflegenden wichtig, den Fokus zu ändern, unter dem der Patient oder Rehabilitand steht. In der Geriatrie geht es nicht um die Defizite, die vorhanden sind, sondern um die Ressourcen, die ein Mensch mitbringt. Diese sind Ansatzpunkte pflegerischer Arbeit. Mit diesem Blickwechsel änderte sich die Grundlage gemeinsamer Arbeit der Patienten, Angehörigen und der professionell Pflegenden. Es entstand eine neue Systematik: die Bedarfsgruppen. Die gleichnamige Übersicht ist ein Kernstück des Konzeptes der Aktivierend-therapeutischen Pflege.

Nachdem häufig auftretende pflegerische Handlungen notiert waren, folgte ein Vergleich mit bereits etablierten Pflegemodellen als ein weiterer Schritt. Jetzt konnte eine Systematik erkannt werden, die gleichzeitig die Verortung des Gesamtkonzeptes ermöglichte. Zusammenfassend kristallisierten sich Handlungs- und Pflegeschwerpunkte geriatrischer Arbeit heraus. Wichtig war es den Pflegenden, das sich das ATP-G-Konzept in etablierte Pflegemodelle einfügen lässt, etablierte Dokumentationssysteme mit vertretbarem Aufwand weiterentwickelt werden können und die Arbeitsorganisation geriatrischer Abteilungen im Konzept seinen Widerhall findet. So entstanden in einem ersten Entwicklungszyklus die wichtigen Kernpunkte des Konzeptes der Aktivierend-therapeutischen Pflege in der Geriatrie: die Begriffsbestimmung bzw. die Bedarfsgruppenübersicht mit den drei Handlungs- und Pflegeschwerpunkten. (Ausführlich erläutert in Bartels et al. 2015)

Im nächsten Schritt wurde mit Mitteln wissenschaftlicher Analyse und strukturierter

Interpretation untersucht, ob das beschriebene Konzept die Realität in verschiedenen stationären Geriatrien in Krankenhäusern und Rehabilitationseinrichtungen in Deutschland widerspiegelt. Die Forschungsfragen dazu lauteten:

- Welches sind die charakteristischen Merkmale der Aktivierend-therapeutischen Pflege in der Geriatrie?
- Welche bedeutsamen Elemente des Pflegeverständnisses professionell Pflegender in der stationären geriatrischen (Früh-) Rehabilitation lassen sich hieraus zur wissenschaftlich-theoretischen Fundierung des ATP-G-Konzeptes ableiten?

Im Ergebnis dieser Forschung konnte bestätigt werden, dass die im Konzept zur ATP-G festgehaltene Begriffsbestimmung mit Ausprägung der Bedarfsgruppen sowie der Handlungs- und Pflegeschwerpunkte mit dem Bild in der Praxis übereinstimmen. Professionell Pflegende versuchen die Inhalte des Konzeptes in ihrer täglichen Arbeit umzusetzen. Die Umsetzung erfordert allerdings ein ausreichendes Maß an Zeit und Personal. (weiterführend siehe Acklau et al. 2016)

Aus dieser aufgeworfenen Frage entwickelte der Bundesverband Geriatrie e. V. in Zusammenarbeit mit den Bereichen Pflegeforschung und Wirtschaftsinformatik der Martin-Luther-Universität Halle-Wittenberg ein Projekt zur Leistungserfassung innerhalb des Konzeptes der ATP-G. Hier wurden in geriatrischen Krankenhausabteilungen und Rehabilitationseinrichtungen, aufgeteilt auf 35 Stationen, bei insgesamt 1.194 stationären Behandlungsfällen Zeitmessungen für einzelne pflegerische Handlungen, die dem Konzept der ATP-G zugehörig sind, durchgeführt. Relevante Falldaten wie Alter des Patienten, Verweildauer, PPR- und Bedarfsgruppenzuordnung, Barthel-Index bei Aufnahme und Entlassung oder Pflegebedürftigkeit sowie Daten zur personellen pflegerischen Besetzung der jeweiligen Station wurden erfasst.

Pro pflegerischer Handlung lagen schlussendlich ca. 16.000 einzelne Messungen vor. Es konnten also den Handlungs- und Pflegeschwerpunkten wissenschaftlich gewonnene Zeitwerte zugeordnet werden, die als realistisch anzusehen sind. In der Datenauswertung gelang es außerdem, eine starke Korrelation zwischen Barthel-Index und Bedarfsgruppenzuordnung nachzuweisen. Dies ist als Beweis anzusehen, dass die Bedarfsgruppen tatsächlich bedarfsorientiert ausgerichtet sind. Die Ergebnisse konnten in die Diskussion zu Personaluntergrenzen im Pflegedienst in Krankenhäusern, die seit 2017 einem gesetzlichen Auftrag folgt, eingebracht werden. Ein weiteres Ergebnis war die kritische Würdigung der bis dahin geltenden Begriffsbestimmung der Aktivierend-therapeutischen Pflege in der Geriatrie und die folgerichtige Weiterentwicklung zu einer Definition. Diese lautet nunmehr: »Aktivierend-therapeutische Pflege in der Geriatrie bezieht sich auf Menschen mit Unterstützungs- und Pflege- sowie (Früh-) Rehabilitationsbedarf, geht über die Grundpflege hinaus und ist mit der Behandlungspflege nicht zu vergleichen.« (Bartels & Eckardt 2017, S. 13)

Zeitgleich zum Leistungserfassungsprojekt beschäftigte sich eine Expertengruppe mit der Dokumentation der Aktivierend-therapeutischen Pflege in der Geriatrie. Die Anforderungen waren

- die Dokumentation zu vereinfachen,
- dabei den erforderlichen Aufwand so gering wie möglich zu halten und
- trotzdem den Dokumentationsaufwand insgesamt zu senken,
- ein Angebot für bestehende Dokumentationssysteme zu unterbreiten,
- den Katalog der Aktivierend-therapeutische Pflege in der Geriatrie eindeutig und nachvollziehbar darstellbar zu machen und somit das Konzept weiter zu etablieren sowie
- die geriatriespezifische pflegerische Fachsprache zu implementieren.

Ergebnis sind ATP-G-Pflegestandards pro Handlungs- und Pflegeschwerpunkt sowie Bedarfsgruppe. Darin werden regelmäßig wiederkehrende, alltägliche Versorgungsabläufe beschrieben. Die Standards sind gegliedert in Struktur-, Prozess- und Ergebnisstruktur, beinhalten den Pflegeprozess mit den Schritten Ressourcen und Probleme des Patienten, gemeinsam vereinbarte Ziele, geeignete Maßnahmen und die Evaluation anhand der Ergebnisse und berücksichtigen auch den (früh)rehabilitativen Blick der ICF. (ICF 2005) Die Standards sind als Empfehlung anzusehen. Damit kann die vorhandene Dokumentation um die ATP-G-Pflegestandards ergänzt werden, die jeweils einrichtungsspezifische Anpassung ist jedoch unerlässlich. (Kuphal 2019)

Insgesamt wurde durch die hier kurz dargestellten Schritte die Begrifflichkeit der Aktivierend-therapeutischen Pflege in der Geriatrie (ATP-G) definiert, nachvollziehbar dargestellt und ein Konzept geschaffen, dass in geriatrischen Einrichtungen in Akutkrankenhäusern, Fachkrankenhäusern der Geriatrie und Geriatrischen Rehabilitationseinrichtungen im stationären und akuten Versorgungsbereich unverzichtbar anwendbar ist.

Literatur

Acklau S et al. (2016) Aktivierend-Therapeutische Pflege in der Geriatrie.
Evaluation eines Praxiskonzepts. Zeitschrift für Geriatrie und Gerontologie, 49, S. 612–618, https://doi.org/10.1007/s00391-015-0950-8

Bartels F et al. (2015) Aktivierend-therapeutische Pflege in der Geriatrie. Band 1: Grundlagen und Formulierungshilfen. Stuttgart: Kohlhammer

Bartels F & Eckardt C (2017) Aktivierend-therapeutische Pflege in der Geriatrie. GGP. Fachzeitschrift für Geriatrische und Gerontologische Pflege, 1, S. 12–17

Bundesverband Geriatrie e. V. (Hrsg.) (2016) Weißbuch Geriatrie. Band I: Die Versorgung geriatrischer Patienten – Strukturen und Bedarf. 3. Aufl. Stuttgart: Kohlhammer

ICF (2005) »Internationale Klassifikation der Funktionsfähigkeit, Behinderung und Gesundheit«. Herausgegeben vom DIMDI und der WHO. Diese von der WHO erstellte Klassifikation wurde 2001 erstmals veröffentlicht unter dem Titel: »International Classification of Functioning, Disability and Health« (ICF)

Kuphal A (Hrsg.) (2019) Aktivierend-therapeutische Pflege in der Geriatrie. Band 3: Dokumentation und Pflegestandards. Stuttgart: Kohlhammer

UEMS (2008) Geriatrie. Definition der Europäischen Union der medizinischen Spezialisten (UEMS), Kopenhagen, verabschiedet am 6. September 2008 (http://uemsgeriatricmedicine.org/www/land/definition/german.asp, Zugriff am: 03.04.2018)

5 Der geriatrische Patient

5.1 Verschiedene Versorgungsformen und ihre Besonderheiten

Kristina Oheim und Anke Wittrich

Der geriatrische Patient weist multiple Krankheiten und Beeinträchtigungen auf, die vielfach auch zu einer Beeinträchtigung seiner Selbstversorgungsfähigkeit und in der Folge zu einer Einschränkung seiner Teilhabefähigkeit führen können.

Im Hinblick darauf haben die beiden wissenschaftlichen Fachgesellschaften (Deutsche Gesellschaft für Geriatrie – DGG, Deutsche Gesellschaft für Gerontologie und Geriatrie – DGGG) sowie der Bundesverband Geriatrie e. V. (vormals Bundesarbeitsgemeinschaft der Klinisch-Geriatrischen Einrichtungen e. V.) für den geriatrischen Patienten folgende Definition erarbeitet:

Geriatrische Patienten sind definiert durch (▶ Abb. 5.1):

- geriatrietypische Multimorbidität und
- höheres Lebensalter (überwiegend 70 Jahre oder älter). Die geriatrietypische Multimorbidität ist hierbei vorrangig vor dem kalendarischen Alter zu sehen.

Oder durch

- Alter 80+ aufgrund der alterstypisch erhöhten Vulnerabilität, z. B. wegen
- des Auftretens von Komplikationen und Folgeerkrankungen,
- der Gefahr der Chronifizierung sowie
- des erhöhten Risikos eines Verlustes der Autonomie mit Verschlechterung des Selbsthilfestatus (Bundesverband Geriatrie 2010, S. 13–14, Bundesverband Geriatrie 2019, S. 57–58

Die geriatrietypische Vulnerabilität (Anfälligkeit) dieser Patientengruppe macht deutlich, dass ein umfassendes interdisziplinäres Behandlungskonzept erforderlich ist, um dem individuellen Behandlungsbedarf gerecht zu werden.

So vielfältig, wie die Krankheiten und Bedarfe geriatrischer Patienten sind, so vielfältig und differenziert stellt sich auch die Versorgungslandschaft im Bereich der Geriatrie dar (▶ Abb. 5.2). Im Folgenden wird aufgezeigt, welche umfassenden Möglichkeiten der gesundheitlichen Versorgung älterer Menschen in verschiedenen Versorgungsstrukturen geboten werden.

5.1.1 Geriatrie im ambulanten Bereich

Bereits im ambulanten Bereich sind zunehmend geriatriespezifische Fachkenntnisse der Ärzte und sonstiger Beteiligter gefordert. Dazu gibt es entsprechende Weiterbildungsangebote, die Grundkompetenzen vermitteln. Diese sind allerdings nicht ausreichend, um den komplexen Behandlungserfordernissen geriatrischer Patienten gerecht zu werden. Daher werden zunehmend ergänzende Konzepte für eine geriatriespezifische ambulante Versorgung entwickelt. Dabei sind insbesondere die Geriatrischen Institutsambulanzen (GIA) sowie die Geriatrischen Schwerpunktpraxen zu nennen.

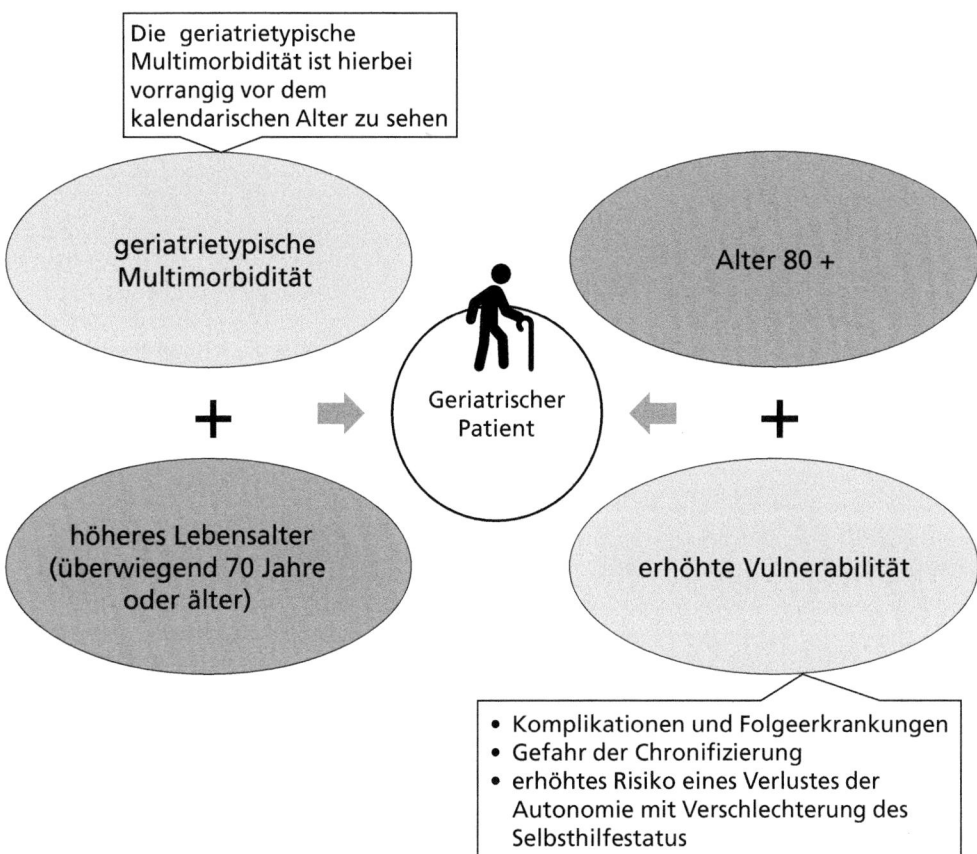

Abb. 5.1: Definition Geriatrischer Patient (DGG, DGGG, BAG 2007, eigene Darstellung)

Abb. 5.2: Überblick Versorgungsformen Geriatrie (eigene Darstellung)

Geriatrische Institutsambulanzen (GIA)

Die Errichtung und Ausgestaltung Geriatrischer Institutsambulanzen ist seit 2012 in § 118a SGB V gesetzlich geregelt. Geriatrische Fachkrankenhäuser, Allgemeinkrankenhäuser mit selbstständigen geriatrischen Abteilungen, geriatrische Rehabilitationskliniken und dort angestellte Ärzte sowie Krankenhausärzte können vom Zulassungsausschuss der jeweiligen Kassenärztlichen Vereinigung (KV) zu einer strukturierten und koordinierten ambulanten geriatrischen Versorgung der Versicherten ermächtigt werden.

> **Definition**
>
> Der Zulassungsausschuss ist ein Gremium der sogenannten Selbstverwaltung. Sowohl Vertreter der Ärzteschaft als auch Vertreter der Krankenkassen sind Mitglieder dieser Ausschüsse. In jedem der 17 Bezirke der Kassenärztlichen Vereinigungen gibt es Zulassungsausschüsse. Ärzte und Psychotherapeuten sind erst mit der Zulassung berechtigt, an der vertragsärztlichen und psychotherapeutischen Versorgung teilzunehmen. Nur dann dürfen sie gesetzlich krankenversicherte Patienten ambulant behandeln und die erbrachten Leistungen zu Lasten der gesetzlichen Krankenversicherung abrechnen.

Die ermächtigten Einrichtungen bzw. Krankenhausärzte werden ausschließlich auf Überweisung durch den behandelnden Vertragsarzt tätig. Durch die ermächtigte Einrichtung wird ein umfassendes geriatrisches Assessment einschließlich Anamnese und körperlicher Untersuchung durchgeführt. Auf dieser Grundlage wird ein Behandlungs- und Therapieplan erstellt. Die Einleitung und Durchführung der Therapiemaßnahmen erfolgt dann wieder durch den weiterbehandelnden Vertragsarzt.

Inhalt und Umfang der geriatrischen Versorgung sowie die zu versorgende Patientengruppe und die Anforderungen an die Leistungserbringung und Qualitätssicherung sind in einer seit dem 01.10.2015 geltenden »Vereinbarung nach § 118a SGB V« zwischen dem GKV-Spitzenverband und der Kassenärztlichen Bundesvereinigung mit der Deutschen Krankenhausgesellschaft (unter Einbeziehung des Bundesschiedsamtes) geregelt. Die Finanzierung erfolgt nach den Abrechnungsbestimmungen des Einheitlichen Bewertungsmaßstabs (EBM).

> **Definition**
>
> Der Einheitliche Bewertungsmaßstab (EBM) ist das Vergütungssystem der vertragsärztlichen ambulanten Leistungen und Leistungen der Psychotherapeuten. Er umfasst fast alle medizinischen Leistungen, die Ärzte und Psychotherapeuten im ambulanten und belegärztlichen Bereich zu Lasten der gesetzlichen Krankenversicherung abrechnen dürfen.

Geriatrische Schwerpunktpraxen

Eine weitere ambulante geriatriespezifische Versorgungsstruktur ist die Geriatrische Schwerpunktpraxis. In dieser Versorgungsform kooperieren geriatriespezifisch geschulte niedergelassene Fachärzte mit Physiotherapeuten, Ergotherapeuten, Logopäden, Pflegenden, Sozialdiensten und weiteren Institutionen. Somit steht im ambulanten Bereich ein multiprofessionelles Team zur Verfügung, welches den notwendigen Therapieplan abstimmt und sonstige Beratungs- und Hilfsleistungen bietet. Die Vergütung erfolgt zumeist über Verträge der integrierten Versorgung nach § 140a ff SGB V.

Aktuelle Entwicklungen im ambulanten Bereich

Mit der in § 115b SGB V gesetzlich festgelegten Weiterentwicklung der Vorgaben zum »Ambulanten Operieren am Krankenhaus« ist neben den bislang verankerten ambulanten Operationen und stationsersetzenden Eingriffen zukünftig auch die Erbringung von stationsersetzenden Behandlungen durch die Krankenhäuser im ambulanten Bereich möglich. In einem Gutachten des IGES-Institutes wurde der Stand der medizinischen Erkenntnisse zu ambulant durchführbaren Operationen, stationsersetzenden Eingriffen und stationsersetzenden Behandlungen untersucht und Empfehlungen zur Erweiterung des Katalogs *Ambulantes Operieren* gegeben. Auf Basis dieses Gutachtens verhandeln die Vertragspartner nunmehr den erweiterten Katalog zu ambulant durchführbaren Operationen, stationsersetzenden Eingriffen und stationsersetzenden Behandlungen (IGES-Gutachten 2022). Dies eröffnet ggf. neue Möglichkeiten, bislang (teil-)stationär erbrachte Leistungen zukünftig auch ambulant erbringen zu können.

5.1.2 Geriatrie im stationären Bereich

Im nicht ambulanten Bereich sind für die Planung der Strukturen der Gesundheitsversorgung gemäß dem föderalen Prinzip die Bundesländer zuständig. Historisch bedingt, aber auch durch die unterschiedlichen Gegebenheiten und Anforderungen in den verschiedenen Bundesländern begründet, haben sich regional unterschiedliche Versorgungsstrukturen entwickelt (▶ Abb. 5.3).

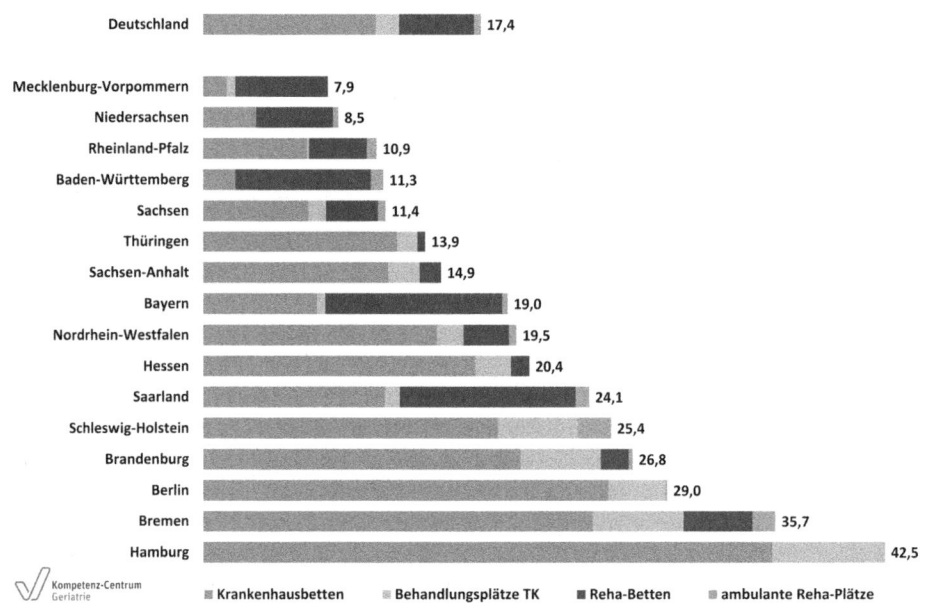

Abb. 5.3: Versorgungsstrukturen in den Bundesländern (Kompetenz-Centrum Geriatrie des GKV-Spitzenverbandes und der Gemeinschaft der Medizinischen Dienste, https://www.kcgeriatrie.de/versorgungsstrukturen, Zugriff am 01.08.2022, Betten/Plätze pro 10.000 Einwohner, 65 Jahre und älter, amtliche Statistik mit Stand 31.12.2019, Statistisches Bundesamt 2021, vdek-Bundesverband, 2022)

Je nach Bundesland ist die Geriatrie im Krankenhausbereich nach §§ 39, 109 SGB V oder im Bereich der medizinischen Rehabilitation nach den §§ 40, 111 SGB V angesiedelt. Überwiegend werden in den Bundesländern beide Versorgungsformen genutzt. Zwischen diesen beiden Bereichen bestehen wesentliche Unterschiede u. a. hinsichtlich der rechtlichen Rahmenbedingungen, der Zugangsvoraussetzungen oder der finanziellen Ausgestaltung.

Krankenhausbehandlung (§ 39 SGB V)

Krankenhausbehandlungen für gesetzlich Krankenversicherte dürfen nur durch nach § 108 SGB V zugelassene Krankenhäuser erbracht werden (§ 39 Abs. 1 S. 2 SGB V). Demnach sind zugelassene Krankenhäuser Einrichtungen, die als Hochschulklinik anerkannt sind (§ 108 Nr. 1 SGB V), in den Krankenhausplan eines Landes aufgenommen wurden (sog. Plankrankenhaus, § 108 Nr. 2 SGB V) oder einen Versorgungsvertrag mit Landesverbänden der Krankenkassen und Verbänden der Ersatzkassen abgeschlossen haben (§ 108 Nr. 3 SGB V).

Der Versorgungsvertrag kommt durch Einigung zwischen den Landesverbänden der Krankenkassen und Ersatzkassen und dem Krankenhausträger zustande. Bei Plankrankenhäusern ist kein Vertrag erforderlich. Hier gilt die Aufnahme in den Krankenhausbedarfsplan des jeweiligen Landes ersatzweise als Abschluss des Versorgungsvertrages. Die Anerkennung als Hochschulklinik richtet sich nach landesrechtlichen Vorschriften. Da der Abschluss des Versorgungsvertrages bzw. dessen alternative Anerkennung in § 109 SGB V geregelt ist, spricht man bei zugelassenen Krankenhäusern auch von sog. »109er-Einrichtungen«.

Nach § 39 Abs. 1 S. 1 SGB V kann die Krankenhausbehandlung vollstationär, stationsäquivalent, teilstationär, vor- und nachstationär sowie ambulant durchgeführt werden, wobei eine stationsäquivalente Behandlung nur im Bereich der Psychiatrie zum Tragen kommt. Je nach Schwere der Krankheit und dem Bedarf der Patienten gibt es damit verschiedene abgestufte Möglichkeiten der medizinischen Behandlung und Pflege im Krankenhaus.

Kann das Behandlungsziel nicht durch eine teilstationäre, vor- oder nachstationäre oder ambulante Behandlung erreicht werden, erfolgt eine vollstationäre Aufnahme im Krankenhaus (§ 39 Abs. 1, Satz 2 SGB V). Die Notwendigkeit stationärer Versorgung ist ausschließlich bei einer bestehenden akutstationären Behandlungsbedürftigkeit gerechtfertigt.

Geriatrien sind in der Regel als Abteilungen größerer Krankenhäuser oder als eigenständige geriatrische Krankenhäuser (Fachkrankenhäuser) organisiert. Die Aufgabe der Geriatrischen Kliniken ist die ganzheitliche Behandlung multimorbider älterer Patienten mit dem Ziel, trotz chronischer Krankheiten und Behinderung die größtmögliche Selbstständigkeit zu erlangen und die Teilhabefähigkeit zu erhalten.

Die Patienten haben im Rahmen der Krankenhausbehandlung Anspruch auf alle Leistungen, die im Einzelfall für die medizinische Versorgung notwendig sind. Dazu gehören neben der ärztlichen Behandlung auch die Krankenpflege, die Versorgung mit Arznei-, Heil- und Hilfsmitteln sowie bei vollstationärer Aufnahme die Unterkunft und Verpflegung (§ 39 Abs. 1 Satz 3 SGB V).

Geriatrische Frührehabilitative Komplexbehandlung (GFK)

Ausdrücklich werden in § 39 Abs. 1 Satz 3 SGB V auch die zum frühestmöglichen Zeitpunkt einsetzenden Leistungen der Frührehabilitation genannt. Damit hat der Gesetzgeber klargestellt, dass die Leistungen der Frührehabilitation Teil der Krankenhausbehandlung sind. Die Frührehabilitation ist in der Geriatrie von besonderer Bedeutung, da insbesondere zum Erhalt größtmöglicher Selbstständigkeit und somit zur Vermeidung einer Pflegebedürftigkeit der Einsatz rehabilitativer Maßnahmen zum frühestmöglichen Zeitpunkt der Behandlung geboten ist.

Im Jahr 2004 wurden eine Definition der Frührehabilitation und entsprechende Indikationskriterien erarbeitet. »Frührehabilitation ist demnach die frühzeitig einsetzende rehabilitationsmedizinische Behandlung von Patienten, die wegen eines akuten Gesundheitsproblems mit schwerer Beeinträchtigung der Funktionsfähigkeit krankenhausbehandlungsbedürftig sind.« (Leistner et al. 2005)

Die geriatrischen Patienten sind im Rahmen der Frührehabilitation zwar stabil genug, um erste rehabilitative Maßnahmen erhalten zu können. Die erkrankungsbedingte Belastungsfähigkeit ist allerdings noch so weit vermindert, dass noch keine mehrmals täglichen rehabilitativen Maßnahmen möglich sind. Das entscheidende Abgrenzungskriterium zwischen der Frührehabilitation und der Rehabilitation ist somit das gleichzeitige Vorliegen der akutstationären Behandlungsbedürftigkeit. Mit dem Wegfallen der akutstationären Behandlungsbedürftigkeit endet auch die geriatrische Frührehabilitation. (Ernst 2015)

Um geriatriespezifische DRGs abrechnen zu können, ist die Erbringung von Leistungen, die in den OPS-Ziffern 8-550 *Geriatrische frührehabilitative Komplexbehandlung* bzw. 8-98a *Teilstationäre geriatrische Komplexbehandlung* verbindlich definiert sind, erforderlich. Diese Leistungsbeschreibungen umfassen krankenhausbezogene Struktur- und patientenbezogene Mindestmerkmale, deren Erfüllung unbedingt erforderlich ist, um die OPS-Kodes angeben und eine geriatriespezifische DRG abrechnen zu können. Dabei sind die krankenhausbezogenen Strukturmerkmale vorab im Rahmen einer Strukturprüfung gemäß § 275d SGB V auf Basis der Vorgaben der Richtlinie des Medizinischen Dienstes des Spitzenverbandes Bund der Krankenkassen (MDS) »Regelmäßige Begutachtungen zur Einhaltung von Strukturmerkmalen von OPS-Kodes nach § 275d SGB V« nachzuweisen. Krankenhäuser, die die strukturellen Voraussetzungen im Rahmen der Strukturprüfungen nicht nachweisen können, dürfen die Leistungen zukünftig nicht mehr vereinbaren und nicht mehr abrechnen. Die Mindestmerkmale enthalten Aussagen zu Dauer bzw. Umfang und Dokumentationsanforderungen der zu erbringenden patientenbezogenen Leistungen. Eine zusammengefasste Darstellung der Inhalte der OPS 8-550 und 8-98a finden sich in den nachfolgenden Abbildungen (▶ Abb. 5.4; ▶ Abb. 5.5). Der Originaltext ist auf den Seiten des Bundesinstituts für Arzneimittel und Medizinprodukte (BfArM; ehemals Deutsches Institut für Medizinische Dokumentation und Information (DIMDI)) hinterlegt.

Besteht keine akutmedizinische Behandlungsbedürftigkeit mehr, ist eine stationäre bzw. teilstationäre Krankenhausbehandlung nicht mehr erforderlich und somit eine weitere Frührehabilitation im Krankenhaus nicht mehr zulässig. Dennoch kann es gerade bei geriatrischen Patienten möglich sein, dass weiterhin Maßnahmen zur Wiedererlangung oder Erhalt der Alltagskompetenz notwendig sind. Diese können im Rahmen einer medizinischen Rehabilitation in einer geriatrischen Rehabilitationseinrichtung durchgeführt werden.

Krankenhaus-Finanzierung – eine kurze Einführung

Stationäre – und z. T. teilstationäre Krankenhausleistungen – werden über ein Fallpauschalensystem (German Diagnosis Related Groups, G-DRG) vergütet.

Das G-DRG-System ist ein durchgängiges, leistungsorientiertes und pauschalierendes Patientenklassifikationssystem, in dem Behandlungsfälle, die medizinisch und hinsichtlich des Ressourcenverbrauchs ähnlich sind, zu Fallgruppen (Diagnosis Related Groups, DRG), zusammengefasst werden. Auf Basis von Diagnosen und der während des Krankenhausaufenthalts erbrachten medizinischen, pflegerischen und therapeutischen Leistungen erfolgt die Zuordnung eines Behandlungsfalles in eine DRG. Ergänzt werden diese Fallpauschalen durch diverse sog. Zusatzentgelte. Um die für dieses komplexe softwaregestützte Verfahren erforderliche einheitliche Dokumentation zu gewährleisten, müssen die Klassifikationen ICD-10-GM (Diagnosen) bzw. OPS (Prozeduren, Leistungen) unter Beachtung der Deutschen Kodierrichtlinien (DKR) angewendet werden.

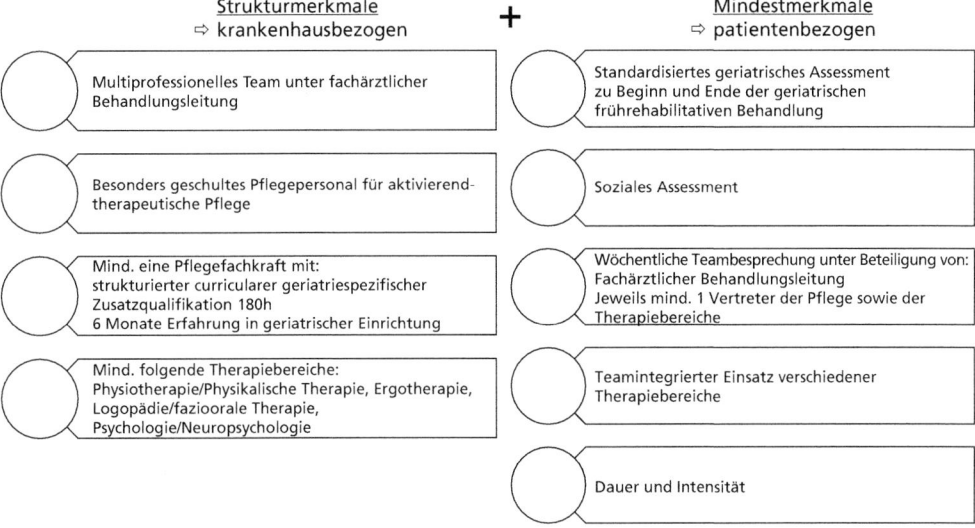

Abb. 5.4: Übersicht OPS 8-550 Geriatrische frührehabilitative Komplexbehandlung (eigene Darstellung)

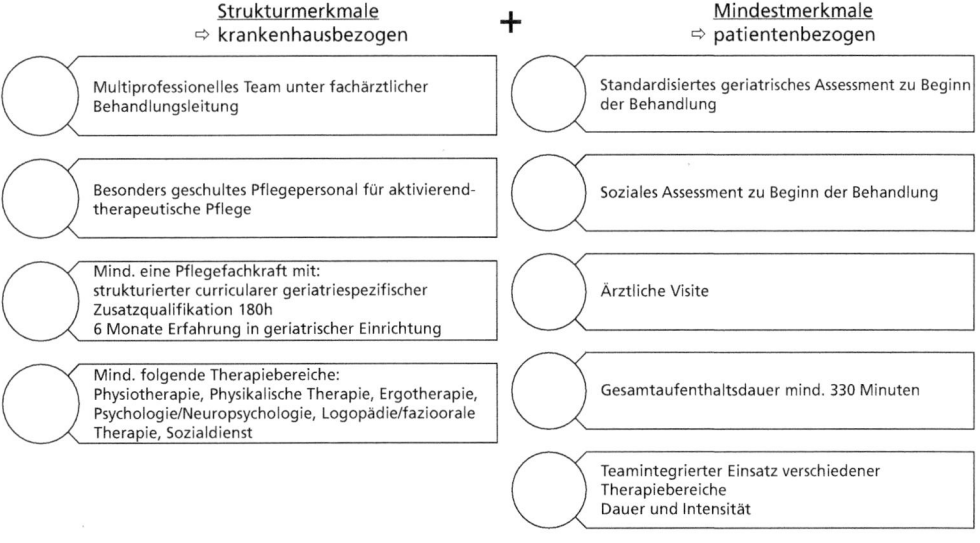

Abb. 5.5: Übersicht OPS 8-98a Teilstationäre geriatrische Komplexbehandlung (eigene Darstellung)

Den DRGs ist überwiegend ein Zahlenwert, die sog. Bewertungsrelation, zugeordnet. Je höher der durchschnittliche Behandlungsaufwand ist, desto höher ist dieser Zahlenwert. Zur Ermittlung der Vergütungshöhe der Fallpauschale wird diese Bewertungsrelation mit einem bestimmten Eurobetrag, dem Landesbasisfallwert, multipliziert (ohne Zu-und Abschläge).

Ein Beispiel: I41Z Geriatrische frührehabilitative Komplexbehandlung bei Krankheiten und Störungen an Muskel-Skelett-System und Bindegewebe

- Bewertungsrelation (BWR): 1,387
- Landesbasisfallwert (LBFW) Berlin 2022: 3.837,75 €
- BWR x LBFW = Entgelt 1,387 x 3.837,75 € = 5.322,95 €
(ohne Zu- und Abschläge)

Wenn eine DRG keine BWR aufweist, dann ist sie unbewertet. Diese DRGs müssen krankenhausindividuell zwischen Kostenträger (Krankenkassen) und Leistungserbringern (Krankenhaus) in den Budgetverhandlungen vereinbart werden.

Das G-DRG-System unterliegt einer jährlichen Weiterentwicklung – ist also ein »lernendes« System. Im Jahr 2022 umfasst es 1.292 Fallpauschalen. Für die Abrechnung geriatriespezifischer Behandlungsleistungen im Rahmen der Erbringung einer Frührehabilitation stehen im Fallpauschalenkatalog für den vollstationären Bereich 16 und im teilstationären Bereich zwei DRGs zur Verfügung.

Im Juni 2018 wurde vom Bundesministerium für Gesundheit (BMG) der Referentenentwurf für ein »Gesetz zur Stärkung des Pflegepersonals« veröffentlicht. Mit diesem Gesetz sollen spürbare Verbesserungen für Pflegekräfte durch eine bessere Personalausstattung und bessere Arbeitsbedingungen in der Kranken- und Altenpflege erreicht werden und somit die Pflege und Betreuung der Patientinnen und Patienten sowie der Pflegebedürftigen weiter verbessert werden.

Ab dem Jahr 2020 wurde die Krankenhausvergütung auf eine Kombination von Fallpauschalen und einer krankenhausindividuellen Pflegepersonalkostenvergütung umgestellt. Die bisher in den Fallpauschalen enthaltenen Pflegepersonalkosten für die unmittelbare Patientenversorgung auf bettenführenden Stationen werden nun nicht mehr in der Kalkulation der DRGs berücksichtigt. Infolgedessen werden diese nun als »aDRG« bezeichnet. Das »a« macht deutlich, dass die Pflegepersonalkosten ausgegliedert, also nicht mehr in den DRG enthalten sind. Die krankenhausindividuellen Pflegepersonalkosten für die Patientenversorgung werden nunmehr über ein Pflegebudget vergütet. Über das Pflegebudget wird der Pflegedienst der Normalstationen, Intensivstationen, Dialyseabteilungen und ggf. bestehender bettenführender Aufnahmestationen finanziert. Das Pflegebudget des einzelnen Krankenhauses ist – im Gegensatz zu den Fallpauschalen – nicht gedeckelt. Das heißt, dass jede Pflegekraft, die in diesem Pflegebudget zu berücksichtigen ist, von den Krankenkassen refinanziert werden muss.

Um eine sichere und gute Behandlung von Patienten und Patientinnen im Krankenhaus sicherzustellen, ist eine gute Pflegepersonalausstattung erforderlich. Um eine Unterbesetzung insbesondere in sog. pflegesensitiven Bereichen zu verhindern, wurden im Jahr 2020 erstmals Pflegepersonaluntergrenzen (PPUG) festgesetzt und ab 2021 nochmals erweitert. Diese gelten derzeit für folgende Bereiche: Intensivmedizin und pädiatrische Intensivmedizin, Geriatrie, Allgemeine Chirurgie und Unfallchirurgie, Innere Medizin und Kardiologie, Herzchirurgie, Neurologie, Neurologische Schlaganfalleinheit, Neurologische Frührehabilitation und Pädiatrie.

5.1.3 Leistungen zur medizinischen Rehabilitation (§ 40 SGB V)

Für Versicherte, bei denen eine ambulante Krankenbehandlung nicht ausreicht, um eine Behinderung oder Pflegebedürftigkeit abzuwenden, zu beseitigen oder zu mindern, ihre Verschlimmerung zu verhüten oder ihre Folgen zu mildern, erbringen die Krankenkassen die erforderlichen Rehabilitationsleistungen durch Rehabilitationseinrichtungen, für die ein Versorgungsvertrag nach § 111 SGB V besteht. Erfolgt die Rehabilitationsleistung direkt im Anschluss an eine Krankenhausbehandlung, spricht man von einer Anschlussrehabilitation (§ 40 Abs. 6 S. 1 SGB V). Die entsprechenden Rehabilitationseinrichtungen, die einen solchen Versorgungsvertrag abgeschlossen haben, werden daher auch als sog. »111er-Einrichtungen« bezeichnet.

Dieser Versorgungsvertrag wird zwischen den Leistungsträgern – den Landesverbänden der Krankenkassen und Ersatzkassen – und den Leistungserbringern – den Trägern der Rehabilitationseinrichtung geschlossen. Auch die Höhe der Vergütungen für die Erbringung medizinischer Rehabilitationsleistungen wird zwischen den genannten Beteiligten vertraglich vereinbart (▶ Abb. 5.6).

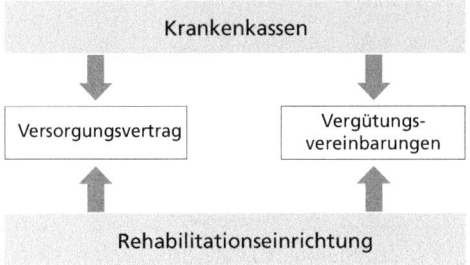

Abb. 5.6: Rechtliche Rahmenbedingungen Rehabilitationsbereich § 111 SGB V (eigene Darstellung)

Im Rahmen des Intensivpflege- und Rehabilitationsstärkungsgesetzes (GKV-IPReG) wurde in § 40 Abs. 3 Satz 2 SGB V gesetzlich verankert, dass bei einer vertragsärztlich verordneten geriatrischen Rehabilitation die medizinische Erforderlichkeit von der Krankenkasse nicht mehr überprüft wird. Ausreichend ist allein die Überprüfung der geriatrischen Indikation durch dafür geeignete Abschätzungsinstrumente durch den Vertragsarzt.

Ambulant vor stationär

Wie im Krankenhausbereich gilt auch hier bei der Wahl der Rehabilitationsleistung das Subsidiaritätsprinzip. D. h., nur wenn die Leistungen der ambulanten Rehabilitation nicht ausreichen, um das gewünschte Ziel zu erreichen, kommt eine stationäre Rehabilitation in Betracht (§ 40 Abs. 2 SGB V). Die Maßnahmen der ambulanten Rehabilitation schließen dabei auch Leistungen der mobilen Rehabilitation ein (§ 40 Abs. 1 Satz 1, 2. HS SGB V).

Bei einer stationären Rehabilitation werden die Therapieeinheiten und die sonstigen Rehabilitationsleistungen einschließlich Unterkunft und Verpflegung in einer Rehabilitationseinrichtung erbracht.

Bei einer ambulanten Rehabilitation findet die Rehabilitation von zu Hause aus statt. Der Patient kommt täglich selbst oder mittels Transportservice zur Einrichtung und erhält hier die vorgesehenen Therapien. Dies ist nur möglich, wenn die häusliche und medizinische Versorgung sowie eine ausreichende Mobilität sichergestellt sind, um eine Rehabilitationseinrichtung erreichen zu können.

Trotz dieser beiden Rehabilitationsmöglichkeiten verbleibt eine Gruppe von geriatrischen Patienten, deren Anspruch auf Rehabilitation auf diese Art nicht erfüllt werden kann. Bei dieser Patientengruppe hat eine Rehabilitation nur Aussicht auf Erfolg, wenn sie im häuslichen Lebensumfeld der Patienten stattfindet. Für diese Patientengruppe bietet die mobile Rehabilitation gute Möglichkeiten, Rehabilitationsleistungen zu erhalten.

Mobile Geriatrische Rehabilitation

Die mobile geriatrische Rehabilitation stellt eine Sonderform der ambulanten Rehabilitation dar. Die Rehabilitationsleistungen werden durch ein interdisziplinäres Rehabilitationsteam direkt im vertrauten häuslichen Umfeld des Patienten erbracht.

Die mobile Rehabilitation ist in besonderem Maße für geriatrische Patienten geeignet, die sich aufgrund dementieller Erkrankungen oder anderer kognitiver Beeinträchtigungen außerhalb ihres gewohnten Lebensumfelds nicht mehr zurechtfinden können, im gewohnten Lebensumfeld aber durchaus durch entsprechende Rehabilitationsmaßnahmen eine positive Entwicklung zur Wiedererlangung von Aktivitäten und Teilhabe zeigen würden.

Finanzierung der Rehabilitation

Leistungen der Rehabilitation werden über einrichtungsspezifische Tagessätze oder Fallpauschalen vergütet. Diese werden zwischen Leistungsträger (in der Geriatrie überwiegend Krankenkassen) und den Leistungserbringern (Rehabilitationseinrichtung) vereinbart. Eine Differenzierung je nach Schweregrad der Erkrankung bzw. Umfang der erforderlichen rehabilitativen Maßnahmen erfolgt im Gegensatz zum G-DRG-System nicht. Das Vergütungssystem in der medizinischen Rehabilitation ist damit weit weniger differenziert als das DRG-System im Krankenhausbereich.

5.1.4 Fazit

Eine stationäre geriatriespezifische Behandlung findet im Wesentlichen in Krankenhäusern nach § 109 SGB V und/oder in Rehabilitationseinrichtungen nach § 111 SGB V statt.

Bei ersteren erfolgt die Ermächtigung in der Regel durch die Aufnahme in den Krankenhausplan; bei Letzteren wird ein Versorgungsvertrag mit den Kostenträgern geschlossen. Die Abrechnung im Akutbereich erfolgt als Fallpauschale im Rahmen des DRG-Systems, im Rehabilitationsbereich hingegen werden Pauschalen im Rahmen separater Vereinbarungen zwischen den Trägern der Rehabilitationseinrichtungen und den Leistungsträgern vereinbart. Wichtig ist vor allem die Unterscheidung zwischen Frührehabilitation und Rehabilitation. Maßnahmen der Frührehabilitation finden im Rahmen akutstationärer Krankenhausbehandlung im Krankenhaus statt und werden daher über das DRG-System vergütet.

Literatur

Bundesverband Geriatrie e. V. (Hrsg.) (2010) Weißbuch Geriatrie. Band 1: Die Versorgung geriatrischer Patienten – Strukturen und Bedarf. Stuttgart: Kohlhammer

Bundesverband Geriatrie e. V. (Hrsg.) (2019) Kodierhandbuch Geriatrie 2019. Münster: Schüling

DGG, DGGG, BAG (2007) Definition Geriatrischer Patienten (https://www.ekweende.de/fileadmin/user_upload/abteilungen/geriatrie/info_geriatr_patient.pdf, Zugriff am 15.08.2022)

Ernst F, Lübke N, Meinck M (2015) Kompendium Begutachtungswissen Geriatrie. Berlin, Heidelberg: Springer

IGES-Institut (Hrsg.) (2022) Gutachten nach § 115b Abs. 1a SGB V. Berlin (https://www.iges.com/sites/igesgroup/iges.de/myzms/content/e6/e1621/e10211/e27603/e27841/e27842/e27844/attr_objs27932/IGES_AOP_Gutachten_032022_ger.pdf, Zugriff am 11.07.2022)

Leistner K, Stier-Jarner M, Berleth B et al. (2005) Frührehabilitation im Krankenhaus – Definition und Indikation. Phys Med Rehab Kuror, 15 (3), S. 157–167

Rahmenempfehlungen zur mobilen geriatrischen Rehabilitation vom 01.05.2007 (www.mds-ev.de/fileadmin/dokumente/Publikationen/GKV/Rehabilitation/RE_MoGeRe_070501_1_.pdf, Zugriff am: 11.12.2017)

Vereinbarung nach § 118a SGB V (Geriatrische Institutsambulanzen – GIA) i. d. F. aus der Sitzung des erweiterten Bundesschiedsamtes gemäß § 118a SGB V vom 15.07.2015 (www.gkv-spitzenver-band.de/media/dokumente/krankenversicherung_1/krankenhaeuser/ambulante_krankenhausleistun-gen/gia/Vereinbarung_nach__118a_SGB_V_i_d_F_aus_BSA_inkl_Anlagen_Fassung_vom_18082015.pdf, Zugriff am: 11.12.2017)

5.2 Versorgungsformen im Sozialgesetzbuch XI: Wohnen bei vorliegender Pflegebedürftigkeit

Susette Schumann

Pflegebedürftigkeit hat nicht nur körperliche, psychische oder soziale Aspekte und führt dort zu Einschränkungen, sondern nimmt auch Einfluss auf das private Wohnen. Körperliche Einschränkungen in der Mobilität, psychische Belastungen wie z. B. Zukunftsangst oder die Reduzierung sozialer Kontakte, da die Öffentlichkeit nicht mehr aufgesucht werden kann, sind ausgewählte Folgen. Insbesondere das Verwiesensein auf die Wohnung als (nahezu) einziger Lebensort hat Auswirkungen auf die pflegerische Versorgungsform der älteren Menschen.

Neue technische Möglichkeiten sollen den Effekt haben, die präferierte Wohnform der älteren Menschen in ihrer privaten Wohnung zu unterstützen. Dazu werden zahlreiche Assistenzsysteme entwickelt und erprobt. Auf ihnen ruhen Hoffnungen, das private Wohnen und damit den Aufenthalt in der eigenen Wohnung so lange wie möglich zu erhalten. Die aktuelle Dynamik, insbesondere bei der Zunahme von alternativen Wohnformen in Kombination mit technischen Assistenzsystemen, ruft auch Behörden und Verbraucherschützer auf den Plan. Ihre Bemühungen um die Kontrolle der Anbieter zur Gewährleistung von Verbraucher- und Bürgerrechten, wie z. B. die individuelle Selbstbestimmung, nehmen Formen an und finden sich in Qualitätsvorgaben wieder.

5.2.1 Die Versorgungsformen und die Wohnvorstellungen der älteren Menschen

Es gibt ein breites Spektrum von Wohnmöglichkeiten, in denen pflegebedürftige Personen geeignete Pflege erhalten können. Das breite Angebotsspektrum resultiert aus den Wohnwünschen von pflegebedürftigen Personen, den Vorstellungen professioneller und nicht professioneller Pflegender, den Möglichkeiten der Wohnungswirtschaft und letztendlich den Zielsetzungen der Kostenträger, die eine ambulante vor einer stationären Versorgung präferieren.

Das eigenständige Wohnen in einer eigenen Wohnung oder einem Wohnhaus ist laut einer EMNID-Umfrage aus dem Jahr 2011 die vorrangig gewünschte Wohnform der älteren Menschen für ihre Zukunft. Demnach möchten 67 % der Befragten in ihrer Wohnung oder ihrem Haus bleiben, 57 % würden dort auch pflegerische Unterstützung in Anspruch nehmen. Bevorzugt werden Wohnungen, die im Erdgeschoss, in der ersten oder zweiten Etage liegen. Dies trifft auch zu, wenn ein Fahrstuhl im Haus vorhanden wäre.

Der drohende oder schon eingetretene Verlust der Selbständigkeit wäre für 82 % der Befragten ein Anlass, um einen Umzug evtl. in eine andere Wohnform vorzunehmen. Dies würden allerdings nur 34 % der Befragten wirklich tun, 50 % dagegen sprechen sich für die Anpassung der aktuellen Wohnung aus, d. h. sie bevorzugen den Umbau ihrer jetzigen Wohnung. In einer Befragung des Instituts für Pflegewissenschaft an der Universität Bielefeld aus dem Jahr 2009 drücken allerdings die älteren Menschen ihre Hoffnung aus, von solchen Entwicklungen verschont zu bleiben (vgl. IPW 2009).

Falls Pflegebedürftigkeit eintritt und diese nicht zu einem Umzug in eine Pflegeeinrichtung führen soll, haben die älteren Menschen bestimmte Vorstellungen bezüglich ihres Wohnumfeldes:

- Hilfe und Pflege zu Hause
- gute Erreichbarkeit von Geschäften, Einrichtungen der Gesundheitsversorgung
- ihre Erreichbarkeit durch den öffentlichen Personennahverkehr
- Möglichkeiten der Nutzung von Kommunikationstechnik, insbesondere auch digitale Technik
- gute Erreichbarkeit der Wohnung
- Barrierefreiheit

Praktische Hilfen sind ebenfalls wichtig: An erster Stelle steht mit 77 % die Hilfe bei der Selbstpflege, gefolgt von der Hausarbeit. Ca. 60 % aller Befragten nennen auch Hilfe bei Einkäufen, bei Behördengängen, bei Arztbesuchen, gemeinsamen Unternehmungen und beim Kochen.

Es wird vermutet, dass zukünftig ältere Menschen höhere Ansprüche an das Wohnungsangebot stellen und gezielt altersgerechte Wohnungen nachfragen, um trotz Pflegebedürftigkeit weiterhin in der eigenen Wohnung leben zu können. Die favorisierten Wohnkonzepte richten sich zukünftig mehr nach ihren Lebensstilen aus, die die älteren Menschen beibehalten möchten. Dieser Wunsch nach der Verwirklichung eines individuellen Lebensstils scheint relevanter zu sein als die sozioökonomischen Lebensbedingungen (vgl. BMVBS, Berlin, 2011).

Durch die zu erwartende Altersstruktur, d. h. die Zunahme der Zahl älterer Mitbürger bis zum Jahr 2025, rechnet die Wohnungswirtschaft mit weiteren spezifischen Anforderungen an den Wohnraum und das Wohnumfeld. Es bedarf einer Anpassung des bestehenden Wohnungsbestands, insbesondere in Altbauten. Notwendig ist eine Kombination von erforderlicher Instandhaltung, Energieeffizienzmaßnahmen und der Quartiersentwicklung:

- erforderliche Instandhaltung: Umbau zu barrierefreien und altersgerechten Wohnungen
- Energieeffizienzmaßnahmen: Reaktion auf neue gesetzliche Vorgaben, vor allem zum bewussten Umgang mit Heizkosten
- Quartierslösung: Vernetzung des Wohnraums mit Service- und Pflegeleistungen in der Nachbarschaft

Hochwertiger Wohnraum kann als ein Kostentreiber gelten. Es scheint fraglich, wie die zu erwartenden rückläufigen Renten mit der Finanzierung von Wohnraumanpassungsmaßnahmen und der damit verbundenen steigenden Mieten vereinbart werden können.

5.2.2 Pflege in der privaten Wohnung

Für die Pflege in der privaten Wohnung sieht die Pflegeversicherung eine Reihe von Leistungen vor, die in erster Linie als eine Erleichterung der Pflege für pflegende Angehörige gedacht sind:

- Wohnumfeldverbessernde Maßnahmen
    - Türverbreiterungen
    - fest installierte Rampen
    - Treppenlifter
    - pflegegerechter Umbau des Badezimmers
    - Ein- und Umbau von Mobiliar
    - Anbringung von Haltegriffen

- Pflegehilfsmittel, wie z. B. ein Pflegebett, Lagerungshilfe oder ein Notrufsystem
- Ersatzpflege für längstens sechs Wochen je Kalenderjahr als Verhinderungspflege (der »eigentlich« pflegenden Person)
- Verwendung des ambulanten Pflegesachleistungsbetrags für Betreuungs- und Entlastungsangebote, z. B. für Besuchsdienste
- Zeitweise Beschäftigung einer selbstständigen einzelnen Pflegekraft, die die pflegerische Versorgung im privaten Wohnraum übernimmt

Ambulante Pflegedienste unterstützen Pflegebedürftige und ihre Angehörigen bei der Pflege zu Hause. Das Leistungsangebot in der häuslichen Pflege ist breit, wie z. B. allgemeine und spezielle Pflegeleistungen, haushaltsnahe Dienstleistungen, die Beratung der Pflegebedürftigen und ihrer Angehörigen, Unterstützung bei der Vermittlung von Hilfsdiensten wie Essensbelieferung oder Organisation von Krankentransporten sowie die hauswirtschaftliche Versorgung.

Alternative Wohnformen für ältere Menschen mit Pflegebedarf

Alternative Wohnformen zum privaten Wohnen oder dem Aufenthalt in einer Pflegeeinrichtung sind das »betreute« oder »Service-Wohnen«, bei dem außer dem Mietvertrag auch ein Servicevertrag mit dem Vermieter abgeschlossen wird. Dieser beinhaltet die Vereinbarung bestimmter zusätzlicher Dienst- und Hilfeleistungen. Das Betreute Wohnen als eine separate Wohnform zeichnet sich durch eine Wohnumgebung aus, die auf die Bedürfnisse von hilfebedürftigen Menschen abgestimmt ist und ihnen bei akutem Hilfebedarf die Sicherheit gibt, auch zeitnah Hilfe zu bekommen. Diese betreuten Wohnungen sind ein Angebot der privaten Wohnungswirtschaft und der Vermieter stellt im Falle der Pflegebedürftigkeit Kontakte, z. B. zu ambulanten Pflegediensten her.

Gemeinschaftliches privates Wohnen und Pflege in alternativen Wohnformen

Zu den ersten »alternativen« Wohnformen zählt das Wohnen in Mehrgenerationen-Häusern, in denen Jung und Alt zusammenwohnen und sich gegenseitig helfen. Eine ähnliche Form ist die Vermietung von Wohnraum durch ältere Menschen an Studierende, die aufgrund einer abgesenkten Miete im Bedarfsfall zur Unterstützung des Vermieters verpflichtet werden, beispielsweise im Haushalt, beim Einkaufen oder bei Behördengängen.

Zu den neueren »alternativen« Wohnformen zählen auch die sogenannten Pflege-Wohngemeinschaften (Pflege-WGs). Diese bieten die Möglichkeit, zusammen mit Gleichaltrigen zu leben und gemeinsam Unterstützung zu erhalten, ohne auf Privatsphäre und Eigenständigkeit zu verzichten. Die Mitbewohner in einer Wohngemeinschaft leben in eigenen Zimmern, in die sie sich jederzeit zurückziehen können. Gleichzeitig besteht aber auch die Möglichkeit, Gemeinschaftsräume für gemeinsame Aktivitäten zu nutzen.

Eine Pflege-WG, die ggf. finanzielle Unterstützung durch die Pflegeversicherungen erhalten möchte, sollte folgende Kriterien erfüllen: Es sollten mindestens zwei und höchstens elf Personen in einer gemeinsamen Wohnung zum Zweck der gemeinschaftlich organisierten pflegerischen Versorgung leben und davon mindestens zwei Personen pflegebedürftig sein. Eine Person (Präsenzkraft) ist durch die Mitglieder der WG gemeinschaftlich beauftragt, unabhängig von der individuellen pflegerischen Versorgung organisatorische, verwaltende, betreuende oder das Gemeinschaftsleben fördernde Tätigkeiten zu verrichten oder hauswirtschaftliche Unterstützung zu leisten. Ein oder mehrere ambulante Pflegedienste werden von den Bewohnern mit der pflegerischen Versorgung beauftragt.

Eine neuere Entwicklung bei den alternativen Wohnformen ist die Gründung von sog. Seniorendörfern oder Quartierslösungen.

Hier finden sich mehrere private Wohnungen oder Wohngemeinschaften, die in der Nähe die entsprechenden pflegerischen Unterstützungsangebote haben und deren Umgebung konsequent auf die Bedürfnisse älterer Menschen mit Einschränkungen ausgerichtet ist. Während Seniorendörfer, z. B. für Menschen mit Demenz, einen segregativen Ansatz verfolgen, wollen Quartierslösungen ältere Menschen in die Wohnumgebung integrieren, in der alle Generationen der Gesellschaft vertreten sind.

Teilstationäre und vollstationäre Pflege in privaten Wohnungen

Die Versorgungs- und Wohnangebote für ältere Menschen umfassen auch Angebote, die den Verbleib in der eigenen Wohnung ermöglichen und zusätzlich die Nutzung einer Tagespflege oder Nachtpflege zur Unterstützung pflegender Angehöriger oder zur gezielten Erweiterung der pflegerischen Unterstützung möglich machen. Dies kann auch zusätzlich zur ambulanten pflegerischen Versorgung in Anspruch genommen werden. Diese sogenannte teilstationäre Pflege kann als Tages- oder Nachtpflege konzipiert sein.

Die Tagespflege wird in der Regel von Pflegebedürftigen in Anspruch genommen, deren Angehörige tagsüber berufstätig sind. Die Pflegebedürftigen werden meist morgens mit einem Fahrdienst abgeholt und nachmittags zurückgebracht. Die Nachtpflege wird in Anspruch genommen, wenn pflegende Angehörige berufstätig sind, die pflegebedürftige Person aufgrund einer eingeschränkten Alltagskompetenz nachts nicht ruhen kann und dadurch den pflegenden Angehörigen die nötige Nachtruhe raubt.

Viele Pflegebedürftige sind nur für eine begrenzte Zeit auf vollstationäre Pflege angewiesen, insbesondere zur Bewältigung von Krisensituationen bei der häuslichen Pflege, übergangsweise im Anschluss an einen Krankenhausaufenthalt oder zur Entlastung von pflegenden Angehörigen. Für sie gibt es das Angebot der Kurzzeitpflege, das am häufigsten als Zusatzangebot in stationären Pflegeeinrichtungen zu finden ist. Dieses Angebot wurde inzwischen auf einen Anspruch von 54 Tagen pro Jahr erweitert. Auch pflegebedürftige Personen ohne einen Pflegegrad haben die Möglichkeit, die Kurzzeitpflege in Anspruch zu nehmen. Beide gesetzlichen Neuerungen führen zur Entlastung von pflegebedürftigen Personen und ihren Angehörigen bei der Suche nach Angeboten für eine längerfristige Pflege.

5.2.3 Wohnen und Pflege in Institutionen

Liegt ein Wohnbedarf vor, der besondere Sicherheit geben soll, und ist ein pflegerischer Bedarf über 24 Stunden vorhanden, so ist eine stationäre Pflegeeinrichtung das Mittel der Wahl. Das Angebot eignet sich gut für Menschen mit einer Demenz, die aufgrund der Schwere ihrer Erkrankung nicht ohne eine personelle Präsenz sein können. Viele stationäre Pflegeeinrichtungen bieten deshalb eine spezielle Demenzversorgung an. Stationäre Pflegeeinrichtungen können nach einem sogenannten Hausgemeinschaftsmodell aufgebaut sein, kleinere Wohneinheiten mit zehn und zwölf Personen und einem kontinuierlich anwesenden Mitarbeiterstamm. Je nach Organisationsform können z. B. gemeinsames Kochen oder Freizeitgestaltung als Tagesgestaltung angeboten werden.

5.2.4 Grenzen der Wohn- und Versorgungsangebote

Die Vielfalt von Wohn- und Pflegeangeboten ist eine Möglichkeit für altersgerechtes und selbstbestimmtes Wohnen, findet aber gleichzeitig seine Grenze in der Prognose des zu erwartenden Unterstützungsbedarfes. Die Kombination von Wohnen und ambulanter Versorgung erreicht in der Regel die Grenze der Machbarkeit bei einer »Rund-um-die-Uhr«-Betreuung, bei einem intensiven Beaufsichtigungsbedarf oder in einer palliativen Pflegesituation. Nicht selten macht die Veränderung der pflegerischen Situation dann den Umzug in eine stationäre Pflegeeinrichtung notwendig.

Eine weitere Grenze besteht, wenn zur Finanzierung von Wohnen und Pflege der Sozialhilfeträger für die Grundsicherung hinzugezogen werden muss. In der Regel schlägt der Sozialhilfeträger die für ihn kostengünstigste Möglichkeit vor. Da aber die Pflegeversicherung eine Addition von pflegerischen Leistungen als »Hilfe zur Pflege« vorsieht, können dadurch die Zahlungen des Sozialhilfeträgers für Pflege und Wohnen in der Häuslichkeit höher ausfallen als deren Finanzierung in einer stationären Pflegeeinrichtung.

Selbstbestimmtes Wohnen zuhause ist möglich, beinhaltet aber oft die Koordination verschiedener Leistungsanbieter durch die pflegebedürftigen Personen selbst. Dazu gehören die Zuweisung verschiedener Leistungen zu verschiedenen Anbietern, die Terminierung der Leistungserbringung und die Überwachung des Leistungsangebots. Insbesondere pflegebedürftige Personen mit beginnenden kognitiven Einschränkungen geraten dann an ihre Grenzen.

5.2.5 Neue Wohnangebote und geplante Qualitätsanforderungen

Die demographische Entwicklung in der Bundesrepublik Deutschland macht eine kontinuierliche Evaluation der Wohn- und Pflegeangebote erforderlich. Sowohl Wohnungswirtschaft als auch Selbstverwaltung evaluieren diese Angebote, hier in Form des Spitzenverbandes der Kranken- und Pflegeversicherung.

Zu nennen wäre an dieser Stelle exemplarisch das »Modellprogramm zur Weiterentwicklung neuer Wohnformen für pflegebedürftige Menschen nach § 45 f SGB XI«. Ziel dieses Programms ist die Entwicklung und Erprobung wissenschaftlich evaluierter Wohnformen für pflegebedürftige Menschen. Ziel ist auch die Förderung von Wohn-, Pflege- und Versorgungsangeboten mit Innovationspotential, ein weiterer Erkenntnisgewinn zu den Wohnvorstellungen der älteren Menschen und schließlich die Nutzung dieser Erkenntnisse zur Weiterentwicklung der Pflegeversicherung und ihrer zukünftigen Geld- und Sachleistungen.

Die Entwicklung der neuen Wohn-, Pflege- und Versorgungsformen wird unter Berücksichtigung folgender Kriterien bewertet: Sind eine konsequente Nutzerorientierung, Nachhaltigkeit, Übertragbarkeit auf andere Bevölkerungsgruppen, Wirtschaftlichkeit und die Qualität der Versorgung gewährleistet?

Neue und damit in der Regel alternative Wohnformen ziehen Richtlinien und Verordnungen zur Qualitätsentwicklung nach sich. Pflegebedürftige Personen sind sowohl private Verbraucher, die die Wohnformen in Anspruch nehmen, als auch Versicherte einer Sozialversicherung, die die Finanzierung von Pflege zum Ausgleich körperlicher, psychischer und sozialer Einschränkungen teilweise übernimmt. So decken die geplanten Richtlinien zur externen Qualitätssicherung den Verbraucherschutz und die Interessenvertretung von pflegebedürftigen Bürgern ab, die dies aufgrund von Einschränkungen selbst nicht mehr können. »Fünf zentrale Qualitätsmerkmale – sog. Soll-Niveaus« (Wolf-Ostermann et al. 2019, S. V) werden dort benannt, die als Anforderungen an neue Wohnformen zu stellen sind:

- *Versorgungskontinuität:* In ambulanten Wohnformen soll die kontinuierliche und »qualifizierte Versorgung auch bei sich veränderndem Hilfe- und Pflegebedarf« (Wolf-Ostermann et al. 2019, S. V) sichergestellt sein. Ältere und pflegebe-

dürftige Menschen erwarten Sicherheit bei der Versorgung, um die Wohnkontinuität zu erhalten.
- *Nutzerorientierung:* Wohn- und Versorgungsformen mit hoher Versorgungssicherheit sollen »die individuellen Gewohnheiten und Bedürfnisse der Bewohnerschaft« (Wolf-Ostermann et al. 2019, S. V) wahren. Pflegebedürftige und ihre Angehörigen entscheiden sich vielfach für alternative und damit ambulante Wohnformen, »weil sie sich hier ein hohes Maß an individueller Lebensgestaltung erhoffen und mehr Möglichkeiten zum sozialen Austausch wünschen« (Wolf-Ostermann et al. 2019, S. V).
- *Selbstbestimmung/Selbstverantwortung:* Grundlage für die Gewährleistung der Nutzerorientierung ist die Selbstbestimmung der pflegebedürftigen Personen. Im Rahmen ihrer Selbstbestimmung legen sie und ihre VertreterInnen fest, »wie die Wohnung und der Tagesablauf zu gestalten sind und welche Leistungen und Leistungsanbieter« (Wolf-Ostermann et al. 2019, S. V) in Anspruch genommen werden. Die Sicherung der Selbstbestimmung stellt eine grundgesetzlich geregelte Anforderung an alle dar und ist als besondere Qualitätsanforderung zu benennen, »weil in [alternativen, Anmerkung der Autorin] ambulanten Wohnformen mit der Selbstbestimmung die Übernahme von Selbstverantwortung für die Umsetzung verbunden ist« (Wolf-Ostermann et al. 2019, S. V). Die pflegebedürftigen Personen können zwar Teile der Umsetzungsverantwortung, z. B. an einen Pflegedienst, abgeben, behalten aber dennoch das Recht auf die Umsetzungsverantwortung, das ihnen die sog. Wahlfreiheit zusichert.
- *Koordination:* Alternative Wohnformen erfordern viel Koordination, denn um die pflegebedürftigen Personen und ihre VertreterInnen zur Selbstverantwortung zu befähigen, z. B. zum Erhalt der Versorgungskontinuität, bedarf es zahlreicher Leistungen von unterschiedlichen Akteuren. Sie umfassen die Koordination von verschiedenen Anbietern, z. B. ambulante Pflegedienste, medizinisch-therapeutische Behandlung und Ehrenamtliche. Das Zusammenwirken unterschiedlicher Akteure in geteilter Verantwortung ist typisch für neue Wohnformen mit ambulanter Versorgung in ihrer Position zwischen Häuslichkeit und Heim. »Eine besondere Herausforderung in neuen Wohnformen bleibt es, die vielfältigen Akteure und unterschiedlichen Leistungen passgenau aufeinander abzustimmen«. (Wolf-Ostermann et al. 2019, S. VI)
- »*Transparenz:* Das komplexe Zusammenwirken der vielfältigen Akteure erfordert in besonderer Weise Transparenz über die Gesamtprozesse. Wer welche Leistungen erbringt, wie Verantwortlichkeiten verteilt sind, wie die Umsetzungsprozesse geregelt sind, ist für pflegebedürftige Personen […] in neuen ambulanten Wohnformen nicht immer durchschaubar. Damit eine Umsetzung in geteilter Verantwortung und ein synergetisches Zusammenwirken gelingen und die Bewohnerschaft ihre Selbstverantwortung in diesen Gemengelagen wahrnehmen kann, ist der Sicherung der Transparenz als Qualitätsanforderung in neuen ambulanten Wohnformen besondere Aufmerksamkeit zu widmen« (Wolf-Ostermann et al. 2019, S. VI).

Nutzung des Angebots nur mit Beratung

Wohnen und Pflege und deren Zusammentreffen in zahlreichen Versorgungsformen erzeugt Informations- und Beratungsbedarf. Beratung hat zum Ziel, eine fundierte und nachhaltige Entscheidung vorzubereiten, geht es doch um die Identifizierung eines passenden Wohn- und Pflegeangebots. Dabei geht es um die Perspektive des hilfsbedürftigen Menschen, der pflegenden Angehörigen, des gesamten familiären oder anderen Pflegesystems und des Versorgungssystems (▶ Tab. 5.1).

Die Perspektive des hilfebedürftigen Menschen ergibt sich aus seiner zunehmenden Abhängigkeit von personeller Hilfe einerseits und dem individuellen Krankheitsverlauf einer meist chronischen Erkrankung andererseits

- im Vorfeld einer Diagnose,
- bei Manifestation der Krankheit,
- bei ihrer Restabilisierung,
- beim Leben mit dem Auf und Ab der Krankheit und schließlich
- zum Lebensende hin.

Je nach Situation der hilfebedürftigen Person sind unterschiedliche Anforderungen an die Wohn- und Versorgungsstrukturen zu stellen:

Tab. 5.1: Überblick über mögliche Beratungsanlässe und die unterschiedlichen Perspektiven (vgl. ZQP 2016, S. 12)

Perspektive hilfebedürftiger Mensch	Perspektive pflegende Angehörige	Perspektive Familiensystem/ Pflegesituation	Perspektive Versorgungssystem/Strukturen
Krankheitsverlaufskurven	Phasen der Pflegendenrolle	Problem- und Bedarfsanalyse	-
I Im Vorfeld der Diagnose	-	-	-
II Manifestation der Krankheit	1 Eintrittsstadium Übernahme der Pflegendenrolle	a Struktur des häuslichen Pflegearrangements	Wohnortnahe Akteure und Strukturen
III Restabilisierung	2 Beständiges Stadium veränderter »neuer« Pflegealltag	b Ressourcen und Belastungen	Subjektive Vorstellungen der derzeitigen und zukünftigen Versorgung
IV Leben im Auf und Ab der Krankheit	3 Austrittsdatum Ab- und Aufgabe der Pflegerolle	c Pflegepraktische Kompetenzen	Finanzierung
V Einsetzen der Abwärtsbewegung	-	d Selbstmanagement und erweitertes Netzwerk	Niederschwellige und professionelle Hilfsmöglichkeiten
VI Beschleunigung der Abwärtsbewegung/Sterben	-	e Strategien	-

- Für pflegende Angehörige verändert sich während einer pflegerischen Betreuung die Pflegerolle, was Auswirkungen auf die Unterstützungs- und Entlastungsangebote haben kann.
- Mit der Veränderung des Krankheitsgeschehens verändern sich die pflegerischen Unterstützungsbedarfe, was wiederum Überlegungen zur geeigneten Wohn- und Unterstützungsform erfordern kann.
- Hinzu kommt die Infrastruktur, auf die pflegebedürftige Personen und ihre Angehörigen zurückgreifen können und
- die Frage nach der Finanzierbarkeit der gesamten in Anspruch genommen Versorgungsstrukturen.

5.2.6 Entwicklung neuer technischer Unterstützungssysteme für ältere Menschen

Die technischen Unterstützungssysteme werden als sog. Assistenztechnologien oder als Ambient Assisted Living bezeichnet. Das umgebungsgestützte Wohnen soll dabei helfen, dass ältere Menschen ihre Selbständigkeit in ihrem privaten Wohnumfeld ausbauen oder erhalten. Zahlreiche Forschungsvorhaben zeigen, dass darauf die Hoffnung ruht, Wohnen im gewünschten Wohnumfeld zu unterstützen. Folgende technische Unterstützungssysteme sind inzwischen aufgrund der fortschreitenden technischen Entwicklung denkbar:

Tab. 5.2: Überblick über die Assistenztechnologie für ältere Menschen (Lutze M, Glock G, Stubbe J, Paulicke D (2019) Digitalisierung und Pflegebedürftigkeit – Nutzen und Potenziale von Assistenztechnologien. GKV Spitzenverband (Hrsg.) Schriftenreihe Modellprogramm zur Weiterentwicklung der Pflegeversicherung, Band 15. Hürth: CW Haarfeld GmbH, S. 222)

Assistenztechnologie	Aspekt	Wirksamkeitslage (Nutzen/Handlungsfeld)
Spielbasierte Assistenztechnologien für das Mobilitätstraining	Mobilität	Ein Beitrag zur Stärkung der Beweglichkeit, z. B. Gang- und Standsicherheit kann aufgezeigt werden.
• App-basierte Therapieangebote • Unterstützte Kommunikation durch Telepräsenz(-Robotik)	Kognitive/kommunikative Fähigkeiten	• Erinnerungs- und Biografiearbeit werden bereits unabhängig von verfügbaren Technologien eingesetzt. Die Umsetzung mithilfe von Assistenztechnologien bietet jedoch Potenzial für eine Individualisierung der Inhalte und eine unterstützende Einbettung in Pflege- und Betreuungsprozesse. • Telepräsenz ist bei verfügbarer Internetanbindung bereits realisierbar. Die Technik steht zur Verfügung.
Kommunikations- und Unterstützungsplattformen	Teilhabe/soziale Kontakte	Teilhabe ist zentral bei Pflegebedürftigkeit, ihre Operationalisierung ist bislang intransparent. Die Verknüpfung bzw. Einbettung digitaler Angebote in soziale Strukturen und Netzwerke ist verstärkt in den Blick zu nehmen. Die anschließende Erprobung ist sinnvoll.
Notfallsysteme kommen trotz fehlender Nutzenbelege bereits zur Anwendung (subjektiver Nutzen).	Notfälle (z. B. Sturz)	Hinweise auf die Stärkung des Sicherheitsgefühls und der Förderung des Fähigkeitserhalts liegen vor. Eine weitere Wirksamkeitsforschung ist erforderlich. Über die Sensorik ist die Erfassung von Bewegungsdaten etc. möglich. Die Erprobung ist sinnvoll.
Assistenztechnologien zur Vermeidung von einem Dekubitus sind verfügbar.	Pflegerisiken	Prävention ist für pflegebedürftige Personen zentral. Die Erprobung ist daher sinnvoll.

Assistenztechnologien sind technische Hilfsmittel, die ältere Menschen mit Pflegebedarf im häuslichen, aber auch im stationären Bereich im Kontext gesundheitsfördernder, präventiver, kurativer, rehabilitativer und palliativer Versorgung unterstützen. Ältere Menschen sollen durch ihre Unterstützung physisch, psychisch und sozial gestärkt werden, um ihre Selbständigkeit, Teilhabe, Sicherheit und so ihre Lebensqualität zu erhalten oder zu verbessern (vgl. GKV-Spitzenverband 2019).

Mit dieser Unterstützung können Problemlagen bei der Mobilität, bei kognitiven und kommunikativen Fähigkeiten, bei psychischen Problemlagen, beim Umgang mit krankheits- und therapiebedingten Anforderungen und Belastungen, bei der Gestaltung des Alltagslebens und sozialer Kontakte behoben oder abgemildert werden. Diese Unterstützung bezieht sich entweder auf präventiverhaltende oder kompensierende Funktionen.

Assisted Ambient Living (AAL) als ein wohnunterstützendes Angebot hat das Ziel, privates Wohnen oder Wohnen in alternativen Wohnformen so lange wie möglich trotz Pflegebedürftigkeit zu ermöglichen. In der Zwischenzeit sind dazu zahlreiche technische Entwicklungen in der Praxis erprobt. Ihre endgültige Wirksamkeit kann aber noch nicht festgestellt werden. Dies trifft auch z. B. für Notfallsysteme zu, die schon länger verwendet werden.

Auch kann davon ausgegangen werden, dass die ältere Generation in der Zwischenzeit Übung im Umgang mit Technik und insbesondere digitaler Technik hat. Dies ist die Voraussetzung für eine flächendeckende Einführung, z. B. bei Kommunikations- und Unterstützungsplattformen.

5.2.7 Lernwege

Für professionelle Personen, d. h. Pflegende, Therapeuten, Sozialarbeiter und Mediziner, stellt sich häufig bei der medizinischen und pflegerischen Behandlung älterer Menschen die Frage nach dem zukünftigen Wohn- und Pflegesetting.

Dazu bedarf es Informationen über die Vielfalt der Wohn- und Pflegeangebote. Wie kann es gelingen, für den einzelnen älteren Menschen in einem kurzen Zeitraum ein Wohn- und Pflegeangebot zu finden und zu organisieren, das den Rehabilitationserfolg nachhaltig sichern kann oder für pflegende Angehörige eine echte Entlastung darstellt?

Es scheint sinnvoll, wenn Mitarbeiter des therapeutischen Teams die unterschiedlichen Angebote allgemein kennen und die älteren Menschen beraten können. Es kann aber davon ausgegangen werden, dass für die eingehende Beratung zu Wohn- und Pflegeangeboten eine entsprechende Beratungskompetenz vorhanden sein muss. Die mit der Umsetzung des § 7a SGB XI verbundenen Anforderungen an die Beratungskompetenz setzen deshalb auch spezifische Kenntnisse und Fähigkeiten und somit entsprechend qualifiziertes Personal voraus.

Mit seinen »Empfehlungen zur Anzahl und Qualifikation der Pflegeberaterinnen und Pflegeberater« hat der GKV-Spitzenverband im Jahr 2008 Eckpunkte für das Qualifikationsprofil formuliert. Die Qualifizierung umfasst insgesamt 400 Stunden sowie ein Pflegepraktikum und orientiert sich inhaltlich an der Case-Management-Weiterbildung. Zur Qualifizierung zugelassen sind u. a. Pflegefachkräfte, Sozialversicherungsfachangestellte und Sozialarbeiter (vgl. GKV-Spitzenverband 2018a).

5.2.8 Fazit

Die möglichen Wohn- und Versorgungsstrukturen sind nicht zuletzt durch die Initiative der Pflegeversicherung zu einem großen Angebot für ältere Menschen angewachsen. Zahlreiche Angebote lassen vermuten, dass für jede Wohn- und Versorgungskonstellation das richtige zu finden sein müsste. Die Förderung der technischen und digitalen Möglichkeiten der Wohnunterstützung unterstreichen diese Entwicklung.

Die Vielfalt von Wohn- und Versorgungsangeboten erfordert allerdings qualifizierte Personen, die Pflegebedürftige, die sich meist in einer Ausnahmesituation befinden, begleiten. Die Empfehlungen für die erforderliche Qualifikation sind eine begrüßenswerte Initiative. Doch scheint fraglich, ob dies ausreicht, geht es doch auch um die Begleitung von pflegebedürftigen Personen über Angebots-, Finanzierungs- und Sektorengrenzen hinweg. Diese Grenzen führen zu einer fragmentierten Zuständigkeit einer Vielzahl von Personen, die für die pflegebedürftigen Menschen allesamt fremd sind. Fragen rund um das Wohnen sind immer auch sehr private Fragen und erfordern die Offenlegung nahezu der ganzen Lebenssituation.

Die größte Vielfalt der Angebote existiert bei der ambulanten Versorgung. Sie setzt voraus, dass noch Familienangehörige zur Verfügung stehen, die die entstehenden Versorgungslücken im Laufe eines Tages und in der Nacht schließen. Inwieweit das Postulat »ambulant vor stationär« aufrecht zu erhalten ist, wenn die Pflegebereitschaft bei Angehörigen weiterhin sinkt, ist fraglich. Dies wiederum hätte Auswirkungen auf die Art und den Umfang stationärer Pflegeeinrichtungen. Damit müsste ein älterer Mensch ggf. eine Wohnform in Anspruch nehmen, die nicht seinen Vorlieben entspricht.

Literatur

Bundesministerium für Gesundheit (BMG) (Hrsg.) (2016) Die Pflegestärkungsgesetze. Das Wichtigste im Überblick. Berlin: Referat Öffentlichkeitsarbeit

Bundesministerium für Verkehr, Bau und Stadtentwicklung (BMVBS) (Hrsg.) (2011) Wohnen im Alter. Marktprozesse und wohnungspolitischer Handlungsbedarf. Berlin: Forschungen, Heft 147

Büscher A, Emmert S, Hurrelmann K (2009) Die Wohnvorstellungen von Menschen verschiedener Altersgruppen. Bielefeld: Institut für Pflegewissenschaft an der Universität Bielefeld (IPW) (https://uni-bielefeld.de/fakultaeten/gesundheitswissenschaften/ag/ipw/downloads/ipw-141.pdf, Zugriff am 28.06.22)

GKV-Spitzenverband (Hrsg.) (2018a) Empfehlungen des GKV-Spitzenverbandes nach § 7a Absatz 3 Satz 3 SGB XI zur erforderlichen Anzahl, Qualifikation und Fortbildung von Pflegeberaterinnen und Pflegeberatern vom 29. August 2008 in der Fassung vom 22. Mai 2018 (https://www.gkv-spitzenverband.de/media/dokumente/pflegeversicherung/richtlinien__vereinbarungen__formulare/richtlinien_zur_pflegeberatung_und_pflegebeduerftigkeit/180522_Pflege_Empfehlungen_7a_Abs._3_Satz_3_SGB_XI.pdf, Zugriff am 29.06.2022)

GKV-Spitzenverband (Hrsg.) (2018b) Weiterentwicklung neuer Wohnformen nach § 45 f SGB XI (www.gkv-spitzenverband.de/pflegeversicherung/forschung/modellprojekte_45f/pflege_modellprojekte_45f.jsp, Zugriff am 03.07.2022)

Kremer-Preiß U & Stolarz H (2003) Neue Wohnkonzepte für das Alter und praktische Erfahrungen bei der Umsetzung – eine Bestandsanalyse. Projektträger: Bertelsmann Stiftung, Köln: Kuratorium Deutsche Altershilfe (http://www.textorinfo.de/Planung-in%20eigener-Sache/Bertelsmann-Stiftung.pdf, Zugriff am 28.06.2022)

Lutze M, Glock G, Stubbe J, Paulicke D (2019) Digitalisierung und Pflegebedürftigkeit – Nutzen und Potenziale von Assistenztechnologien. GKV Spitzenverband (Hrsg.) Schriftenreihe Modellprogramm zur Weiterentwicklung der Pflegeversicherung, Band 15. Hürth: CW Haarfeld GmbH (https://www.iit-berlin.de/wp-content/uploads/2020/10/d02d8784ffdf4de784f6d6553f5951a3_GKV-Schriftenreihe_Pflege_Band_15.pdf, Zugriff am 28.06.2022)

Wolf-Ostermann K et al. (2019) Entwicklung und Erprobung eines Konzeptes und von Instrumenten zur internen und externen Qualitätssicherung und Qualitätsberichterstattung in neuen Wohnformen nach § 113b Abs. 4 SGB XI, Bremen, Köln, Freiburg (https://www.gs-qsa-pflege.de/wp-content/uploads/2019/04/20190117-Abschlussbericht-neue-Wohnformen.pdf, Zugriff am 29.06.2022)

Zentrum für Qualität in der Pflege (ZQP) (Hrsg.) (2016) Qualitätsrahmen für Beratung in der Pflege (https://www.zqp.de/wp-content/uploads/Qualitaetsrahmen_Beratung_Pflege.pdf, Zugriff am 28.06.2022)

6 Unterstützungsnetzwerk im Quartier – das Modellprojekt »NetzWerk GesundAktiv«

Ulrich Thiem

6.1 Geriatrische Versorgung im stationären und ambulanten Bereich

In der Versorgung betagter und funktionell eingeschränkter, d. h. geriatrischer Patienten gibt es in Deutschland einige Besonderheiten. So wird eine spezialisierte Altersmedizin ganz überwiegend in der klinisch-stationären Versorgung angeboten, also in Krankenhäusern. Ein Teil dieser geriatrischen Kliniken arbeitet in der akutmedizinischen Versorgung, wobei die Probleme älterer Patienten während und nach einer Akuterkrankung auch rehabilitative Behandlungsansätze erforderlich machen. Viele geriatrische Kliniken arbeiten akutmedizinisch nachgeordnet, also nach Erstbehandlung in einer anderen Klinik, manche Geriatrien arbeiten auch rein rehabilitativ (s. Bundesverband Geriatrie e. V. 2018)

Im Gegensatz dazu gibt es in der ambulanten medizinischen Versorgung in Deutschland niedergelassene Geriater bzw. Geriatrische Schwerpunktpraxen nicht in nennenswertem Umfang. Die geriatrische Basisversorgung wird von weitergebildeten Hausärzten übernommen, die – analog zur psychosomatischen Medizin – die hausärztliche geriatrische Grundversorgung sicherstellen.

Da die strikte Trennung in eine akut-medizinisch stationäre Behandlung und eine ambulante, in der Regel hausärztliche Versorgung vielen gesundheitlichen und anderen Problemen älterer Menschen nicht gerecht wird (Rummer 2012), existieren weitere, in ihren Übergängen fließende Konzepte. Für Patienten mit weniger dringlichem medizinischem Handlungsbedarf, aber Bedarf an rehabilitativ ausgerichteter, geriatrischer Therapie werden sog. Tageskliniken vorgehalten. Tageskliniken werden meistens parallel zu einem Krankenhaus von Trägern geriatrischer Kliniken betrieben. Hierher können Patienten täglich aus dem eigenen häuslichen Umfeld gebracht werden, um Therapien und medizinische Behandlung zu erhalten und am Nachmittag wieder ins eigene häusliche Umfeld zurückzukehren. Ein weiteres Konzept ist die mobile geriatrische Rehabilitation für Personen, die aufgrund besonderer Umstände, z. B. bei fortgeschrittener sensorischer Beeinträchtigung (Schwerhörigkeit, Blindheit) und/oder starker Abhängigkeit von einer Bezugsperson (z. B. bei Demenz oder psychischen Erkrankungen), ein aufsuchendes rehabilitatives Angebot in ihrem eigenen Wohnumfeld benötigen. Charakteristisch für die genannten Versorgungsmöglichkeiten ist, dass sie anlassbezogen arbeiten. Das bedeutet, dass eine akute Erkrankung oder eine Veränderung des Gesundheitszustands Anlass gibt für die Suche nach einem geeigneten Rahmen für eine geriatrisch ausgerichtete und geleitete Therapie.

Schließlich besteht vielerorts die Möglichkeit, dass Hausärzte Konsultationstermine für einzelne ambulante Patienten in einer sog. Geriatrischen Institutsambulanz (GIA) verabreden. Geriatrische Institutsambulanzen werden wie Tageskliniken oft von Trägern geriatrischer Kliniken angeboten. Allerdings ist die Möglichkeit der Diagnostik und geriatrischen Evaluation in der GIA auf einen oder wenige

Termine begrenzt. Das Ziel ist, einen geriatrischen Behandlungsplan zu entwickeln, der aber außerhalb der GIA umgesetzt wird.

Außerdem wird wieder anlassbezogen gearbeitet, wie in der stationären und teilstationären Versorgung auch.

6.2 Altern im Quartier

Es zeichnet sich ab, dass die demografischen Veränderungen in der Bevölkerung weitere Auswirkungen auf die gesundheitliche und pflegerische Versorgung der Menschen haben werden. Neben einer weiteren Anpassung stationärer Versorgungsangebote werden auch und gerade im ambulanten Bereich neue Modelle der Unterstützung und Versorgung von Senioren notwendig werden. Ziel muss sein, der wachsenden Zahl von betagten Menschen ein möglichst langes, selbstbestimmtes Leben im eigenen häuslichen Umfeld zu ermöglichen. Dazu gilt es, funktionellen Abbau zu verhindern oder hinauszuzögern, Abhängigkeit von anderen Personen und Pflegebedürftigkeit zu vermeiden, die Häufigkeit stationärer Krankenhausaufenthalte zu reduzieren und eine dauerhafte stationäre Unterbringung in einem Pflegeheim zu verhindern oder hinauszuzögern, soweit möglich. Diese Ziele werden die Lebensqualität und Lebenszufriedenheit der Betroffenen verbessern, ist doch der Verlust der Selbständigkeit und die durch gesundheitliche Umstände erzwungene Aufgabe des eigenen häuslichen Umfelds ein ungewünschtes, für viele Senioren einschneidendes Ereignis. Ein langfristiges Ziel, das auch der Gesellschaft dient, ist in diesem Zusammenhang die Begrenzung bzw. Verringerung von Ausgaben für die medizinische und pflegerische Versorgung von betagten Personen und geriatrischen Patienten.

Vor dem Hintergrund der skizzierten Versorgungsmöglichkeiten und der demografischen Entwicklung sind neben der akutmedizinischen und hausärztlichen Versorgung unterstützende Angebote und gesundheitserhaltende und -fördernde Maßnahmen im Quartier wichtig.

> Mit Quartier bezeichnen wir in diesem Zusammenhang umschriebene Wohngebiete, Bereiche von Stadtbezirken oder Stadtvierteln, die das nähere Wohnumfeld von Senioren ausmachen.

Quartiersnahe Angebote für Senioren sind sehr heterogen und können eine Vielzahl von Aktivitäten einschließen. Für die Unterstützung und Beratung stehen Pflegestützpunkte und andere Beratungsstellen zur Verfügung. Für die Förderung von körperlicher Aktivität und die körperliche Fitness gibt es vielfältige Programme, die z. B. Sport- und Trainingskurse in Sportvereinen, Gymnastikgruppen usw. anbieten. Vernetzung und soziale Kontakte werden gefördert, z. B. über Gemeindegruppen, Treffs in karitativen Einrichtungen oder Besuchsdienste, ebenso kulturelle Angebote, z. B. Musikveranstaltungen, Theater- und Museumsbesuche etc. Wichtige Unterstützungsangebote können umfassen: Lieferservice für Getränke und Einkäufe, die Auslieferung von Medikamenten durch Apotheken, die häusliche Belieferung mit warmen Mahlzeiten (»Essen auf Rädern«), Angebote der Tagespflege usw. Von keinem der beispielhaft genannten Punkte ist allein eine deutliche Besserung der gesundheitlichen und Versorgungssituation von in eigener Häuslichkeit lebenden Senioren zu erwarten. Ein Zusammenwirken verschiedener Angebote und Aktivitäten hat aber das Potenzial dazu.

6.3 Das Modellprojekt »NetzWerk GesundAktiv«

Vor diesem Hintergrund wurde in Hamburg ein quartiersnahes Modellprojekt, das »NetzWerk GesundAktiv« (NWGA), etabliert. Die Idee des Modellprojekts war, sich die im Quartier vorgehaltenen bzw. vorhandenen Angebote für Senioren mit bereits bestehenden funktionellen Einschränkungen zunutze zu machen und so einzusetzen, dass möglichst lange ein selbstbestimmtes Leben im selbstgewählten häuslichen Umfeld unterstützt und ermöglicht wird. Wenn zu Beginn des Projekts bei ins Projekt eingeschriebenen Senioren ein akuter Behandlungsanlass vorlag, wurde eine ärztliche Abklärung bzw. Behandlung in die Wege geleitet. Der Fokus des Projekts lag aber nicht auf ärztlich-medizinischer Intervention, sondern auf unterstützenden und versorgenden Angeboten, die vor allem anlassunabhängig sinnvoll und hilfreich erschienen und die im Quartier bereits existieren bzw. realisiert werden können.

Unter der Konsortialführung der Techniker Krankenkasse (TK) wurde das Hamburger Modellprojekt »NetzWerk GesundAktiv« (NWGA) über vier Jahre bis 2021 vom Innovationsfonds des Gemeinsamen Bundesausschusses gefördert. Das Konsortium wurde durch die TK und drei weitere Krankenkassen gebildet, die BARMER, die DAK-Gesundheit und die KNAPPSCHAFT. Konsortialpartner waren zudem das Albertinen Haus, Zentrum für Geriatrie und Gerontologie, die Johanniter-Unfall-Hilfe e. V., ein IT-Dienstleister (Fa. CIBEK technology + trading GmbH) sowie die Universität Bielefeld. Die Arbeitsgruppe Gesundheitsökonomie und Gesundheitsmanagement der Universität Bielefeld und die Forschungsabteilung für Klinische Geriatrie am Albertinen Haus haben das Projekt wissenschaftlich begleitet und evaluiert.

Einen Überblick über die wichtigsten Elemente des Modellprojekts gibt Abb. 6.1. Damit das Projekt erfolgreich geeignete Personen unterstützen und für teilnehmende, noch im eigenen häuslichen Umfeld lebende Senioren einen Nutzen wahrscheinlich machen kann, müssen einige Voraussetzungen erfüllt sein. Dies sind:

1. die *Eignung* der am Projekt interessierten Senioren
2. die Entwicklung eines *individuellen Unterstützungsplans*, in dem die wesentlichen Maßnahmen zur Unterstützung der Teilnehmenden festgelegt werden
3. die Etablierung eines *Fallmanagements*, das bei der Umsetzung des Unterstützungsplans hilft
4. die Schaffung eines *Netzwerks* mit unterschiedlichen Informations- und Kommunikationsmöglichkeiten

1. Eignung interessierter Senioren

Grundsätzlich wünscht man sich in Projekten, die eine Verbesserung des gesundheitlichen Zustands bewirken sollen, Teilnehmer mit einem erhöhten gesundheitlichen Risiko. Denn bei erhöhtem Risiko zeigen Interventionen schneller und deutlicher Effekte. Im Falle des NetzWerks GesundAktiv sind interessierte Senioren ausgewählt worden, die Anzeichen für einen Verlust der Selbständigkeit bzw. den drohenden Eintritt von Pflegebedürftigkeit zeigen. Dazu wurden alle am Projekt Interessierten mittels LUCAS Funktions-Index eingeschätzt. Der Index wird aus den Antworten eines kurzen, zwölf Fragen umfassenden Fragebogens gebildet. Der LUCAS Funktions-Index wurde in der gleichnamigen, vom Albertinen Haus seit 2001 durchgeführten Langzeitstudie entwickelt und ist in der Lage, ein erhöhtes Risiko für den Eintritt von Pflegebedürftigkeit, gemessen an der Zuteilung eines Pflegegrads, zu erfassen (Dapp et al., 2014).

6 Unterstützungsnetzwerk im Quartier – das Modellprojekt »NetzWerk GesundAktiv«

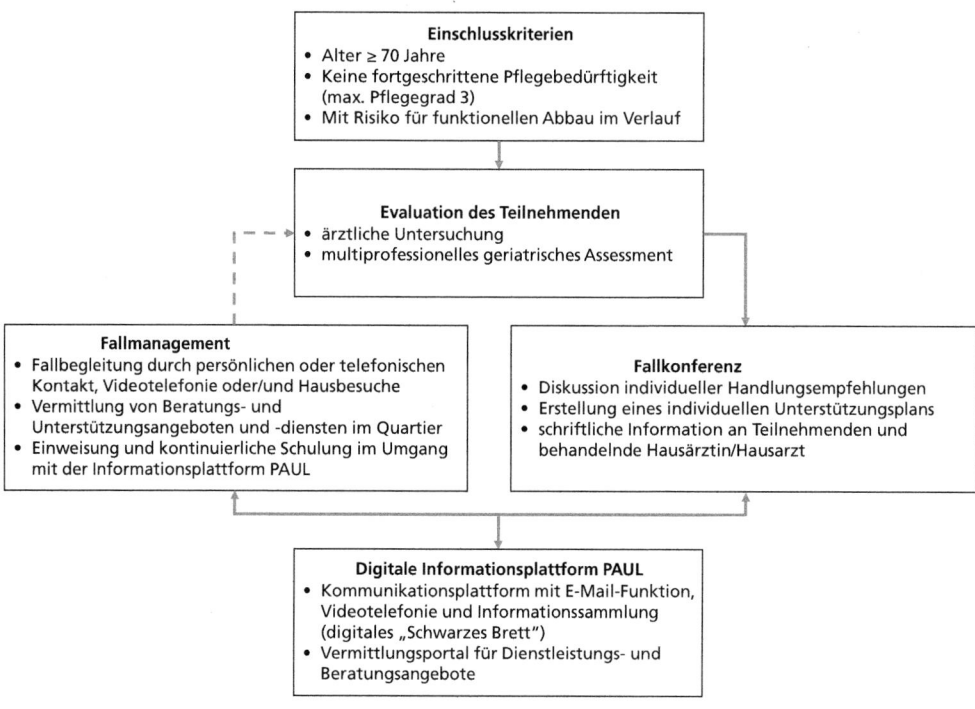

Abb. 6.1: Ablauf im NetzWerk GesundAktiv (eigene Darstellung)

Tab. 6.1: LUCAS Funktions-Index (vgl. Dapp U, Mindner CE, Anders J, Golgert S, von Renteln-Kruse W (2014) Long-term prediction of changes in health status, frailty, nursing care and mortality in community-dwelling senior citizens – results from the longitudinal urban cohort ageing study (LUCAS). BMC Geriatrics, 14:141, S. 4. © 2014 Dapp et al. Dieses Werk wurde unter der Lizenz »Creative Commons Namensnennung 4.0 International« (CC BY 4.0) veröffentlicht: https://creativecommons.org/licenses/by/4.0/deed.de, modifiziert und übersetzt)

I. Markerfragen zu »Frailty«	1.	Haben Sie in den letzten 6 Monaten unbeabsichtigt 5 kg oder mehr abgenommen?	Ja*	Nein
	2.	Haben Sie in den letzten 12 Monaten aus gesundheitlichen oder körperlichen Gründen die Art und Weise geändert, mit der Sie 1 km zu Fuß gehen?	Ja*	Nein
	3.	Haben Sie in den letzten 12 Monaten aus gesundheitlichen oder körperlichen Gründen die Art und Weise geändert, mit der Sie zehn Treppenstufen steigen?	Ja*	Nein
	4.	Haben Sie in den letzten 12 Monaten aus gesundheitlichen oder körperlichen Gründen die Art und Weise geändert, mit der Sie in ein Auto, in einen Bus oder in einen Zug ein- oder aussteigen?	Ja*	Nein
	5.	An wie vielen Tagen der letzten Woche waren Sie aus irgendeinem Grund zu Fuß außerhalb Ihrer Wohnung unterwegs?	≤ 2 Tage*	≥ 3 Tage
	6.	Sind Sie im Laufe der letzten 12 Monate jemals hingefallen?	Ja*	Nein

Tab. 6.1: LUCAS Funktions-Index (vgl. Dapp U, Mindner CE, Anders J, Golgert S, von Renteln-Kruse W (2014) Long-term prediction of changes in health status, frailty, nursing care and mortality in community-dwelling senior citizens – results from the longitudinal urban cohort ageing study (LUCAS). BMC Geriatrics, 14:141, S. 4. © 2014 Dapp et al. Dieses Werk wurde unter der Lizenz »Creative Commons Namensnennung 4.0 International« (CC BY 4.0) veröffentlicht: https://creativecommons.org/licenses/by/4.0/deed.de, modifiziert und übersetzt) – Fortsetzung

II. Markerfragen zu »Ressourcen«	1.	Gehen Sie etwa 500 Meter zu Fuß?[1]	Nein	Ja*
	2.	An wie vielen Tagen der letzten Woche waren Sie aus irgendeinem Grund zu Fuß außerhalb Ihrer Wohnung unterwegs?	≤ 2 Tage	≥ 3 Tage*
	3.	Treiben Sie regelmäßig mindestens einmal pro Woche mäßig anstrengenden Sport?[2]	Nein	Ja*
	4.	Treiben Sie regelmäßig mindestens einmal pro Woche stark anstrengenden Sport?[3]	Nein	Ja*
	5.	Leisten Sie zurzeit ehrenamtliche Arbeit (freiwilliges bürgerschaftliches Engagement)?	Nein	Ja*
	6.	Schränken Sie gewisse Tätigkeiten ein, weil Sie Angst haben, hinzufallen?	Nein*	Ja

Erläuterungen: * Die mit Sternchen markierten Antwortkategorien werden mit einem Punkt bewertet, die jeweilige Alternativantwort mit null Punkten. Es resultieren in der Summe maximal 6 Punkte zum Risiko »Frailty« sowie maximal 6 Punkte zu »Ressourcen«.
[1] Völlig selbstständig ohne Schwierigkeiten, Hilfsmittel oder Hilfsperson
[2] Krafttraining, z. B. Wassergymnastik, Krafttraining an Geräten, Therabandübung; Balancetraining, z. B. Radfahren, Tai Chi, Tanzen; Ausdauertraining, z. B. Wandern im Gelände, Walking, Jogging, Schwimmen
[3] Krafttraining, z. B. Zirkeltraining an Krafttrainingsgeräten, Bankdrücken; Balancetraining, z. B. Turniertanz; Ausdauertraining, z. B. Sportschwimmen, Spinning

Tab. 6.1 zeigt die Fragen des Fragebogens, Tab. 6.2 die daraus folgende Eingruppierung in unterschiedliche Risikogruppen. Für die Teilnahme am Projekt wurden diejenigen Interessierten zugelassen, die nach LUCAS Funktions-Index als nicht mehr »robust«, d. h. ohne Anhalt für relevante funktionelle Einschränkung, eingeschätzt wurden. Für diese nicht robusten Personen ist bekannt, dass sie in den Folgejahren ein deutlich erhöhtes Risiko für den Verlust der Selbständigkeit bzw. den Eintritt von Pflegebedürftigkeit – und in der Folge die Versorgung in einem Seniorenheim – haben. Unabhängig davon gehörte zur Eignung von Interessierten die Bereitschaft, an den Untersuchungsterminen bei Projektbeginn teilzunehmen, telefonisch für Anfragen und Beratung durch das Fallmanagement erreichbar zu sein, sowie ausreichende kognitive Fähigkeiten und ausreichendes Sprachverständnis.

2. Der individuelle Unterstützungsplan

Die Altersmedizin stellt grundsätzlich nicht medizinische Diagnosen in den Vordergrund, sondern die Frage, welche funktionellen Einschränkungen ältere Menschen von einer selbstbestimmten Lebensführung im eigenen häuslichen Umfeld abhalten. Um dies zu beantworten, ist die Erfassung von alltagsrelevanten Funktionsbereichen notwendig. Generell zählt man dazu: die Fähigkeit zur Selbstversorgung (sog. Basis-Aktivitäten des täglichen Lebens), Mobilität, Kognition, psychisches Befinden sowie die psychosoziale

Versorgung. Wie in der stationären geriatrischen Versorgung etabliert, wurden Teilnehmer zu Beginn des Projekts mittels geriatrischem Assessment in ihren funktionellen Fähigkeiten eingeschätzt bzw. alltagsrelevante funktionelle Einschränkungen erfasst. Eine Übersicht über die im Projekt per Assessment geprüften Funktionsbereiche gibt Tab. 6.3. Das geriatrische Assessment, eine fachärztlich-geriatrische Untersuchung und Konsultation sowie die Befragung und erste Beratung durch Sozialarbeiter wurde an ein bis zwei Terminen zu Beginn des Projekts durchgeführt.

Tab. 6.2: Funktionelle Einschätzung nach LUCAS Funktions-Index (vgl. Dapp U, Mindner CE, Anders J, Golgert S, von Renteln-Kruse W (2014) Long-term prediction of changes in health status, frailty, nursing care and mortality in community-dwelling senior citizens – results from the longitudinal urban cohort ageing study (LUCAS). BMC Geriatrics, 14:141, S. 4. © 2014 Dapp et al. Dieses Werk wurde unter der Lizenz »Creative Commons Namensnennung 4.0 International« (CC BY 4.0) veröffentlicht: https://creativecommons.org/licenses/by/4.0/deed.de, modifiziert und übersetzt)

Punktzahl Markerfragen »Frailty«	Punktzahl in Markerfragen »Ressourcen«	
	Ressourcen: 0–2 Punkte	Ressourcen: 3–6 Punkte
Frailty: 0–2 Punkte	intermediär	robust
Frailty: 3–6 Punkte	frail	intermediär

Erläuterungen: Die Punktwerte der in Tab. 6.1 gezeigten Antwortmöglichkeiten werden für die Bereiche »Ressourcen« und »Frailty« getrennt aufsummiert. Die Risikoeinschätzung in »robust«, »frail« oder eine intermediäre Gruppe erfolgt anhand der jeweils für die Bereiche gefundenen Summenwerte.

Tab. 6.3: Geriatrisches Assessment (eigene Zusammenstellung)

Funktionsbereich	Assessment/Erfassungsinstrument
instrumentelle Aktivitäten des täglichen Lebens (IADL)	IADL-Skala nach Lawton
Mobilität	• Timed Up & Go • Short Physical Performance Battery (SPPB) • Handkraft • Gehgeschwindigkeiten (via Ganganalyse)
Sturzgefährdung	Sturzrisiko-Check
kognitive Fähigkeiten	• Uhrentest • DemTect
Depressionsneigung	Patient Health Questionnaire–Depression (PHQ-D)
Muskelquantität	Bioimpedanzanalyse (BIA)
Schmerzen	numerische Rating-Skala (NRS)
soziales Assessment	teilstandardisierte Befragung: • Wohnform

Tab. 6.3: Geriatrisches Assessment (eigene Zusammenstellung) – Fortsetzung

Funktionsbereich	Assessment/Erfassungsinstrument
	• familiäre und soziale Situation • Lebenszufriedenheit • selbstempfundene Gesundheit • Haushaltsunterstützung • Hilfs- und Pflegebedarf • Patientenverfügung • Vorsorgevollmacht

Alle Personen und Berufsgruppen, die an der Evaluation des jeweilig Teilnehmenden beteiligt waren, haben in einer gesonderten Fallkonferenz über wesentliche Maßnahmen der Unterstützung im Quartier beraten. Die Einschätzung der funktionellen Fähigkeiten sowie bestehender Einschränkungen und Probleme wurde diskutiert und auf dieser Basis ein individueller Unterstützungsplan erstellt. Im Unterstützungsplan wurde ein Bündel von individuellen Empfehlungen und Maßnahmen festlegt und verschriftlicht. Ein Teil der Maßnahmen erfordert die Verordnung durch einen ambulanten Arzt. Andere Empfehlungen erfordern einen finanziellen Beitrag durch die Teilnehmenden, wobei viele Quartiersangebote kostengünstig oder zum Selbstkostenpreis angeboten werden oder sogar kostenfrei für Teilnehmende sind. Den individuellen Unterstützungsplan in Form eines ärztlichen Berichts haben die Teilnehmenden und die von ihnen benannten behandelnden Hausärzte erhalten, um gemeinsam darüber und über die Einleitung der empfohlenen Schritte und Maßnahmen zu beraten. Auch dem Fallmanagement wurden die Informationen aus dem Unterstützungsplan zur Verfügung gestellt.

Die Empfehlungen aus dem Unterstützungsplan lassen sich in insgesamt fünf größeren Bereichen zusammenfassen:

a. Bereich »Rehabilitation vor Pflege«

In diesem Bereich wird der Fokus auf Maßnahmen mit präventivem und/oder rehabilitativem Charakter gelegt, um Pflegebedürftigkeit hinauszuzögern oder zu vermeiden. In Absprache mit den behandelnden Hausärzten hat das Fallmanagement in der Koordination von Maßnahmen, z. B. weiterführender Diagnostik, Reha- und/oder Therapieangeboten, unterstützt. Dabei konnte auch auf bereits bestehende Kontakte und vorhandene Ressourcen aus der Beratungsarbeit des Albertinen Hauses zurückgegriffen werden. Zusätzlich konnten neue Kontakte gebahnt und neue Informationen für die speziellen Bedarfe von Teilnehmern erstellt und vermittelt werden.

b. Bereich »Hilfe für Angehörige«

Angebote aus diesem Bereich richteten sich an Teilnehmende und deren Angehörige und Familien, die allein oder in Kombination mit professioneller Unterstützung in der häuslichen Umgebung ihre Angehörigen pflegen. Das Fallmanagement hat hier durch Information und Beratung den koordinierten Zugang zu Leistungen der Regelversorgung und der ambulanten Pflege gebahnt und erleichtert. Die Struktur der Beratung und Unterstützung orientierte sich am Vorbild der sog. »familialen Pflege«.

c. Bereich »Beratung und Betreuung bei kognitiver Einschränkung«

Senioren, die sich um einen kognitiv eingeschränkten Angehörigen, meist Lebens- bzw. Ehepartner, kümmern, vernachlässigen oft die eigene Gesundheitsversorgung. Teilnehmenden, die sich durch diese Konstellation in der Annahme von Quartiersangeboten eingeschränkt fühlen, wurde durch speziell ausgebildete Mitarbeiter in Kooperation mit dem Fallmanagement Beratung und Betreuung angeboten. Unterstützungsleistungen wie Gesprächs- und Betreuungsgruppen, Hausbesuchsdienste und Pflegedienste wurden vermittelt, und die Kompetenz der Angehörigen im Umgang mit den Erkrankten wurde durch Aufklärung und Beratung gestärkt.

d. Bereich »Gesundheitskompetenz«

Das Augenmerk dieses Bereichs lag in der Zusammenstellung von Informationen und Vermittlung von Ansprechpartnern und weiterer Beratung zu verschiedensten Gesundheitsthemen. Informationen, Kontaktadressen und weitere Hinweise wurden u. a. erstellt und vermittelt zu: Angeboten von Krankenkassen, Beratungsstellen für Senioren, Pflegestützpunkten, quartiersnahen Pflegediensten, lokalen und regionalen Serviceangeboten, Betreuungsvereinen, Sportvereinen und verschiedensten Anbietern von Kontakt- und Aktivitätsangeboten für Senioren.

e. Bereich »Mensch und Technik«

Für dringliche Anliegen und Probleme von Teilnehmern wurde eine 24 Stunden täglich erreichbare Telefon-Hotline etabliert, die außerhalb der Arbeitszeiten des Fallmanagements bzw. der projektkoordinierenden Stelle im Albertinen Haus von der Notrufzentrale der Johanniter Unfallhilfe übernommen wurde. Zur digitalen Vernetzung von Teilneh-

menden und zur Ergänzung typischer Kontaktwege des Fallmanagements wurde allen Teilnehmenden angeboten, mittels eines Tablet-Computers und leicht bedienbarer, seniorengerechter Nutzeroberfläche auch Teil eines digitalen Netzwerks zu werden. Die Anleitung und Erstberatung zur dafür geschaffenen Kommunikationsplattform »PAUL«, dem »persönlichen Assistenten für ein unterstütztes Leben«, wurde von der Koordinierenden Stelle übernommen. Spezielle Beratung und die Pflege des Systems erfolgte über den IT-Dienstleister (Fa. CIBEK technology + trading GmbH).

3. Das Fallmanagement

Die zentrale Rolle im Projekt und Netzwerk nimmt das Fallmanagement ein. Dort arbeiten im Umgang mit Älteren erfahrene Kräfte, die meist aus dem beruflichen Umfeld der Sozialarbeit kommen und mehrjährige Berufserfahrung haben. Das Fallmanagement nimmt, soweit nicht schon an den Fallkonferenzen beteiligt, Informationen zu den Empfehlungen aus den Fallkonferenzen auf, steht für Betroffene als Hauptansprechpartner im Projekt zur Verfügung und unterstützt die Umsetzung der geplanten Maßnahmen. Die Beratungsgespräche können je nach Bedarf telefonisch, persönlich oder per Video-Telefonie erfolgen. Neben koordinativen Funktionen, z. B. durch Organisation und Absprache von Terminen, und der Aufgabe der Information, z. B. über Angebote im Quartier, hat das Fallmanagement vor allem eine umfassend beratende Funktion. Als niederschwellig erreichbare und für eine breite Palette von Aufgaben zuständige Stelle hält sie regelmäßig durch eigene Initiative oder durch Anforderung Kontakt zu den Teilnehmenden, vermittelt dabei zwischen verschiedenen Anbietern und Nachfragenden im Netzwerk und stellt somit das zentrale Bindeglied zwischen den Projektbeteiligten dar. Durch die Funktion des Ansprechpartners und Problemlösers ist das Fallmanagement auch wichtiger Teil der Intervention im Sinne der psychosozialen Versorgung.

4. Das Netzwerk

Das Unterstützungsnetzwerk etabliert sich auf dem Boden der Arbeit des Fallmanagements. Der wesentliche Aspekt ist dabei das Verknüpfen der Nachfrage und Bedarfe von teilnehmenden Senioren einerseits und die Bekanntmachung und Vermittlung von Leistungen und Angeboten aus dem Quartier andererseits. Angebote sind im Quartier reichlich und in ausreichender Qualität vorhanden, aber nicht zentral verfügbar und auch nicht für die Zielgruppe Älterer bewertet. Ohne die koordinierende Funktion des Fallmanagements wären diese Angebote für bedürftige Senioren und deren Angehörige deutlich schwerer zugänglich und nicht in der vorhandenen Breite nutzbar. Die Vernetzung wird außerdem durch die digitale Plattform PAUL ergänzt. Teilnehmende können kostenfrei dieses digitale Angebot nutzen, sich via E-Mail-, Chat- und Videofunktion mit dem Fallmanagement oder anderen Teilnehmenden austauschen, sich im Dienstleistungsportal sowie am digitalen »Schwarzen Brett« über Neuigkeiten informieren. Mögliche weitere Nutzungen können die Kontaktaufnahme zu weiteren Dienstleistern im Gesundheitswesen, zu Krankenkassen, Hausärzten etc. sein. Die Videosprechstunde mit einem niedergelassenen Hausarzt wurde im Projektrahmen testweise realisiert.

6.4 Erfahrungen von Teilnehmenden

Insgesamt wurden über 900 Senioren, im Durchschnitt etwa 80 Jahre alt, durch das Projekt erreicht. Wesentliche Motive für die Teilnahme waren: ein leichterer Zugang zu individueller Beratung und zu Experten, die Unterstützung bei der Planung der eigenen (gesundheitlichen) Versorgung, grundsätzliches Interesse an Gesundheitsförderung mit dem Ziel, selbständig zu bleiben, und der Wunsch nach Entlastung von Angehörigen, die potenziell die Pflege übernehmen würden.
Befragungen der Teilnehmenden zeigen eine große Akzeptanz und Zufriedenheit mit dem Projekt. Empfohlene Angebote werden interessiert angenommen und genutzt. Positiv bewerten die teilnehmenden Senioren die Beratung durch die Fallmanager, was als sehr hilfreich und zudem entlastend empfunden wird. Auch die Möglichkeiten der Vernetzung untereinander werden geschätzt. Barrieren zur Annahme von Angeboten sind u. a.:

- bei mobilitätseingeschränkten Teilnehmern mangelnde Transportmöglichkeiten, um Angebote im Quartier aufzusuchen,
- die Notwendigkeit, einen erkrankten Ehepartner bzw. pflegebedürftige Angehörige mit versorgen zu müssen, sowie
- finanzielle Einschränkungen.

6.5 Fazit und Ausblick

Das hier dargestellte Projekt enthält alle typischen Elemente des geriatrischen Konzepts, nämlich funktionelles, geriatrisches Assessment, ein multiprofessionell zusammengesetztes Team sowie eine im Team abgestimmte individuelle Behandlungs- bzw. Unterstützungsplanung. Abseits der typischen stationären oder ambulant-hausärztlichen Versorgung wird das geriatrische Konzept im Quartier etabliert und über ein Fallmanagement geführt. Weniger ärztlich-medizinische Behandlung als vielmehr im Quartier vorhandene Angebote der Unterstützung, Aktivierung, Versorgung und Vernetzung werden erfolgreich angeboten und genutzt. Auch eine digitale Plattform zur weiteren Information, Kommunikation und Vernetzung ist enthalten und erfolgreich erprobt. Damit zeigt das Projekt modellhaft einen Weg auf in eine moderne, Sektorengrenzen überschreitende, flexible, den Bedarfen und Erfordernissen funktionell eingeschränkter Senioren angepasste geriatrische Betreuung und Versorgung. Erkenntnisse dieses Projekts werden einfließen in die zukünftige Planung innovativer Strukturen mit dem Ziel, noch weitgehend selbständig und im eigenen häuslichen Umfeld lebenden Senioren ihre Selbständigkeit und Selbstbestimmtheit zu erhalten.

Literatur

Bundesverband Geriatrie e. V. (Hrsg.) (2018) Bundesweites Geriatriekonzept (https://www.bv-geriatrie.de/images/pdf_word_dateien/politik_recht/BVG_Broschuere_Bundesweites_Geriatriekonzept_Web.pdf, Zugriff am 11.07.2022)

Dapp U, Mindner CE, Anders J, Golgert S, von Renteln-Kruse W (2014) Long-term prediction of changes in health status, frailty, nursing care and mortality in community-dwelling senior citizens – results from the longitudinal urban cohort ageing study (LUCAS). BMC Geriatrics, 14:141 (researchgate.net/publication/269765700_Long-term_prediction_of_changes_in_health_status_frailty_nursing_care_and_mortality_in_community-dwelling_senior_citizens-results_from_the_Longitudinal_Urban_Cohort_Ageing_Study_LUCAS/link/54b97b440cf253b50e2a94fc/download, Zugriff 11.07.2022)

Rummer A, Schulz R-J (2012) Geriatrie: Vermeidung des Drehtüreffekts. Deutsches Ärzteblatt, 109(15), A-746

Willkomm M (Hrsg.) (2016) Praktische Geriatrie: Klinik – Diagnostik – Interdisziplinäre Therapie. 2. Aufl. Stuttgart: Thieme

7 Mobilität im Alter

Katja Mai

Mobilität bedeutet Beweglichkeit und ermöglicht jegliche Art von Bewegung unseres Körpers. Gezielte Aktivitäten werden ermöglicht, welche wiederum Fortbewegung und damit Partizipation gewährleisten.

Ohne Bewegungen unserer Zunge und des Kiefers wären z. B. Essen und Reden nicht möglich, Kommunikation nicht ohne unsere Mimik oder Gestik. Auch die Activities of Daily Living (ADL) sind vielfach angesprochen: Die Beweglichkeit unserer Finger ermöglicht die Nutzung einer Tastatur auf dem Handy oder am PC, die Beweglichkeit unserer Schulter u. a. das Kämmen der Haare und die Beweglichkeit unserer Knie-, Hüft- und Sprunggelenke das Aufstehen vom Stuhl. Viele weitere, die Alltagskompetenz und Selbständigkeit erhaltende Funktionen setzen ebenfalls Bewegungsfähigkeit voraus: Drehen im Bett zum Aufstehen, Gehen zum Erreichen der Toilette, Treppensteigen zum Verlassen der Obergeschosswohnung hin zum Bus oder eben auch die Fähigkeit, sich mit dem Fahrrad oder Auto fortzubewegen.

Voraussetzung für Mobilität, also Körperbewegung, ist neben dem Willen (geistig und seelisch, also dem Verfolgen eines Zieles) auch die motorische Fähigkeit, die durch das Zusammenspiel von Strukturen und Funktionen gewährleistet wird, von Gelenkbeweglichkeit, Muskelkraft und -koordination sowie nervaler Innervation.

Sind diese Grundlagen gegeben, wird Mobilität zu einem ausschlaggebenden Faktor für Selbstbestimmung und Selbständigkeit. Sie ermöglicht soziales Engagement (z. B. ein Ehrenamt bekleiden) und soziale Teilhabe (wie Treffen mit Freunden, Theater- oder Konzertbesuche). Mobilität stellt somit einen zentralen Aspekt des Lebens dar und hat direkte Auswirkungen auf die Lebensqualität eines Individuums.

7.1 Mobilitätseinschränkungen und -störungen im Alter

Körperliche und geistige Leistungsfähigkeit bis ins hohe Alter wünscht sich wohl jeder, denn diese gewährleisten Autonomie und Wohlbefinden. Die Mobilität eines Menschen hängt von seiner individuellen motorischen Entwicklung ab und wird dabei von verschiedenen Faktoren (z. B. genetische Veranlagung oder Bewegungsbiografie) über seine gesamte Lebensspanne hin geprägt. Aus rein physiologischer Perspektive unterliegt Mobilität bereits ca. ab dem 30. Lebensjahr alterungsbedingten Abbauprozessen (z. B. Verringerung von Beweglichkeit und Muskelkraft). Im Altersverlauf kommt es zu Funktionseinbußen mit reduzierter Belastbarkeit und verminderter Leistungsfähigkeit.

Intra- als auch interindividuell laufen diese Alterungsveränderungen sehr unterschiedlich ab (bzgl. Beginn und Ausmaß), was zu einer großen Variabilität im Alter führt und auch die Leistungsunterschiede der Geschlechter, wie wir sie zwischen Jungen und Mädchen im Schul- und jungen Erwachsenenalter kennen, u. U. komplett auflöst. So treffen wir beispielsweise eine fitte 92-jährige Seniorin am Strand von Mallorca an, während ein 75-jähriger Herr bereits auf Unterstützung im Heim angewiesen ist.

Entsprechend der noch vorhandenen motorischen Mobilitätsfähigkeiten werden Ältere in der Praxis häufig in drei Gruppen unterteilt:

- *no go:* Der Patient ist sehr gebrechlich. Er ist bettlägerig oder sitzt im Rollstuhl und kann sich in diesem nicht selbständig fortbewegen. Für Mobilität bedarf er fremder Hilfe.
- *slow go:* Der Patient hat verschiedene Bewegungseinschränkungen, die zu einer deutlichen Verlangsamung seiner Fortbewegung führen und den Einsatz von Gehhilfen notwendig machen. Der Betroffene ist pre-/frail.
- *go go:* Der fitte, robuste Senior, der in seiner Mobilität nicht oder nur geringfügig eingeschränkt ist (Richter et al. 2016)

Kommen im Alter gesundheitliche Probleme hinzu, summieren sich die physiologischen und die pathologischen Veränderungen auf und verstärken die Abnahme von Funktionalität und Leistungsfähigkeit. Besonders sei hier die Entwicklung chronischer und/oder degenerativer Krankheiten genannt, die sich meist in der mittleren Lebensphase (zwischen dem 30. und 50. Lebensjahr) manifestieren und im späten Erwachsenenalter zu negativen Auswirkungen im Bereich der Mobilität führen. Im Folgenden werden einige ausgewählte, den älteren Menschen sehr häufig in seiner motorischen Funktionalität einschränkende Probleme bzw. Erkrankungen vorgestellt.

7.1.1 Multimorbidität

Liegen gleichzeitig mehrfache, die Funktionsfähigkeit einschränkende Erkrankungen bei einem Menschen vor, spricht man von Multimorbidität. Neben den körperlichen Beeinträchtigungen kommt es oft zu psychischen Problemen, die soziale Auswirkungen nach sich ziehen. Multimorbidität gilt als bedeutendstes Kennzeichen geriatrischer Patienten. Sie bedingt Polypharmazie und führt zu erhöhter Vulnerabilität (= Anfälligkeit, Verletzbarkeit). Das Risiko für die Entwicklung chronischer Erkrankungen steigt. Betroffene benötigen mehr Arztkontakte und haben durch vermehrte Komplikationen und verzögerte Genesungsprozesse häufigere, oft auch längere Krankenhausaufenthalte. Dadurch erhöht sich das Risiko für Pflegebedürftigkeit und Sterblichkeit (▶ Kap. 2.2.2).

In Abb. 7.1 ist der hohe Anteil an Mehrfacherkrankungen im Alter grafisch dargestellt. Frauen leiden häufiger daran als Männer. Insgesamt nimmt die Prävalenz von Multimorbidität im Alter zu (▶ Abb. 7.1).

Multimorbide, ältere Patienten bedürfen einer spezifischen, geriatrischen Behandlung, unter Berücksichtigung der einzelnen Erkrankungen und der multi-medikamentösen Therapie. Eine ganzheitliche, das bio-psycho-soziale Modell berücksichtigende Versorgung, hat sich als effizientester Behandlungsansatz für den Erhalt der selbständigen Lebensweise der Betroffenen erwiesen.

7.1.2 Frailty

Frailty beschreibt keine Erkrankung, sondern ein gegebenes Gefährdungspotential für gesundheitliche Probleme und existiert unabhängig von Multimorbidität (▶ Kap. 2.1.5). Typische körperliche Kennzeichen können gut zur Beurteilung des Frailty-Grades genutzt werden. Wenn mindestens drei der folgenden fünf Kriterien vorhanden sind, liegt nach Fried et al. (2001) eine Frailty vor:

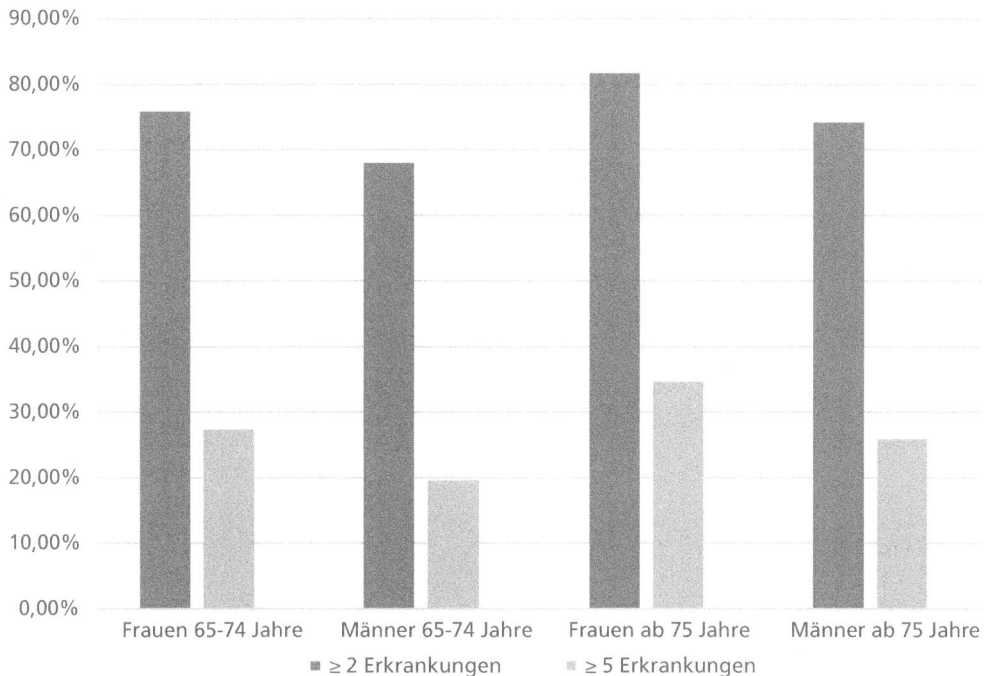

Abb. 7.1: Zunahme von Erkrankungen im Lebensverlauf – Multimorbidität im Alter. Prozentuale Häufigkeit von mehr als zwei bzw. fünf Erkrankungen bei Frauen und Männern ab dem 65. und 75. Lebensjahr (eigene Darstellung, Datenbasis: RKI 2015, S. 416)

- ungewollter Gewichtsverlust (> 5 kg bzw. $> 5\,\%$ des Körpergewichts im vergangenen Jahr)
- Erschöpfung (physisch und psychisch)
- Muskelschwäche – reduzierte Greifkraft
- verlangsamte Gehgeschwindigkeit
- geringe körperliche Aktivität

Treffen ein bis zwei dieser Kriterien bei einem Menschen zu, spricht man von Pre-Frailty, der Vorstufe der Gebrechlichkeit.

Die Prävalenz beträgt für über 65-jährige selbständig Lebende ca. 12 % (RKI 2015). Bei älteren Patienten, die sich für einen chirurgischen Eingriff in einer Klinik befanden, wurde Frailty bei 26–56 % (je nach Messmethode) nachgewiesen (Mende et al. 2019). Das Risiko für Frailty ist für Frauen höher und steigt mit dem Alter an. Betroffene haben häufig nur geringe Ressourcen zur Anpassung oder Erholung nach einer Erkrankung. Der Genesungsprozess ist oft sehr langwierig, eingeschränkt oder unmöglich. Das Risiko für Stürze, wiederholte Krankenhausaufnahme, Pflegebedürftigkeit und Sterblichkeit steigt. Diese hohen Zahlen und die daraus resultierenden Konsequenzen machen eine frühzeitige Erkennung, Berücksichtigung und Behandlung dieses Phänomens bei der Versorgung älterer Menschen notwendig, um Selbständigkeit und Lebensqualität zu erhalten.

7.1.3 Mangelernährung

Aus einer mangelnden Zufuhr oder Aufnahme von Energie und Nährstoffen über die Nahrung kann sich eine Mangelernährung (=*Malnutrition*) entwickeln. Es kommt zu einer Veränderung in die Körperzusammensetzung mit Auswirkungen auf die physische und die mentale Funktionsfähigkeit (▶ Kap. 10.1.1).

Betroffene verlieren an Körpergewicht und in der Folge nehmen körperliche Schwäche, Funktionsverlust und Unsicherheit mit erhöhtem Hilfebedarf zu. Außerdem wirkt sich Mangelernährung negativ auf das Immunsystem, die Krankheitsanfälligkeit, die Wundheilung oder zentralnervöse Prozesse aus. Das Wohlbefinden und die Lebensqualität der Betroffenen werden deutlich beeinträchtigt.

Stellt man diesen negativen Folgen die hohen Erkrankungszahlen gegenüber, z. B. bis zu 60 % der stationären Patienten im Fachbereich Geriatrie (Mende et al. 2019), wird deutlich, dass Therapieansätze frühzeitig, multidimensional und interdisziplinär erfolgen müssen. Dazu gehören vor allem Ernährungsberatung mit Hinweisen auf Energie-, Protein- und Fettzufuhr sowie regelmäßiges körperliches Fitnesstraining.

7.1.4 Sarkopenie

Die altersbedingte physiologische Abnahme der Muskelkraft sowie der Kontraktionsgeschwindigkeit wird als *Dynapenie* bezeichnet und beginnt etwa um das 50. Lebensjahr mit jährlich 1–2 % Muskelmasseverlust. Sie schreitet schneller voran als die Sarkopenie und verursacht stärker die altersbedingten Mobilitätsverluste.

Die *Sarkopenie* hingegen bezeichnet einen übermäßigen, pathologischen Verlust an Muskelmasse und eine eingeschränkte Muskelfunktion im Sinne von reduzierter Kraft oder Leistung. Doch wie kommt es dazu?

Muskelfasern nehmen an Querschnitt und Anzahl ab (= Atrophie), wodurch es zu einer veränderten Muskelarchitektur kommt. Altersbedingte Veränderungen an verschiedenen Regulationssystemen der quergestreiften Muskulatur bedingen zusätzlich Proteinverluste im Muskel. Verursacht werden diese Probleme beispielsweise durch verminderte Nahrungsaufnahme mit reduziertem Vitamin D-Spiegel (z. B. bei Mangelernährung), verringerte Aktivität (z. B. durch längere Bettruhe oder einen inaktiven Lebensstil) oder bei chronischen Erkrankungen (z. B. COPD oder Herzinsuffizienz).

Während es einerseits zur Abnahme der Muskelmasse kommt, werden andererseits Muskelfasern zunehmend durch Fett und Bindegewebe ersetzt. Die Muskulatur wird schwächer und ermüdet schneller. Die körperliche Leistungsfähigkeit sinkt, mit negativem Einfluss auf Funktionalität und Alltagskompetenz. Dies wiederum erhöht das Risiko für Frailty, die Abnahme von Knochendichte, vermehrte Stürze und damit von Morbidität und Mortalität. Die Lebensqualität verschlechtert sich.

Betroffen von einer Sarkopenie ist ab dem 60. Lebensjahr ca. jede fünfte Person, bei den über 75-Jährigen sogar jede zweite Person (RKI 2015).

Eine adäquate, in der Hauptsache proteinreiche Ernährung sowie körperliches Training (vor allem Krafttraining) sind die effektivsten Maßnahmen zum Muskelaufbau und für vermehrte Leistungsfähigkeit. Selbstbestimmung und Funktionsfähigkeit werden dadurch unterstützt.

7.1.5 Osteoporose

Osteoporose ist eine systemische, also das gesamte Knochensystem betreffende, Skeletterkrankung. Durch eine Verminderung der Knochenmasse mit Veränderungen der Knochenarchitektur steigt die Brüchigkeit der Knochen. Durch äußere Einflüsse kommt es viel schneller zu sogenannten Fragilitätsfrakturen, die vor allem an Wirbelkörpern, im hüftgelenksnahen Bereich des Oberschenkels – Schenkelhals und Trochanterregion – und im handgelenksnahen Armabschnitt – distaler Radius (Speiche) und Ulna (Elle) – stattfinden.

Mit ca. sechs Millionen Erkrankten in Deutschland und einer Prävalenz in den

Altersgruppen 50+ von über 24 % bei Frauen und ca. 6 % bei Männern gilt Osteoporose als Volkskrankheit (▶ Tab. 7.1). Frauen sind dabei, besonders auch mit steigendem Alter, deutlich häufiger betroffen als Männer (4:1), in der Hauptsache verursacht durch einen gesunkenen Östrogenspiegel nach den Wechseljahren. Als weitere Verursacher gelten verhaltensbedingte Faktoren (Rauchen, übermäßiger Alkoholkonsum, Fehlernährung – hier besonders kalziumarm – und Bewegungsmangel), genetische Disposition, Grunderkrankungen oder spezielle Medikamente (z. B. Cortison) (Hadji et al. 2013; Fuchs et al. 2017; Bundesselbsthilfeverband für Osteoporose e. V. 2014–2020).

Tab. 7.1: Alters- und geschlechtsspezifische Prävalenzen der Osteoporose (vgl. Hadji et al. 2013, S. 54)

Frauen	%	Männer	%
Frauen gesamt:	24	Männer gesamt:	6
50–64 Jahre	17	50 – 64 Jahre	4
65 – 74 Jahre	32	65 – 74 Jahre	8
75 Jahre und älter	48	75 Jahre und älter	15

Eine frühzeitige Diagnostik und entsprechende Therapie erfolgen in nur ca. einem Viertel aller Fälle. Die Folgen der Krankheit sind für Ältere besonders kritisch: Erkrankte haben ein deutlich höheres Verletzungsrisiko nach Stürzen (besonders häufig eine folgenschwere Schenkelhalsfraktur). Osteoporosebedingte Brüche sind chirurgisch meist schwieriger zu stabilisieren und benötigen längere Heilungszeit. Betroffene leiden auch nach langer Therapiezeit unter deutlichen Funktionseinbußen, die mit gesteigertem Pflegebedarf einhergehen. Die selbständige Lebensführung gerät in Gefahr.

Neben einer medikamentösen Therapie mit Kalzium und Vitamin D verfolgen sowohl therapeutische als auch prophylaktische Empfehlungen vor allem verhaltensbezogene Ansätze, wie kalziumreiche Nahrung, einen bewegten Lebensstil, bevorzugt im Freien, und die Vermeidung von Übergewicht. Dies umzusetzen, bedarf einer umfangreichen Aufklärung. Selbsthilfegruppen bieten hier gute Angebote und Unterstützung. (Fuchs et al. 2017a; Bundesselbsthilfeverband für Osteoporose e. V. 2014–2020)

7.1.6 Arthrose

Bei der Arthrose handelt es sich um eine chronische, auf Degeneration beruhende Erkrankung von Gelenken, die sich in der zweiten Lebenshälfte (etwa ab dem 45. Lebensjahr) manifestiert. Mit zunehmendem Alter nimmt die Zahl erkrankter Personen zu. Ab dem 65. Lebensjahr sind in Deutschland etwa jede zweite Frau (48,1 %) und ca. jeder dritte Mann betroffen (31,2 %). Damit ist Arthrose sowohl in Deutschland als auch weltweit die häufigste Gelenkerkrankung. (Fuchs et al. 2017b)

Im Krankheitsprozess kommt es anfangs zu einer allmählichen Zerstörung des Gelenkknorpels. Im Verlauf sind auch die gelenknahen Strukturen wie Knochen, Muskeln, Kapseln und Bänder von Veränderungen betroffen. Durch den Knorpelabrieb im Gelenk werden Entzündungsprozesse aktiviert. Daraus resultiert das Leitsymptom Schmerz bei Arthrose, gefolgt von Bewegungseinschränkungen. Da mit zunehmendem Alter vor allem die Gelenke der unteren Extremität betroffen sind, wirkt sich die Krankheit negativ auf die Transfer- und Gehfähigkeit aus und damit auf Alltagskompetenz und Lebensqualität.

Die Entstehung von Arthrose ist ein multifaktorieller Prozess. Neben dem höheren Lebensalter, dem weiblichen Geschlecht und genetischer Dispositionen werden Arthrosen häufig durch Überbelastung (ein Zuviel an Bewegung oder Gewicht), durch Fehlbelastungen (z. B. Achsfehlstellungen) oder nach Verletzungen (z. B. im Sport) verursacht. Jedoch kann auch ein Mangel an Bewegung (Immobilität) zu Gelenkverschleiß führen.

Therapeutisch gilt es, die Beweglichkeit und damit die Funktionalität der Gelenke zu erhalten sowie Schmerzen zu reduzieren. Neben einer medikamentösen Therapie sind Bewegungen unter Entlastung (z. B. Radfahren, Wassergymnastik) ein wichtiger Behandlungsansatz: *Mobilisierung, um Immobilität zu verhindern.* Mittels gezieltem Krafttraining soll eine muskuläre Stabilität des betroffenen Gelenkes erreicht werden. Übergewicht sollte zur Entlastung des Gelenkes dringend reduziert werden. Konservative Methoden wie Physio-, Thermo-, Hydro- oder Elektrotherapie sowie Hilfsmittelversorgung (z. B. mit Einlagen, Orthesen, Bandagen, Gehhilfen) sollten immer erst ausgeschöpft werden, bevor ein operativer Eingriff in Erwägung gezogen wird. (Fuchs 2017b; Arnold 2016)

7.1.7 Schmerzen

Schmerz und Alter sind nicht notwendigerweise oder unmittelbar miteinander verknüpft. Im physiologischen Alterungsprozess nimmt die Sensibilität des nozizeptiven Systems sogar ab, wodurch die Schmerzschwelle erhöht wird. Unabhängig davon, ob ein älterer Mensch unter akuten oder chronischen Schmerzen leidet, haben sie großen Einfluss auf das körperliche, geistige und seelische Wohlbefinden. Sie erschweren die Alltagskompetenz (z. B. beim Anziehen oder Treppensteigen), schränken die Selbstständigkeit und soziale Interaktion ein und haben damit direkte Auswirkungen auf die Lebensqualität. Deshalb sollten sie bei älteren Menschen immer erfragt, berücksichtigt und behandelt werden. Das Ziel dessen ist der Erhalt und die Förderung der alltagsrelevanten Funktionen, der Mobilität, des Wohlbefindens und das Erreichen größtmöglicher individueller Lebensqualität.

Aufgrund degenerativer und chronischer Erkrankungen im Alter leiden ältere Menschen überwiegend unter chronischen Schmerzen. Hierfür seien einige Krankheiten, wie Arthrosen, Rheuma, Osteoporose oder Diabetes mellitus, stellvertretend genannt. Die Schmerzraten variieren stark, je nach Setting und Befragung. Sie belegen aber den Schmerz als dominantes und allgegenwärtiges Phänomen: 25–90 % der älteren Menschen leiden unter andauernden oder rezidivierenden Schmerzen. In Heimen berichten ca. 50 % der Bewohner, dass sie unter Schmerzen leiden. Allerdings wird nur etwa jeder Zweite adäquat behandelt. (Richter et al. 2016)

Um die schmerztherapeutische Versorgung älterer Menschen zu verbessern, muss das Thema Schmerz bei Behandlern und Betreuern mehr in den Fokus rücken. Diagnostik und Ursachenermittlung stellen bei alten, überwiegend multimorbiden Patienten eine schwierige und anspruchsvolle Aufgabe dar, die es so gut wie möglich zu lösen gilt. Ausführliche Fakten zum Thema Schmerz sind im ▸ Kap. 13 zu finden.

7.1.8 Immobilität – Bewegungsmangel

Bei älteren Personen zeigt sich eine erhöhte Variabilität im funktionell-motorischen Bereich. Das Alter oder das Geschlecht allein spiegeln keineswegs wider, über wie viel Leistungsvermögen und Beweglichkeit eine Person verfügt. Generell kommt es aber um das 80. Lebensjahr zu deutlichen Einschränkungen motorischer Aktivitäten (▸ Kap. 7.1.4 –

Dynapenie). Dabei wird die Schwelle der alltagsnotwendigen Leistungsfähigkeit sehr häufig unterschritten. Durch freiwillige Einschränkung der Mobilität kommt es zu weiteren, inaktivitätsbedingten Abbaueffekten, welche die selbständige Lebensführung beeinträchtigen.

Neben dem physiologischen Alterungsprozess verstärken weitere Faktoren die Immobilität. Die beschriebenen krankhaften Problemstellungen, wie Schmerzen bei Arthrosen, Kraftverlust bei Sarkopenie, allgemeine Schwäche bei Mangelernährung, Niedergeschlagenheit mit Antriebsminderung bei Schmerzen oder aber die osteoporosebedingte Fraktur nach Sturz, verringern die Bewegungs- und Fortbewegungsfähigkeit eines Individuums.

Obwohl all diese Fakten durch Studien belegt sind, begegnen uns im Berufsalltag von Seiten der Betroffenen häufig Widerstand, Unglaube, Bagatellisierung sowie fehlende Motivation, im Alter aktiv zu bleiben oder sich zu bemühen, mehr Bewegung in den Alltag zu integrieren, um der Entwicklung entgegenzuwirken. Natürlich können die oben geschilderten Erkrankungen zu Immobilität führen, doch die Hauptursache für einen großen Teil der Krankheitslast Älterer ist der erwähnte Bewegungsmangel.

Hieraus ergeben sich weitere Aufgabenfelder:

- die öffentlichkeitswirksame Verbreitung von Fakten und Wissen zum Thema »Mobilität und Sport im Alter«
- die klare Hervorhebung der Tatsache, dass das individuelle Mobilitätsniveau zu einem guten Teil in der Hand jedes Einzelnen liegt, es also intrinsischer Motivation bedarf sowie die Erkenntnis, dass man auch allein etwas tun und erreichen kann
- die Schaffung variabler und zielgruppenspezifischer Bewegungsangebote in erreichbarer Nähe mit vertretbarer Preisstruktur

Das Ziel muss sein, die Abwärtsspirale umzukehren und einen Positiv-Kreislauf durch vermehrte körperliche Aktivität anzustoßen (▶ Abb. 7.2).

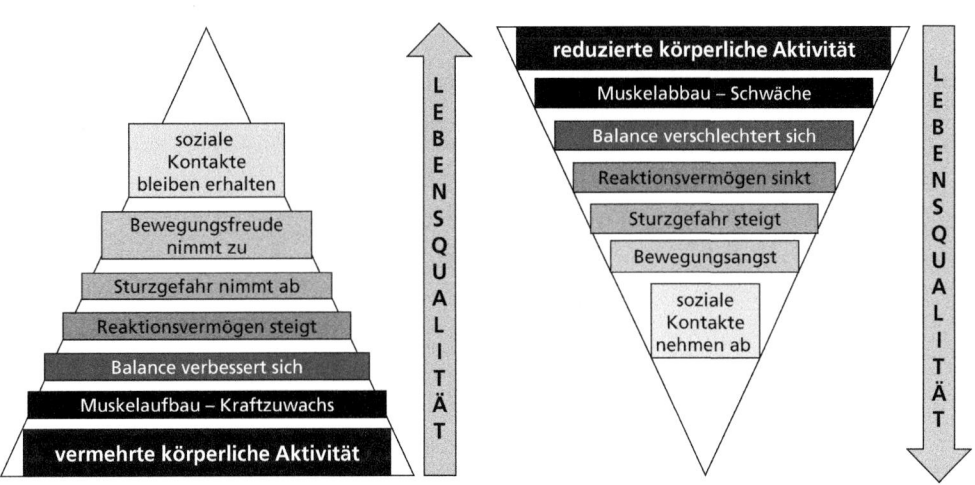

Abb. 7.2: Vorteile von Bewegung gegenüber Bewegungsvermeidung (eigene Darstellung)

Über neu erworbenes Wissen kann die Motivation zu (mehr) Bewegung angestoßen werden. Erfolgserlebnisse, die die Funktion und Leistung verbessern sowie das Wohlbefinden steigern, wirken sich motivierend auf das Mobilitätsverhalten aus. Dadurch wird die Lebensqualität erhalten und im besten Fall sogar erhöht. Der Sturz als Leitsymptom für verminderte Mobilität, aber auch als Verursacher von Bewegungsstörungen, wird im nachfolgenden Kapitel (▶ Kap. 7.2) ausführlicher dargestellt.

7.1.9 Fazit

Alle beschriebenen altersassoziierten Probleme und Erkrankungen haben einen unmittelbaren, ungünstigen Einfluss auf die Mobilität und die Alltagskompetenz sowie die aktive und selbstbestimmte Lebensführung. Die frühzeitige Einleitung präventiver und therapeutischer Interventionen ist daher unabdingbar.

Bewegung fördert sowohl die physische als auch die psychische Gesundheit und bildet das Fundament für Alltagskompetenz. Ausreichend Bewegung und Mobilität sollten deshalb im Alter eine zentrale Rolle spielen, um Erkrankungen und altersbedingten Syndromen vorzubeugen sowie Autonomie in allen Lebensbereichen zu erhalten.

Es muss eine Selbstverständlichkeit werden, sich möglichst täglich (sportlich) aktiv zu bewegen – so wie das tägliche Zähneputzen. Die alltäglichen Aufgaben des Lebens Älterer bieten oft nicht mehr genug Trainingsreize, um die Funktions- und Leistungsfähigkeit zu erhalten. Kurze Trainingseinheiten lassen sich z. B. gut im Tagesablauf einbauen:

- Treppe statt Aufzug nutzen
- Aufstehen vom Stuhl mehrmals wiederholen, bevor man weitergeht bzw. sitzen bleibt
- während des Zähneputzens Kniebeugen, Einbeinstand oder Fußwippe ausführen
- Fernsehen, während man auf dem Fahrradergometer sitzt
- soweit möglich: den Rollstuhl mit Händen und Füßen gleichzeitig antreiben

Je früher man solche Routinen beginnt, umso einfacher verknüpft sich die Verbindung zu Training. Darüber hinaus kann bei frühem Start altersbedingtem Mobilitätsverlust vorgebeugt werden. Jede Bewegung zählt.

An dieser Stelle sei noch einmal auf die Bedeutsamkeit eines allgemein gesundheitsfördernden Lebensstils hingewiesen. Neben regelmäßiger Bewegung sollte auf eine frische und ausgewogene Ernährung geachtet werden sowie auf den Ausgleich fehlender Mineralien und Vitamine geachtet werden (z. B. Folsäure, Vitamin B12 oder Vitamin D). Um sein Wohlbefinden zu stärken, wird aus ganzheitlicher Sicht empfohlen, eine gute Balance zwischen Bewegung (am besten an frischer Luft) und Entspannung (passiv, z. B. Lesen oder Massage, oder aktiv, z. B. Tai-Chi oder Yoga) anzustreben. Ein positives Befinden gibt Sicherheit und stärkt das Vertrauen in die eigenen Kompetenzen. Diese Faktoren wiederum sind förderlich für körperliche Aktivität und Mobilität.

7.2 Sturzgeschehen im Alter

Die koordinierte und sichere Fortbewegung ist für uns Menschen wesentlich. Das Scheitern aufgrund von Stürzen ist dabei jedoch niemals auszuschließen. Während das Hinfallen bei Kleinkindern ein allgegenwärtiges, aber keinesfalls schlimmes Erlebnis ist auf dem Weg, neue Welten zu entdecken, stellt ein Sturz im Alter für die Betroffenen ein negatives und einprägsames, oft sogar traumatisches Ereignis dar. Dies wiederum führt zur Veränderung oder Vermeidung von normalem Fortbewegungsverhalten. Die selbst zu erreichende Welt wird dadurch kleiner.

Sturzgeschehen an sich sind in allen Altersgruppen zu finden, in den verschiedensten Formen von Mobilität und Fortbewegung, beim Spielen und beim Sport, in der Freizeit und im Beruf, im Haushalt oder im Straßenverkehr. Doch was versteht man genau unter einem Sturz?

> **Definition**
>
> Laut WHO ist ein Sturz »[…] ein Ereignis, das dazu führt, dass eine Person versehentlich im Erdgeschoss oder im Stockwerk oder auf einer anderen unteren Ebene zur Ruhe kommt.« (WHO 2021, o. S., Übersetzung der Autorin)

Der Sturz beim älteren Menschen unterscheidet sich jedoch in seiner Bedeutung und Betrachtung deutlich von dem in jungen Jahren. Er ist nicht selten mit weitreichenden Veränderungen – physisch wie psychisch – und damit einhergehendem Selbstständigkeitsverlust verbunden. Damit haben Stürze deutlichen Einfluss auf die Lebensqualität der Betroffenen. Das Sturzgeschehen hat häufig nicht nur für den Gestürzten selbst, sondern auch für dessen direkte Angehörigen, sein medizinisches Team, Behandler, Therapeuten, das soziale Sicherungssystem und die Gesellschaft weitreichende Folgen.

Mary E. Tinetti nimmt bei der wissenschaftlichen Betrachtung des geriatrischen, sturzgefährdeten Patienten eine Vorreiterrolle ein. Sie rückte bereits 1988 Stürze bei Älteren in den Fokus der Forschung (Tinetti 1988). Der Schwerpunkt lag dabei auf der Versorgung und Therapie der Betroffenen. Trotz einer Zeitspanne von mehr als 30 Jahren und einer enorm gewachsenen Anzahl von Studien und daraus abgeleiteten Interventionen hat sich bei den Sturzzahlen noch nicht viel verbessert. Andererseits bleibt unbekannt, welche Entwicklungen es im Bereich »Stürze im Alter und deren Folgen« ohne Forschung, z. B. zur frühzeitigen Identifikation von Risikopatienten oder zur Therapie im Sinne von Primär-, Sekundär- oder Tertiärprävention, gegeben hätte.

7.2.1 Sturzrate

Die Sturzprävalenzen sind seit Tinettis Studien 1988 und 1989 unverändert hoch. Somit steht nach wie vor fest: Mit zunehmendem Alter steigt die Sturzhäufigkeit. Ab dem 65. Lebensjahr erlebt ca. jeder Dritte einen Sturz pro Jahr, nach dem 80. Lebensjahr schon fast jeder Zweite. Die Hälfte der gestürzten Senioren erlebt sogar ein weiteres Sturzgeschehen.

Frauen sind sturzgefährdeter als Männer: Die Sturzhäufigkeit innerhalb eines Jahres in der Altersgruppe der 65- bis < 80-jährigen Frauen lag in der DEGS1-Studie (2008–2011) bei 25,7 % und die für 65- bis < 80-jährige Männer bei 16,3 % (Rapp et al. 2014). Bei Männern nimmt jedoch die Sturzrate im Altersverlauf zu, bei Frauen nicht.

Die Sturzhäufigkeit ist auch abhängig von den Lebenswelten der älteren Altersgruppen: Selbstständig zu Hause Lebende stürzen deutlich seltener als Bewohner von Pflegeeinrichtungen. So geht man in einer Einrichtung mit 100 Bewohnern von einem Sturz an jedem zweiten Tag aus (RKI 2015). Auch die Umstände unterscheiden sich: Selbständig Lebende stürzen häufiger beim Gehen, während Stürze bei Heimbewohnern in der Hauptsache (bei 40 % der Sturzgeschehen) während des Transfers Aufstehen – Hinsetzen passieren.

7.2.2 Sturzursachen

Auslöser für einen Sturz lassen sich allgemein in drei große Gruppe unterteilen:

- *intrinsische Faktoren*, z. B. Orthostase oder Epilepsie
- *extrinsische Faktoren*, z. B. Glatteis oder ein Schubs

Diese beiden Gruppen können jeden Menschen zu Fall bringen, sie machen jedoch jeweils nur 5–10 % aller Sturzgeschehen aus. Die dritte Gruppe zeichnet sich durch eine komplexe, *multifaktorielle Genese* aus. Sie macht ca. 80 % aller Stürze aus:

- intrinsisch-lokomotorische Stürze

Sie beschreiben ein Zusammentreffen von Erkrankungen und Problemen, die sich ungünstig auf eine sichere Fortbewegung auswirken, z. B. verminderte Kraft, Gleichgewichtsprobleme oder reduzierter Visus. Kommt zusätzlich noch ein äußeres Hindernis dazu (z. B. loses Schuhwerk, schlechte Beleuchtung, feuchtes Laub o. Ä.), führt das häufig, auch in bekannter Umgebung, am Ende zu einem Sturz.

Neben dem höheren Lebensalter und dem Geschlecht gibt es noch weitere, vielfältige sogenannte *Sturzrisikofaktoren*:

Wohn- und Lebensumgebung sowie Pflegebedarf

Es ist bekannt, dass das Sturz- und Verletzungsrisiko von der jeweiligen Lebenswelt mit ihren Umgebungsfaktoren sowie dem funktionellen Leistungsvermögen eines älteren Menschen abhängig ist. Noch selbständig in eigener Wohnung lebende Senioren sind weniger sturzgefährdet als Menschen in Pflegeeinrichtungen oder im betreuten Wohnen. Es hat sich herausgestellt, dass ein Umzug in eine neue Umgebung, die Aufnahme ins oder die Entlassung aus dem Krankenhaus auch für selbstständig Lebende ein erhöhtes Sturzrisiko darstellen. Daneben ist eine zunehmende Pflegebedürftigkeit ein weiterer Risikofaktor für Stürze. (Rapp 2015)

Äußere Einflüsse, wie mangelnde Beleuchtung, ungünstiger oder unebener Bodenbelag, lose Kabel, Türschwellen, hohe Bordsteine, Treppen usw. stellen ebenso ein Sturzrisiko dar. Die Barrierefreiheit der direkten und erweiterten Lebenswelt spielt also eine große Rolle in Bezug auf Stürze im Alter.

Art, Schwere und Anzahl weiterer Erkrankungen

Wenn spezielle, das Gangbild und die Gangsicherheit beeinflussende Krankheiten vorliegen (z. B. Polyneuropathie, Arthrose, Sehstörungen oder Schmerzen), erhöht sich die Sturzgefahr. Neurologische Erkrankungen (z. B. Multiple Sklerose, Apoplex oder Morbus Parkinson) oder kognitive Störungen (z. B. Demenz oder Depression) haben hierbei eine große Bedeutung. Aber auch Probleme im Stoffwechsel, im Herz-Kreislauf-System oder im Wasserhaushalt haben oftmals deutlichen Einfluss auf die Sturzgefährdung.

Je höher die Zahl an vorliegenden Erkrankungen ist (= *Multimorbidität* im Alter), umso größer ist das Sturzrisiko. Mit zunehmendem Alter steigt auch die Gefahr chronischer und degenerativer Erkrankungen, die oft negativen Einfluss auf die Gangsicherheit haben.

Stürze in der Vorgeschichte

Ältere Menschen mit einem Sturzgeschehen in den vergangenen zwölf Monaten sind generell gefährdeter zu stürzen als nicht Gestürzte. So kommt es nach dem 65. Lebensjahr bei ca. jedem zweiten Gestürzten innerhalb eines Jahres zu einem erneuten Sturz. (Richter et al. 2016)

Sturzangst

Die Angst zu stürzen gilt als unabhängiger Sturzrisikofaktor. Egal ob nach stattgefundenem Sturz (= *post-fall-syndrom*) oder befürchtetem Sturz – ungefähr 50 % der älteren Menschen haben Sturzangst. Sturz und Sturzangst beeinflussen sich hierbei als Risikofaktoren gegenseitig negativ, sodass sich für die betroffene Person ein Teufelskreis mit unangenehmen Folgen entwickelt. Gleichzeitig begeben sich Menschen in eine Abwärtsspirale auf physischer, psychischer und sozialer Ebene (▶ Abb. 7.3). Sturzangst führt zur Vermeidung von Aktivitäten und Fortbewegung, was wiederum Kraftverlust und reduzierte Balancefähigkeit verursacht. Dies reduziert die Gangsicherheit und Selbstwirksamkeit, wodurch sich Sturzrisikofaktoren verstärken. Parallel dazu nehmen soziale Kontakte und die Teilhabe am Leben außerhalb der persönlichen Lebenswelt ab. Die Lebensqualität und -freude verringern sich.

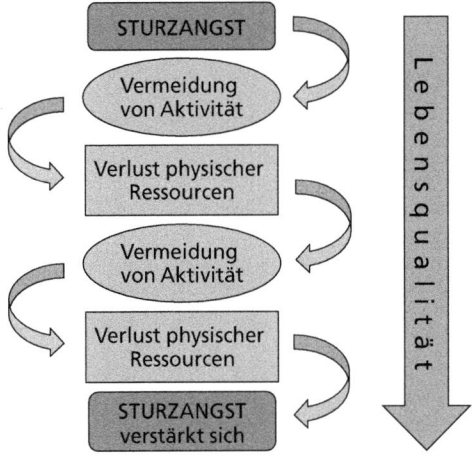

Abb. 7.3: Abwärtsspirale bei Sturzangst (adaptiert nach Richter et al. 2016, S. 230)

Medikamente

Mit zunehmendem Alter verändern sich die Verstoffwechslung und die Wirkung eines Medikaments sehr häufig. Empfohlene Dosen können somit eine Unter- oder Überversorgung darstellen. Vor allem psychotrope, also zentral wirksame Medikamente, wie Schlaf- und Beruhigungsmittel, Antidepressiva oder Neuroleptika, beeinflussen das Balancevermögen, die Wahrnehmung und Aufmerksamkeit sowie die Bewusstseinslage und damit die Gangsicherheit negativ.

Auch die Vielzahl der Medikamente, ungeachtet ihres Wirkstoffes, bringt Probleme durch Interaktionen und Nebenwirkungen mit sich. Bedingt durch die im Alterungsprozess zunehmende Multimorbidität steigt auch die Anzahl der einzunehmenden Medikamente. Als Faustregel gilt: Die Einnahme von mehr als vier Medikamenten stellt einen unabhängigen Sturzrisikofaktor dar. (Richter et al. 2016; ▶ Kap. 12)

Frailty-Syndrom

Als bedeutender Faktor für Frailty gilt vor allem die Sarkopenie (= Abnahme der Muskelmasse mit Verringerung der Muskelfunktion). Davon betroffene Menschen sind mit größerer Wahrscheinlichkeit sturzgefährdet. Um dies zu verhindern, dient einerseits die Früherkennung und andererseits die Prävention von Sturzgefahr und vom Pre-/Frailty-Syndrom (▶ Abb. 7.4).

Konsum von Alkohol und Drogen

Alkohol und Drogen haben Einfluss auf Wahrnehmung, Wachheit sowie Reaktions- und Einschätzungsvermögen. Außerdem interagieren sie mit jedem einzelnen Medikament, welches eine Person einnimmt. Interaktionseffekte sind oft individuell, dadurch nicht vorhersehbar und können deutliche Sturzgefährdung verursachen. Eine zusammenfassende Übersicht zur Vielseitigkeit von Sturzrisikofaktoren bietet Abb. 7.5.

7 Mobilität im Alter

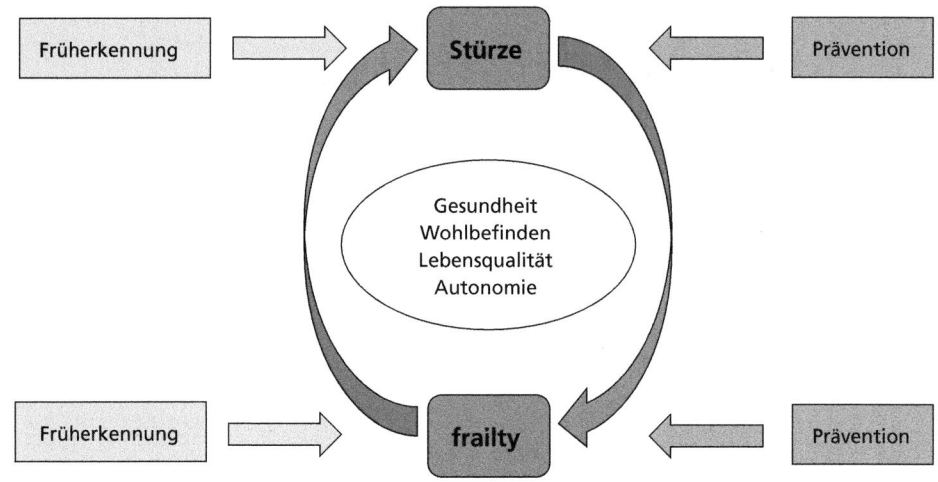

Abb. 7.4: Teufelskreis zwischen Sturzgeschehen und dem Frailty-Syndrom (eigene Darstellung)

Das Verhalten einer Person, also der Umgang mit den Veränderungen des Alters, mit Erkrankungen und äußeren Einflussfaktoren, wirkt sich ebenfalls auf mögliche Sturzgeschehen aus. Vieles haben Betroffene selbst in der Hand oder sollten es neu in die Hand nehmen.

Resümee: Je mehr Risikofaktoren eine Person in sich vereint, umso größer ist auch die individuelle Sturzgefahr. Studien konnten belegen: Wenn mehr als vier Risikofaktoren zusammentreffen, erhöht sich die Sturzgefahr um bis zu 70 % (Richter et al. 2016).

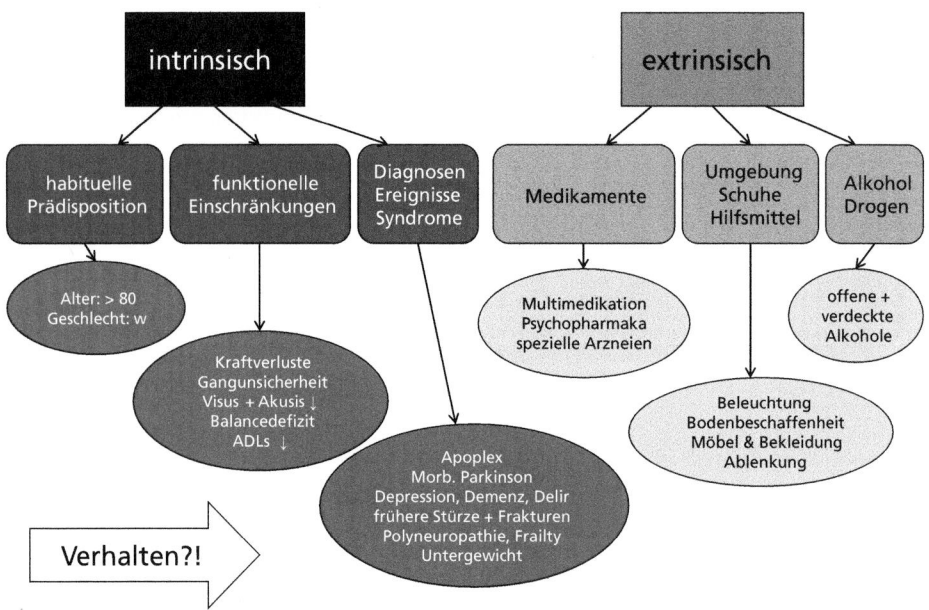

Abb. 7.5: Übersicht von Sturzrisikofaktoren (adaptiert nach Richter et al. 2016, S. 226)

7.2.3 Sturzfolgen

Nach einem Sturz kommt es für die Betroffenen auf verschiedensten Ebenen zu Problemen: körperlich, seelisch oder sozial. Neben Einschränkungen des funktionellen Leistungsniveaus mit Einfluss auf die Alltagskompetenz kommt es zu vermehrter Morbidität (Erkrankung), aber auch Mortalität (Sterblichkeit). Dies stellt für den Public-Health-Bereich und damit die Gesundheitspolitik eine große Herausforderung dar. Sollte die Lebenserwartung gemäß der Vorausberechnung weiter ansteigen, ist auch mit einem Anstieg der Sturzraten und damit einhergehend vermutlich auch mit zunehmenden Verletzungsraten zu rechnen.

Verletzungsgefahr

Aufgrund physiologischer, physischer, sensorischer und kognitiver Veränderungen im Altersprozess, gepaart mit Erkrankungen, gehen Stürze bei Älteren viel häufiger mit Verletzungen einher als bei Jüngeren. Durch verändertes Reaktionsvermögen, eingeschränkte Beweglichkeit und reduzierte Kraft werden Stütz- oder Schutzreaktionen oft nicht oder nur unzureichend ausgeführt. Verlust von Muskel- und Knochenmasse erhöhen das Frakturrisiko. Im Alter steigen dadurch die Häufigkeit und Schwere von Verletzungen und damit der Bedarf an medizinischer Versorgung beim Hausarzt bis hin zur Krankenhauseinweisung. Ungefähr jede zehnte Person nach einem Sturz begibt sich in eine ärztliche Behandlung.

Zu schweren Verletzungen nach Sturz kommt es mit einem Anteil von ca. 30 % bei zu Hause lebenden pflegebedürftigen Personen (Becker et al. 2012). Führen ca. 6 % aller Stürze bei selbständig Lebenden zu einer Fraktur, so sind es bei Pflegeheimbewohnern sogar 10–25 % (Richter et al. 2016). Ungefähr jeder fünfte Pflegeheimbewohner bricht sich dabei seine Hüfte (Becker et al. 2012).

Der menschliche Körper hat etwa 206 Knochen. Knochenbrüche bei älteren Menschen betreffen an erster Stelle hüftgelenksnahe Knochen (jährlich etwa 220.000), gefolgt von Frakturen des Unterarms (Radius). 70 % aller Brüche am Oberarm geschehen bei Personen über dem 60. Lebensjahr. Vor allem hochbetagte Personen erleiden Wirbelkörperfrakturen (etwa 200.000 pro Jahr in Deutschland) (Bradtke 2018). Liegt eine Osteoporose vor, steigt die Frakturrate exponentiell zum Alter. Aber auch Schädel- und Schädelhirnverletzungen sollten nicht unterschätzt werden. Schmerzen und Immobilität bei Hüft- und Beckenfrakturen bedingen ein gesteigertes Thrombose- und Infektionsrisiko mit deutlich erhöhter Mortalität (Deutsches Ärzteblatt 2012; RKI 2015).

Leichtere Verletzungen, wie Schürfwunden oder Prellungen, werden oft zu schmerzhaften Begleitern, die nicht selten zu einer Veränderung der Aktivitäten bis hin zur Vermeidung von Bewegung führen.

Pflegebedürftigkeit

Insbesondere nach einem sturzbedingten Knochenbruch – im Alter häufig an Hüfte und Oberschenkel, Schulter und Oberarm oder Wirbelkörpern – kommt es zu bleibenden Funktionseinschränkungen. Dies zieht eine steigende Pflegebedürftigkeit nach sich. So verursachen sie bei jedem zweiten Gestürzten eine Höher- oder Ersteinstufung in einen Pflegegrad (Richter et al. 2016).

Bestehender Pflegebedarf erhöht das Frakturrisiko bei Sturzgeschehen: Rapp konnte nachweisen, dass sich ca. 50 % aller Femurfrakturen bei Personen mit Pflegebedarf ereigneten (Rapp 2015).

Heimeinweisung

Nach einer erlittenen Hüftfraktur kommt es bei ungefähr 40 % der Personen zu einer Aufnahme in eine Pflegeeinrichtung (Richter et al. 2016). Dies wiederum bringt für viele Personen psychische und soziale Probleme mit sich. Das Selbstwertgefühl wird durch die Empfindung von Versagen und Abhängigkeit deutlich reduziert, Wohlbefinden und Lebensmut gehen häufig verloren. Gewohnte Rituale und Aktivitäten sind oftmals nicht mehr durchführbar, was sich ungünstig auf soziale Kontakte und Teilhabe auswirkt.

Tod

Ein Sturz ist weltweit der zweithäufigste Grund für tödliche Verletzungen (WHO 2018). Für ältere Menschen erhöht sich besonders nach einer Oberschenkelhalsfraktur das Sterberisiko: Etwa jeder dritte bis vierte Betroffene über 85 Jahre verstirbt innerhalb eines Jahres nach dem Trauma (Becker et al. 2012). Verursacht wird diese Ein-Jahres-Mortalität nach Sturz durch längere Immobilisierung bei Bettlägerigkeit mit erhöhtem Infektions- und Thromboserisiko.

Sturzangst

Viele gestürzte Personen entwickeln eine übertriebene Vorsicht mit Bewegungsvermeidung aus Angst, erneut zu stürzen (= *post-fall-Syndrom*). Diese Konsequenz wird bei der Versorgung und Betreuung der Betroffenen häufig nicht berücksichtigt und führt zu einer deutlichen Einschränkung des Aktionsradius. Durch weniger Bewegung entsteht ein Teufelskreis aus Muskelschwäche, Knochenschwund und Kreislaufproblemen. Damit wird Sturzangst zum Risikofaktor, einen erneuten Sturz zu erleiden (▶ Kap. 7.2.2; ▶ Abb. 7.3).

Lebensqualität

Der Mensch strebt sein gesamtes Leben nach Selbständigkeit, Selbstverantwortung und Selbstbestimmung. Dies hört im Alter, bei Krankheit oder am Lebensende nicht auf. Lebensqualität definieren ältere Menschen vor allem auf der Grundlage ihres gesundheitlichen Befindens. Stürze mit und ohne Verletzungen haben hierbei einen sehr negativen Einfluss auf das Wohlbefinden, denn sie können den Verbleib in den eigenen vier Wänden, die weitere Ausführung alltäglicher Aufgaben und Interessen sowie den Erhalt sozialer Kontakte und Teilhabe be- oder sogar verhindern.

Kosten

Kosten verursachen hierbei nicht die Stürze per se, sondern die damit verbundenen Verletzungen, die vom Arzt oder im Krankenhaus abgeklärt und/oder behandelt werden müssen. In Deutschland sind dies über drei Milliarden Euro pro Jahr (Becker et al. 2012).

Müssen die Krankenkassen die ärztliche Versorgung, Nachbehandlung und ggf. Hilfsmittel finanzieren, so entstehen der Pflegeversicherung vermehrte Kosten durch erstmalige oder höhere Pflegegradeinstufung. Auch der Betroffene wird finanziell belastet: Krankenhausliegegeld, Heil- und Hilfsmittelzuzahlungen, Wohnraumanpassungen oder das private Finanzieren von Hilfen in Haus und Garten seien hier als kostenverursachende Beispiele genannt.

Hieraus ergeben sich für das öffentliche Gesundheitswesen und die Gesundheitspolitik wichtige Aufgabenfelder – auch vor dem Hintergrund der Zunahme des Anteils der älteren Bevölkerung durch die gestiegene Lebenserwartung und dem damit zu erwartendem Anstieg an Sturz- und Verletzungszahlen.

7.2.4 Interventionsansätze

> Sturzprävention gelingt nur multifaktoriell sowie multi- und interdisziplinär!

Sturzprävention beginnt bei der Gesundheitsförderung, geht über die Prävention bis hin zur gesundheitlich-medizinischen Versorgung mit dem Ziel der Förderung und des Erhalts der Teilhabe am gesellschaftlichen Leben. Ansätze für Maßnahmen ergeben sich aus folgenden Teilzielen:

- Risikopatienten frühzeitig identifizieren
- Risikofaktoren minimieren
- Reduktion der Sturzrate
- Reduktion der Anzahl der Menschen, die stürzen
- Reduktion schwerer Verletzungen

Studien haben anschaulich gezeigt, wie wichtig die Berücksichtigung der Lebenswelt und des funktionellen Status der Personen sind. Hieraus ergeben sich zielgruppenorientierte Maßnahmenpakete, die jedoch immer wieder individuell überprüft, angepasst oder ergänzt werden müssen. Entsprechend der Vielfältigkeit der Sturzrisikofaktoren ergeben sich bei der Verfolgung der oben genannten Teilziele auch umfangreiche Ansatzpunkte für Interventionen.

Klinische Überprüfung

Die Medikation sollte vom behandelnden Arzt stetig auf Bedarf und Effektivität überprüft und ggf. angepasst werden (z. B. für ältere Menschen ungeeignete Arzneien ersetzen, fehlerhafte Dosierungen vermeiden, Neben- und Wechselwirkungen evaluieren).

Über gesundheitliche Probleme sollte der Betroffene aufgeklärt werden und eine entsprechende Therapie eingeleitet werden (z. B. Sport- und Ernährungsempfehlungen sowie indizierte Medikation bei Diabetes mellitus, Osteoporose, Schmerzen oder degenerativen Gelenkserkrankungen).

Assessments zur Früherkennung von Frailty-Syndrom oder Sturzgefahr sind vielseitig und mittlerweile durch Hausärzte abrechenbar. Beispiele hierfür sind z. B. der Timed »Up and Go«-Test, der Chair-Rising-Test oder der Handkrafttest. Ebenso sollten ältere Menschen regelmäßig an die Kontrolle ihres Seh- und Hörvermögens erinnert werden. Die Motivation zur Nutzung entsprechender Hilfsmittel benötigt oft entsprechende Aufklärung und Anleitung, ggf. auch Unterstützung durch andere. Gerade älteren Menschen wird im Rahmen der Sturzprävention das Tragen von Unifokalbrillen empfohlen, wenn sie nicht bereits an Multifokalbrillen gewöhnt sind. Gleitsichtgläser haben einen Unschärfebereich in der relevanten Distanz bei Fortbewegung und können deshalb das Sturzrisiko erhöhen. (Becker et al. 2012)

Nach längerem Krankenhausaufenthalt ist es unerlässlich, frühzeitig im Rahmen des Entlassmanagements für eine adäquate Versorgung zu Hause zu sorgen. Hier ist das interdisziplinäre Team gefragt, parallel zur Behandlung regelmäßig zu kommunizieren und mögliche Perspektiven mit Patienten und Angehörigen zu planen, um z. B.:

- die gesundheitlich-funktionelle Perspektive durch den Arzt und den Physiotherapeuten überprüfen zu lassen
- ggf. Rehabilitationsmaßnahmen zu beantragen
- die Potentiale für die Alltagskompetenz durch die Pflege zu ermitteln
- eine Pflegegradeinstufung durch den Sozialdienst einzuleiten
- die Hilfsmittelversorgung durch das therapeutische Team vorzunehmen

Bei einer Neuaufnahme in einer Pflegeeinrichtung – ob final oder im Rahmen der Kurzzeitpflege – gilt es, den Patienten intensiv aufzuklären, anzuleiten und umfangreiche Hilfen und Begleitung anzubieten, um die kritische Zeit nach Aufnahme bzw. Umzug sicher zu gestalten. Eine 100 %-ige Sicherheit kann es nie geben, aber die Bereitstellung von Gehhilfen und Hüftprotektoren für sturzgefährdete und/oder kachektische Bewohner und die Verordnung von Physiotherapie im

Hausbesuch durch den Hausarzt bilden schon ein umfangreiches Paket präventiver Maßnahmen. (Becker et al. 2012)

Training

Jede Aktivität ist besser als Immobilität. Ein gezieltes Training sollte nach einem Sturz oder bei bestehender Sturzgefährdung so früh wie möglich beginnen. Es sollte regelmäßig, mind. zweimal pro Woche über mind. drei Monate, mit Steigerungen in der Leistungsanforderung durchgeführt werden. Wohnortnahe Angebote erleichtern die Teilnahme deutlich.

Gezielte Übungsprogramme reduzieren Stürze am wirksamsten. Wirksam sind vor allem progressives Balance- und Krafttraining sowie Funktionstraining zur Verbesserung der Stand- und Gangsicherheit. Hocheffizient ist dies erwiesenermaßen für selbständige Senioren im häuslichen Setting. (Becker et al. 2012) Heimbewohner profitieren zwar auch davon (Förderung körperlicher Leistungsfähigkeit, Erhalt von ADLs, positive Beeinflussung von Körperwahrnehmung und Emotionalität), aber sie benötigen zur Sturzvermeidung weitere, individuell angepasste, protektive Interventionen (z. B. Hüftprotektoren, Medikamentenkontrolle/-anpassung, Begleitung beim Gehen). (Becker et al. 2012)

Verhalten

Es ist nicht ratsam, nach einem Sturz zu erstarren oder ihn zu ignorieren. Ein angemessener Umgang mit einem Sturzgeschehen – weder negieren noch bagatellisieren – ist unerlässlich für eine gute Selbsteinschätzung und eine Stärkung des Selbstvertrauens. Empathische Betreuer, die auch das Risikoverhalten der älteren Menschen berücksichtigen, können dabei helfen, dass sich sturzgefährdete Personen im Alltag adäquat in Bezug auf ihre funktionellen Fähigkeiten einschätzen und verhalten.

Sichere Umgebung

Im häuslichen Setting haben sich Hausbesuche (z. B. durch Physio- oder Ergotherapeuten) als die effektivste Form der Sicherung der Lebenswelt erwiesen. Risikostellen können vor Ort ermittelt und mögliche Lösungen gefunden werden, z. B. die Reduktion von Stolperfallen und die optimale Raumausleuchtung, aber auch Einsatzmöglichkeiten von Hilfsmitteln, Bodenbelägen, Bewegungsmeldern oder Handläufen. In Heimen bieten sich z. B. schockabsorbierende Bodenbeläge in Hochrisikozonen (Betten- oder Nasszellenbereich) oder der Einsatz von Sensoren zur Erkennung von Bewegungsmustern an. (Becker et al. 2012)

Ein weiterer Fokus liegt auf individuell angepassten Sitzmöbeln (Sitzhöhe der Körpergröße entsprechend, mit fest gepolsterter Sitzfläche und Armlehnen). Auch Rollstühle werden sicherer und für Betroffene überhaupt erst aktiv nutzbar, wenn Sitztiefe, Sitzhöhe und -breite sowie Armlehnen angepasst werden.

Hilfsmittel

Ohne Compliance (= Bereitschaft, Einwilligung) der zu versorgenden Person kann jede noch so gut gedachte, geplante und umgesetzte Hilfe niemals ihre volle Wirkung erreichen. Somit gehören zu jeder Empfehlung immer auch eine umfangreiche Beratung und Aufklärung zum Hilfsmittel. Zu einer effektiven Hilfsmittelversorgung gehören nach einer Verordnung auch eine individuelle Anpassung und Einweisung, regelmäßige Inspektionen und ggf. eine zeitnahe Durchführung notwendiger Reparaturen. Die Nutzung von Gehhilfen bei sturzgefährdeten Personen oder der Einsatz von Hüftprotektoren bei besonders fragilen, kachektischen Senioren sind wichtige Maßnahmen zur Vermeidung von Stürzen und sturzbedingten Verletzungen. Um ADLs möglich und sicherer zu machen, stellen Handgriffe oder -läufe sowie Antirutschbeläge im Nassbereich/Dusche nützliche Hilfen dar, die die Stand- und Gangsicherheit erhöhen. Auf sicheres, rutschfestes Schuhwerk und bequeme, gut passende Kleidung sollte immer, egal ob zu Trainings- oder Freizeitzwecken, hingewiesen werden.

Aufklärung und Schulung

Wissen macht's! Dies gilt nicht nur für Gesundheitsberufe, sondern in gleichem Maße für Betroffene und deren Angehörige. Informieren und Lernen hört niemals auf. Wissen sollte immer wieder aktualisiert und sich bewusst gemacht werden. Kompetenzerweiterung zum Thema Sturzprävention und eine Verbesserung der Zusammenarbeit aller Beteiligten sind die Folge.

Parallel sollte multidisziplinär eine umfangreiche Aufklärung, Beratung und Information für ältere Menschen erfolgen. Öffentlichkeitswirksame Mitteilungen über das Thema, aber auch mögliche Interventionen, sollten forschungsfundiert und regelmäßig in verschiedenen Medien verbreitet werden. Städte und Gemeinden sind hierbei ebenfalls in der Verantwortung.

7.2.5 Fazit

Die frühzeitige Identifizierung von Menschen mit Sturzrisiko und die Einleitung von sturzpräventiven Maßnahmen auf verschiedenen Ebenen sind nach wie vor berechtigt und notwendig. Studien belegen, dass mit zielgruppenorientierten und individuell angepassten Interventionen nachweislich sowohl die Sturz- als auch die Verletzungsrate gesenkt werden können. Dabei müssen die Anforderungen an Regelmäßigkeit, Progressivität und Dauerhaftigkeit erfüllt werden. Interventionen sollten, auf der Grundlage von Evidenzen aus Studien, zielgruppenorientiert geplant und angeboten werden. Dabei dürfen die Sturzgefährdung und das Lebensumfeld der Personengruppe nicht außer Acht gelassen werden.

Prävention lohnt sich für alle, auch wenn eine Vorinvestition der verschiedenen Beteiligten notwendig ist. »Vermutlich handelt es sich bei der Sturzprävention um eine der kosteneffektivsten Maßnahmen, die bei älteren Menschen überhaupt vorstellbar sind.« (Becker et al. 2012, S. 297) Auf den Einsatz von freiheitsbeschränkenden Maßnahmen zur Sturzprävention (z. B. Fixierung durch Sitzhosen im Rollstuhl oder Bettgitter) sollte dringend verzichtet werden (Becker et al. 2012).

Sturzprävention hat sich im Laufe ihrer Erforschung als eine gesamtgesellschaftliche Aufgabe herausgestellt, die die Beteiligung von Betroffenen und ihren Angehörigen, von Einrichtungen und deren Mitarbeitern sowie der Leistungsträger erfordert. Eine Sensibilisierung für dieses Thema ist dabei ein ebenso wichtiger Faktor wie die regelmäßige interdisziplinäre Kommunikation.

In neuen Technologien stecken weitere Potentiale zur Risikominderung, wie z. B. in speziellen, bei Bedarf gut dämpfenden Fußbodenbelägen, intelligenten Lichtlösungen, smarten Türöffnern oder technikbasierten, spielerischen Trainingsmöglichkeiten (z. B. Wii™ Sports mit und ohne Balance Pad), Bewegungssensoren oder Hilfsmitteln mit Zusatzfunktion (z. B. Hörgerät mit Telefon).

Literatur

Hinweis der Herausgeber: Nach Redaktionsschluss erschien am 30.09.2022 die erste globale Leitlinie zur Sturzprävention, erarbeitet von 96 Wissenschaftlern aus 39 Ländern (aus Deutschland: Prof. Dr. Clemens Becker, Stuttgart) und vorgestellt im Rahmen des Kongresses der European Medicine Society (EuGMS) in London: Montero-Odasso et al. (2022). Die Autorin konnte darauf nicht mehr Bezug nehmen.

Arnold I (2016) Arthrose: Was gibt es Neues? Dt. Ärzteblatt, 113(44), S. A1976–82

Becker C, Rapp K, Erhardt-Beer L (2012) Sturzprophylaxe in Pflegeheimen. In: Günster C, Klose J, Schmacke N (Hrsg.) (2012) Versorgungs-Report 2012 – Schwerpunkt: Gesundheit im Alter. Stuttgart: Schattauer, S. 285–300

Bradtke N (2018) Gefallen und gebrochen. Wochenblatt für Landwirtschaft und Landleben, 13/2018 (https://www.bk-marsberg.de/media-bkp-mhm/docs/mhm/WoBl-2018-13-GES-V.pdf, Zugriff am 21.02.2021)

Bundesselbsthilfeverband für Osteoporose e. V. (Hrsg.) (2014–2020) Daten und Fakten (https://www.osteoporose-deutschland.de/osteoporose/daten-und-fakten/, Zugriff am 08.03.2021)

Deutsches Ärzteblatt (2012) Unfallchirurgen warnen vor Post-Fall-Syndrom nach Schenkelhalsfraktur. Hrsg. von der Bundesärztekammer (Arbeitsgemeinschaft der deutschen Ärztekammern) und der Kassenärztlichen Bundesvereinigung (https://www.aerzteblatt.de/nachrichten/52054/Unfallchirurgen-warnen-vor-Post-Fall-Syndrome-nach-Schenkelhalsfraktur, Zugriff am 21.02.2021)

Fried LP, Tangen CM, Walston J et al. (2001) Frailty in older adults: evidence for a phenotype. J Gerontol A Biol Sci Med Sci, 56, M146–156

Fuchs J, Kuhnert R, Scheidt-Nave C (2017a) 12-Monats-Prävalenz von Arthrose in Deutschland. Journal of Health Monitoring, 2(3), S. 55–60. DOI: 10.17886/RKI-GBE-2017-054

Fuchs J, Scheidt-Nave C, Kuhnert R (2017b) 12-Monats-Prävalenz von Osteoporose in Deutschland. Journal of Health Monitoring, 2(3), S. 61–65. DOI: 10.17886/RKI-GBE-2017-055

Hadji P, Klein S, Gothe H et al. (2013) Epidemiologie der Osteoporose – Bone Evaluation Study (BEST). Eine Analyse von Krankenkassen-Routinedaten. Dtsch Arztebl Int 2013, 110(4), S. 52–57. DOI: 10.3238/arztebl.2013.0052

Mende A, Riegel AK, Plümer L et al. (2019) Gebrechliche ältere Patienten. Dt. Ärzteblatt. 116(5), S. 73–82.

Montero-Odasso M et al. (2022) World guidelines for falls prevention and management for older adults: a global initiative. Age and Ageing, Volume 51, Issue 9, September 2022, afac205, https://doi.org/10.1093/ageing/afac205

Rapp K, Freiberger E, Todd C et al. (2014) Fall incidence in Germany: results of two population-based studies, and comparison of retrospective and prospective falls data collection methods. BMC Geriatrics, 14:105 (https://www.biomedcentral.com/1471-2318/14/105)

Rapp, K (2015) Neues zur Epidemiologie von Stürzen und Frakturen. 2. Sturzpräventionstagung D-A-CH (http://docplayer.org/40562841-Neues-zur-epidemiologie-von-stuerzen-und-frakturen.html, Zugriff am 01.02.2021)

Richter K, Greiff C, Weidemann-Wendt N (2016) Der ältere Mensch in der Geriatrie. Heidelberg: Springer

RKI (Hrsg.) (2015) Gesundheitsberichterstattung. Kapitel 8 – Wie gesund sind ältere Menschen. S. 407–430 (https://www.rki.de/DE/Content/Gesundheitsmonitoring/Gesundheitsberichterstattung/GBEDownloadsGiD/2015/08_gesundheit_in_deutschland.pdf?__blob=publicationFile, Zugriff am 27.02.2021)

Tinetti ME, Speechly M, Ginter SF (1988) Risk factors for falls among elderly persons living in the community. N Engl J Med, 319, S. 1701–1707. DOI: 10.1056/NEJM198812293192604

Tinetti ME, Speechley M (1989) Prevention of Falls among the Elderly. N Engl J Med, 320, S. 1055–1059. DOI: 10.1056/NEJM198904203201606

WHO (Hrsg.) (2021) Falls (https://www.who.int/news-room/fact-sheets/detail/falls, Zugriff am 03.07.2022)

8 Haltung und Bewegung: Immobilität, Instabilität und Unsicherheit im höheren Lebensalter

Marianne Brune und Michaela Friedhoff

8.1 Das Bobath-Konzept als Grundlage

Das Bobath-Konzept ist ein Ansatz zur Problemlösung in der Befundaufnahme und Behandlung von Personen mit Störungen von Funktion, Bewegung und Haltungskontrolle, verursacht z. B. durch eine Läsion im ZNS. Das Ziel der Behandlung ist die Optimierung aller Funktionen über die Verbesserung der Haltungskontrolle und der selektiven Bewegungen durch Fazilitation (▶ Kap. 8.5.2; Panturin 2001, Raine 2006).

Das Bobath-Konzept ist ein therapeutisches Konzept mit Prinzipien, Methoden und Techniken. Das spezifische Clinical-Reasoning (▶ Kap. 8.2.2) erfasst den Befundstatus der Patienten/Klienten. Es basiert auf neurophysiologischer Grundlage und benutzt eine systematische Befundaufnahme nach den Richtlinien der ICF (WHO 2022). Das Konzept postuliert eine individuelle Herangehensweise und bietet spezifische Methoden und Techniken für den Befund und die Behandlung auf Basis eines großen Erfahrungsschatzes in der Behandlung von Patienten sowie der Gestaltung der Umgebung (▶ Abb. 8.1).

Auf der Konzeptebene sind die Bezugstheorien, das Erfahrungswissen und das im Bobath-Konzept vertretene Menschenbild zu beschreiben; auf der Ebene der Prinzipien sind einige der prinzipiellen Handlungsweisen aufgeführt; die Methodenebene benennt exemplarisch einige Methoden; schließlich werden auf der Ebene der Techniken einige Aktivitäten wie Fazilitieren, Umfeldgestaltung, Aufgabenstellung, Kommunikation benannt.

Das Strukturmodell veranschaulicht, dass das Bobath-Konzept einen übergeordneten Rahmen darstellt, der Ansprüche, Leitgedanken und Grenzen festlegt. Die in der täglichen Praxis auftretenden Handlungsfelder werden in diesem Rahmen anhand wissenschaftlicher Fragestellungen differenziert, eingegrenzt und begründet (Friedhoff & Schieberle 2014, S. 20).

Das Bobath-Konzept ist das weltweit am weitesten verbreitete Konzept zur Behandlung von Bewegungsstörungen, die ihre Ursache in einer angeborenen oder erworbenen Schädigung des ZNS haben. Als Therapiekonzept wird es angewendet bei der Befundaufnahme und Behandlung von Patienten mit allen neurologischen Fähigkeitsstörungen (kognitiv, emotional, neuromuskulär, perzeptiv, biomechanisch). Es kann auch bei Patienten mit orthopädischen, chirurgischen, internistischen oder sportmedizinischen Problemen eingesetzt werden.

Insbesondere in der Geriatrie hat sich das Bobath-Konzept als interdisziplinäres Konzept bewährt. Die Konzeption der geriatrischen »Früh«-Rehabilitation und die Vorgaben in der OPS 8-550, 8-98a sehen die Aktivierend-therapeutische Pflege und ein berufsgruppenübergreifendes Arbeiten vor. Dazu sind eine gleiche Herangehensweise sowie eine gemeinsame Sprache erforderlich. Der Austausch im interdisziplinären Team unter Einbezug der Angehörigen und der 24-Stunden-Ansatz sind elementare Bestandteile des Konzepts. Die geforderten Teambesprechungen und gemeinsamen Dokumentationen werden durch eine gemeinsame Sprache deutlich erleichtert und führen damit zu einem höheren Behandlungsverständnis der jeweils anderen Berufsgruppen.

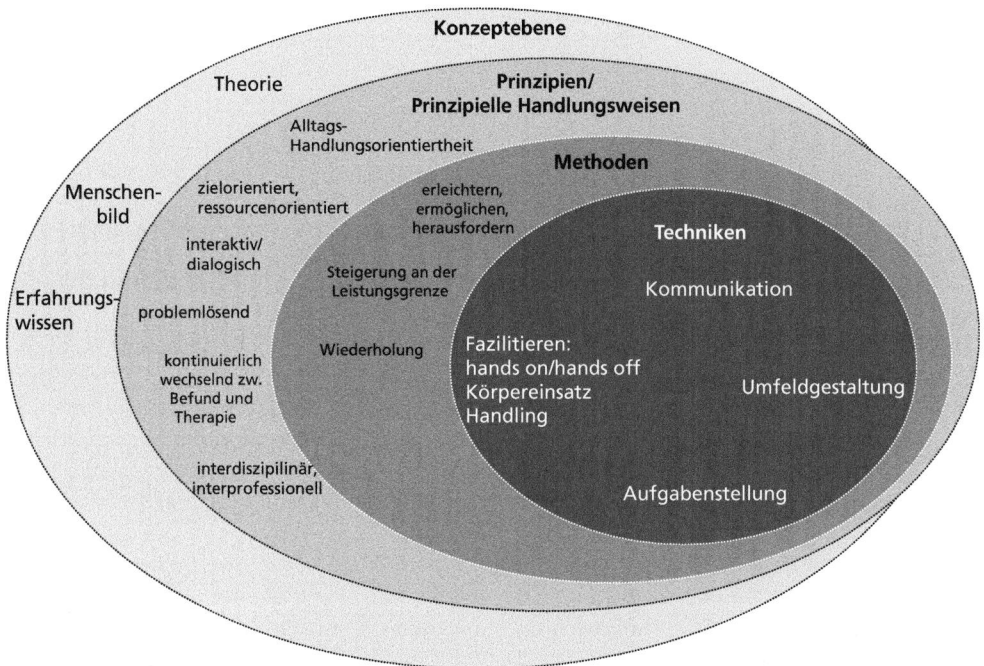

Abb. 8.1: Strukturmodell als theoretisches Rahmenmodell für die Vorgehensweise im Bobath-Konzept (Eckhardt G, Brock K, Haase G, Puschnerus C, Hengelmolen-Greb A, Böhm C (2018) Bobath Concept Structural Framework (BCSF): Positioning Partial Aspects Within a Holistic Therapeutic Concept. American Journal of Health Research, 6(4), S. 79–85. doi: 10.11648/j.ajhr.20180604.11. © Die Autoren 2018, S. 81. Dieses Werk wurde unter der Lizenz »Creative Commons Namensnennung 4.0 International« (CC BY 4.0) veröffentlicht: https://creativecommons.org/licenses/by/4.0/deed.de, Nachbau in schwarz-weiß, eigene Übersetzung)

Die Bedeutung des Bobath-Konzeptes ist auch dadurch unterstrichen worden, dass der Bundesverband Geriatrie die Grundprinzipien des Konzeptes in die ZERCUR® Fachweiterbildungen Pflege und Therapeuten integriert hat.

8.1.1 Motorische Kontrolle, motorisches Lernen

Das zentrale Thema im Bobath-Konzept ist die Organisation *motorischer Kontrolle*. Raine (2006) unterteilt sie in posturale Kontrolle und Bewegungskontrolle.

- Posturale Kontrolle findet automatisch statt, sie ermöglicht die Kontrolle über Körperabschnitte zueinander wie auch die Kontrolle des Körpers im Raum und im Schwerkraftfeld. Posturale Kontrolle sorgt damit für Stabilität und Orientierung als Voraussetzung für Handlungen, sie wird sichtbar in Gleichgewichts- und Stützreaktionen.
- Bewegungskontrolle findet statt bei den vielfältigen selektiven Bewegungen, die der Mensch für seine Handlungen benötigt (vgl. Becker 2016, S. 53 f.).

Alltagsrelevante Tätigkeiten prägen unsere Teilhabe am Leben und wurden durch motorisches Lernen ermöglicht. Unser Beruf und unsere Freizeitaktivitäten haben Einfluss auf unseren Körper und unser Bewegungsverhalten. Mit zunehmendem Alter oder z. B. durch Verletzungen kommt es zu Kompensationsmechanismen des Körpers, um Schwächen auszugleichen. Das kann bei einer Person mit einem gebrochenen Bein z. B. das Aufstehen mit deutlichem Abstützen der Arme auf beiden Armlehnen bedeuten.

Motorisches Lernen ist bisher unscharf definiert. Aktuelle Untersuchungsergebnisse postulieren, dieses umfassende Thema in drei Formen des motorischen Lernens aufzuteilen:

- Adaptation: Anpassung an Veränderungen
- Skill Learning: Fähigkeiten (neu) erlernen
- Kompensation
  (Krakauer 2009, S. 405 ff.; Levin 2005, S. 2 ff.; Schmidt & Lee 2005, S. 321 ff.).

Motorisches Lernen (nach einer Schädigung im ZNS) zeigt sich sowohl durch *Funktionserholung* als auch durch *Kompensation*. Jedoch scheint eine Neurorehabilitation, die auf die Kompensation fokussiert und auf frühe Unabhängigkeit setzt, das Potential zur Erholung von Impairments (Schädigungen) nicht auszuschöpfen. Daher ist eine Unterscheidung zwischen der Erholung von Impairments und der Erholung von Alltagsfunktionen wichtig. Die Erholung von Impairments bedeutet, dass die gleichen Bewegungsmuster wie vor der Schädigung für eine Handlung benutzt werden können. Für Herrn S. (siehe Fallbeispiel, Kap. 8.3) bedeutet dies, wieder zu lernen, zum Aufstehen die Füße weiter zurückzusetzen und den Oberkörper nach vorn oben zu bewegen.

Wenn Patienten gezwungen sind, die ADLs selbstständig durchzuführen und dies häufig auch aufgrund ihres Strebens nach Unabhängigkeit gern tun, kann das zu unerwünschten Kompensationsstrategien führen. Sitzen am Waschbecken zum Putzen der Zähne erfordert Sitzstabilität und Orientierung. Bei älter werdenden Menschen oder nach einer ZNS-Schädigung ist die Stabilität häufig beeinträchtigt, was im Körper ausgeglichen werden muss.

Das alltagsorientierte Ziel (z. B. Zähne putzen) wird also *erreicht*, aber gleichzeitig wird *verhindert*, dass der Patient lernt, diese Aufgabe im Stehen durchzuführen (was der Normalität entspricht). Die Strategie, sich im Sitzen die Zähne zu putzen oder die Haare zu kämmen, limitiert das Potential für das Zähneputzen im Stehen.

Das interdisziplinäre Team kann auf Basis des Bobath-Konzepts die Förderung der Selbständigkeit der Patienten sehr unterstützen. Das Konzept favorisiert das Lernen von effizienten Bewegungsabläufen vor dem Üben von »zufällig erworbenen« Bewegungsmöglichkeiten. Diese Orientierung an der Effizienz, begründet durch die schon beschriebenen Beispiele von motorischen Lernprozessen, erfordert eine intensive interdisziplinäre Zusammenarbeit. Die Rehabilitation, besonders des schwerstbetroffenen Patienten, wird dadurch positiv beeinflusst.

8.2 Normale Bewegung

Bewegung ist ein zentrales Grundbedürfnis. Sie ist für fast alle Lebensaktivitäten erforderlich und für die Selbständigkeit der Patienten von hoher Bedeutung. Bewegung trägt wesentlich zur Vermeidung von Sekundärschäden bei und fördert die Genesung und das

Wohlbefinden von Patienten (Bourdin et al. 2010, S. 400 ff.; Morris et al. 2008, S. 2238 ff.). Der Erhalt der Bewegungsmöglichkeiten und der Mobilität ist im Rahmen von Pflege und Therapie daher eine zentrale Aufgabe.

> »Mobilität [ist] die *Eigenbewegung des Menschen mit dem Ziel, sich fortzubewegen oder eine Lageveränderung des Körpers vorzunehmen.* Lageveränderung und Fortbewegung umfassen den Lagewechsel im Liegen und Sitzen, das Aufstehen und das Umsetzen sowie das Gehen mit oder ohne Hilfen.« (DNQP 2014, S. 20).

In einigen Konzepten bedeutet Mobilisation ausschließlich das Bewegen außerhalb des Bettes, für andere stellt jede aktivierende Bewegung auch innerhalb des Bettes eine Mobilisation dar (Friedhoff 2015, S. 300).

Der positive Einfluss möglichst frühzeitiger Mobilisation wurde in zahlreichen Studien belegt. So konnte z. B. gezeigt werden, dass mehr Unabhängigkeit in den AEDLs erreicht wird (Schweickert et al. 2009, S. 1874 ff.). Mobilität ist die Voraussetzung für Aktivität, also für die Durchführung von Handlungen. Der Verlust der dazu notwendigen Fähigkeiten führt neben körperlichen Funktionseinbußen zu Einschränkungen in der Selbständigkeit und kann zu völliger Abhängigkeit und zu sozialer Isolation führen.

Die Erhaltung der Selbständigkeit und damit die Teilhabe am sozialen Leben ist sogar im Sozialgesetzbuch IX (SGB IX) verankert. Es heißt dort in § 1 unter der Überschrift »Selbstbestimmung und Teilhabe am Leben in der Gesellschaft«:

> »Menschen mit Behinderungen oder von Behinderung bedrohte Menschen erhalten Leistungen […], um ihre Selbstbestimmung und ihre volle, wirksame und gleichberechtigte Teilhabe am Leben in der Gesellschaft zu fördern, Benachteiligungen zu vermeiden oder ihnen entgegenzuwirken.«

Die Motivation, sich zu bewegen, und das Bewegungsverhalten sind durch die Lebensführung individuell geprägt. Natürliche Bewegung ist *normal* und trotzdem für jedes Individuum *einmal*ig. Normale Bewegung ist somit Ausdruck der Persönlichkeit und Individualität. Sie ist ein Spiegel der Stimmungen und inneren Haltungen und deshalb zutiefst menschlich. »Normal« ist auch der Ausdruck eines Eingeständnisses, nicht noch besser zu sein. (Christian Böhm 2015, Vortrag Bobath-Grundkurs, Albertinen Akademie)

Normale Bewegung ist der selbstverständliche Weg, auf die einfachste Weise ein Ziel zu erreichen sowie die effiziente und ökonomische Benutzung aller Komponenten einer Haltung oder Bewegung.

> »Eine Haltung ist Bewegung in ihrer kleinstmöglichen Amplitude. Ist die Bewegungsamplitude so klein, dass sie nicht sichtbar ist, erkennen wir eine Haltung. Wird die Bewegungsamplitude größer und damit sichtbar, erkennen wir eine Bewegung. Normale Haltung und Bewegung bedingt eine ständige Anpassung des Haltungstonus. Zu beachten ist, dass die normale Bewegung unter dem Einfluss der Schwerkraft stattfindet« (Paeth-Rohlfs 2010, S. 2 f.).

Merkmale normaler Bewegung:

- zielgerichtet
- dreidimensional
- ökonomisch, effizient, optimal räumlich und zeitlich koordiniert
- variabel
- ästhetisch
- fließend und rhythmisch
- individuell, persönlich, typisch menschlich.

Für erfolgreiche normale Bewegungen im Alltag ist die Aufrechterhaltung des Gleichgewichts unerlässlich. Für Gleichgewicht wird aktuell auch der Begriff posturale Kontrolle benutzt. Als posturale Kontrolle wird das Vermögen des menschlichen Körpers bezeichnet, unter dem Einfluss der Schwerkraft eine aufrechte Körperposition beizubehalten.

8.2.1 Verlust von Mobilität im Alter

Der Verlust von Mobilität unterschiedlicher Ursachen ist in der Geriatrie ein zentrales Thema. Ein reduziertes Gleichgewicht führt zu Unsicherheit und Stürzen. Die erlebten Stürze führen zu Angst vor dem Gehen und infolge auch dazu, dass die Menschen weniger gehen. Sie orientieren sich dann häufig an Gegenständen wie Möbeln, Wänden etc., und Hilfsmittel wie z. B. ein Rollator kommen zum Einsatz.

Zu beobachten ist, dass Menschen mit einem reduzierten Gleichgewicht eine eher nach vorn gebeugte Körperhaltung einnehmen und die Hände häufig eine Stützfunktion übernehmen. In der Folge kann das Gleichgewichtssystem seiner Balanceaufgabe nur unzureichend nachkommen. Normalerweise haben die Füße die wichtige Aufgabe, unseren Körper zu tragen und zu balancieren. Diese Anforderung können die Füße zunehmend weniger erfüllen, wenn die Hände, z. B. durch »Hochziehen« an Möbelstücken oder Hilfspersonen, die Unsicherheit ausgleichen!

Durch diese Kompensation kann das Körpergewicht nicht zielführend auf die Füße gebracht werden. Somit kann das Körpergewicht nicht getragen und nicht balanciert werden. Die Körperhaltung und das Gleichgewicht verschlechtern sich zunehmend, das Aufstehen wird schwieriger, und damit beginnt ein Kreislauf von Unsicherheit und Stürzen, der nur schwer zu durchbrechen ist.

8.2.2 Bewegungsübergang vom Sitzen zum Stehen – ein Fallbeispiel

Anhand eines Fallbeispiels sollen die wesentlichen Aspekte des Clinical Reasonings bzw. des Pflegeprozesses in der Betreuung geriatrischer Patienten aufgezeigt werden.

Definition:
»Unter Clinical Reasoning sind die Denkvorgänge und die Entscheidungsfindungen des Therapeuten während der Untersuchung und Behandlung eines Patienten zu verstehen«. (Jones 1997, S. 6).

Das Beispiel des Bewegungsübergangs vom Sitzen zum Stehen wurde gewählt, um einerseits die Auswirkung von Normabweichungen darzustellen. Andererseits soll an diesem Beispiel die Vorgehensweise im Bobath-Konzept dargestellt werden.

Der Bewegungsübergang vom Sitzen zum Stehen ist eine der am häufigsten durchgeführten Tätigkeiten des täglichen Lebens und eine grundlegende Voraussetzung für das Gehen (Brunt et al. 2002, S. 924). Ein spezifisches repetitives Aufstehtraining, das ein wiederholtes Aufstehen aus dem Sitz beinhaltet, stellt eine wirksame Maßnahme bei Schlaganfallpatienten zum Üben dieses Bewegungsübergangs dar (Pollok et al. 2014, S. 1002 ff). Die *qualitative* Durchführung des Bewegungsübergangs hat Konsequenzen für viele Aktivitäten und auch eine direkte Korrelation zur Effizienz des Gehens (Chou 2003, S. 42 ff.).

8.3 Fallbeispiel Herr S.

Diagnose

Zustand nach hypertensiver intracranieller Blutung rechts subcortical 09/2011 und Stammganglienblutung links mit residueller spastischer Hemiparese rechts.
Sozialanamnese: Herr S. ist verheiratet und lebt gemeinsam mit seiner Ehefrau in

einem eigenen Einfamilienhaus. Innerhalb des Hauses sind keine Stufen oder Treppen zu überwinden. Er bestreitet dort seinen Alltag mit Hilfe der Ehefrau. Es liegt Pflegegrad 2 vor, ein Pflegedienst wird bislang einmal wöchentlich zum Baden in Anspruch genommen. Herr S. ist ein sehr motivierter und kooperativer, der Therapie gegenüber sehr aufgeschlossener Mensch. Seine Frau unterstützt alles, was ein »Vorankommen« ihres Mannes fördert.

Insgesamt wirkt Herr S. in unbeobachteten Alltagssituationen »abwesend«, sein Gesicht ist dann ohne Ausdruck, eher leer und in sich gekehrt. Sobald eine Anforderung an ihn gestellt wird, ändert sich das sofort. Er benötigt immer wieder Anregungen/Aufforderungen, um seine Aufmerksamkeit kanalisieren zu können. Insgesamt ist seine Aufmerksamkeitsspanne nur sehr kurz.

Ressourcen von Herrn S. im Hinblick auf Fortbewegung/Gehen

Herr S. fährt mit dem elektrischen Rollstuhl innerhalb der Wohnung selbständig. Längere Strecken außerhalb der Wohnung kann Herr S. selbständig fahren, bevorzugt jedoch die Begleitung einer Person. Gemeinsam mit seiner Frau fährt er z. B. zum 1,5 km entfernten Supermarkt zum Einkaufen. Er kann mit viel Konzentration mühsam einige Schritte mit dem Vierpunktstock mit Hilfe seiner Ehefrau bewältigen, um zur Toilette zu kommen.

Ressourcen für das Reichen/Greifen

Herr S. kann seine(n) stärker betroffene(n) Hand/Arm im Alltag nicht funktionell einsetzen. Die stärker betroffene rechte Extremität ist bei allen Bewegungsübergängen ein Störfaktor und zeigt deutlich assoziierte Reaktionen (pathologische Tonuserhöhungen, ▶ Abb. 8.2a–d). Herr S. kann sehr mühsam mit der weniger betroffenen in seine stärker betroffene Hand »hineinkommen«, um diese z. B. zu waschen. Die Finger weisen sehr deutliche Widerstände gegen die Streckung auf.

Ressourcen hinsichtlich facio-oraler Fähigkeiten

Im Gespräch zu zweit kann Herr S. alles verstehen, es ist aber mühsam für Ihn zu antworten. Die Stimme wird zunehmend leiser und die Artikulation undeutlicher, sodass er teilweise schwer zu verstehen ist. Die Sprache ist dysarthrisch und monoton mit wenig Betonung. Herr S. äußert seine Bedürfnisse genau und bringt diese auch nonverbal zum Ausdruck.

Motorische Fähigkeiten

Einen Eindruck über die motorischen Fähigkeiten von Herrn S. vermittelt die Analyse des Bewegungsübergangs vom Sitz zum Stand.

Diesen Bewegungsübergang führt Herr S. seit 12 Jahren über das Hochziehen an einem Griff durch. Herr S. kann sich mit der weniger betroffenen linken Extremität in den Stand ziehen und dann mit Festhalten und viel Konzentration unsicher stehen. Er kann dieses Stehen jedoch nicht nutzen, um eine alltagsorientierte Aufgabe durchzuführen, z. B. die Hose hochzuziehen, die Haare zu kämmen oder die Zähne zu putzen. Seine gesamte Konzentration liegt in der Bewältigung des Bewegungsübergangs. Für die Aufgabe selbst braucht er eine Hilfsperson.

Seine Gesamtkörpereinstellung/Voreinstellung im Sitzen ist gebeugt: das »Becken« hat eine deutlich nach hinten ausgerichtete Position, daher sind die Füße sehr weit vorn platziert.

Die im Körper vorgegebene »Startrichtung« geht nach »hinten«. Um aufstehen zu können, muss daher die linke Hand den Griff umklammern und den Körper hochziehen, um nach »vorn« zu kommen. Dabei bleibt das Becken »hinten« fixiert, und das Gewicht kann nicht nach vorn über die Füße gebracht werden. Würde Herr S. den Griff loslassen, würde er nach hinten fallen.

Daraus resultiert, dass Herr S. im Stehen keine Alltagsaktivitäten durchführen kann. Es fehlt ihm das notwendige Gleichgewicht, d. h. Stabilität und Orientierung.

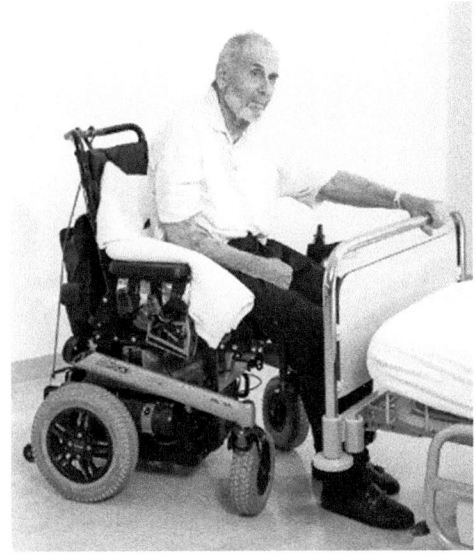
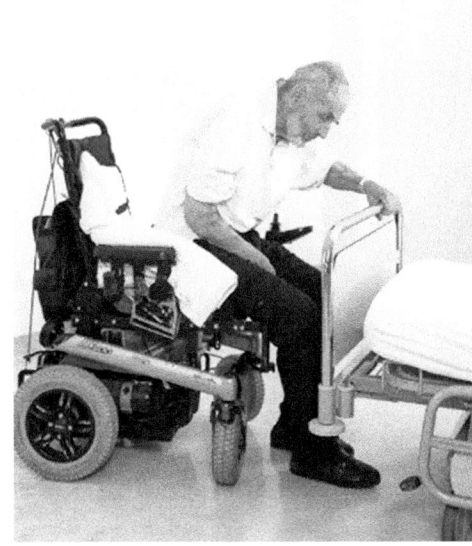
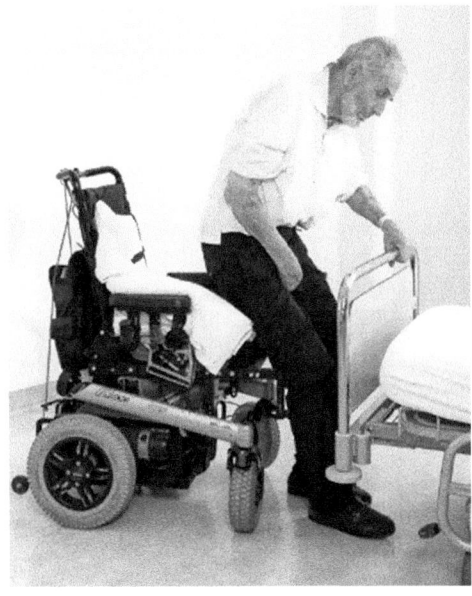
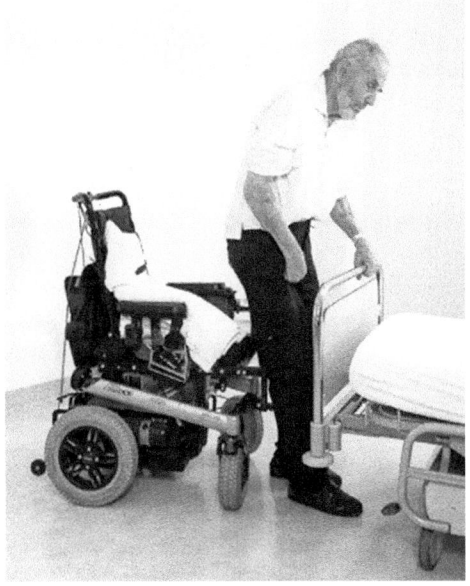

Abb. 8.2a–d: Bewegungsablauf vom Sitzen zum Stehen mit viel Kompensation (Fotos: Miriam Yousif-Kabota; Bobath-Pflegegrundkurs der Albertinen Akademie, Juli 2017)

8.4 ZNS und »learned non-use«

Das Zentrale Nervensystem verbucht alles, was zum *Ziel* führt, als »Erfolg«. Für unser Beispiel bedeutet das: Herr S. kann mit einer sehr deutlichen Kompensation (Ersatzstrategie) aufstehen, er kommt irgendwie hoch. *Das ZNS verbucht das als Erfolg, denn dieses Ziel wird erreicht!*

Diese Kompensation behindert allerdings in der Folge positives Lernen, »skill learning«. Aus dieser Art des Aufstehens kann kein »Stehen« gelernt werden, um später einen Schritt zu machen. Ebenso wenig können Voraussetzungen für das Benutzen eines Armes entstehen, um z. B. den weniger betroffenen Arm zur Rasur in Kopfhöhe zu bringen.

Auf *funktioneller* Ebene sorgt dieser »Aufstehmechanismus« also dafür, dass die Aufgabe »Aufstehen« bewältigt wird. Daher wird das Kompensationsverhalten verstärkt und der Erwerb anderen Verhaltens verhindert. Auf *neuronaler* Ebene verhindert Kompensation jedoch die Aktivierung verschont gebliebener Zellen. Das heißt, dass diese keine Chance bekommen, Funktionen zu übernehmen. Man spricht heute häufig von einem »erlernten Nichtgebrauch« (learned non-use).

Zellen, die direkt zerstört werden, sterben ab. Auch Zellen in der Nachbarschaft oder in Verbindung mit der Schädigungsstelle werden beeinträchtigt: sie verlieren ihren Funktionsstoffwechsel, jedoch nicht ihren Existenzstoffwechsel. Diese Zellen können daher neue Funktionen übernehmen. (vgl. Paeth-Rolfs 2010, S. 31)

Auf der Basis dieser neurowissenschaftlichen Tatsache will das Bobath-Konzept so früh wie möglich den Grundstein für positives motorisches Lernen legen, d. h. die noch existierenden Zellen sollen positiv programmiert werden.

Bobath-Therapeuten müssen also in ihrer individuellen Befundaufnahme erkennen, beobachten, spüren, welchen Mechanismus bzw. welche Strategie das ZNS des Patienten benutzt, um sich vor dem Fallen zu schützen. Dann können gezielte Überlegungen erfolgen, wie der Lernprozess positiv beeinflusst werden kann.

Positiv auswirken können sich Bewegungsfolgen, die durch »*stützen statt ziehen*« erfolgen. Die verbale Kommunikation des Therapeuten mit dem Patienten erfolgt über Assoziationen, z. B. durch den Appell »Füße fest in den Boden« anstatt durch die Aufforderung »und hoch«.

8.4.1 Befundaufnahme: »Normale Bewegung« als Referenz

Die Beobachtung und Analyse des Bewegungsübergangs Sitz > Stand > Sitz ist ein elementarer Bestandteil der Befundaufnahme. Dieser Bewegungsübergang ist repräsentativ für die Darstellung der generellen »Strategie« des ZNS, sich im Schwerkraftfeld zu halten bzw. zu bewegen. Dazu sind Kenntnisse der normalen Bewegung erforderlich, um veränderte Verhaltensweisen zu erkennen und erforderliche Angebote machen zu können.

- Position der Füße: Fersen müssen für den Start des Bewegungsübergangs nicht zwingend Bodenkontakt haben
- Fersenkontakt beim Abheben des Gesäßes: aktive Füße/Wade
- Kernstabilität auf dem gesamten Weg
- Körperschwerpunktverlagerung nach vorn auf die Füße
  Bodenreaktionskraft: im aufrechten Stand wirkt die Gewichtskraft des Körpers gegen den Boden. Andererseits wirkt die Kraft des Bodens gegen den Körper (3. Newton'sches Axiom).

- Extensionskräfte werden freigesetzt, beteiligt sind: M. Quadriceps, Mm ischiocrurales, Mm glutei.
- Bewegungsrichtung des Oberkörpers nach vorn oben.
- Die äußere Orientierung ist abhängig vom angestrebten Ziel bzw. der Aufgabe.
(▶ Abb. 8.3)

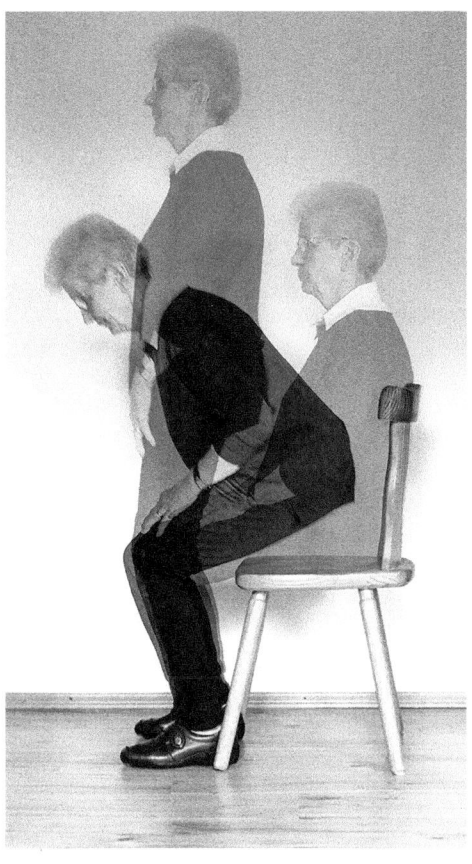

Abb. 8.3: Normaler Bewegungsablauf vom Sitzen zum Stehen (Foto: M. Friedhoff)

Selbständig vom Sitzen zum Stehen und vom Stehen zum Sitzen zu kommen, ist im Bobath-Konzept ein essentielles Ziel für die Rehabilitation. Der Weg vom Stehen zum Sitzen ist – bezüglich der neuromuskulären Aktivität – der »schwierigere«. Wer sich selbständig unabhängig hinsetzen kann, kann auch selbständig unabhängig vom Sitzen zum Stehen kommen.

Während des Bewegungsübergangs vom Sitzen zum Stehen kommt es beim Abheben des Gesäßes zum Fersenkontakt mit dem Boden. Wichtig ist, dass es durch den Fersenkontakt zur Aktivierung der Wade im Sinne der Körperaufrichtung im Schwerkraftfeld kommt und damit einhergehend zur Aktivierung der Kernstabilität auf dem gesamten Weg. Die Aktivierung der Wade über die Füße initiiert die Kräfte, die uns die »Streckung« ermöglicht. Der Körperschwerpunkt wird nach vorn auf die Füße verlagert, die Bewegungsrichtung geht insgesamt nach vorn, oben. Zu betonen ist, dass die Kräfte von »unten« freigesetzt werden. Unsere Füße stützen uns *von unten* und bauen die muskuläre Aktivität auf. Verglichen mit der Bewegungsausführung von Herrn S. wird deutlich, dass bei ihm die grundlegenden Aspekte der normalen Bewegung, insbesondere die Gewichtsverlagerung auf die Füße durch Vorschieben des Oberkörpers, nicht erreicht werden.

8.5 Therapeutische Interventionen

Eine alltagsorientierte Aktivität im Sitzen erfordert eine ausreichende Stabilität, die z. B. erreicht werden kann durch:

- Eine stabile Sitzfläche und individuell angepasste Sitzhöhe.
- Stabilisierung und Orientierung der Körperabschnitte zueinander durch Hilfsmittel, die den Körper auf der Unterstützungsfläche stabilisieren (Kissen/Handtücher etc.).
- Bodenkontakt der Füße für eine gute Orientierung im Raum (möglichst nicht auf den Fußstützen).

8.5.1 Was hat das Zähneputzen im Sitzen mit dem Aufstehen zu tun?

Die Stabilität bzw. die Haltungskontrolle im Sitzen für das Putzen der Zähne bildet die Voraussetzung für ein effizientes, ökonomisches Aufstehen. Das heißt, alle therapeutisch aktivierenden Interventionen für eine alltagsorientierte Aktivität im Sitzen fördern die Haltungskontrolle. Im Sitzen ist das Erreichen der Haltungskontrolle bei Alltagshandlungen aber schwerer als im Stehen. Deshalb finden im normalen Leben die alltagsorientierten Aktivitäten überwiegend im Stehen statt. Beispiele dafür sind das An- und Auskleiden, Kochen, Bügeln etc. Das mehrmalige aktive therapeutische Aufstehen mit dem Patienten hat daher eine bessere Haltungskontrolle im Sitzen zur Folge.

Auf das Beispiel bezogen: Bei der Kompensation über die weniger betroffene Seite lernt Herr S., mittels *flexorischer* Aktivitäten aufzustehen (▶ Abb. 8.2a–d). Um die weniger betroffene Hand loslassen zu können, werden jedoch *extensorische* Aktivitäten benötigt! Das heißt, durch die Kompensation wird die geschädigte Region des ZNS »negativ« beeinflusst, denn positives Lernen für unabhängiges Stehen und Gehen wird verhindert.

8.5.2 Negative Auswirkungen von Kompensation

Die sogenannte Plus-Symptomatik ist eine negative Folge kompensatorischen Bewegungsverhaltens. Sie entsteht durch assoziierte Reaktionen und negative Tonuserhöhungen, die deutlich sichtbar an der stärker betroffenen rechten Seite erkennbar sind als ein Zeichen von Überforderung. Durch Kompensationsstrategien werden diese Reaktionen immer wieder ausgelöst und »gelernt«. Es kommt zu strukturellen Veränderungen der Muskulatur (Verkürzungen), Veränderung von Weichteilen (Ödemen), Veränderungen neuronaler Strukturen bis hin zur Kontraktur/Fixation von Gelenken. Besonders deutlich zu erkennen ist dieser Aspekt an der rechten, stärker betroffenen Hand und dem rechten Fuß. Beide Extremitäten sind in ihrer Gelenkbeweglichkeit enorm eingeschränkt. Der rechte Fuß zeigt eine verminderte Dorsalextension im Sprunggelenk. Die verminderte Dorsalextension führt dazu, dass der Fuß für das Aufstehen nicht ausreichend weit unter den Körperschwerpunkt gesetzt werden kann, wodurch wiederum das Becken eine veränderte Position nach posterior einnimmt. Beide Aspekte verhindern ein Aufstehen im Sinne der normalen Bewegung. Die Sekundärschädigungen haben sich durch die erlernte Bewegungsstrategie über einen längeren Zeitraum etabliert. Dadurch reduziert sich der Freiheitsgrad des Patienten, von ersten Bewegungseinschränkungen bis hin zu Kontrakturen. Das ZNS hat gelernt, ohne die stärker betroffene Seite »zu bewegen«. Das ständige Üben von Kompensation über die weniger betroffene Seite verhindert eine Einschätzung des vorhandenen Potentials durch Therapeuten oder Pflegende. Insgesamt bedeutet Kompensation immer eine erhöhte Anstrengung für alle Bewegungsübergänge. Es ist mühsam und macht keine Freude, sich zu bewegen.

Erlernen des Bewegungsübergangs Aufstehen

Das Bobath-Konzept legt großen Wert auf die Modifizierung und Anpassung des Umfeldes, angepasst an die Leistungsfähigkeit des Patienten. So wird die Möglichkeit erhalten, die Komponenten für den Bewegungsübergang Sitz-Stand-Sitz zu erlernen.

Beeinflusst wird der Bewegungsübergang vom Sitzen zum Stehen durch die:

- Startposition
- Sitzhöhe
- Fußpositionen
- Position der oberen Extremitäten (Janssen et al. 2002)

Um die vorhandenen Ressourcen im Sinne effektiver, ökonomischer Bewegungsabläufe nutzen zu können, wird das Angebot für den Patienten so gestaltet, dass die »Regeln bzw. Gesetzmäßigkeiten« für das normale Aufstehen beachtet werden.

Die weniger betroffene linke Hand bzw. der linke Arm von Herrn S. bekommt eine Orientierung nach vorn, sodass das Vorschieben des Oberkörpers so weit nach vorn oben erfolgen kann, dass auch das Becken sich nach vorn bewegt. Damit kann Gewicht auf die Füße, insbesondere auf den weniger betroffenen Fuß gebracht, und nun können »extensorische« Kräfte aktiviert werden. Dieser Bewegungsablauf wirkt sich positiv auf den Gesamtkörper aus (Umweltgestaltung).

Des Weiteren bedarf es der »Fazilitation«, einer Erleichterung des motorischen Lernens, z. B. durch die Hände des Therapeuten/der Pflegenden beim Bewegungsübergang (▶ Abb. 8.4a–d).

Definition

»Unter Fazilitieren im Bobath-Konzept sind Hands on/off-Techniken und der Körpereinsatz der Therapeutin zu verstehen« (Ritter et al. 2014, S. 73) Fazilitation verlangt häufig den Einsatz manuellen Kontakts. Dies hat zum Ziel, die Aufnahme sensorischer und propriozeptiver[1] Information anzuregen, Muskulatur zu aktivieren und/oder Bewegung zu lenken; Fazilitation ist aber niemals passiv.

Auszug aus der Definition BIKA® (2016):

»Fazilitation dient:

- dem interaktiven Lernprozess zur Erleichterung und Ermöglichung einer neuromuskulären Funktion bzw. Alltagsaktivität.
- der Anbahnung bzw. motorische[n] Kontrolle von Bewegung für Alltagsaktivitäten«

Zwei wesentliche Prinzipien der Fazilitation sind:

- »Fazilitation ist immer dialogisch (achtsames [A]nfassen, Reaktion abwarten, zum Bewegen einladen […] lenken, reflektieren)
- […]
- Fühlen[,] wo die Bewegung hingeht – wann sie leicht wird«

Nicht das »Stehen« selbst ist das Ziel, sondern die Effizienz des »Weges« für das Stehen steht im Vordergrund aller therapeutischen Interventionen. Dies gilt in der Therapie sowie ganz wesentlich im Alltag des Patienten.

---

1 Def. propriozeptiv: Wahrnehmungen aus dem eigenen Körper vermittelnd (z. B. aus Muskeln, Sehnen, Gelenken)

Der Patient muss im Alltag immer wieder auf seinen »Füßen« stehen, um alltagsorientierte Aufgaben zu verrichten, z. B., um die Hose hochzuziehen oder beim Transfer. Dieser Bewegungsübergang wird immer wieder benutzt und legt somit einen gravierenden Grundstein für das Erlernen positiver Bewegungsstrategien im Sinne des Erlernens von Fähigkeiten (skill learning).

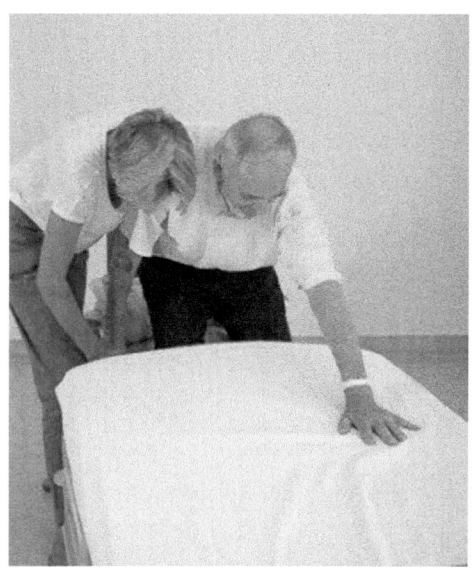
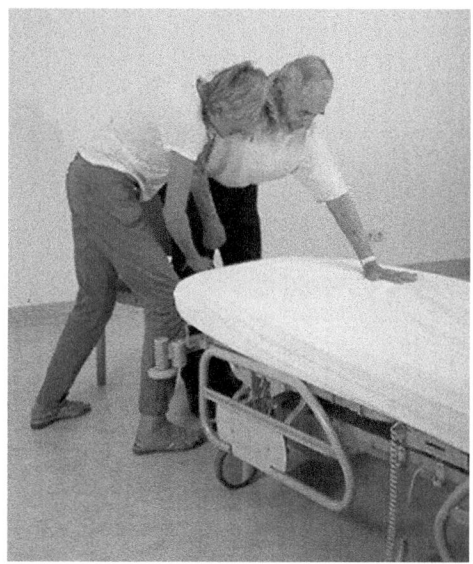
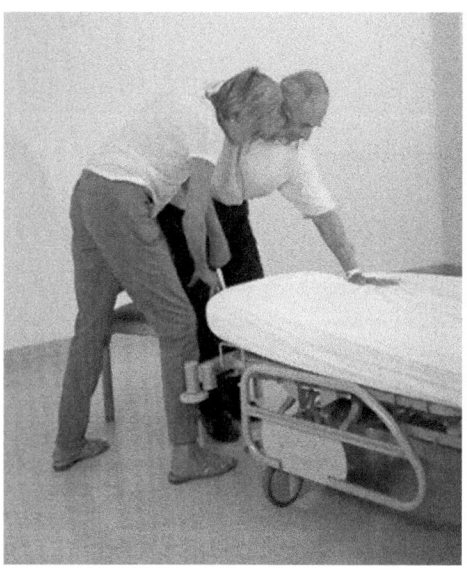
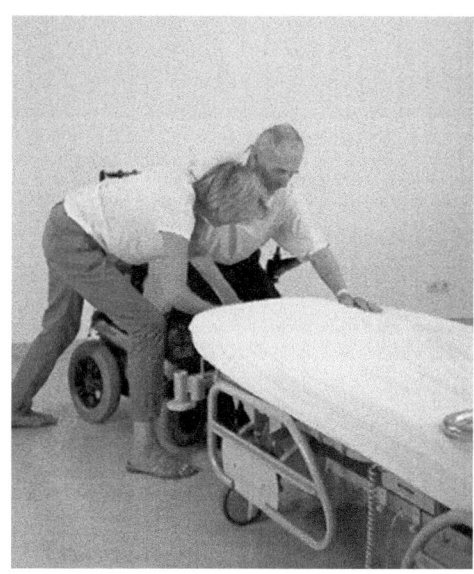

Abb. 8.4a–d: Bewegungsübergang Sitz-Stand-Sitz (Fotos: Miriam Yousif-Kabota)

8.6 Pflegerische Interventionen

8.6.1 Mobilisation – und ihre Vermeidung im Pflegealltag

Mobilisation beginnt beim Bewegen im Bett mit dem Drehen auf die Seite, z. B. zur Körperpflege des Patienten. Das Einziehen eines frischen Lakens in das Bett eines Patienten kann ebenso zur Mobilisierung genutzt werden wie das Anlegen einer Schutzhose oder das Hochbewegen. Aktivierend gestaltet können diese Maßnahmen als Vorbereitung für das Aufstehen und Stehen dienen. Es gibt allerdings zahlreiche pflegerische Handlungen, die eine Aktivierung des Patienten gerade verhindern.

Fehlende Kompetenz beim Pflegepersonal, Beliebigkeit im Hinblick auf richtige Bewegung sowie mangelndes Bewusstsein über die Wertigkeit des Bewegens von Patienten führen häufig zu kompensatorischen Bewegungen, mit denen Pflegende eine »vermeintliche« Erleichterung für sich selbst anstreben – zumal, wenn sie allein sind.

Aber auch sonst gibt es viele Fälle, in denen eine aktivierende Gestaltung unterbleibt. Einige Beispiele:

Tätigkeit: Stehen zwei Pflegekräfte für das Bewegen im Bett zur Verfügung, so nimmt eine die Schulter und Hüfte des Patienten und dreht ihn gestreckt auf die Seite. In dieser Position wird der Patient gehalten, während die zweite Pflegekraft die notwendigen Verrichtungen vornimmt. Ist der Patient wach, wird er angehalten, sich mit einem Arm am Bettgitter auf die Seite zu ziehen. Die Beine bleiben dabei ebenfalls häufig gestreckt. Durch das Ziehen mit dem Arm, bei Schlaganfallpatienten der weniger betroffene Arm, kommt es zur Streckung des Körpers. Soll der Patient auf die Bettkante gesetzt werden, erfolgt dies über die Kraft der Pflegenden, die mit einer Hand unter der Halswirbelsäule und mit der anderen Hand in den Kniekehlen den Patienten en bloc mit hoher Geschwindigkeit auf die Bettkante setzt.

Wirkung: Das zügige und schnelle Arbeiten schafft Ängste beim Patienten, da er nicht »aktiv« beteiligt sein kann. Gleichzeitig wird ihm die Chance des positiven Lernens genommen, d. h. das »Erleben« und »Erfahren« der notwendigen Voreinstellung für die folgende Bewegung. Eine aktive Beteiligung beim Aufsetzen ist so kaum möglich. Häufig wird dem Patienten auch etwas zum Hochziehen gereicht, was die Extensionssymptomatik in der frühen Phase dieses Bewegungsübergangs verstärkt.

Folge: Da der Bewegungsweg immer Muskulatur aktiviert und damit das Ergebnis einer Position beeinflusst, sitzen die Patienten in der Folge stark nach hinten drückend auf der Bettkante. Die Pflegende hält den Patienten an den Schultern und zieht ihn nach vorn, was den Patienten wiederum häufig zu noch stärkerem Drücken veranlasst. Die Angst vor dem Fallen potenziert das starke Drücken. Um den Patienten nun in den Stand zu bringen, hält die Pflegekraft ihre Hand zum Hochziehen bereit oder sie umfasst den Patienten mit beiden Händen am Rumpf. In beiden Fällen kommt es zum Hochziehen mit einem oder beiden Armen des Patienten. Das Becken bleibt dabei häufig in posteriorer Position und fixiert den Rumpf in Extension.

Dies macht einen normalen Bewegungsablauf unmöglich, da die Hüften nicht in Flexion und damit der Oberkörper nicht nach vorn über die Füße und dann nach oben gebracht werden kann. Das Gewicht wird während des Bewegungsübergangs eher von den Füßen wegbewegt, erkennbar am Abheben der Zehen bzw. des Vorfußes.

8.6.2 Aspekte aktivierender Mobilisation

In der pflegerischen Praxis hat das Aufstellen der Beine bei allen Bewegungsübergängen im Bett einen hohen Stellenwert. Mit aufgestellten Beinen in Rückenlage werden die Gewichte auf die Füße gebracht, in dem die Fußsohle, möglichst vom Patienten selbst, aktiv in die Matratze gedrückt wird. Durch Anspannen der Gesäßmuskeln kann das Gesäß leicht angehoben und damit von der Matratze gelöst werden. Ziel ist das damit verbundene Training der Hüft- und Kniestrecker und die Erhaltung oder Verbesserung der Beweglichkeit und Stabilität der Sprunggelenke. Um die Repräsentanz der Füße zu erhöhen, kann die Pflegekraft beim Waschen, Cremen oder beim Anziehen der Strümpfe mit ihren Händen die Füße deutlich nachmodellieren und verbal die Aufmerksamkeit des Patienten auf die Füße lenken. Die frühe Anbahnung der Aktivität der Knie- und Hüftstrecker wird beim Sitzen an der Bettkante weiterverfolgt. Schon sehr früh werden Patienten mit den Gewichten auf die Füße gebracht, in dem der Oberkörper mit Unterstützung der Pflegenden nach vorn verlagert wird, auch wenn noch kein Aufstehen möglich ist.

Im pflegerischen Alltag können die genannten Aspekte z. B. bei der Körperpflege eingesetzt werden. In günstiger Sitzposition mit einer stabilen Sitzfläche und beiden Füßen auf dem Boden (nicht auf den Fußstützen eines Rollstuhls) kann am Waschbecken die Vorlage des Oberkörpers geübt werden. Zum Aufdrehen des Wasserhahns oder zum Greifen der Utensilien muss der Oberkörper nach vorn und dabei das Gewicht auf die Füße gebracht werden. Häufig gelingt dieser Bewegungsablauf so leichter, da das Waschbecken dem Patienten eine Sicherheit nach vorn bietet und damit Angst vor dem Fallen nimmt. Diese Alltagshandlung ruft zudem bekannte Routinen ab.

Die Mobilisation vom Sitzen in den Stand kann schrittweise geübt werden und damit die in der Physiotherapie erarbeiteten Aspekte einbeziehen. Grundsätzlich ist wichtig, dass für diesen Bewegungsablauf die Umwelt den individuellen Patientenerfordernissen angepasst wird. Einerseits ist die Sitzhöhe entsprechend der Größe und den Kraftressourcen des Patienten zu wählen. Andererseits kann durch eine räumliche Begrenzung, z. B. durch einen Tisch oder Stuhl vor und neben dem Patienten, die Angst vor dem Fall deutlich reduziert werden.

Begonnen wird mit dem tiefen Transfer: Im Sitzen werden die Gewichte auf die Füße verlagert, das Gesäß wird etwas von der Unterlage und in kleinen Schritten zur Seite bewegt. So kann der Patient in mehreren kleinen Schritten z. B. auf der Bettkante weiter nach oben ins Bett transferiert werden.

Benötigt der Patient viel Unterstützung für den Bewegungsübergang vom Sitz zum Stand, steht die Pflegende vor dem Patienten und fazilitiert den Rumpf nach vorn. Dabei ist das Mitbewegen der Pflegenden von hoher Bedeutung. Nur wenn die Pflegekraft in die Knie geht und bei der Vorbewegung des Patientenoberkörpers ihr eigenes Gewicht nach hinten unten verlagert, hat der Patienten den notwendigen Freiraum für die normale Bewegung. Das Aufstehen sollte zügig erfolgen, und wenn es nicht beim ersten Versuch zum Lösen des Gesäßes von der Sitzfläche kommt, sollte die Gewichtsverlagerung auf die Füße mehrfach wiederholt werden. Dabei kann die Pflege mit verbalen Aufforderungen wie »Fersen in den Boden« den Ablauf unterstützen.

8.7 Die Bedeutung des Bobath-Konzepts in der klinischen Geriatrie

Die beschriebenen Ansätze des Bobath-Konzepts werden in der Geriatrie weiter an Wichtigkeit gewinnen. Ein zentrales Ziel im Bobath-Konzept ist die Förderung und Erhaltung der posturalen Kontrolle/des Gleichgewichts. Die hohe Bedeutung der posturalen Kontrolle und die Auswirkungen bei Störungen des Gleichgewichts auf die Selbständigkeit und vor allem das Sturzrisiko wurden in Studien schon beleuchtet (Cheng 1998, S. 1043 ff., Yamada 2009, S. 73 ff.). Wie die Sicherheit des Gleichgewichts beim Sitzen, Stehen und Gehen möglichst lange erhalten werden kann, ist daher von aktuellem Forschungsinteresse. Dieser Aspekt ist grundsätzlich interessant, bezogen auf den älter werdenden Menschen und die damit verbundenen »natürlichen« sensomotorischen Veränderungen.

Eine noch größere Bedeutung gewinnt die Wiedererlangung des Körperschemas und der posturalen Kontrolle jedoch bei nicht nur älteren, sondern auch noch kranken und/oder operierten Menschen. Häufig verbessert nicht die Operation oder ein Medikament allein die Situation eines älteren Menschen. Die anschließenden Maßnahmen, die zur Wiedererlangung der Mobilität und Eigenständigkeit führen, sind ebenso bedeutsam für ein verbessertes Outcome im Sinne der Selbstständigkeit. Die notwendigen Handlungskompetenzen der Pflegekräfte und Physiotherapeuten können in Bobath-Kursen für die jeweilige Berufsgruppe spezifisch erlernt werden.

8.8 Fazit

Der klinische Denk- und Entscheidungsprozess (Clinical Reasoning/Pflegeprozess) muss dazu führen, dass die prinzipiellen Handlungsweisen individuell an den Patienten angepasst und im interdisziplinären Team ständig reflektiert werden.

Die erfolgreiche Umsetzung des Bobath-24-Stunden-Konzeptes fördert und fordert die Ressourcen des Patienten und benötigt eine interdisziplinäre Zusammenarbeit. Die spezifische Therapie auf Basis einer individuellen Befundaufnahme liegt in der Verantwortung eines jeden Therapeuten der unterschiedlichen Berufsgruppen. Die spezifische Zielsetzung dient einem interdisziplinär übergeordneten formulierten Ziel. Um die Mobilität von Patienten zu erhalten oder wiederherzustellen, muss von allen Berufsgruppen so gehandelt werden, dass die motorischen Lernprozesse positiv im Sinne des »skill learnings« stattfinden.

Da motorisches Lernen durch das Üben in Alltagssituationen gefördert wird und Repetition allgemein als die wichtigste Variable beim Lernen vieler Aktivitäten betrachtet wird (Schmidt & Lee 2005, S. 301 ff.), sollten Pflegende im Rahmen ihrer Tätigkeiten die in der Physiotherapie spezifisch geübten Aspekte zur Förderung des Patienten einbeziehen. Nur dann sind ausreichende Wiederholungen für das motorische Lernen gegeben und können zu dauerhaften Erfolgen führen.

Basisliteratur Pflege

Dammshäuser B (2012) Bobath-Konzept in der Pflege. Grundlagen, Problemerkennung und Praxis. München: Elsevier

Friedhoff M & Schieberle D (2014) Praxis des Bobath Konzepts. Stuttgart: Thieme

Basisliteratur Therapie

Gjelsvik B & Syre L (2017) Die Bobath-Therapie in der Erwachsenenneurologie. Stuttgart: Thieme

Klemme B & Siegmann G (2006) Clinical Reasoning. Stuttgart: Thieme

Paeth-Rohlfs B (2010) Erfahrungen mit dem Bobath-Konzept. Grundlagen-Behandlung-Fallbeispiele. 3. Aufl. Stuttgart: Thieme

Literatur

Becker H (2016) KörperLernen. Therapieansätze und Strategien für motorisches Lernen und Handlungslernen. München: Elsevier

Bobath Initiative für Kranken- und Altenpflege e. V. (BIKA®) (2011) Kursinhalte-Bobath-Pflegegrundkurse (https://www.bika.de/kursinhaltegrundkurs.html, Zugriff am 10.07.2022)

Bobath Initiative für Kranken- und Altenpflege e. V. (BIKA®) (2016) Leitlinie Fazilitation (https://www.bika.de/fileadmin/user_upload/Dateien_Instruktoren/user_upload/Leitlinie_-_Fazilitation.pdf, Zugriff am 31.07.2022)

Bundesverband Geriatrie: ÜBER ZERCUR® (https://www.bv-geriatrie.de/verbandsarbeit/zercur/zercur.html, Zugriff am 10.07.2022)

Bourdin G, Barbier J, Burle J et al. (2010) The feasibility of early physical activity in intensive care unit patients: a prospective observational one-center study. Respir care, 55(4), S. 400–407

Brunt D, Greenberg B, Wankadia S et al. (2002) The effect of foot placement on sit to stand in healthy young subjects and patients with hemiplegia. Arch PhysMed Rehabil, 83, S. 924–9

Cheng PT, Liaw MY, Wong MK et al. (1998) The Sit-to-Stand Movement in Stroke Patients and its Correlation with Falling. Arch Phys Med Rehabil, 79, S. 1045–1046

Chou SW, Wong AMK, Leong CP et al. (2003): Postural control during sit-to-stand and gait in stroke patients. American Journal of Physical Medicine and Rehabilitation, 82, S. 42–47

Deutsches Netzwerk für Qualitätsentwicklung in der Pflege (DNQP) (Hrsg.) (2014) Expertenstandard nach § 113a SGB XI: Erhaltung und Förderung der Mobilität in der Pflege. Abschlussbericht 13.06.2014 (Entwurf) (https://www.researchgate.net/profile/Frank-Nieder/publication/270575564_Deutsches_Netzwerk_fur_Qualitatsentwicklung_in_der_Pflege_DNQP_Expertenstandard_nach_113a_SGB_XI_Erhaltung_und_Forderung_der_Mobilitat_in_der_Pflege/links/54ae5a050cf2828b29fcdf54/Deutsches-Netzwerk-fuer-Qualitaetsentwicklung-in-der-Pflege-DNQP-Expertenstandard-nach-113a-SGB-XI-Erhaltung-und-Foerderung-der-Mobilitaet-in-der-Pflege.pdf, Zugriff am 31.07.2022)

Eckhardt G, Brock K, Haase G, Puschnerus C, Hengelmolen-Greb A, Böhm C (2018) Bobath Concept Structural Framework (BCSF): Positioning Partial Aspects Within a Holistic Therapeutic Concept. American Journal of Health Research, 6 (4), S. 79–85. doi: 10.11648/j.ajhr.20180604.11

Friedhoff M (2015) Mobilisation und Konzepte der Bewegungstherapie. In: Ullrich L & Stolecki D (Hrsg.) Thiemes Intensivpflege und Anästhesie. 3. überarbeitete und erweiterte Aufl. Stuttgart: Thieme, S. 299–307

Grafmüller-Hell C, Eckhardt G, Viebrock H (2010) Komplex und spezifisch – Ein Widerspruch? Das Bobath-Konzept und Evidenz Basierte Medizin. Bewegung und Entwicklung, 1(33), S. 6–17

Janssen J (2002) Low Relative Skeletal Muscle Mass (Sarcopenia) in Older Persons Is Associated with Functional Impairment and Physical Disability. Journal of the American Geriatrics Society, 50, S. 889–896

Jones MA (1997) Clinical Reasoning: Fundament der klinischen Praxis und Brücke zwischen den Ansätzen der Manuellen Therapie. Teil 1. Manuelle Therapie, 1, S. 3–9

Krakauer JW (2009) Motor Learning and Consolidation: The Case of Visuomotor Rotation. In: Sternad D (Hrsg.) Progress in Motor Control. Advances in Experimental Medicine and Biology. Vol 629, Boston: Springer DOI: 10.1007/978-0-387-77064-2_21. Adv Exp Med Bio. Springer Link, S. 405–406

Levin MF, Musampa N, Henderson AK, Knaut LA (2005) New approaches to enhance motor function of the upper Limb in patients with hemiparesis. Physiotherapie Journal, 23, S. 2

Lomaglio MJ, Eng JJ (2005) Muscle strength and weight-bearing symmetry relate to sit-to-stand performance in individuals with stroke. Gait Posture, 22(2), S. 126–131. doi: 10.1016/j.gaitpost.2004.08.002. PMID: 16139747; PMCID: PMC3167866. Zugriff am 10.07.2022

Mehrholz J (Hrsg.) (2008) Frühphase Schlaganfall. Physiotherapie und medizinische Versorgung. Stuttgart: Thieme

Mehrholz J (Hrsg.) (2011) Neuroreha nach Schlaganfall. Stuttgart: Thieme

MSD – Manual Ausgabe für medizinische Fachkreise (2019) Stürze bei älteren Menschen (https://www.msdmanuals.com/de-de/profi/geriatrie/st%C3%BCrze-bei-%C3%A4lteren-menschen/st%C3%BCrze-bei-%C3%A4lteren-menschen, **Zugriff am 10.07.2022**)

Morris PE, Goad A, Thompson C et al. (2008) Early intensive care unit mobility therapy in the treatment of acute respiratory failure. Critical Care Med, 36(8), S. 2238–43

Panturin E (2001) The Bobath Concept. Clinical Rehabilitation, 15, S. 111 https://doi.org/10.1191/026921501667401893

Pollock A, Gray C, Culham B et al. (2014) Interventions for improving sit-to-stand ability following stroke. Editorial Group: Cochrain Stroke Group. DOI: 10.1002/14651858.CD007232. pub4

Raine S (2006) Defining the Bobath concept using the Delphi technique. Physiotherapy Research International, 11, S. 4–13. https://doi.org/10.1002/pri.35

Richter K, Greiff C, Weidemann-Wendt, N (2016) Der ältere Mensch in der Physiotherapie. Berlin, Heidelberg: Springer

Ritter G, Welling A, Eckhardt G (2014) Die 10 Prinzipien des Bobath-Konzepts in der Entwicklungsneurologie und Neurorehabilitation. Castrop-Rauxel: Vereinigung der Bobath-Therapeuten Deutschlands e. V.

Robert Koch-Institut (Hrsg.) (2015) Gesundheit in Deutschland. Gesundheitsberichterstattung des Bundes. Gemeinsam getragen von RKI und Destatis. Kapitel: Wie gesund sind die älteren Menschen? S. 406-430. Berlin: RKI (https://www.rki.de/DE/Content/Gesundheitsmonitoring/Gesundheitsberichterstattung/GesInDtld/gesundheit_in_deutschland_2015.pdf?__blob=publicationFile, Zugriff am 10.07.2022)

Schmidt R & Lee TD (2005) Motor Control and Learning: A Behavioral Emphasis. 4. Aufl. Campaign: Human kinetics

Schweickert WD et al. (2009) Early physical and occupational therapy in mechanically ventilated, critically ill patients: a randomised controlled trial. Lancet, 373(9678), S. 1874–82. doi: 10.1016/S0140-6736(09)60658-9

WHO (Hrsg.) (2007) Global Report on Falls in Older Age (http://www.who.int/ageing/projects/falls_prevention_older_age/en/, Zugriff am 13.07.2018)

WHO (Hrsg.) (2022) International Classification of Functioning, Disability and Health (ICF) (https://www.who.int/standards/classifications/international-classification-of-functioning-disability-and-health, Zugriff am 10.07.2022)

Yamada T & Demura SI (2009) Relationships between ground reaction force parameters during a sit-to-stand movement and physical activity and falling risk of the elderly and a comparison of the movement characteristics between the young and the elderly. Archives of Gerontology and Geriatrics, 48, S. 73–77

9 »Wenn Hören und Sehen vergeht« – zwei wichtige Sinnesorgane und ihr allmählicher Funktionsverlust

Marie-Luise Strobach

9.1 Einleitung

Haben Sie schon mal versucht, mit verschmierter Brille und mit Ohrstöpseln im Supermarkt einzukaufen, sich mit Freunden in einer Kneipe zu treffen, sich auf unwegsamem Untergrund fortzubewegen? Ein lohnender Selbstversuch! Weil Ihnen Hören und Sehen vergangen ist, wird Ihnen »Hören und Sehen vergehen«. Aber Vorsicht! Sie kaufen möglicherweise falsche Produkte und verstehen die Kassierenden nicht. Es kommt zu dummen Missverständnissen mit Ihren Freunden oder Sie werden teilnahmslos dabeisitzen und sich nach Hause wünschen.

Passen Sie aber auf, dass Sie auf dem Rückweg nicht stürzen!

Das ist ein Beispiel aus der Lebenswelt alternder Menschen. Mehr als jeder zehnte Deutsche leidet an einer Hörminderung (vgl. Wappler & Stahl 2020). In der Altersgruppe der über 70-Jährigen haben mehr als 30 % der Befragten Schwierigkeiten mit dem Hörvermögen, insgesamt sind 20 bis 30 Millionen Erwachsene in Deutschland schwer hörend (vgl. Löhler et al. 2019). In einer Studie an Bewohnern eines Altenheimes wiesen 21,7 % eine akut behandlungsbedürftige Augenerkrankung auf (vgl. Thederan et al. 2016).

9.2 Das Hören und der altersbedingte Hörverlust

Um die Veränderungen der Hörfunktion im Alter nachvollziehen zu können, ist es hilfreich, einige anatomische und physiologische Kenntnisse aufzufrischen: Unser Ohr beinhaltet zwei Sinnesorgane, das Hör- und das Gleichgewichtsorgan (▶ Abb. 9.1).

Wir unterteilen das Ohr in:

- »das äußere Ohr« mit Ohrmuschel und äußerem Gehörgang,
- »das Mittelohr« mit Paukenhöhle und Gehörknöchelchen,
- »das Innenohr« mit Schnecke und Bogengängen, Sacculus und Utriculus (vgl. Trepel 2015).

Ort der Sinneswahrnehmung ist das Innenohr und hier, im Bereich der empfindlichen Sinneszellen, der Haarzellen, kommt es im Alter zu den entscheidenden Veränderungen. Die hochspezialisierten Sinneszellen des Hörorgans haben die Fähigkeit verloren, sich zu teilen, sodass es bereits im 30. Lebensjahr durch zunehmenden Verschleiß zu einem kontinuierlichen Zelluntergang kommt. Wie gut, dass wir pro Ohr ca. 16.000 Haarzellen haben (vgl. Sünder & Borta 2019). Dabei kommt es zunächst zum Hörverlust im Hochtonbereich, der sich kontinuierlich bis in den Frequenzbereich der Sprache ausweitet. Dieser Prozess im Rahmen des intrinsischen Alterns kann individuell beschleunigt werden durch extrinsische Faktoren wie eine hohe Lärmbelastung (Paris als eine der lautesten Städte der Welt!) (vgl. Sünder & Borta 2019), aber auch lipid- und kalorienreiche Fehlernährung und Medikamente lassen das Gehör vorzeitig altern (vgl. Kiefer et al. 2007; Mertz 2007). Der Hörverlust schreitet voran und betrifft schließlich auch das Frequenzspektrum von 250 bis 8.000 Hertz, in dem unsere gesprochene Sprache stattfindet. Das jugendliche Gehör kann hingegen noch Frequenzen zwischen 16 und 20.000 Hertz abbilden (zum Vergleich: eine Klaviertastatur reicht von 27,5 bis 4.186 Hertz) (vgl. Sünder & Borta 2019).

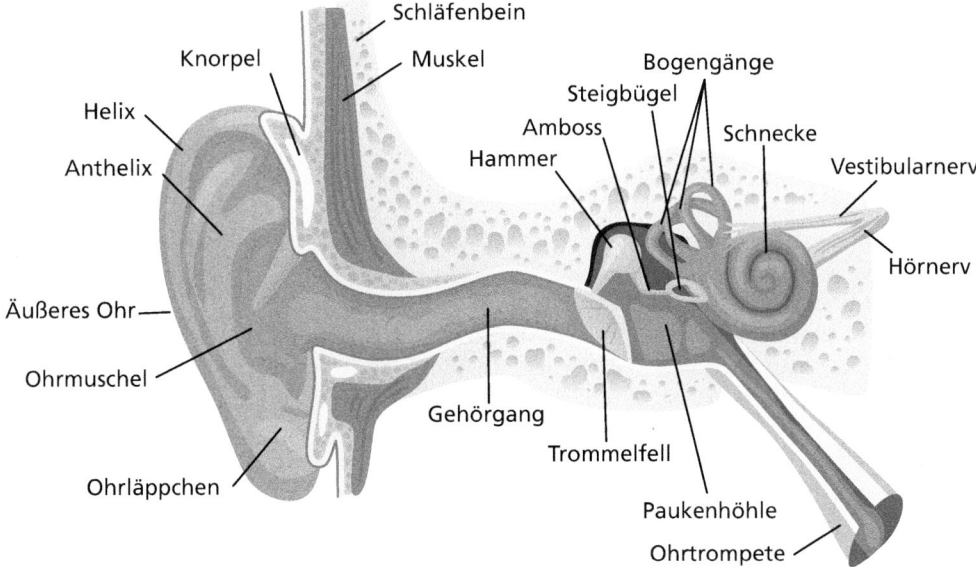

Abb. 9.1: Aufbau des Ohres (iStock.com)

Gründe für einen vorzeitigen Hörverlust sind otologische Erkrankungen wie die Otosklerose oder der Hörsturz, aber auch genetische Anlagen. So unterscheiden wir die *Schallleitungsschwerhörigkeit* aufgrund von Sklerosierungen und Atrophien der Gewebe, die den Schall weiterleiten sollen, von der *Schallempfindungsschwerhörigkeit*, einer Störung im Bereich der Sinneszellen.

Die Altersschwerhörigkeit bezeichnen wir auch als *Presbyakusis* und unterscheiden hier verschiedene Faktoren, die verantwortlich für den Hörverlust des alten Menschen sind:

- Der oben bereits beschriebene Verlust von Sinneszellen, am stärksten im Bereich der Wahrnehmung der hohen Frequenzen,
- eine fortschreitende Degeneration der Hörnerven mit daraus resultierenden Einschränkungen der Informationsverarbeitung
- und schließlich allgemeine degenerative Prozesse der Gewebe.

9.2.1 Symptome der Altersschwerhörigkeit

Das Leitsymptom der Altersschwerhörigkeit, die Kommunikationsstörung wegen des fehlenden Sprachverständnisses, ist so unspezifisch, dass es oft zunächst lange nicht erkannt wird. Beginnend mit dem Nichtwahrnehmen von Geräuschen im Hochtonbereich – die Türklingel, das Signalpiepen von Geräten, der Wecker – schreitet der Hörverlust so weit voran, bis es zu Sprachverständnisstörungen kommt. Dies tritt zunächst in schwierigen Gesprächssituationen auf, in größeren Gruppen, Gesprächen in der Umgebung störender Nebengeräusche oder in Räumen mit starkem Nachhall. Im weiteren Verlauf treten Schwierigkeiten auch in Einzelgesprächen auf, beim Telefonieren und Fernsehen. Gesprächsinhalte werden nicht lückenlos verstanden, sodass Inhalte nur erraten werden, vermehrte Missverständnisse sind die fatale Folge (vgl. Löhler et al. 2019; Wappler & Stahl 2020). Oft wird die Schwerhörigkeit zunächst als »Lappalie« abgetan, als »typische Alterserscheinung«. Sie wird bagatellisiert, obwohl es im Verlauf zu schwerwiegenden Folgeerkrankungen kommen kann.

9.2.2 Folgen von Schwerhörigkeit

Unumstritten ist inzwischen, dass es einen Zusammenhang zwischen Schwerhörigkeit und Demenz gibt (vgl. Löhler et al. 2019; Loughrey et al. 2018). Einzelne Studien besagen, dass eine Hörminderung mit 8 % den größten Anteil an den modifizierbaren Demenzrisiken hat (vgl. Fellgiebel 2020), wobei bisher nicht sicher geklärt ist, ob ein Hörverlust als ein Risiko oder ein Marker für eine Demenz verstanden werden muss (vgl. Löhler et al. 2019). Die sensorische Aufnahme von akustischen Reizen setzt im weiteren Verlauf eine uneingeschränkte kognitive Verarbeitung voraus, die bei einer Demenz so nicht mehr zugrunde gelegt werden kann. Oft wird aber auch schwerhörenden Menschen eine kognitive Einschränkung unterstellt, die nach dem Einsatz von Hörhilfen dann nicht objektiviert werden kann.

Eine Altersschwerhörigkeit geht mit einer erhöhten Rate von Depressionen bis hin zum Suizid einher (vgl. Löhler et al. 2019). Das kann und darf uns nicht weiter verwundern, denn wer nichts hört, kann nicht mehr teilnehmen, ist isoliert, zieht sich zurück und vereinsamt.

Sicher noch zu wenig beachtet ist das Ergebnis von Studien, die nachweisen, dass ein Hörverlust im Alter einen unabhängigen Risikofaktor für Stürze darstellt. Warum das so ist, wurde bisher noch nicht sicher geklärt (vgl. Löhler et al. 2019). Vorstellbar ist jedoch, dass die eingeschränkte Hörfähigkeit eine Kompensation durch sensorische und motorische Funktionen erfordert, die eine erhöhte kognitive Inanspruchnahme bedeutet. Bei eingeschränkter »Dual-Task«-Funktion (Schwierigkeiten, zwei Aufgaben gleichzeitig zu bewältigen) im Alter kommt es aus diesem Grunde dann zu vermehrten Stürzen. Ein weiterer möglicher Faktor ist eine Beeinträchtigung der Gleichgewichtsfunktion im Rahmen einer allgemeinen Funktionsstörung im Innenohr, die zusätzlich zu einer erhöhten Sturzneigung führt. Erschreckend sind Studienergebnisse, die zeigen, dass es bei hörbeeinträchtigten Menschen zu einer erhöhten Rate von Krankenhausaufnahmen kommt und die medizinische Behandlung wegen einer unzureichenden Kommunikation zwischen Arzt und Patienten qualitativ minderwertig ist (vgl. Löhler et al. 2019).

9.2.3 Diagnostik

All diese dramatischen Folgen der Hörbeeinträchtigung machen eine frühzeitige Diagnostik notwendig. Die klinische Untersuchung der Hörfähigkeit beginnt immer mit einer Inspektion des äußeren Ohres und des Gehörganges,

9.2 Das Hören und der altersbedingte Hörverlust

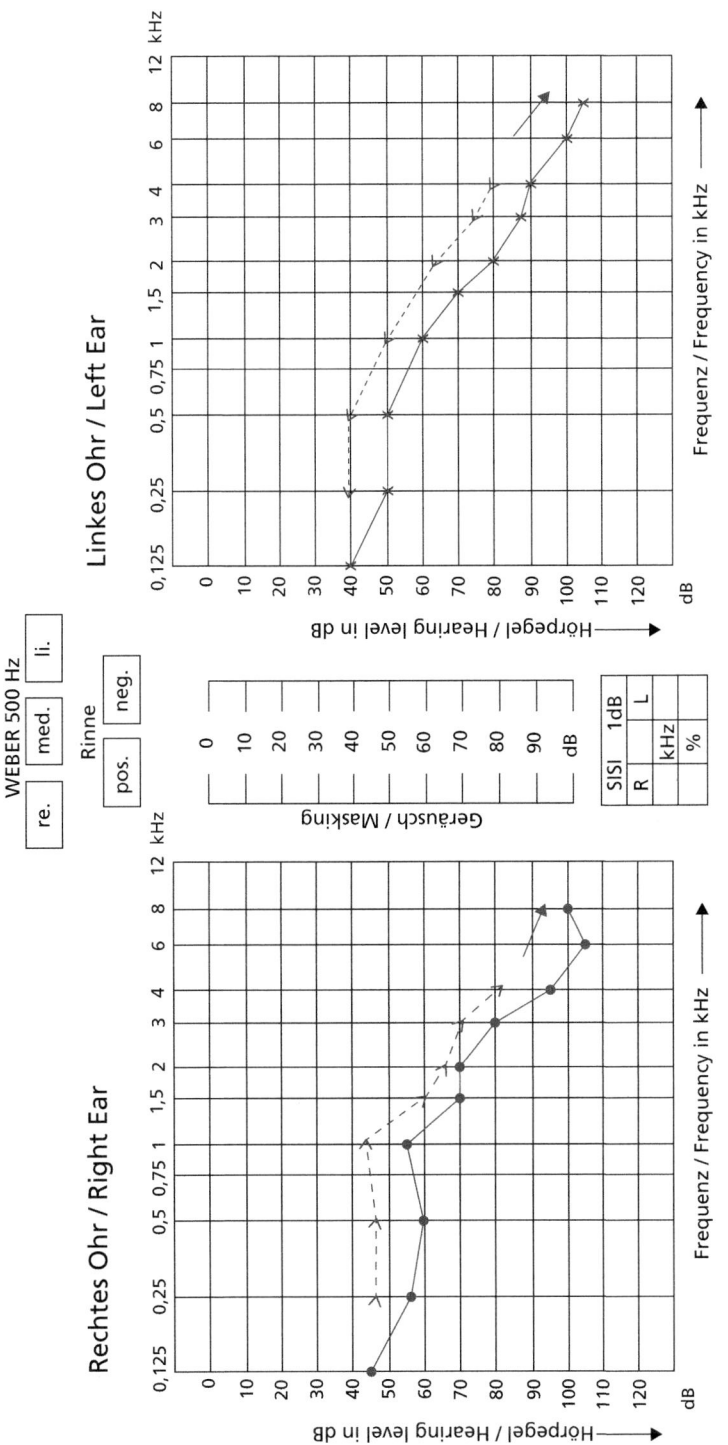

Abb. 9.2: Tonaudiogramm bei Presbyakusis mit typischer Senke im Hochtonbereich (Praxis Dr. Kleeberg, Rendsburg)

um Verlegungen oder entzündliche Veränderungen zu erkennen.

Online-Hörtests können den Betroffenen erste Hinweise geben. Die App »Mimi Hearing Test« prüft die Hörwahrnehmung unterschiedlicher Frequenzen bei gleichzeitigen Störgeräuschen und gibt den Probanden eine orientierende Auswertung der Ergebnisse zur aktuellen Hörfähigkeit.

Um schwerhörende Menschen rechtzeitig zu identifizieren, eignet sich ab einem Alter von 50 Jahren auch der für den deutschsprachigen Raum zugelassene Mini-Audio-Test (MAT). Anhand von Fragen zum Hörverständnis in verschiedenen Situationen des Alltags sollen Hörschwierigkeiten ermittelt werden. Bei auffälligem Ergebnis sollte sich unbedingt eine weitere HNO-ärztliche Diagnostik mittels Tonaudiometrie anschließen (vgl. Löhler et al. 2013). Hierbei wird das Hörvermögen in verschiedenen Frequenzen und Lautstärken auf beiden Ohren getestet. Charakteristisch für die Altersschwerhörigkeit ist als Ergebnis ein Hörverlust in den höheren und ganz hohen Frequenzen (▶ Abb. 9.2).

9.3 Behandlung

Eine kausale Therapie der Presbyakusis gibt es nicht. Es gilt also, das Hörvermögen durch Hilfsmittel zu verbessern im Sinne eines rehabilitativen Ansatzes. Die gängigsten Hörhilfen sind hierbei das In-Ohr-Gerät oder das Hinter-dem-Ohr-Gerät. Nach HNO-ärztlicher Verordnung passt der Hörgeräteakustiker das passende System an. Trotz der oft eingeschränkten Akzeptanz der Hörhilfen und der Schwierigkeiten, die eine korrekte Anwendung mit sich bringt, ergeben Studien, dass soziale und emotionale Funktionen, Kognition, Depression und Kommunikation mit dem Einsatz von Hörgeräten signifikant gebessert werden (Brodie et al. 2018).

Aber warum bereitet das verlässliche Tragen der Hörsysteme derart große Schwierigkeiten, die sich auf den Erfolg der Rehabilitation so einschneidend auswirken? Betrachten wir das Hörgerät, dann ist leicht ersichtlich, dass für eine korrekte Anwendung feinmotorische Fähigkeiten, ein gutes Sehvermögen und eine weitgehend uneingeschränkte Kognition erforderlich sind – drei Voraussetzungen, die mit zunehmendem Alter häufig eingeschränkt sind, sodass das verlässliche Tragen der Hörhilfen an diesen zusätzlichen Altersbeeinträchtigungen scheitert. Viele alte Menschen sind deshalb auf Unterstützung Angehöriger und Pflegender angewiesen. Es ist also Aufgabe des versorgenden Teams, sich im Rahmen einer Basisversorgung um die Bereitstellung dieser Hilfsmittel zu kümmern. Die Bedeutung dieser Maßnahmen kann angesichts der schwerwiegenden Folgen nicht hoch genug eingeschätzt werden. Dazu gehört aber auch eine fundierte Kenntnis des Pflegepersonals über den Umgang mit Hörhilfen, die adäquate Reinigung, Lagerung und den Batteriewechsel.

Was muss beim Umgang mit einem Hörgerät beachtet werden?

Es werden verschiedene Varianten von Luftleitungshörgeräten angeboten. Eine gängige Form sind die *Hinter-dem-Ohr-Geräte (HdO)*. Hier befinden sich Mikrofon, Prozessor und Batterie in einem Bauteil, das hinter der Ohrmuschel liegt. Von hier aus leitet ein dünner Plastikschlauch den Schall in den Gehörgang und über ein Schirmchen nahe an das Trommelfell (▶ Abb. 9.3). Eine Alternative dazu sind Geräte mit Otoplastik, im Ohr liegende Passtücke, die individuell dem Ohr angepasst werden müssen.

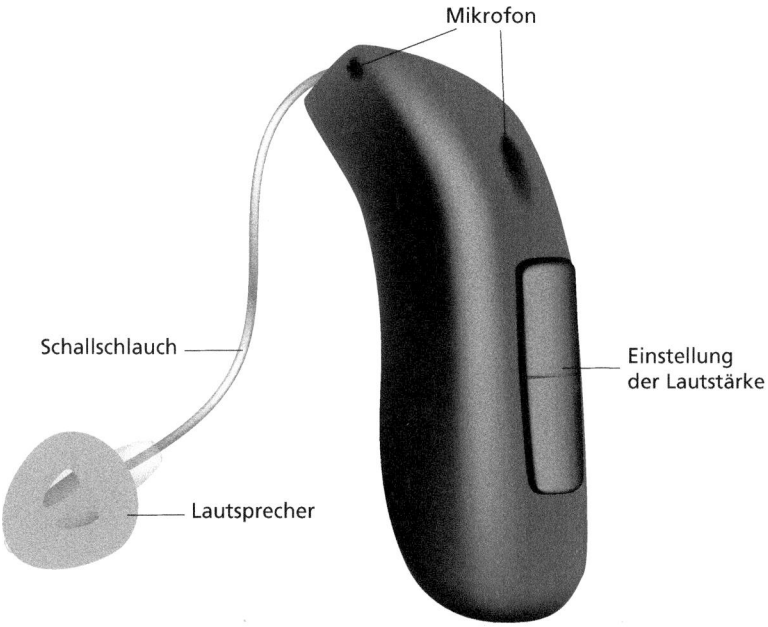

Abb. 9.3: Hinter-dem-Ohr-Gerät (HdO) (iStock.com)

Vor dem Duschen oder Baden sollten die Geräte entfernt werden. Das eigentliche Hörgerät wird zunächst auf Beschädigungen hin betrachtet. Verschmutzungen können mit einem Reinigungstuch oder einer weichen Bürste entfernt werden. Die weitere Prüfung des Gerätes erfolgt nach Trennung von Hörgerät und Otoplastik, indem der Schallschlauch abgezogen wird. Schlauch und Otoplastik werden auf Unversehrtheit überprüft, Verlegungen des Schallschlauches durch Feuchtigkeit mit einem Puster getrocknet, Bohrungen gesäubert. Unbedingt zu vermeiden sind hohe Temperaturen, die das Material schädigen: niemals föhnen, auf die Heizung oder in die Sonne legen!

Eine einfache Methode zur Prüfung der Batteriefunktion kann folgendermaßen durchgeführt werden:

1. Das Hörgerät einschalten.
2. Den Lautstärkeregler auf das Maximum stellen.
3. Hörer und Mikrofon mit der Hand umschließen.

Sollte ein Pfeifen ertönen, ist davon auszugehen, dass die Batteriespannung noch ausreicht, im Zweifelsfall sollte die Batterie gewechselt werden.

In Pflegeeinrichtungen hat sich eine strukturierte Prüfung der Geräte durch die Bewohner mit Unterstützung des Pflegepersonals bewährt, weil es wahrscheinlicher macht, dass die verordneten Hörhilfen funktionstüchtig sind und auch getragen werden. Auch in Krankenhäusern sollte das Personal diesbezüglich befähigt werden, da beide Seiten – Patienten und medizinisches Personal – von der optimierten Kommunikation profitieren.

Ist eine Hörgeräteversorgung nicht möglich, kann der Einsatz eines Hörverstärkers oder auch »Hörbügels« hilfreich sein. Ein Kopfhörer, an dem ein Schallverstärker angeschlossen ist, kann individuell eingestellt werden und so auch mit schwer beeinträchtigten Menschen eine Kommunikation ermöglichen. Weitere Hilfsmittel, die im ambulanten Bereich unterstützend eingesetzt werden, sind Assistenzsysteme, die Schall in Licht oder Vibration umsetzen, bei Weckern oder auch Rauchmeldern und Türklingeln.

Aber auch ein noch so gutes, individuell angepasstes Hörgerät kann die physiologische Hörfähigkeit immer nur unzureichend kompensieren. Deshalb sind Grundregeln in der Kommunikation mit hörbeeinträchtigten Menschen zu beachten:

- Sprechen Sie artikuliert und deutlich.
- Vermeiden Sie, die Stimme zu »heben«, denn gerade im Hochtonbereich bestehen Schwierigkeiten.
- Schreien Sie den schwerhörigen Menschen nicht an.
- Setzen Sie Mimik und Gestik ein.
- Wenden Sie sich dem Hörbeeinträchtigten zu und sprechen Sie nicht aus dem Nachbarraum zu ihm.
- Bilden Sie kurze Sätze und sprechen Sie langsam.

Mit diesen einfachen Regeln schaffen Sie eine ruhige, empathische Atmosphäre, in der die Schwerhörigen auch zugeben können, was sie nicht verstanden haben.

Eine besondere Herausforderung ist das Zusammentreffen von Schwerhörigkeit und Demenz. Inwieweit sich beide Erkrankungen bedingen, wurde bereits oben erwähnt. Das alltägliche Miteinander erfordert viel Geduld und Einfühlungsvermögen. Zunächst ist oft nicht sicher zu klären, weshalb Zusammenhänge nicht verstanden werden.

Die Differenzierung zwischen einer Hörbeeinträchtigung und der kognitiven Verständnisstörung ist nicht immer möglich. Achtung! Bei Verständnisproblemen wird oftmals vorschnell auf eine kognitive Beeinträchtigung geschlossen, dabei liegt das Hörgerät ungebraucht auf dem Nachttisch (vgl. Wappler 2020). Idealerweise erfolgt eine diagnostische Klärung, wobei Test-Instrumente wie der »DemTect Eye+Ear« für Menschen mit Beeinträchtigung der Sinnesfunktionen angepasst wurden.

Menschen mit Demenz und Schwerhörigkeit sind besonders in Gefahr, in Isolation zu geraten. Sie fallen auf durch Rückzugstendenzen, Depression, aber auch Verhaltensauffälligkeiten, bevor endlich die Hörbeeinträchtigung festgestellt wird. Die Neuanpassung von Hörhilfen wird bei fortgeschrittener kognitiver Beeinträchtigung oft nicht mehr akzeptiert und wirkt oft mehr irritierend als hilfreich.

Es gilt somit, besonders sorgfältig auf die Einhaltung der kommunikativen Grundregeln zu achten:

- Schaffen Sie eine ruhige, entspannte Atmosphäre.
- Schalten Sie Störgeräusche aus.
- Schaffen Sie bei der Raumgestaltung ein positives auditives Milieu.

Die Bedeutung der Kompensation eingeschränkter sensorischer Fähigkeiten gewinnt auch in der Behandlung geriatrischer Patienten immer mehr an Bedeutung. So gehört es zur Prävention des Delirs während stationärer Krankenhausaufenthalte, den Patienten die eigenen Seh- und Hörhilfen zur Verfügung zu stellen, um eine möglichst wenig beeinträchtigte Orientierung zu ermöglichen.

> »Nicht sehen trennt von den Dingen, nicht hören trennt von den Menschen« (Immanuel Kant)

9.4 Die Sinnesfunktion des Sehens

»Ich sehe was, was du nicht (mehr) siehst!« Als wir dieses Ratespiel als Kinder mit viel Begeisterung spielten, war uns allen sicher nicht bewusst, welch eine Bedeutung dieser Satz im Verlauf unseres Lebens bekommen könnte. Bedeutungsvoll wird er dann, wenn wir entweder persönlich früher oder später von einer Seheinschränkung betroffen sind oder aber, wenn wir in unserem Beruf Kontakt zu Menschen haben, die unter der zunehmenden Verschlechterung ihres Sehvermögens leiden. So leicht und fröhlich das Raten und Suchen als Kind war, so belastend und einschränkend wirkt sich eine Sehbehinderung auf das alltägliche Leben aus.

Was sollten wir, die wir in der Geriatrie arbeiten, über das Sehen oder Nichtsehen im Alter wissen? Bedeutsam ist das kenntnisreiche Einfühlen in die visuelle Wahrnehmung der Menschen, die uns anvertraut sind, um Verständnis für ihr Erleben und ihre Einschränkungen zu entwickeln und um sie dann in diesem zunehmenden Verlust der Sinneswahrnehmung empathisch begleiten zu können. Darüber hinaus erfordert das geriatrische Arbeiten Kenntnisse über die Anwendung von Hilfsmitteln und Therapeutika und das Wissen über Erkrankungen und Notfallsituationen am Auge, die ein sofortiges Handeln erfordern.

ANATOMIE DES AUGES

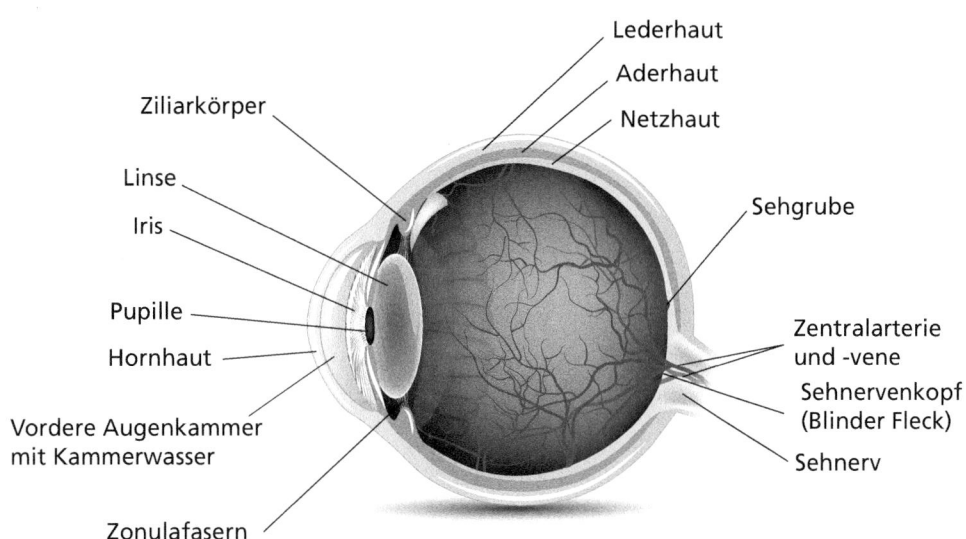

Abb. 9.4: Aufbau des Auges (iStock.com)

9.4.1 Das Auge und altersphysiologische Veränderungen der Sehfunktion

Zum Verständnis der folgenden Erkrankungen sei hier die Anatomie des Auges kurz in Erinnerung gerufen. In der Reihenfolge von außen nach innen durchwandert das eintretende Licht die Hornhaut, die vordere Augenkammer, die Pupille, umrahmt von der Regenbogenhaut (Iris). Es durchtritt dann die Augenlinse und erreicht nach dem Glaskörper schließlich die Netzhaut mit den reizaufnehmenden Sehzellen. Diese leiten die Impulse an den Sehnerv und damit an die zentrale Sehrinde des Großhirns weiter (▶ Abb. 9.4).

So, wie wir von der Altersschwerhörigkeit sprechen, so gibt es auch eine »Alterssichtigkeit«, die *Presbyopie*. »Na, sind die Arme zu kurz?«, diese Frage richtet sich neckend an Menschen, meist im Alter zwischen 40 und 45 Jahren, die Kleingeschriebenes weit von sich halten, um es noch als scharf zu erkennen. Zeit für eine Brille!

Aber warum ist das so? Alle Gewebe – auch die des Auges – unterliegen einer Veränderung im Laufe der Lebensjahre. Die Augenlinse wächst lebenslang (ca. 0,02 mm/Jahr) (vgl. Meyer-Rüsenberg 2000) und wird starrer, verliert ihre Flexibilität und kann durch die Ziliarmuskeln nicht mehr »in Form« gezogen werden, d. h. je nach Entfernung des Sehobjektes nicht mehr angepasst werden (Akkomodation). Die Akkommodationsfähigkeit lässt nach, besonders die Einstellung auf naheliegende Objekte, sodass wir von der typischen »Altersweitsichtigkeit« sprechen, die dann die Notwendigkeit einer Sehhilfe zur Folge hat.

9.4.2 Die häufigsten Augenerkrankungen

Viele der typischen Alterungsprozesse führen im Verlauf und je nach Ausprägung zu den häufigsten Augenerkrankungen.

Katarakt

Fast schon »zum guten Ton« gehört es, im Alter eine Kunstlinse zu tragen, eine elegante, effektive Behandlung des »grauen Stars« oder auch *Katarakt*. Zur typischen Eintrübung der Linse führen im Verlaufe der Alterungsprozesse fortschreitende Gewebeverdichtungen. Zum Augenarzt führt nicht der schleichende Visusverlust, der oft nicht bemerkt wird, sondern die erhöhte Blendungsempfindlichkeit (Autofahren im Dunkeln bei regennasser Straße!). Die Behandlung des grauen Stars, der Linsenersatz, ist inzwischen der häufigste chirurgische Eingriff in Deutschland, geschätzt werden 700.000 bis 800.000 Eingriffe pro Jahr. Durch ihn ist es möglich, die Seheinschränkung nahezu vollständig zu beheben.

Altersabhängige Makula-Degeneration

Die altersabhängige Makuladegeneration *(AMD)* ist die häufigste Ursache irreversibler und schwerer Sehbeeinträchtigungen von Menschen über 65 Jahren. In Deutschland mit stetig älter werdender Bevölkerung sind ca. 50 % der Erblindungen auf die AMD zurückzuführen, mit steigender Tendenz (vgl. Stahl 2020).

Erste Symptome sind oft das verzerrte Sehen oder graue, unbewegliche Flecke im zentralen Gesichtsfeld. Erst im weiteren Verlauf und vor allem in den Spätstadien unterscheiden wir zwischen der »trockenen« oder atrophen Form und der »feuchten« oder exsudativen AMD. Es kommt zunächst zu sichtbaren Stoffwechselablagerungen im Bereich der Makula, dem Netzhautareal des schärfsten Sehens, und im Verlauf zu einer Atrophie dieser Netzhautstruktur mit der Folge eines fortschreitenden Sehverlustes. Bei der exsudativen Form bildet der Körper – wahrscheinlich im Sinne eines frustranen Reparaturversuches – neue Blutgefäße, die schließlich einreißen, zunächst zu Einblutungen und dann zu Vernarbungen führen.

Während die trockene über viele Jahre langsam fortschreitende Makuladegeneration zu einer Verschlechterung des Sehvermögens führt, kann es bei der feuchten Variante innerhalb weniger Tage zu einem Verlust der Lesefähigkeit kommen. Patienten berichten über Probleme beim Erkennen von Gesichtern und dem Lesen von Texten aufgrund der Störungen im Bereich des schärfsten Sehens. Unmöglich wird schließlich die sichere Teilnahme am Straßenverkehr. Nicht betroffen sind die Randbereiche des Gesichtsfeldes, sodass die Orientierungsfähigkeit im Raum meist erhalten bleibt.

Der größte Risikofaktor für das Auftreten der AMD ist das Alter, als vermeidbarer Risikofaktor gilt das Rauchen. Nachgewiesen wurde ebenfalls eine genetische Komponente, sodass bei entsprechender Disposition unbedingt auf einen Nikotinverzicht hingearbeitet werden soll.

Zur Diagnose führt die Anamnese des Patienten, der typischerweise berichtet, Linien verzerrt wahrzunehmen, z. B. den Mittelstreifen auf der Straße oder auch die Kacheln im Bad. Mit einem Selbsttest, dem Amsler-Test (▸ Abb. 9.5), kann der ältere Patient ggf. Hinweise auf entsprechende Symptome feststellen. Anschließend ist eine umfangreiche augenärztliche Diagnostik erforderlich.

Der wichtigste Therapieansatz in jedem Stadium der AMD ist der konsequente Nikotinverzicht. Für die trockene AMD gibt es auch im Spätstadium keine weitere Therapieoption. Bei der exsudativen Verlaufsform ist es jedoch gelungen, den Krankheitsverlauf mit einer ins Auge zu spritzenden Antikörperbehandlung zu kontrollieren, in einigen Fällen sogar eine Verbesserung der Sehfähigkeit zu erreichen (vgl. Stahl 2020).

Glaukom

Der »grüne Star« oder auch das *Glaukom* ist nicht zu verwechseln mit dem »grauen Star«. Ursache des Glaukoms ist ein Missverhältnis zwischen der Durchblutung des Sehnervs und

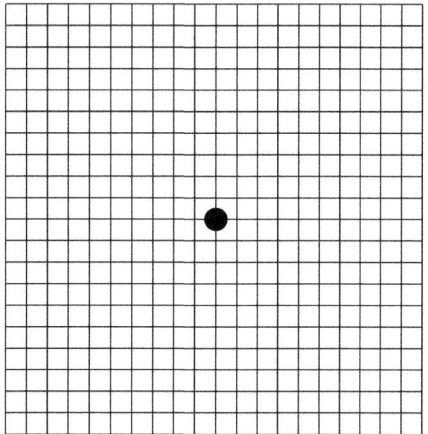

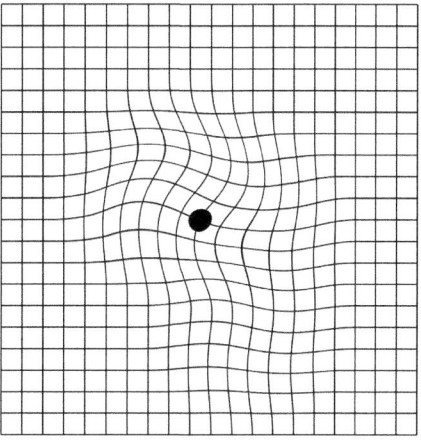

Abb. 9.5a und 9.5b: Amsler-Test, links: normalsichtig, rechts: Visus bei AMD (Mit freundlicher Genehmigung der Blindeninstitutsstiftung, 2022)

dem Augeninnendruck, der durch den Druck des Kammerwassers geregelt wird. In ca. 60 % der Fälle erhöht ein gestörter Abfluss des Kammerwassers den Augeninnendruck und führt zu einer Minderdurchblutung und damit Schädigung des Sehnervs. Der betroffene Patient bemerkt eventuell Gesichtsfeldausfälle als schwarze Flecken, möglich ist aber auch, dass das Gehirn das Fehlende »ersetzt«, sodass die Sehstörung zunächst nicht wahrgenommen wird (Hennighausen et al. 2020). Als Risikofaktoren gelten u. a. ein hohes Lebensalter, eine genetische Veranlagung, extreme Weitsichtigkeit und starke Blutdruckschwankungen. Augenärztlich empfohlen wird eine regelmäßige Überprüfung des Augeninnendrucks. Sollte ein erhöhter Druck Ursache sein, ist eine Behandlung mittels Augentropfen, die den Abfluss des Kammerwassers verbessern, möglich, um weitere Schädigungen der Netzhaut aufzuhalten. Als Notfall in der Augenheilkunde gilt der Glaukomanfall (s. u.).

Diabetische Retinopathie

Mögliche Spätfolge eines unzureichend eingestellten Diabetes mellitus ist die *diabetische Retinopathie*. Durch Schädigung kleiner Blutgefäße (Mikroangiopathie) kommt es am Augenhintergrund im Bereich der Netzhaut zu Einlagerungen, Schwellungen und Blutungen, die schwere Sehstörungen bis hin zur Erblindung zur Folge haben. Die Betroffenen bemerken einen Verlust der Sehschärfe und nehmen »schwarze Flecke« im Bereich ihres Gesichtsfeldes wahr. Die Basistherapie besteht in jedem Stadium aus einer optimalen Einstellung der Blutzucker-Werte und des Blutdruckes, um den zugrundeliegenden Prozess der Mikroangiopathie zu stoppen.

Das trockene Auge

Häufig begegnet uns eine äußerst störende Augenerkrankung, das *trockene Auge* oder auch *Sicca-Syndrom*. Typischerweise sehen wir einen Patienten mit roten, tränenden Augen, nicht etwa trockenen Augen, und deshalb wird die Symptomatik so oft verkannt. Durch Untergang der schleimbildenden Zellen in der Bindehaut fehlt der Tränenflüssigkeit das schützende Muzin, das ein Anhaften der Tränen an der Hornhaut bewirken soll. Die Tränen rollen nun ungehindert ab und es kommt im Verlauf zu einer Überproduktion von Tränenflüssigkeit. Kommen äußere Reize wie trockene Heizungsluft, Wind oder Kälte hinzu, verstärken sich die Beschwerden. Auch Medikamente und einige rheumatische Erkrankungen kommen als Auslöser in Frage. Wirksame Therapien sind Augentropfen oder Augengel als Tränenersatzmittel, die einen schützenden Film bilden und das Austrocknen der Hornhaut verhindern.

»Red flags«

Ohne tief in das ophthalmologische Fachgebiet eintauchen zu müssen, sollten Symptome von Augenerkrankungen bekannt sein, die ein sofortiges Handeln erfordern und als Notfall erkannt werden müssen.

Glaukomanfall

Beim *Glaukomanfall* steigt durch eine akute Abflussbehinderung des Kammerwassers der Augeninnendruck so weit an, dass Erblindung durch Schädigung des Sehnervs droht, falls nicht eine sofortige Behandlung erfolgt.

Die Symptome werden oftmals verkannt. Zunächst wird über einseitige Kopfschmerzen und Sehverschlechterung geklagt, es folgen vegetative Symptome wie Schwindel und Erbrechen, ggf. Bauchschmerzen mit abdominaler Abwehrspannung oder Thoraxschmerz. Dabei ist durch eine einfache Untersuchung ein akuter Glaukomanfall erkennbar. Man ertastet mit den Fingerkuppen durch das geschlossene Lid einen prallen, schmerzhaften Augapfel, dabei ist jeweils der Seitenvergleich entscheidend. Eine umgehend eingeleitete medikamentöse Senkung des Augeninnendrucks kann eine dauerhafte Schädigung des Sehnervs verhindern.

Gefäßverschluss

Verschließt sich eine Netzhautarterie, so entsteht ein ischämischer Infarkt. Es kommt zu einer plötzlichen, schmerzlosen Erblindung oder einem Gesichtsfeldausfall, ein akuter Notfall! Auch der venöse Gefäßverschluss, der sich typischerweise durch eine schmerzlose Sehstörung beim Aufwachen am Morgen äußert, erfordert sofortige augenärztliche Intervention.

Glaskörperblutung

Bei der *Glaskörperblutung* kommt es aus retinalen Gefäßen zu Einblutungen in den Glaskörper. Die Patienten beschreiben »Schneegestöber« oder auch »Rußregen« vor dem Auge, auch rote Flecken oder Gesichtsfeldausfälle unterschiedlichen Ausmaßes. Hier gilt es, eine sofortige Blutstillung durch eine rasche augenärztliche Behandlung einzuleiten.

Akute Netzhautablösung

Auch die *akute Netzhautablösung*, bei der sich die Schicht der Sinneszellen von der darunterliegenden Kapillarschicht ablöst, bedroht akut die Sehfähigkeit. Die Patienten klagen typischerweise über Lichtblitze oder Schattensehen. Ursache sind Blutungen oder Einrisse in der Netzhaut. Rasches augenärztliches Handeln zur »Anheftung« der Netzhaut kann eine schwere Sehschädigung verhindern.

Amaurosis fugax

Eine akute Hemianopsie (Halbseitenblindheit), akut auftretende Doppelbilder oder die *Amaurosis fugax*, die einseitige, kurz dauernde Blindheit, eventuell in Verbindung mit einer Lähmung auf der Gegenseite, sind als neurologische Notfälle zu betrachten.

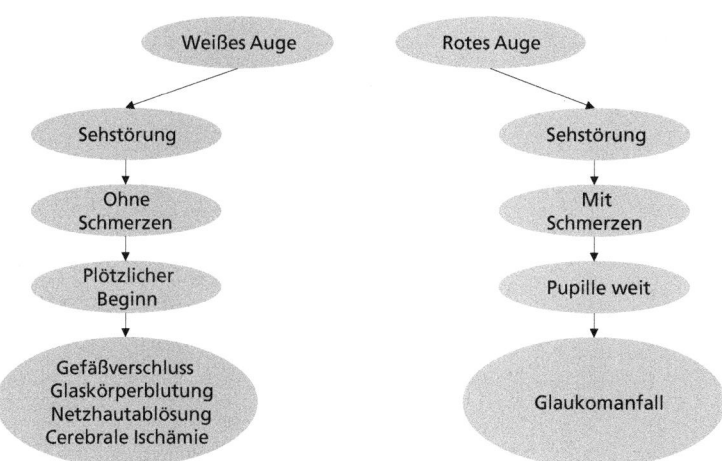

Abb. 9.6: Notfälle am Auge (eigen Darstellung nach Meyer-Rüsenberg 2000, S. 304)

9.4.3 Behandlungsmöglichkeiten

Die Möglichkeiten der Behandlung der verschiedenen Augenerkrankungen lassen sich einteilen in:

- Augenärztliche Interventionen
- Einsatz von Hilfsmitteln
- Applikation von (lokalen) Therapeutika

Patienten, die uns begegnen, sind oft in regelmäßiger augenärztlicher Kontrolle. Unsere Aufgabe ist es, diese Kontrollen zu ermöglichen oder aber die Patienten rechtzeitiger fachärztlicher Behandlung zuzuleiten. Eine Studie in einem Seniorenheim konnte bedauerlicherweise nachweisen, dass die Bewohner trotz eines hohen Anteils an festgestellten Augenerkrankungen nicht ausreichend augenfachärztlich betreut wurden und auch reversible Augenerkrankungen nicht behandelt wurden (Thederan et al. 2016). Hier gilt es, eine bessere Zusammenarbeit und Vernetzung mit niedergelassenen Fachärzten zu erreichen.

Brille putzen! Das klingt nun banal, doch ist es oftmals erschreckend, durch welch verschmierte und befleckte Brillengläser alte Menschen in die Welt blicken. Eine einfache und wirkungsvolle Maßnahme ist also zunächst einmal, die geeignete Brille zu suchen, sie ggf. in die Klinik oder Pflegeeinrichtung bringen zu lassen und den Patienten und Bewohnern saubere Gläser zur Verfügung zu stellen.

Bei besonders stark eingeschränkter Visusminderung gibt es die Möglichkeit des Einsatzes von Lupen und Lesegeräten, die eine begrenzte Lesefähigkeit ermöglichen. Ggf. sollte hier ein Optiker zu Rate gezogen werden. Bei hochgradigen Seheinschränkungen werden Kosten für die Lesehilfen auch von den Krankenkassen übernommen.

Die regelmäßige und fachgerechte Applikation von Augentropfen ist z. B. beim Glaukom zur Regulation des Augeninnendrucks unverzichtbar und sollte gewissenhaft durchgeführt werden. Wegen der begrenzten Haltbarkeit von Augentropfen und der Gefahr der Kontamination sind die Tropfen bei Anbruch mit dem Datum zu versehen und ab dann ca. vier Wochen haltbar. Wegen der quälenden Symptomatik des »trockenen Auges« ist eine lindernde Therapie mit Augentropfen oder Gel das Mittel der Wahl und sollte nicht vernachlässigt werden.

9.4.4 Auswirkungen von Seheinschränkungen

Man kann sich wohl erst wirklich vorstellen, welche Verunsicherungen eine Seheinschränkung mit sich bringt, wenn man selbst betroffen ist. Simulationsbrillen, die verschiedene Formen von Augenerkrankungen veranschaulichen sollen, bieten eine Möglichkeit zu erfahren, wie es sich anfühlt, nicht richtig sehen zu können. Beim Testen eines »Altersanzuges« mit verschiedenen Gewichten an Armen und Beinen bleiben vor allem jüngere Testpersonen in ihren Handlungen und Bewegungen so lange zuversichtlich und entspannt, bis durch eine Brille, die z. B. einen »grauen Star« simulieren soll, die Sinneswahrnehmung eingeschränkt wird. Kommt eine Verminderung des Hörvermögens durch Kopfhörer hinzu, ist die Unsicherheit der Probanden sichtbar und spürbar. Sie bewegen sich mit äußerster Vorsicht, werden trotz jugendlichen Alters gangunsicher, nutzen Hilfspersonen, um sich zurechtzufinden und berichten über Gefühle von Ängstlichkeit und Unsicherheit.

Der Verlust einer sicheren visuellen Orientierung geht mit Verunsicherung und Angst einher. Die Folge sind Stürze und/oder sozialer Rückzug, Einschränkungen früherer Interessen und der bisherigen Mobilität. Besonders fatal ist die Kombination aus Seh- und Hörverlust mit schwerwiegenden psychischen und sozialen Folgen, Depressionen bis hin zum Suizid.

Den Einschränkungen der Sinneswahrnehmungen wird auch bei der Prophylaxe eines Delirs in der Intensivmedizin zu Recht eine hohe Bedeutung beigemessen.

So heißt es in der S3-Leitlinie »Analgesie, Sedierung und Delirmanagement in der Intensivmedizin«:

> »Zur Reorientierung gehören der frühestmögliche bzw. ständige Einsatz von patient:inneneigenen Sehhilfen und Hörgeräten, intensive Kommunikation, der Einsatz von verschiedenen chronorhythmisierenden Medien (zum Beispiel Uhr, Kalender in Sichtweite, PC, Zeitung, Fotos etc.) und der Einsatz von Tageslicht.« (AWMF 2021, S. 9)

9.5 Fazit

Die Wahrnehmung unserer Umwelt und die Möglichkeit der Kommunikation mit unserem Gegenüber können wir als Grundrecht des Menschen verstehen. Es verleiht uns Würde, in Kontakt treten zu können. Einschränkungen der Sinneswahrnehmungen sind deshalb nicht nur als körperliche Defizite zu betrachten. Sie sind tiefe Einschnitte in unsere Selbstwahrnehmung, in unser Selbstbewusstsein, unsere Kontaktfähigkeit und die Integrität unserer Persönlichkeit. Im Sinne eines ganzheitlichen Behandlungsansatzes ist es unsere Aufgabe als Kontaktpersonen, alten Menschen mit Respekt zu begegnen und Kompensationsmöglichkeiten für ihre Sinneseinschränkungen zur Verfügung zu stellen.

Literatur

Arbeitsgemeinschaft der Wissenschaftlichen Medizinischen Fachgesellschaften (AWMF) – Ständige Kommission Leitlinien (2021). S3-Leitlinie Analgesie, Sedierung und Delirmanagement in der Intensivmedizin (DAS-Leitlinie 2020). AWMF-Registernummer: 001/012 (https://www.awmf.org/uploads/tx_szleitlinien/001-012l_S3_Analgesie-Sedierung-Delirmanagement-in-der-Intensivmedizin-DAS_2021-08.pdf, Zugriff am 11.07.2022)

Brodie A, Smith B, Ray J (2018) The impact of rehabilitation on quality of life after hearing loss: a systemic review. European Archives of Oto-Rhino-Laryngology, 275, S. 2435–2440

Fellgiebel A (2020) Einleitung. In: Fellgiebel A (Hrsg.) (Schlecht) Hören bei Demenz – Erkennen, verstehen und aktivieren. Heidelberg: medhochzwei, S. 9–21

Hennighausen U, Strotzka S, Krupp S (2020) Visuelle Beeinträchtigungen im Alter. Geriatrie-Report, 15(4), S. 16–19

Kiefer J, Brockmeier SJ, Arnold A (2007) Hals-Nasen-Ohren-Heilkunde. In: Hansen W (Hrsg.) Medizin des Alterns und des alten Menschen. Stuttgart: Schattauer, S. 225–246

Löhler J, Cebulla M, Shehata-Dieler W et al. (2019) Hearing impairment in old age – detection, treatment and associated risks. Deutsches Ärzteblatt International, 116(17), S. 301–310

Löhler J, Walther LE, Schlattmann P (2013) Der Mini-Audio-Test (MAT). Screening-Fragebogen zur Ermittlung einer relevanten Schwerhörigkeit ab dem 50. Lebensjahr. Laryngorhinootologie, 92(12), S. 815–822, doi: 10.1055/s-0033-1355342

Loughrey DG, Kelly ME, Kelley GA et al. (2018) Association of Age-Related Hearing Loss With Cognitive Function, Cognitive Impairment, and Dementia: A Systematic Review and Meta-analysis. JAMA Otolaryngol Head Neck Surg, 144(2), S. 115–126

Mertz M (2007) Ophthalmologie. In: Hansen W (Hrsg.) Medizin des Alterns und des alten Menschen. Stuttgart: Schattauer, S. 247–266

Meyer-Rüsenberg HW (2000) Sehstörungen und Augenveränderungen im Alter. In: Füsgen I (Hrsg.) Der ältere Patient. 3. Aufl. München: Urban & Fischer, S. 302–311

Stahl A (2020) The diagnosis and treatment of age-related macular degeneration. Deutsches Ärzteblatt International, 117, S. 513–520

Sünder T & Borta A (2019) Ganz Ohr: Alles über unser Gehör und wie es uns geistig fit hält. 2. Aufl. München: Goldmann

Thederan L, Steinmetz S, Kampmann S et al. (2016) The prevalence of visual Impairment in retirement home residents. Deutsches Ärzteblatt International, 113(18), S. 323–327

Trepel M (2015) Neuroanatomie – Struktur und Funktion. 6. Aufl. München: Urban & Fischer

Wappler M & Stahl M (2020) Von Verhaltensregeln bis zum Hörgeräte-Check – Tipps für den Umgang mit schwerhörigen Patienten. Geriatrie-Report, 15, S. 34–37

Wolfram C, Schuster AK, Elflein HM et al. (2019) The prevalence of visual impairment in the adult population – insights from the Gutenberg Health Study. Deutsches Ärzteblatt International, 116(17), S. 289–295

10 Der orale Trakt: Sprach-, Sprech- und Schluckstörungen als zentrale Einschränkung seiner besonderen Funktionsvielfalt

10.1 Ernährung – mehr als die Gabe von Nahrung und Flüssigkeit

Dagmar Nielsen

Der Begriff »Ernährung« wird hergeleitet aus dem lateinischen Wort »nutritio«. Das Verb »nutrire« wird mit »nähren« übersetzt. In der Tat müssen Lebewesen ihren Organismus ernähren. Die Nahrung dient der Energieversorgung, sie wird benötigt für alle Körperfunktionen wie Atmung, Wärmeregulation, Organtätigkeit, Muskelarbeit und Zellerneuerung. Der Körper benötigt eine regelmäßige Zufuhr, da eine Speicherung nur begrenzt möglich ist.

Was und wieviel ein Mensch zu sich nehmen sollte, ist unter dem Begriff D-A-CH-Referenzwerte gut beschrieben. Die Angaben werden von den Ernährungsgesellschaften in Deutschland, Österreich und der Schweiz zusammengestellt. Sie sprechen auch Empfehlungen zu einem gesunden Ernährungszustand aus. Diese Werte beziehen sich auf die Gesamt-Energiezufuhr und die der verschiedenen Makro- und Mikronährstoffe. Unter Makronährstoffen versteht man diejenigen, die dem Körper Energie zur Verfügung stellen. Kohlenhydrate, Eiweiß, Fett und Alkohol sind hier zu nennen. Mikronährstoffe sind (an-)organische Verbindungen, die keine Energie liefern, aber für verschiedene Prozesse im Körper notwendig sind. Dazu zählen Vitamine, Mineralien und Spurenelemente. Die Empfehlungen werden fortlaufend angepasst und veröffentlicht. Für Vitamin D gibt es inzwischen den Hinweis, dass nicht nur Säuglinge und Kleinkinder den Bedarf nicht ausreichend decken können, sondern dass auch Erwachsene supplementieren sollten, da die Aufnahme durch die Nahrung bzw. die Synthese durch Sonneneinstrahlung nicht ausreichend ist (Deutsche Gesellschaft für Ernährung (DGE) et al. 2020).

Es gilt, sowohl eine Fehlernährung mit *Übergewicht* als auch eine Mangelernährung (Malnutrition) zu vermeiden. Hilfreich sind die zehn Regeln der DGE (Deutsche Gesellschaft für Ernährung; DGE 2017), die als Anhaltspunkte dienen können. Diese bieten sowohl bei einer Malnutrition als auch bei Übergewicht bzw. bei Krankheiten, die ernährungsbedingt therapiert werden können, eine erste Orientierung und geben klare Hinweise.

Etwa 75 % aller Erkrankungen, die in den westlichen Ländern behandelt werden, haben ihre Ursachen in der Ernährung und dem Lebensstil. Dies macht die Chance deutlich, mit einem ausgewogenen Verhalten in diesen Bereichen auch gesund und zufrieden ein hohes Lebensalter zu erreichen. Übergewichtige Menschen haben eine Neigung zur Entwicklung eines metabolischen Syndroms – Risikofaktoren wie Übergewicht, Hypertonie, Diabetes und Dyslipidämie, häufig mit Nikotinkonsum verbunden, können zu Herz-Kreislauferkrankungen führen. Die zehn Regeln der DGE raten zu einer abwechslungsreichen pflanzenbasierten Ernährung mit hohem Vollkornanteil, moderatem Fleischkonsum, regelmäßigem Genuss von Milchprodukten, Fisch und pflanzlichen Fetten. Außerdem wird eine schonende Zubereitung sowie die achtsame Einnahme der Speisen, Normalgewicht, Wasser als Hauptgetränk und Bewegung empfohlen.

Die ESPEN-Leitlinie »Klinische Ernährung und Hydration in der Geriatrie« beschreibt bei älteren Menschen (<65 Jahre) die Verbreitung von Adipositas (ab einem BMI von $<30\,\text{kg/m}^2$) weltweit mit 18–30 %. (Volkert et al. 2019, S. 11) Genannt wird hier auch die erschwerte Versorgung, wenn ein älterer Mensch mit Adipositas pflegebedürftig wird. Zudem führt die verminderte Beweglichkeit zum Abbau von Muskelmasse. Auch deshalb sollte eine Gewichtsreduktion durch eine Diät vermieden werden, da diese den Muskelabbau fördert. Eine Ernährung nach den oben genannten Regeln kann ungünstige Effekte auf den Gesundheitszustand vermindern.

Ob ein Mensch eine gesunde Körperstruktur aufweist, kann mit entsprechenden Hilfsmitteln festgestellt werden. Dazu gehören der Body-Mass-Index (BMI) und die Messung des Körperfettanteils an bestimmten definierten Stellen am Körper mit einer Caliper-Zange. Exakt gelingen kann eine Messung der Zusammensetzung des Körpers mit der Bioelektrischen Impedanz-Analyse (BIA). Bei dieser Methode wird mittels eines schwachen Wechselstroms der Anteil von Fett- und Zellmasse sowie der Flüssigkeit analysiert.

In der institutionalisierten Arbeit mit älteren Menschen kommen darüber hinaus Assessmentinstrumente zum Einsatz. Für die Erfassung einer Mangelernährung wird vom Expertenstandard Ernährungsmanagement des DNQP (Deutsches Netzwerk für Qualitätsentwicklung in der Pflege) das Mini-Nutritional-Assessment (MNA) empfohlen. Durch sechs kurze Einstiegsfragen zu Nahrungsaufnahme, Gewichtsverlust, Mobilität, Erkrankungen, Kognition und BMI gelingt eine Annäherung an das Thema. Eine dadurch ermittelte Punktzahl führt – wenn notwendig – zu vertiefenden Fragen. In vielen Krankenhäusern wird auch der Nutritional Risk Score durchgeführt, der NRS. Ob ein Assessmentinstrument geeignet ist, zeigt sich unter anderem in der Validität (Güte), Reliabilität (Zuverlässigkeit) und auch der Objektivität (Unabhängigkeit von der messenden Person).

Eine *Mangelernährung* kann alle Gesellschaftsschichten treffen, auch diejenigen, die in gesicherten wirtschaftlichen Verhältnissen leben. Denn Ernährung bedeutet mehr, als einen Körper mit den notwendigen Lebensmitteln zu versorgen. Essen und Trinken bedeuten Genuss und Geselligkeit. Es braucht nicht nur Hunger und Durst, um Nahrung aufzunehmen. Fehlen Appetit, Lebensfreude und Sinnhaftigkeit, kann der Tisch noch so ausgewogene Angebote bereithalten. Schwierige Lebensumstände, problematische körperliche und seelische Situationen begünstigen die Vulnerabilität. Eine soziale Situation, die von Einsamkeit und körperlichen Beschwerden geprägt ist, kann eine Mangelernährung hervorrufen. Gerade ältere Menschen sind daher einer erhöhten Gefahr ausgesetzt, einen ungenügenden Ernährungsstatus zu haben.

Der 14. Ernährungsbericht der DGE von November 2020 beschreibt die Analyse von Daten zum Ernährungszustand in Kliniken und Pflegeheimen und spricht für Deutschland von 37,4 % der Patienten, die eine mäßige (15,9 %) oder schwere Mangelernährung (21,5 %) aufweisen (14. DGE-Ernährungsbericht, S. V22). Ein sehr großer Anteil dieser Betroffenen sind ältere Menschen. Diese sind außerdem gefährdet, eine Dehydration zu erleiden. Ursächlich sind dafür ein nachlassendes Durstgefühl, die Abnahme des Wasseranteils im Körper und die Einnahme von Diuretika, manchmal noch in Zusammenhang mit einer Harninkontinenz. Die Auswirkungen können mit verringerter Harn- und Speichelproduktion, einer Unterversorgung der Körperzellen mit Sauerstoff und Nährstoffen und dem Nachlassen geistiger und körperlicher Fähigkeiten erheblich sein.

Im Alter kommt es zu physiologischen Veränderungen, die von großer Bedeutung für die Ernährung sind:

- Geschmacks- und Geruchsempfinden lassen nach. Ursächlich dafür ist eine Abnahme der Geschmacksknospen, sodass wie bisher üblich gewürzte Speisen einen faden Geschmack hinterlassen. Insgesamt bilden sich die Sinneszellen zurück, wobei ein vermindertes Geruchsvermögen auch Auswirkungen auf den Geschmack hat.
- Zahnstatus, Kau- und Schluckfähigkeit verändern sich und erschweren die Nahrungsaufnahme.
- Appetitlosigkeit lässt ältere Menschen weniger häufig und auch kleinere Mahlzeiten aufnehmen. Die Frequenz nimmt ab, weil die Signale des Körpers nicht einsetzen. Verstärkend kommen unerwünschte Nebenwirkungen von Medikamenten hinzu.
- Der Muskelanteil im Körper sinkt, zugleich steigt der Körperfettanteil bzw. wird zentralisiert. Der Wasseranteil nimmt ebenfalls ab, wodurch ein Mangel schlechter kompensiert werden kann.
- Eine verminderte Mobilität verringert nicht nur die Muskelmasse, sondern auch den Appetit.
- Die Darm-Motilität verlangsamt sich, die Resorptionsfähigkeit lässt ebenfalls nach. Ist der Magen-Darm-Trakt noch mit der Verdauung beschäftigt, besteht kein Bedürfnis, Speisen aufzunehmen.

Daraus resultiert ein niedriger Energiebedarf, wenn keine konsumierende Erkrankung vorliegt. Der Bedarf an Makronährstoffen (Kohlenhydrate, Fette, Eiweiße) nimmt ab, während der Bedarf an Vitaminen und anderen Mikronährstoffe sich nicht verringert. Auch das erklärt, weshalb ältere Menschen besonders gefährdet sind, eine Malnutrition zu bekommen.

Im Jahr 2019 wurde eine Schweizer Studie veröffentlicht, die als eine der wichtigsten ernährungsmedizinischen der letzten Jahre bezeichnet wird. Es ging darum zu untersuchen, ob eine zielgerichtete Ernährungsintervention Vorteile für den Gesundheitszustand des Patienten bringt. Die EFFORT-Studie (The *E*ffect of early nutritional support on *F*railty, *F*unctional *O*utcomes and *R*ecovery of malnourished medical in patients *T*rial) wurde durchgeführt mit 2.088 Patienten, die internistische Erkrankungen und eine Mangelernährung aufwiesen. Die Interventionsgruppe erhielt eine individuelle Ernährungstherapie nach Stufenplan, u. a. mit Beratung, Kostanpassung und Trinksupplementen, während die Placebogruppe die übliche Krankenhauskost erhielt. Die Nährstoffzufuhr entsprach bei den Patienten mit Ernährungstherapie zu 76 % dem angestrebten Ziel, bei den anderen nur zu 55 %, eine Verschlechterung des Gesundheitszustandes war in der Interventionsgruppe 20 % geringer und auch die Sterberate lag niedriger (Schütz et al. 2019). Insgesamt gibt diese Studie deutliche Hinweise darauf, dass in den Kliniken nicht nur die Grunderkrankungen behandelt werden sollten, sondern dass auch das Ernährungsregime einen entscheidenden Beitrag zur Genesung leisten kann.

10.1.1 Bedürfnisse berücksichtigen, Bedarfe sichern – die Rolle der Pflegekräfte

Eine der originären Aufgaben von Pflegekräften besteht in der Begleitung bei der Nahrungsaufnahme, und damit ist nicht nur das »Anreichen« von Nahrung und Flüssigkeit gemeint. Der Expertenstandard Ernährungsmanagement, der 2017 überarbeitet wurde, führt hierzu aus:

»Essen und Trinken beeinflussen die Lebensqualität, sind wichtige Bestandteile sozialer und kultureller Identität und dienen der Gesunderhaltung durch die Nährstoffaufnahme. Die Sicherung einer bedürfnisorientierten und bedarfsgerechten Ernährung kann durch die frühzeitige Erfassung und Bewertung von Anzeichen einer drohenden oder bestehenden Mangelernährung und ihrer Gründe, durch angemessene Unterstützung und Umgebungsgestaltung, spezifische Maßnahmen sowie ein geeignetes Nahrungsangebot eine Mangelernährung verhindern und bestehenden Defiziten entgegenwirken.« (DNQP 2017, S. 21)

Eine Mangelernährung kann vielfältige Gründe haben. Exemplarisch seien hier drei Bereiche genannt:

- *Krankheitsbezogene Ursachen* aufgrund einer chronischen Erkrankung:
  - Ungenügende Aufnahme und Nutzung von Nährstoffen (Malabsorption) bei Insuffizienzen im Verdauungsapparat
  - Onkologische oder andere zehrende Erkrankungen (z. B. COPD)
  - Insuffizienzen von Niere und Leber
  - Neurologische Erkrankungen mit einhergehenden neuropsychologischen Symptomen und Dysphagien
  - Inappetenz bei demenziell Erkrankten, die dadurch ihren infolge motorischer Unruhe erhöhten Energiebedarf nicht adäquat decken können
  - Verdauungsprobleme, Appetitlosigkeit und Vigilanzstörungen aufgrund von Multimedikation
- *Umgebungsbezogene Ursachen*
  - Appetitmangel aufgrund einer unruhigen oder zu reizarmen Umgebung
  - Zahnverluste, schlecht sitzende Prothesen, Druckstellen im Mund, unzureichend sanierter Zahnstatus
  - Durch Immobilität kann sich die Vielfalt der Produkte bei Einkäufen verringern
  - Finanzielle Engpässe, die schambehaftet sind und die Möglichkeit behindern, sich Unterstützung zu holen
- *Psychische Ursachen*
  - Depressionen führen zu Lebensmüdigkeit

  - Einsamkeit verstärkt die Niedergeschlagenheit
  - Isolation lässt den Sinn am Leben anzweifeln

Die *Folgen einer Malnutrition* können ältere Menschen sehr beeinträchtigen:

- Steigende Anfälligkeit für Infektionen
- Wundheilungsstörungen und verzögerte Infektheilung
- Sturzgefahr durch Muskelabbau (Sarkopenie) und verminderte Knochendichte
- Abnahme der Lungenarbeit, verringerte Atemmuskulatur
- Verminderte Herzleistung durch verringerte Herzmuskulatur und Herzrhythmusstörungen
- Steigender Pflegebedarf und Zunahme der Gefahr eines Krankenhausaufenthaltes
- Sinkende Lebensqualität

Unter einer *Mangelernährung/Malnutrition* versteht man ein »anhaltendes Defizit an Energie und/oder Nährstoffen im Sinne einer negativen Bilanz zwischen Aufnahme und Bedarf mit Konsequenzen für Ernährungszustand, physiologische Funktionen und Gesundheitszustand.« (DNQP 2017, S. 44). Eine einheitliche und auch international anerkannte Definition gibt es momentan nicht. Die meistgenannten Kriterien, die eine Mangelernährung begründen, sind ein niedriger BMI, ein unbeabsichtigter Gewichtsverlust, eine unzureichende Energieaufnahme und auch das Vorliegen einer Erkrankung.

Der Begriff *Sarkopenie* bezeichnet den Verlust von Muskelmasse und -kraft. Gemessen werden kann diese mit Hilfe eines BIA-Gerätes und eines funktionellen Status wie z. B. der Handkraft. Eine sarkopene Adipositas liegt vor bei diagnostizierter Sarkopenie mit einem hohen BMI > 30 kg/m^2.

Die *Kachexie* gilt als belegt bei einem unbeabsichtigten Gewichtsverlust von mindestens 5 % in den letzten 12 Monaten und dem Vorliegen einer Erkrankung oder einem

BMI von < 20 kg/m². Zusätzlich müssen mindestens drei der folgenden Kriterien vorliegen: verminderte Muskelkraft, Fatigue, Anorexie, niedrige fettfreie Körpermasse und auffällige Laborwerte (CRP↑, Serumalbumin↓).

Frailty ist ein Syndrom und wird oft mit Gebrechlichkeit gleichgesetzt. Gekennzeichnet ist sie durch körperliche Schwäche, schnelle Ermüdbarkeit, langsame Gehgeschwindigkeit, verminderte Aktivität und auch einen Gewichtsverlust.

10.1.2 Unterstützung durch Vernetzung von Angehörigen und Professionellen

Die Analyse der Expertengruppe des Expertenstandards Ernährungsmanagement bestätigte, dass eigenverantwortliche Entscheidungen für Menschen zentral sind. Fühlen sie sich bedrängt und kontrolliert, kann es zu einer verringerten Nahrungsaufnahme kommen. Allerdings können auch Patienten ihre Angehörigen dadurch verängstigen, dass sie ihre Nahrungsaufnahme verringern. Dies führt dann zu einer Krise im Miteinander. Die Ehefrau wird immer angespannter, weil sie Angst hat, dass ihr Mann verhungert. Dieser wiederum fühlt sich genötigt und isst und trinkt noch weniger. In einem solchen Fall benötigt der Patient ein energiereiches Nahrungsangebot, und die Ehefrau braucht Unterstützung, um zu verstehen, dass das Thema Ernährung an Bedeutung verlieren muss. Ansonsten kommt es zu einer Zunahme von Konflikten, die die Beziehung negativ beeinflussen könnten. Die Gratwanderung zwischen einer mit einem höheren Lebensalter einhergehenden Abnahme der Nahrungszufuhr und einer Situation, in der man ohne Druck optimiert, was zu verbessern ist, ist anspruchsvoll. Manche Betroffene sichern sich, wenn auch unbewusst, die Aufmerksamkeit ihrer Angehörigen, indem sie passiv in ihrer Pflegebedürftigkeit verharren. Dieses Verhalten kann durch das Bedürfnis des Unterstützenden nach dem »sich kümmern« getriggert werden.

Neben dem Betroffenen und seinen Angehörigen sind die Professionellen wichtige Unterstützer für eine ausgewogene und gesundheitsfördernde Ernährung.

Die interdisziplinäre Zusammenarbeit der verschiedenen Gesundheitsberufe ist unverzichtbar. Neben den Fachkräften bei der Gemeinschaftsverpflegung und dem ärztlichen Personal sind Therapeuten mit einzubeziehen. Aufgrund ihrer Aufgabengebiete sind dies vorrangig Logopäden und Ergotherapeuten, aber auch Physiotherapeuten können ihren Teil beitragen. Ein beweglicher Patient ist unabhängig(er) von Hilfe, Mobilität fördert den Appetit, der Erhalt von Muskulatur verhindert Sarkopenie. All dies kann die körperliche, aber auch die seelische Stabilität stärken.

2016 wurde durch das Bundesgesundheitsministerium eine Arbeitsgruppe »Bewegungsförderung im Alltag« initiiert. Diese bestand aus Wissenschaftlern aus Sport und Medizin. Entstanden sind Bewegungsempfehlungen für Kinder, Jugendliche und Erwachsene in Deutschland. Auch für Senioren werden diese gesondert beschrieben. 150 Minuten moderate Ausdauerbewegung und 2 x pro Woche Muskelaufbautraining sowie Übungen für das Gleichgewicht werden empfohlen. Langes Sitzen sollte vermieden und häufig durch Aktivitäten unterbrochen werden. Abhängig ist dies natürlich von der aktuellen gesundheitlichen und funktionellen Situation. Diese Aktivitäten können Kraft, Balance, Flexibilität und Ausdauer fördern und damit einen günstigen Effekt hinsichtlich Selbsthilfefähigkeit, Sturzprophylaxe, Lebensqualität und auch für den Ernährungszustand haben.

Alle an der Pflege Beteiligten benötigen auch Kenntnisse zur aktivierend-therapeutischen Mobilisation. Sinnvoll ist ein vertieftes Wissen zu Bewegung (Bobath-Konzept), Wahrnehmung (Basale Stimulation®), Umgang mit kognitiven Einschränkungen (Validation), Schmerzen (Pain Nurse) und Mundgesundheit (orale Therapie), um nur einige zu nennen.

10.1.3 Mundgesundheit – endlich ein eigener Expertenstandard

Die intakte Funktion der Mundhöhle ist ein wichtiger Bestandteil von Gesundheit. Dazu zählt die Beschwerdefreiheit von Zähnen, Schleimhaut und Zunge, der knöchernen Anteile und der Speicheldrüsen. Adäquate Nahrungsaufnahme, deutliches Sprechen und ein ansprechendes Äußeres sind nur bei angemessener Mundgesundheit gegeben.

Lokale Beeinträchtigungen der Mundhöhle sind z. B. Soor, Gingivitis, Parodontose, Karies, Aphten, Rhagaden und damit verbundene Schmerzen. Eine bakterielle Besiedelung der Mundhöhle kann aber auch zu einer Pneumonie und einer Endokarditis führen. Das Kauen und Schmecken, der Genuss und soziale Aspekte werden beeinflusst. Auch eine erste Stufe der Kohlenhydratverdauung mit Amylase beginnt in der Mundhöhle.

Nicht zu unterschätzen ist die Auswirkung einer attraktiven Mundregion auf das Selbstbewusstsein. Eine regelmäßige Inspektion sichert ein frühzeitiges Erkennen von Komplikationen. Dabei sollten die Lippen rosa und glatt sein, die Zunge rosig, feucht mit einem kleinen Speichelsee an der Unterseite. Die Schleimhäute und Zähne sollten ebenfalls keine Verletzungen aufweisen.

Bei Unterstützungsbedarf obliegt die Steuerung der Mundhygiene den Pflegenden. Dies bedeutet nicht, dass das Reinigen übernommen wird, sondern dass gute Voraussetzungen geschaffen werden, damit eine eigenständige Mundpflege möglich wird. Nach der Analyse des Unterstützungsbedarfs gehört dazu die Motivation des zu Unterstützenden, eine stabile Position in Sitz oder Stand und die Bereitstellung aller notwendigen Utensilien. Angepasste Hilfsmittel wie Griffverdickungen für die möglichst weiche Zahnbürste, Zungenreiniger und gut greifbare Gefäße für Spülflüssigkeiten erleichtern die Umsetzung. Auch eine individuelle Hilfe bei der Durchführung gehört dazu. Die Mundpflege ist eine sehr nahe pflegerische Intervention, die viel Sensibilität bei der Pflegekraft und Vertrauen beim Pflegebedürftigen erfordert.

Das DNQP hat den Entwurf eines Expertenstandards zum Thema »Mundgesundheit« erstellt, der 2021 in einer Online-Konsenskonferenz mit Pflegenden diskutiert wurde. Das Besondere bei diesem Standard ist, dass die Expertengruppe aus Vertretern der Pflege und Zahnmedizinern besteht. Die Zielgruppe sind Menschen aller Altersgruppen, die einen pflegerischen Unterstützungsbedarf haben. Die zentrale Zielsetzung lautet:

> »Menschen mit einem pflegerischen Unterstützungsbedarf bei der Durchführung der Mundpflege erhalten ihrem individuellen Bedarf und Bedürfnis entsprechende Unterstützung bei der Förderung der Mundgesundheit« (DNQP 2021, S. 25).

> »Mundgesundheit zeigt sich in der Fähigkeit, zu kauen und ohne Einschränkungen zu essen, deutlich zu sprechen und unbeschwert lächeln zu können« (DNQP 2021, S. 21).

Der Expertenstandard ist in fünf Kriterien-Ebenen unterteilt:

1. Assessment,
2. Planung,
3. Information-Beratung-Schulung,
4. Umsetzung und
5. Evaluation.

Unter Punkt 1 wird der Pflegefachkraft die Erhebung eines Screenings zugeordnet, bei festgestelltem Bedarf ist ein Assessment durchzuführen. Einige Screenings werden vorgestellt, jedoch keines explizit empfohlen. Es werden Aspekte genannt, die ein Assessment erfordern. Dazu gehören Schmerzen, Probleme beim Kauen und mit Zähnen und Zahnersatz und bei der Mundpflege, außerdem rissige Lippen, Mundtrockenheit und Mundgeruch. Diese Beobachtungen sollen dann differenzierter untersucht und beschrieben werden. Der Unterstützungsbedarf ist zu ermitteln und dann der Pflegeprozess zu verschriftlichen.

In Punkt 2 wird der Pflegefachkraft die Planung der Mundpflege gemeinsam mit dem Betroffenen und ggf. Angehörigen zugeschrieben. Weitere Expertisen wie Zahnmedizin zu Fragen zum Zahnarzt und Logopädie sind hinzuzuziehen. Die individuelle Beratung ist unter Punkt 3 genannt. Die Durchführung der Mundpflege ist Thema in Punkt 4, die Evaluation in Punkt 5.

Im Expertenstandard wird auf die Notwendigkeit der Kooperation mit Zahnärzten hingewiesen. Auch die spezielle Schulung der Pflegenden ist Voraussetzung für die Umsetzung der Empfehlungen. In allen Ebenen wird auch die Einrichtung in die Verantwortung genommen, sie sollte u. a. die Materialien zur Ermittlung und Durchführung der Mundpflege sowie für die Beratung vorhalten. Eine Verfahrensanweisung sollte die Umsetzung regeln.

Erste Ergebnisse der Implementierungsphase von September 2021 bis März 2022 in 25 Einrichtungen sind mittlerweile publiziert (Blumenberg 2022). Expertenstandards sind stets wertvoll dafür, dass wichtige Themen einer genauen Betrachtung unterzogen werden: Infolge der ersten Veröffentlichung des Expertenstandards »Ernährungsmanagement« im Jahr 2010 verbesserte sich die Wahrnehmung des Themas »Mangelernährung« in den Institutionen der Alten- und Krankenpflege deutlich. Bereits 2003 hatte der Medizinische Dienst eine Grundsatzstellungnahme veröffentlicht, die 2014 aktualisiert wurde. Das Rationalisierungsschema der Fachleute aus Diätassistenz und Ernährungsmedizin wurde erstmals bereits 1978 zur Verfügung gestellt, konzentrierte sich jedoch auch in einer Aktualisierung mehr auf Kostformen in der Klinik und machte keine Aussagen zur Mangelernährung.

Dieses Manko wurde durch den LEKuP beseitigt, den »Leitfaden Ernährungstherapie in Klinik und Praxis«. Dieser beschreibt die Grundlagen einer ausgewogenen Ernährung im Allgemeinen, aber auch speziell zu den Themen Schluckstörung und Mangelernährung und gibt Ernährungsempfehlungen bei Erkrankungen. Er soll den Kliniken als Vorlage für die Erstellung eines Kostkatalogs dienen sowie auch ernährungstherapeutische Interventionen erläutern (Hauner et al. 2019).

Die Ernährungstherapie zielt darauf, eine dem Bedarf entsprechende Zufuhr von Nährstoffen sicherzustellen, um negative Auswirkungen auf den Gesundheitszustand zu vermeiden. Am Anfang sollte eines der oben genannten Assessments als Routine-Maßnahme stehen. Dann gilt es, die Ursachen genauer zu ermitteln und soweit möglich zu beheben. Eine individuelle Erfassung von Vorlieben und Gewohnheiten ist die Basis für die Mahlzeitenangebote und beinhaltet auch eine Anreicherung von Speisen mit Makronährstoffen. Damit wird man dem häufigen Bedürfnis der Senioren nach kleinen Mahlzeitenmengen gerecht. Unterstützung bei der Nahrungsaufnahme sollte stets angeboten werden, ohne dem Betroffenen die Selbsthilfefähigkeit einzuschränken. Geeignete Hilfsmittel ermöglichen eine selbständige Nahrungs- und Flüssigkeitsaufnahme. Griffverdickung für Besteck und Tellerranderhöhung sowie Antirutschfolie sind gezielt zu nutzende Hilfen. Für die anstrengungsfreie Flüssigkeitsaufnahme bieten sich leichte, farbige und/oder vertraute Gefäße an.

Zur Sicherung der Energieaufnahme ist Trinknahrung ein bewährtes Mittel, wobei den Geschmacksvorlieben auch hier Rechnung getragen werden sollte. Zur besseren Toleranz führt häufig auch das Kühlen, erwärmen oder auch Einfrieren der Supplemente. Auch zum Anreichern von gekochten Speisen eignen sie sich und auch ein Verdünnen mit Milch oder Kaffee ist denkbar. Trinknahrung sollte immer in kleinen Schlucken konsumiert werden, damit es nicht zu gastrointestinalen Beschwerden kommt. Gelingt die orale Aufnahme von Nährstoffen nicht, kann die enterale oder parenterale Gabe diskutiert werden. Schwer mangelernährte Patienten sind gefährdet, ein Refeeding-Syndrom zu entwickeln. Dabei kommt es bei plötzlicher bedarfsdeckender Gabe von Nährstoffen zu einer Verschiebung der Elektrolyte und Flüssigkeiten des Körpers, was lebensbedrohlich sein kann. Deswegen sollte eine langsame Steigerung der Energiezufuhr unter Labordiagnostik der Elektrolyte erfolgen.

10.1.4 Fazit

Die Entscheidung, sich ausgewogen zu ernähren, um gesund zu altern, ist (fast) jedem bereits heute freigestellt. Es gilt, individuell zu ergründen, in welchen Bereichen ein älterer Mensch Unterstützung erfahren sollte. Mit dem Alter verändern sich jedoch die Bedürfnisse. Die Konsequenz, weniger zu essen, ist bei älteren Menschen durchaus physiologisch begründet. Wenn ein Mensch am Lebensende das Essen und Trinken dann weitgehend einstellt, ist dies oft für die Angehörigen eine schwer hinnehmbare Entscheidung.

Bis dahin allerdings gilt: Ernährung ist ein existenzielles Bedürfnis. Sie kann auch im Alter Genuss und Lebensfreude bedeuten und die Lebensqualität steigern.

Literatur

Biesalski HK, Bischoff SC, Puchstein C (Hrsg.) (2010) Ernährungsmedizin. Nach dem Curriculum Ernährungsmedizin der Bundesärztekammer und der DGE. 4. Aufl. Stuttgart, New York: Thieme (2018 ist die mittlerweile 5., überarbeitete und erweiterte Auflage erschienen; D.N.)

Blumenberg P (2022) Modellhafte Implementierung des Expertenstandards »Förderung der Mundgesundheit in der Pflege«. Ergebnisse der wissenschaftlichen Begleitung. 24. Netzwerk-Workshop 30. September 2022. Osnabrück. https://www.dnqp.de/fileadmin/HSOS/Homepages/DNQP/Dateien/Veranstaltungen/24WS_Blumenberg.pdf, Zugriff am 15.10.2022

Deutsche Gesellschaft für Ernährung (DGE), Österreichische Gesellschaft für Ernährung (ÖGE), Schweizerische Gesellschaft für Ernährung (SGE) (Hrsg.) (2020) D-A-CH-Referenzwerte. Referenzwerte für die Nährstoffzufuhr. Bonn (Loseblattsammlung)

Deutsches Netzwerk für Qualitätsentwicklung in der Pflege (DNQP) (Hrsg.) (2017) Expertenstandard »Ernährungsmanagement zur Sicherung und Förderung der oralen Ernährung in der Pflege«. 1. Aktualisierung 2017. Osnabrück

Deutsches Netzwerk für Qualitätsentwicklung in der Pflege (DNQP) (Hrsg.) (2021) Expertenstandard »Förderung der Mundgesundheit in der Pflege«. Arbeitstexte zur 10. Konsenskonferenz in der Pflege. Osnabrück

Deutsche Gesellschaft für Ernährung (DGE) (Hrsg.) (2017) 10 Regeln der DGE (https://www.dge.de/fileadmin/public/doc/fm/10-Regeln-der-DGE.pdf, Zugriff am 28.03.2021)

Deutsche Gesellschaft für Ernährung (DGE) (Hrsg.) (2019) 14. DGE-Ernährungsbericht – Vorveröffentlichung Kapitel 2. Bonn (https://www.dge.de/fileadmin/public/doc/ws/dgeeb/14-dge-eb/14-DGE-EB-Vorveroeffentlichung-Kapitel2.pdf, Zugriff am 17.11.2021)

Schütz P, Fehr R, Baechli V et al. (2019) Individualised nutritional support in medical inpatients at nutritional risk: a randomised clinical trial. (Individuelle Ernährungsunterstützung bei medizinischen Patienten mit Ernährungsrisiko: eine randomisierte klinische Studie). Lancet, 393(10188), S. 2312–2321, doi: https://doi.org/10.1016/S0140-6736(18)32776-4, Zugriff am 12.04.2021

Volkert D, Beck AM, Cederholm T et al. (2019) ESPEN guideline on clinical nutrition and hydration in geriatrics. Clinical Nutrition, 38, S. 10–47 (https://www.espen.org/files/ESPEN-Guidelines/ESPEN_guideline_on_clincal_nutrition_and_hydration_in_geriatrics.pdf, Zugriff am 01.03.2021)

Hauner H, Beyer-Reiners E, Bischoff G et al. (2019) Leitfaden Ernährungstherapie in Klinik und Praxis (LEKuP). Aktuelle Ernährungsmed, 44(6), S. 384–419. doi: https://doi.org/10.1055/a-1030-5207, (https://www.dgem.de/sites/default/files/PDFs/Hauner%20H_2019_Leitfaden%20Ern%C3%A4hrungstherapie%20in%20Klinik%20und%20Praxis_LEKuP.PDF, Zugriff am 10.03.2021)

Löser C (Hrsg.) (2011) Unter- und Mangelernährung. Klinik – moderne Therapiestrategien – Budgetrelevanz. Stuttgart: Thieme

Medizinischer Dienst des Spitzenverbandes Bund der Krankenkassen e. V. (MDS) (Hrsg.) (2014) Grundsatzstellungnahme »Essen und Trinken im Alter«. Ernährung und Flüssigkeitsversorgung älterer Menschen (https://www.mds-ev.

de/fileadmin/dokumente/Publikationen/SPV/Grundsatzstellungnahmen/MDS_Grundsatzstellungnahme_EssenTrinken_im_Alter_Mai_2014.pdf, Zugriff am 28.03.2021

RKI (Hrsg.) (2009) Gesundheitsberichterstattung des Bundes. Heft 47: Mundgesundheit (https://www.rki.de/DE/Content/Gesundheitsmonitoring/Gesundheitsberichterstattung/GBEDownloadsT/mundgesundheit.pdf?__blob=publicationFile, Zugriff am 31.07.2022)

Tannen A & Schütz T (Hrsg.) (2011) Mangelernährung. Problemerkennung und pflegerische Versorgung. Stuttgart: Kohlhammer

Weimann A, Schütz T, Fedders M et al. (2013) Ernährungsmedizin – Ernährungsmanagement – Ernährungstherapie. Interdisziplinärer Praxisleitfaden für die klinische Ernährung. Landsberg am Lech: ecomed MEDIZIN (2019 ist die 2., überarbeitete und erweiterte Auflage erschienen; D.N.)

10.2 Dysphagie und therapeutisches Trachealkanülenmanagement

Norbert Niers

10.2.1 Einleitung: Essen und Trinken – selbstverständlich und doch einzigartig

Wie kompliziert auch selbstverständliche und alltägliche Dinge unseres Alltags sein können, wird uns oft erst im Falle von Krankheiten oder Störungen bewusst.

Von der Geburt bis zum Lebensende begleitet uns der Schluckvorgang Tag und Nacht – ebenso, wie der Herzschlag oder die Atmung. Über die Komplexität der Abläufe brauchen wir uns dabei eigentlich keinerlei Gedanken zu machen, da alles mit hoher Präzision und Sicherheit quasi automatisch funktioniert.

So lebensnotwendig der Vorgang auch sein mag – gleichzeitig ist er über vielfältige hochdifferenzierte optische, visuelle, olfaktorische oder gustatorische, nicht zuletzt auch taktile und emotionale Reize ein wesentlicher stimulierender und bereichernder Bestandteil unserer Lebensqualität. Bereits die Zubereitung des Mittagessens mit den typischen Gerüchen oder der Anblick eines Festtagsmenüs sorgen – bis ins hohe Alter – für Lebensfreude, sodass zumeist die Notwendigkeit der Nahrungsaufnahme auch gleichzeitig mit Spaß und Genuss verbunden ist.

Zudem sind unsere Mahlzeiten in der Regel auch mit sozialen bzw. kommunikativen Aspekten verbunden, die nicht vernachlässigt werden sollten. Wo sich Menschen treffen, sei es zum täglichen Frühstück, zu einer Feier oder bei geschäftlichen Anlässen: kaum eine Gelegenheit, bei der die Nahrungsaufnahme nicht auch gleichzeitig mit Gesprächen und dem Austausch von Gedanken und Erlebnissen verbunden wäre, sodass es hier um weit mehr als nur um die »Aufrechterhaltung unseres Stoffwechsels« geht.

10.2.2 Dysphagien: vielfältige Ursachen für die Beeinträchtigung des Schluckvorgangs

Aufgrund der Komplexität der Abläufe wundert es nicht, dass durch zahlreiche Erkrankungen oder Störungen sowie durch Alterungsprozesse der Schluckvorgang beeinträchtigt oder sogar aufgehoben sein kann. Dies ist eine sehr einschneidende Erfahrung, zumal wir im Alltag, z.B. beim Gang durch die

Fußgängerzone oder durch Werbung z. B. beim Fernsehen nahezu pausenlos auf Ess- und Trinkangebote hingewiesen werden.

Plötzlich auftretende Erkrankungen, ob Schlaganfälle oder langsame degenerative Prozesse, ob Demenzen oder Morbus Parkinson oder auch das Alter selbst wirken sich ganz unterschiedlich auf das Kau- und Schluckvermögen aus. Ebenso können Tumorerkrankungen im Mund, Rachen oder Kehlkopfbereich durch Operations- oder Bestrahlungsfolgen das Essen und Trinken beeinträchtigen.

Die Häufigkeit von Dysphagien in Deutschland liegt bei ca. 7 % der Einwohner. In der Gruppe der über 50-Jährigen liegt die Prävalenz sogar bei 16–22 % (Hanke et al. 2014, S. 66). Damit stellen derartige Auffälligkeiten eine keineswegs seltene Einschränkung dar. Die Zahl der Veröffentlichungen zu dieser allgemein noch recht jungen Disziplin hat in den vergangenen Jahren stark zugenommen und verschiedene medizinische und therapeutische Fachdisziplinen (Neurologie, innere Medizin, HNO, Gastroenterologie, Geriatrie, Radiologie, Logopädie, Ernährungsmedizin u. a.) befassen sich im Rahmen der *Dysphagiologie* mit der Symptomatik, der Diagnostik und der Therapie.

Liegen Störungen beim Schlucken vor, sind unterschiedliche und teils gravierende Auswirkungen und Konsequenzen als Folgen zu berücksichtigen, die sich auch auf das soziale Umfeld, z. B. Ehepartner, Familie oder Freundeskreis, auswirken.

Da Essen und Trinken eine Vitalfunktion ist, erfordern derartige Einschränkungen ein interdisziplinäres und abgestimmtes Vorgehen mit folgenden Zielsetzungen:

- Abklärung/Behandlung der Grunderkrankung
- Abklärung/Behandlung der Dysphagie
- Verhinderung/Behandlung von Sekundärkomplikationen (z. B. Aspirationen, Malnutrition, Dehydratation, Sekretverhalt)
- Sicherstellung einer adäquaten Nahrungs-, Flüssigkeits- und Medikamentenzufuhr

Folgen einer Dysphagie

- Aspiration mit:
  - Lungenentzündung (Aspirationspneumonie) oder
  - Luftnot (Dyspnoe) bis zum Ersticken
- Mangelernährung (Malnutrition) mit:
  - allg. Schwächung/Leistungseinbußen
  - Muskelschwund (Sarkopenie)
  - Infektanfälligkeit/Komplikationen
  - verzögerter Genesung
  - Verlängerung des Krankenhausaufenthalts
- Austrocknung (Dehydratation)
- Mundraumprobleme (Entzündungen, belegte Zunge, Verborkung, Soor, Foetor [Mundgeruch])
- Verschleimungsprobleme (Mucostase)
- Verlust an Lebensqualität
- psychosoziale Isolation
- Kosten (für alternative Ernährung und die Behandlung evtl. Komplikationen [Pneumonien])

10.2.3 Grundlagen zum Schluckablauf

Die Anatomie der Nahrungsaufnahme

Der Schluckvorgang erfordert eine Vielzahl zentraler und peripherer anatomischer Strukturen im Kopf-Halsbereich (▶ Abb. 10.1). Da eine Aspiration durch fehlgeleitete Nahrung oder Speichel lebensbedrohlich sein kann, ist vor allem der »Kreuzungsbereich« im Rachen, wo sich Nahrungs- und Atemweg überschneiden, eine besonders kritische Zone.

Die direkte Nähe von Luft- und Speiseweg (▶ Abb. 10.2) macht einen Schutz der unteren Atemwege durch den Kehlkopf erforderlich, der im Rahmen einer Ventilfunktion den Eingang zur Luftröhre verschließt und so eine Aspiration verhindert.

10 Der orale Trakt: Sprach-, Sprech- und Schluckstörungen als zentrale Einschränkung

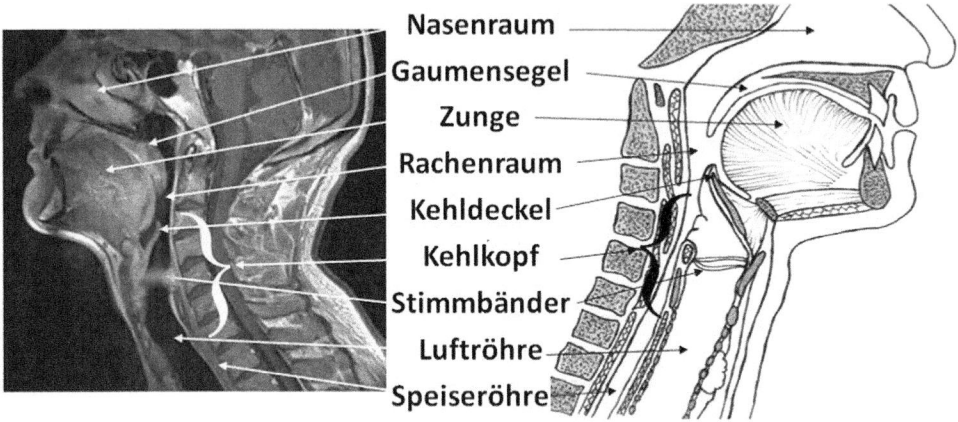

Abb. 10.1: Anatomie des Schluckvorgangs im Kopf- und Halsbereich (eigene Darstellung)

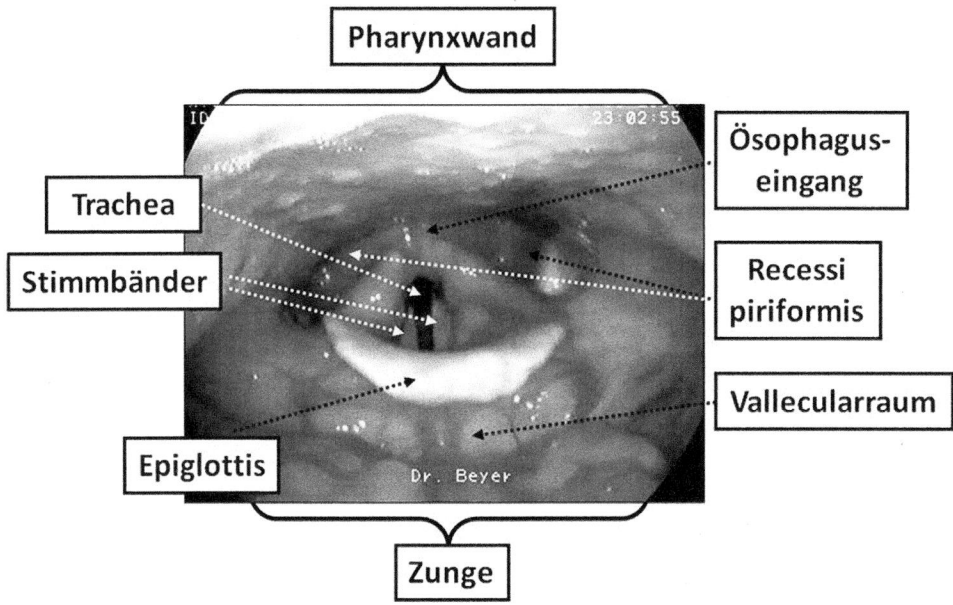

Abb. 10.2: Endoskopische Darstellung des unteren Rachens (eigene Darstellung)

Die fünf Phasen des Schluckvorgangs

Während des Frühstücks oder einer Geburtstagsfeier mit Kaffee und Kuchen denken wir beim Essen und Trinken wohl kaum an die einzelnen Bewegungsabschnitte oder an unterschiedliche Phasen. Dennoch ist es eine Hilfe, diesen gleichmäßig fließenden Vorgang zur besseren Beschreibung sowie zur einheitlichen Erfassung von Störungen und Symptomen in einzelne Schluckphasen einzuteilen. Die hier vorliegende Einteilung ist dabei nur eine mögliche Form, da es in der Fachliteratur viele ähnliche, aber keine allgemein gültige Einteilung gibt. Sie orientiert sich am F.O.T.T.®-Konzept (Facio Orale Trakt Therapie) nach Kay Coombes (Nusser-Müller-Busch 2015).

Beim Schluckvorgang geht es grundsätzlich um zwei unterschiedliche Zielsetzungen:

1. *Transport* der Nahrung vom Mund in den Magen *bei*
2. gleichzeitigem *Schutz* der unteren Atemwege.

Beide Komponenten sind für eine sichere Nahrungsaufnahme unverzichtbar!
Die einzelnen Schluckphasen beinhalten (▶ Abb. 10.1):

1. Praeorale Phase
   – Situative Erfassung (der Nahrungsaufnahme) mit allen Sinnen
   – Sekretion/Speichelbildung (»...das Wasser läuft einem im Mund zusammen...« = vegetative Antwort)
   – Vorbereitung/Zubereitung der Nahrung auf dem Teller und Nahrungsführung zum Mund
2. Orale Vorbereitungsphase
   – Nahrungszerkleinerung durch Einspeicheln und Kauen
   – Sammeln und Platzieren des schluckfertigen Bolus auf der Zungenmitte
3. Orale Transportphase
   – Transport der Nahrung durch Lippenschluss und Zungenstempeldruck nach hinten in den Rachen
4. Pharyngeale Phase
   – Schluckreflexauslösung
   – Abdichtung des Nasenrachenraumes durch das Velum
   – Bolustransport nach unten durch den Rachen in Richtung Ösophagus durch Zunge und Pharynxmuskeln
   – Heben und Schließen des Kehlkopfes durch Kehldeckel, Stimmbänder und Taschenfalten
   – Öffnung der Speiseröhre
5. Ösophageale Phase
   – Transport der Nahrung durch die Speiseröhre in den Magen
   – Absenken des Kehlkopfes und Öffnung des Atemweges

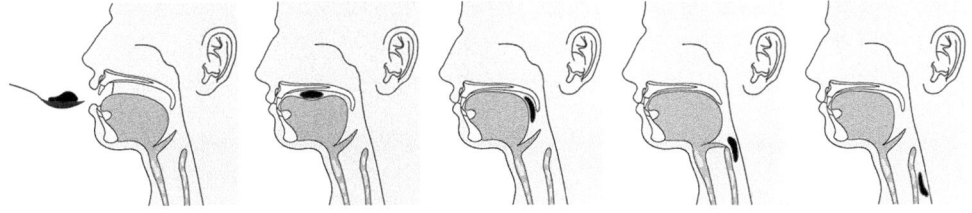

Abb. 10.3: Die fünf Phasen des Schluckvorgangs (Quelle: Nutricia GmbH)

Ursachen von Schluckstörungen

In der Regel finden sich Schluckstörungen selten isoliert. Zumeist treten sie als Folge oder Symptom einer erworbenen Grunderkrankung auf. In manchen Fällen sind sie aber auch angeboren, z. B. durch (früh-)kindliche Zerebralparesen oder Fehlbildungen wie Lippen-Kiefer-Gaumenspalten. Therapeutisch geht es damit einerseits um die (zumeist ärztliche) Behandlung der Grunderkrankung, die von der jeweiligen Ätiologie (Ursache) abhängt. Andererseits stellt die Dysphagietherapie (zumeist durch Schlucktherapeuten, z. B. Logopäden) einen eigenen Schwerpunkt dar, der sich weniger an der

Grunderkrankung als vielmehr an der Symptomatik, also an den individuellen Defiziten und dem Potential der Patienten orientiert.

Tab. 10.1: Ursachen von Dysphagien (eigene Zusammenstellung)

neurogene Ursachen	weitere Ursachen

• Schlaganfall *(Apoplex)*
• SHT *(Schädel-Hirn-Trauma)*
  – M. Parkinson
  – Multiple Sklerose
  – ALS
• Demenzen
• Hirntumore
• (Pseudo-)Bulbärparalyse
• Z. n. Hypoxie
• Hirnnervenerkrankungen
• ICP *(infantile Cerebralparese)*
• Medikamente
	• Erkrankungen im HNO-Bereich *(Mund, Hals, Rachen, Larynx)*
	  – Gewebevermehrung (Tumor, Ödem, Entzündung)
	  – Defekte/Gewebeveränderung (Zahnverlust, Radiatio, Narben, Traumen, Atrophie, angeboren)
	  – Schleimhautveränderung
	  – Divertikel
	• Muskelerkrankungen (Myopathien, Muskeldystrophie)
	• Erkrankung des neuromuskulären Übergangs (Myasthania gravis)
	• Presbyphagie
	• Psychosomatik
	• Ösophaguserkrankungen (Fistel, Stenose, Divertikel, Achalasie)

Dysphagien im Rahmen sekundärer Einschränkungen

• bei schweren pulmonalen Erkrankungen *(z. B. COPD)* infolge:
  – schwerer Dyspnoe
  – schwerwiegender Mucostase *(mit inkonstantem Husten)*
• Vigilanzminderung
• limitierte Belastbarkeit *(durch Alter, Sarkopenie, Multimorbidität)*
• reduzierter Zahnstatus/Prothesenprobleme

In der Tabelle (▶ Tab. 10.1) sind einige der zahlreichen Ätiologien, die primär zu Schluckstörungen führen, aufgeführt. Daneben tangieren auch sekundäre Einschränkungen die Nahrungsaufnahme und können z. B. infolge verminderter Vigilanz zum Verschlucken führen. Im Folgenden werden zwei dieser Erkrankungsursachen exemplarisch näher beleuchtet.

Schlaganfall (Apoplex)

Etwa 30–50 % der akuten Schlaganfälle haben Schluckstörungen zur Folge, sodass sie die häufigste Ursache für Dysphagien überhaupt darstellen. Daher kommt einem sofortigen Schluckscreening bei Aufnahme des Patienten eine besondere Bedeutung zu. Ein wesentlicher Risikofaktor ist das Auftreten von Pneumonien, die mit einer Prävalenz von ca. 15–25 % zu den häufigsten Komplikationen und Todesursachen des akuten Schlaganfalls gehören. (Heuschmann et al. 2010)

Initial zeigen sich aber zunächst v. a. allgemeine Einschränkungen, z. B. in der Vigilanz, der Belastbarkeit oder der Kraft, sodass bei einem gebesserten Allgemeinzustand nach wenigen Tagen viele Patienten wieder in der Lage sind, zu essen oder zu trinken.

Aber nur ein Teil der initialen Schluckstörungen bildet sich zurück – nach sechs Monaten finden sich immerhin noch bei 10 % der Betroffenen Dysphagien. Probleme sind z. B.

Leaking (vorzeitiger, unkontrollierter Nahrungseinlauf in den Rachen) oder Verzögerungen in der Schluckreflexauslösung. Da der Hirnstamm u. a. die reflektorischen Schluckabläufe steuert, führen Erkrankungen in dieser Hirnregion zu mitunter schwersten Dysphagien, insbesondere bei bilateralen Insulten. So handelt es sich beim sog. Wallenbergsyndrom um ein typisches Hirnstammsyndrom, das mit z. T. schweren, mitunter auch bleibenden Schluckstörungen einhergeht.

Werden akute Schlaganfallpatienten mittels bildgebender Verfahren untersucht, finden sich z. B. entsprechend häufig Nahrungspenetrationen oder Aspirationen. Etwa 75 % der dysphagischen Patienten zeigen Störungen der pharyngealen Phase und hier insbesondere in der Schluckreflexauslösung. Bei den übrigen 25 % der Patienten fanden sich primär orale Einschränkungen (Dziewas; Warnecke 2013).

Dysphagie bei schweren pulmonalen Erkrankungen (COPD)

Da Essen und Trinken nicht nur den Nahrungstransport vom Mund zum Magen beschreibt, sondern ebenfalls das gleichzeitige »Heraushalten« aus den unteren Atemwegen bedeutet, können auch pulmonale Erkrankungen eine Ursache für Schluckprobleme darstellen. Die reflektorische Atemunterbrechung während des Schluckreflexes mit anschließender Ausatmung verhindert das Einatmen von liegengebliebenen Nahrungsresten und setzt eine entsprechende Atemkapazität voraus. Pulmonale Probleme mit schwerwiegender Kurzatmigkeit bewirken ein zu schnelles Öffnen des Kehlkopfes nach dem (noch nicht ganz beendeten) Schluckvorgang. Das Eindringen von Nahrung oder Sekret in die Atemwege stellt insbesondere bei bereits bestehender pulmonaler Limitierung ein besonderes Risiko dar, da Luft und Kraft fehlen, die Atemwege durch Husten und Räuspern zu reinigen. Ein kleineres Bolusvolumen ist dann hilfreich, da es kein mehrfaches Schlucken erfordert und somit ein schnelleres Zu-Atem-Kommen erlaubt. Auch ein Sekretstau (Mucostase) mit Husten kann im Augenblick des Essens oder Trinkens mit den Kau- und Schluckbewegungen interferieren und zu einem vermehrten Verschlucken führen.

10.2.4 Schlucken im Alter: Presbyphagie

Im Rahmen normaler Alterungsvorgänge kommt es auch zum körperlichen Umbau der Schluckanatomie, sodass neben dem Zahnstatus auch Veränderungen der Muskulatur oder der neuronalen Steuerung zu einer allgemeinen Verlangsamung oder einer Vermeidung der Aufnahme von z. B. sehr harten oder festen Speisen führen. Diese als *primäre Presbyphagie* bezeichneten sehr langsamen Umbauvorgänge sind selten behandlungsbedürftig, da sie automatisch und unbemerkt bis ins hohe Alter kompensiert werden. Durch hinzutretende Erkrankungen im Alter kann es aber zu einer *sekundären Presbyphagie* mit manifesten Einschränkungen kommen. Derartige Erkrankungen können auch in ganz anderen (nicht im engeren Sinne schluckrelevanten) Bereichen liegen. So werden im hohen Alter im Rahmen einer atypischen Symptomrepräsentation z. B. bei einem Harnwegsinfekt auch Schluckstörungen beobachtet, da durch Fieber, körperliche Schwäche oder Bettlägerigkeit Kompensationsmechanismen zusammenbrechen und kaum noch funktionelle Reserven mobilisiert werden können. So sind die nicht ausreichenden Grundvoraussetzungen in den Bereichen Atmung, Vigilanz oder Belastbarkeit Komponenten, die bei geriatrischen oder neurologischen Erkrankungen besondere Risikofaktoren darstellen. Sie können die Nahrungsaufnahme beeinträchtigen und sogar zur Aspiration führen, ohne dass eine explizite Störung im eigentlichen Schluckapparat vorliegen muss.

10.2.5 Diagnostik von Schluckstörungen

Störungen des Schluckvorgangs treten in der Regel nicht als isolierte Symptome auf, sodass im Zentrum der ärztlichen Bemühungen zunächst die Diagnostik und Therapie der ursächlichen Grunderkrankung steht. Dagegen findet sich im Fokus der therapeutisch-logopädischen Diagnostik primär die Schluckpathologie an sich mit dem jeweiligen Pathomechanismus. Dennoch hängt naturgemäß die Option, eine Schluckproblematik übungstherapeutisch zu verbessern, unmittelbar von den Möglichkeiten ab, inwiefern auch die Grunderkrankung behandelt werden kann. Grundsätzlich ist die logopädische Intervention bei einer Dysphagie immer dann sehr problematisch oder gar unmöglich, wenn die Grunderkrankung (noch) nicht feststeht oder diese nicht behandelbar ist.

Bei der Überprüfung der Schluckfähigkeiten ist die *taktile*, *auditive* und *visuelle* Kontrolle des vollständigen Schluckens von Bedeutung.

- Bei der *taktilen Überprüfung* werden mittels des Schluckkontrollgriffs Teile des Schluckablaufs beurteilt (▶ Abb. 10.4). Dabei wird die Hand (leicht und ohne Druck) an Mundboden und Kehlkopf platziert, sodass der Zeigefinger am Mundboden, der Mittelfinger in Höhe des Hyoids (Zungenbein), der Ringfinger am Schildknorpel (Adamsapfel) und der kleine Finger am Ringknorpel anliegt.
- Beim Schlucken spürt zunächst der Zeigefinger am Mundboden die Transportbewegung der Zunge. Nach Auslösung des Schluckreflexes können die übrigen Finger die Kehlkopfbewegung ertasten. Dabei handelt es sich um eine deutliche Bewegung nach oben vorne von ca. 20 mm mit einem kurzen Verharren in der angehobenen Position (Plateauphase), die in dieser Form nur beim Schlucken zu beobachten ist.

Bei der *auditiven Beurteilung* werden Atmung und Stimme beurteilt, die sich akustisch bei retinierten Sekreten oder Nahrungsresten durch ein Brodeln oder eine feuchte/belegte Stimme verändert zeigen. Hier kann unterstützend ein Stethoskop hinzugenommen werden.
- Die *visuelle Überprüfung* der sichtbaren Bereiche des Mund- und Rachenraumes erfasst zurückgebliebene Nahrungsreste oder Sekretionen.

Besonders in der Diagnostik sowie bei beginnendem Kostaufbau sollten Schluckabläufe mit allen drei Modalitäten kontrolliert werden, um sicher zu sein, dass eine adäquate Schluckreflexauslösung gegeben ist und die Nahrung auch geschluckt und nicht nur im Mund hin und her bewegt wurde. Erst dann sollte (bei ungestörtem Ablauf) weitere Nahrung angereicht werden.

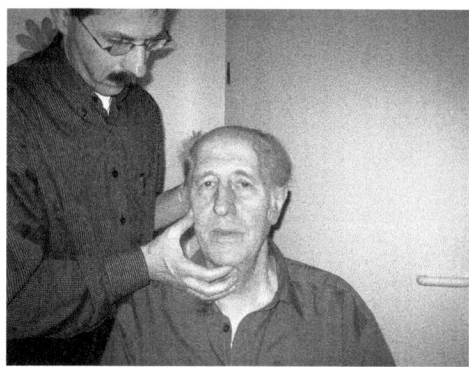

Abb. 10.4: Schluckkontrollgriff (eigene Darstellung)

10.2.6 Bildgebende Diagnostik

Gemäß Empfehlung der Leitlinie neurogene Dysphagien (Prosiegel et al. 2015) soll vor der Entscheidung zur oralen Nahrungs- bzw. Flüssigkeitszufuhr mittels bildgebender Verfahren überprüft werden, ob und bei welcher Konsistenz bzw. Applikationsart (Tasse, Löffel) ein aspirationsfreies Schlucken und damit ein oraler Kostaufbau möglich ist.

Da der Schluckvorgang für den Blick von außen primär unsichtbar abläuft, dienen bildgebende Verfahren mittels Radiologie (Videofluoroskopie) oder Endoskopie (Videoendoskopie, sog. FEES [fiberendoscopic evaluation of swallowing]) dazu, die internen Abläufe zu visualisieren. Insbesondere die Aspirationsgefahr (vor allem, wenn es sich um ein stilles, also von außen unbemerkt ablaufendes Eindringen bis unterhalb der Stimmbandebene handelt) lässt sich nur durch derartige Bildgebungen objektivieren.

10.2.7 Therapie von Schluckstörungen

Die Dysphagietherapie beinhaltet sehr unterschiedliche und sich wechselseitig beeinflussende und ergänzende Bereiche:

- **Therapie der Grunderkrankung**
  (z. B. die Einstellung des Blutdrucks zur Schlaganfallbehandlung oder die medikamentöse Einstellung eines Morbus Parkinson)
- **Behandlung der Folgen und Komplikationen**
  (z. B. die Behandlung einer Aspirationspneumonie oder die Sondenernährung zur Vermeidung der Malnutrition)
- **Schlucktherapeutische Maßnahmen:**
  - Kausale/restituierende Verfahren (übende Verfahren zur Verbesserung motorisch-funktioneller Strukturen wie der Zungenmotilität oder der Kehlkopfhebung)
  - Adaptierende Verfahren
    - Diätetik (Konsistenzanpassung)
    - Hilfsmittel (zur Erleichterung der Nahrungszuführung; ▶ Abb. 10.5)
    - Kompensatorische Maßnahmen
    - Haltungsanpassung
    - Positionierung/Platzierung der Nahrung
  - Schlucktechniken (supraglottisches Schlucken, Mendelsohn Manöver, kraftvolles Schlucken)
  - Therapeutisches Essen & Trinken

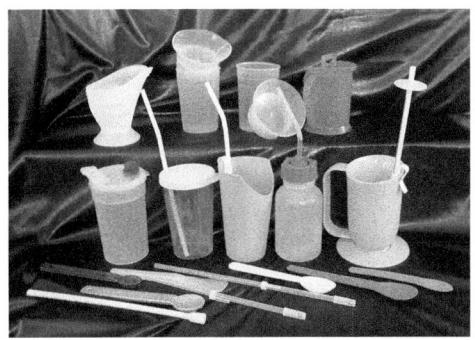

Abb. 10.5: Hilfsmittel, um die Nahrungszuführung zu erleichtern (eigene Darstellung)

Die Behandlung von Schluckstörungen ist ein integrativer Bestandteil der Behandlung der Grunderkrankung und davon abhängig, inwieweit diese behandelbar ist und inwieweit es gelingt, die Folgen oder Komplikationen der ursächlichen Erkrankung im Allgemeinen sowie der Schluckstörung im Besonderen zu vermeiden oder zu minimieren.

Bei zahlreichen Erkrankungen bietet die Medizin inzwischen gute Möglichkeiten, sodass vielfach mit einer entsprechenden Behandlung der ursächlichen Erkrankung auch die daraus resultierende Dysphagie teils deutlich gebessert werden kann. Andererseits gibt es nach wie vor progrediente neurologische Erkrankungen (z. B. ALS oder MS), für die es nach wie vor keine kausalen Behandlungsmöglichkeiten gibt, sodass, ähnlich wie bei größeren operativen Eingriffen, der therapeutische Spielraum begrenzt bleibt.

> Grundsätzlich gilt, dass eine unbedachte oder voreilige Nahrungseingabe gefährlich ist. Patienten können hierdurch ernsthaft zu Schaden kommen. Daher ist bei

> allen Therapiemaßnahmen eine enge Abstimmung aller beteiligten Personen (Patienten, behandelnde Ärzte, Schlucktherapeuten, Pflegekräfte, Küche bzw. Diätassistenten sowie Angehörige) essenziell.

10.2.8 Dysphagien und therapeutisches Trachealkanülenmanagement

Schwerste Schluckstörungen tangieren auch das Speichelmanagement und können – neben weiteren Ursachen wie Atemwegserkrankungen – zur medizinischen Notwendigkeit einer Trachealkanüle führen. Dabei sorgt die Kanüle einerseits für den sicheren Zugang zu den unteren Atemwegen und erleichtert damit die Atmung. Andererseits ermöglicht sie durch das Absaugen von Sekret einen freien Atemweg.

Der Fremdkörper, den insbesondere eine geblockte Trachealkanüle darstellt, führt jedoch auch zu Einschränkungen in anderen Bereichen, die nicht zwingend durch die Grunderkrankung verursacht werden.

Im Rahmen des therapeutischen Trachealkanülenmanagements geht es darum, eine Kanülenversorgung zu gewährleisten, die einerseits die Kanülenindikation berücksichtigt, andererseits aber vorhandene Ressourcen bzw. nicht tangierte Fähigkeiten des Patienten (z. B. in den Bereichen Sekretmanagement, Atmung, Sprechen oder Schlucken) erhält und nicht behindert oder gar aufhebt.

Benötigt ein Patient z. B. eine geblockte Trachealkanüle aufgrund einer Atemproblematik, wird er seine ansonsten vielleicht uneingeschränkten Sprechmöglichkeiten zunächst nicht nutzen können, da die Atemluft nun nicht mehr durch den Kehlkopf strömt.

Auch die vielleicht völlig ausreichende Fähigkeit, das Lungensekret nach oben zu transportieren und zu schlucken, wird durch eine geblockte Trachealkanüle verhindert, wenn der Patient diese benötigt, um etwa das Eindringen von Speichel in die Lunge im Falle einer Dysphagie zu verhindern. Dies wiederum kann zu einer konstanten Absaugpflicht führen, die bei freien Atemwegen (ohne Behinderung durch den geblockten Cuff) nicht besteht.

Abb. 10.6 zeigte die Trachea mit liegender Trachealkanüle in schematischer Darstellung sowie in einer CT-Aufnahme. Sichtbar ist im radiologischen Bild nur das Kanülenrohr in der Trachea, d. h. die Blockung (der Cuff) ist in solchen Aufnahmen nicht zu sehen (▶ Abb. 10.6).

Die Blockung schützt einerseits die unteren Atemwege (Lunge) bzw. gewährleistet eine adäquate Beatmung, trennt aber andererseits den oberen vom unteren Atemweg, sodass aufgrund der fehlenden oberen Luftzirkulation Funktionen wie Stimme, Sprechen, Husten oder ein suffizientes Sekretclearing nicht mehr so ohne weiteres möglich sind. Daher ist es bereits auf den Intensivstationen, aber auch in der anschließenden Frührehabilitation sowie der ambulanten Nachsorge ein wichtiges Ziel, durch ein gezieltes Trachealkanülenmanagement mit einem abgesicherten *Entblockungsmanagement* den oberen Atemweg wieder mit dem unteren zu verbinden, sofern entsprechende Kontraindikationen ausgeschlossen werden können.

Bei der entblockten Trachealkanüle (▶ Abb. 10.7) erfolgt durch ein Sprechventil mit Umlenkung des Atemweges die Anbindung des oberen an den unteren Atemweg. Dieses ermöglicht die Inspiration via Sprechventil und Kanüle, während es bei der Exspiration schließt, um die eingeatmete Luft durch die Kanüle hindurch (bei einer gefensterten Ausführung) bzw. an der Kanüle vorbei durch Kehlkopf, Rachen und Mund-Nasenraum strömen zu lassen. So ist es möglich, trotz liegender Trachealkanüle dem Patienten die Voraussetzungen für Stimme, Sprechen sowie Husten und Räuspern als wichtige

Schutzmechanismen zu bieten, wodurch auch das Schlucken erleichtert wird. So gewährleistet der Flow, dass Sekret oder auch Nahrungsreste gespürt und durch Nachschlucken, Räuspern oder Husten entfernt werden können.

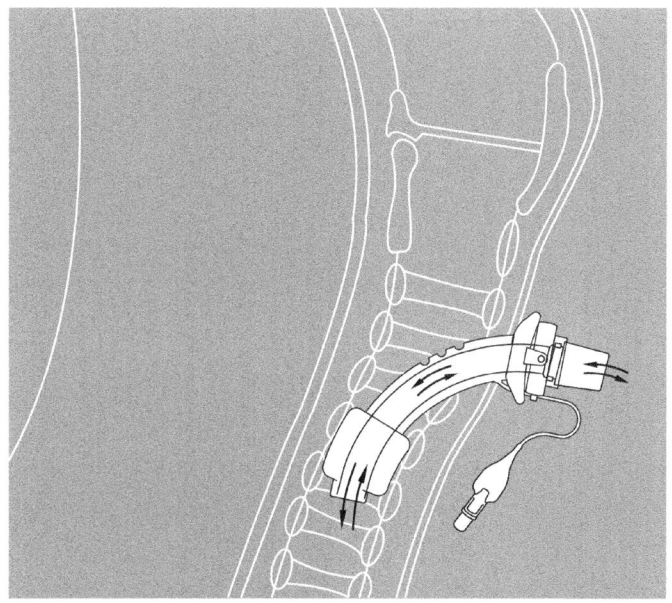

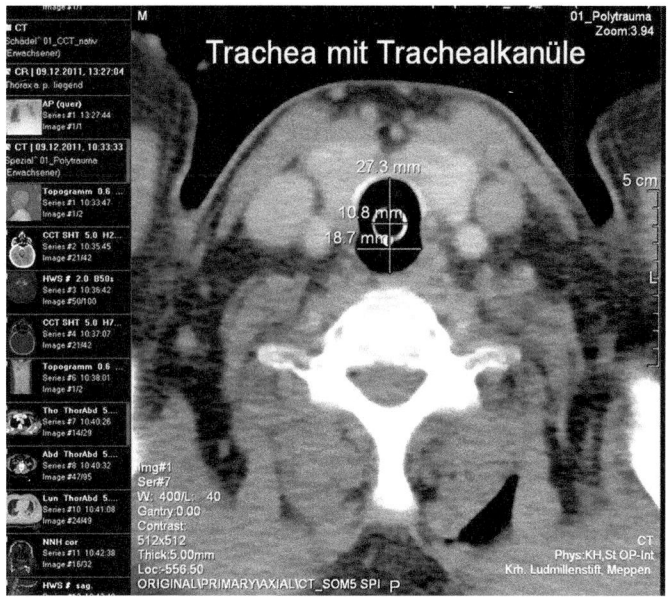

Abb. 10.6a und 10.6b: Liegende Trachealkanüle schematisch (TRACOE medical GmbH) und in CT-Thorax Aufnahme (eigene Darstellung)

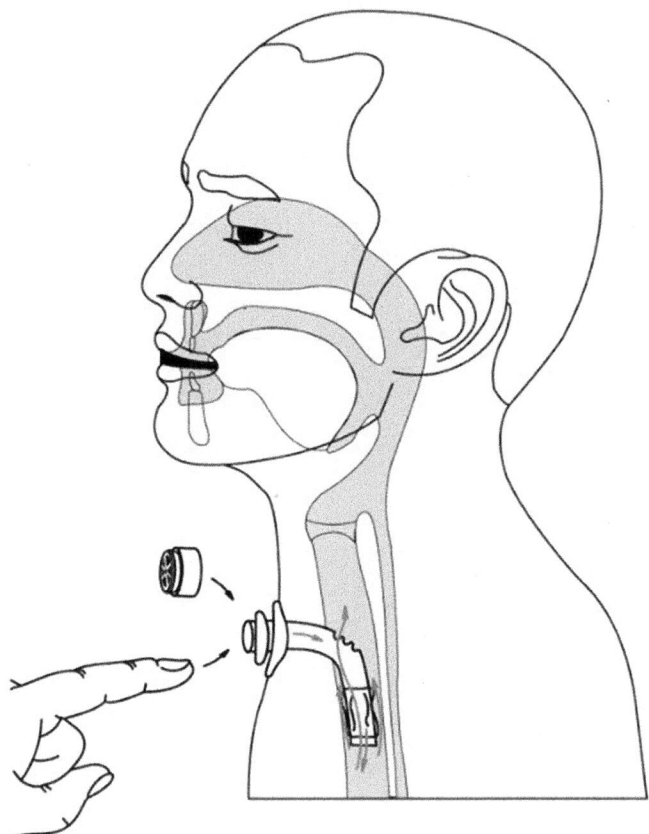

Abb. 10.7: Entblockte Trachealkanüle ermöglicht die Anbindung des oberen an den unteren Atemweg (TRACOE medical GmbH)

Das interdisziplinäre therapeutische Trachealkanülenmanagement erfordert Teamwork zwischen Pflegekräften, Ärzten, Logopäden bzw. Schlucktherapeuten und Versorgungsfirmen und kann ganz unterschiedliche Bereiche beinhalten:

- Trachealkanülenauswahl
- Tracheostomapflege
- therapeutisches Entblocken
- Sekretmanagement
- Atemmanagement
- Dysphagietherapie mit Kostaufbau
- Dekanülierung

Da sich Grunderkrankung, Allgemeinzustand, respiratorische Situation, Dysphagie und Trachealkanülenversorgung unmittelbar beeinflussen, greifen auch die einzelnen Therapiefelder wechselseitig ineinander.

Literatur

Dziewas R, Pflug C et al. (2020) Neurogene Dysphagie, S1-Leitlinie, 2020, in: Deutsche Gesellschaft für Neurologie (Hrsg.), Leitlinien für Diagnostik und Therapie in der Neurologie. Online: www.dgn.org/leitlinien (abgerufen am 02.04.2021)

Frank U (2008) Die Behandlung tracheotomierter Patienten mit schwerer Dysphagie. Potsdam: Universitätsverlag

Hanke F, Rittig T, Simonis D et al. (2014) Konsensuspapier – Bedarfsgerechte Medikation bei neurologischen und geriatrischen Dysphagie-Patienten. MMW – Fortschritte der Medizin, 156, S. 64–71

Heuschmann PU, Busse O, Wagner M et al. (2010) Schlaganfallhäufigkeit und Versorgung von Schlaganfallpatienten in Deutschland. Akt Neurol, 37(7), S. 333–340

Niers N (2019) Subglottische Luftinsufflation bei tracheotomierten PatientInnen ACV: »above cuff vocalisation« oder »above cuff ventilation«? Eine Übersicht mit praktischer Handreichung. LOGOS interdisziplinär 2/2019, S. 206–212

Niers N (2014) Tracheostomie. Idstein: Schulz-Kirchner

Niers N (2012) Trachealkanülenmanagement: therapeutische Kriterien zur gezielten Auswahl passender Größen. LOGOS interdisziplinär, 20 (1), S. 42–51

Nusser-Müller-Busch R (Hrsg.) (2015) Die Therapie des Facio-Oralen Trakts. 4. Aufl. Heidelberg: Springer

Schwegler H (2020) Trachealkanülenmanagement. In sicheren Schritten Richtung Dekanülierung. 3., überarbeitete Aufl. Idstein: Schulz-Kirchner

Warnecke T & Dziewas R (2018) Neurogene Dysphagien: Diagnostik und Therapie. 2., erweiterte und überarbeitete Aufl. Stuttgart: Kohlhammer

10.3 Kognitiv bedingte Störungen von Kommunikation und Nahrungsaufnahme bei geriatrischen Patienten

Maria-Dorothea Heidler

10.3.1 Einleitung

Untersuchungen wie die Berliner Altersstudie (Mayer & Baltes 1996) oder die Oregon Brain Aging Study (Green et al. 2000) haben zwar gezeigt, dass die Vorstellung vom Altern als ein generell negativer und problematischer Abbauprozess so nicht haltbar ist, dennoch verschlechtern sich aufgrund biologisch-genetischer Faktoren mit zunehmendem Alter zahlreiche kognitive Funktionen (Heidler 2007). Zudem leiden rund 10–25 % der über 65-Jährigen in den Industrienationen an einer Leichten Kognitiven Beeinträchtigung (LKB), die einen Zustand zwischen Normalität und möglicher beginnender Demenz bezeichnet (Panza et al. 2005). Ein Großteil der geriatrischen Patienten hat demnach mehr oder weniger ausgeprägte kognitive Leistungseinbußen – im besten Fall nur geringe infolge normaler kognitiver Alterungsprozesse oder einer LKB, im schlimmsten Fall ausgeprägte infolge einer degenerativen oder nichtdegenerativen Demenz. Die daraus resultierenden Beeinträchtigungen in den Bereichen Aufmerksamkeit, Exekutivfunktionen und Gedächtnis wirken sich dabei auf alle Ebenen des Verhaltens aus – unter anderem auf Kommunikationsprozesse und die Nahrungsaufnahme.

10.3.2 Kognitiv bedingte Dysphasien und Dysphagien

Für kognitiv bedingte Sprachverarbeitungsstörungen wurden bereits zahlreiche Termini vorgeschlagen, unter anderem nichtaphasische zentrale Sprachstörungen oder Kognitive Dysphasien (Heidler 2006). Für kognitiv bedingte Störungen der Nahrungsaufnahme existiert bislang noch kein entsprechender Begriff – äquivalent zu Kognitiven Dysphasien könnte man von Kognitiven Dysphagien sprechen. Diese Bezeichnungen haben den

Vorteil, dass sie den diagnostischen und therapeutischen Fokus auf die zugrundeliegenden kognitiven Beeinträchtigungen legen und nicht auf das Sprachsystem oder die Sensomotorik (wo das Problem eben meist nicht liegt). Zudem sollen diese Begriffe herausstellen, dass hier Dysphasie und Dysphagie nur einige von vielen Folgeerscheinungen kognitiver Störungen sind.

Gestörte Aufmerksamkeitsfunktionen führen auf sprachlicher Ebene zu Kognitiven Dysphasien attentionaler Genese. Ist die Intensität (Wachheit, Daueraufmerksamkeit, Vigilanz) beeinträchtigt, so wird die Informationsverarbeitung verlangsamt, was sich in verzögerten Antworten, einem verlangsamten Redefluss sowie einem lückenhaften Sprachverständnis zeigt. Umweltveränderungen werden nicht mehr zeitgerecht wahrgenommen und verbale Reize nur noch oberflächlich verarbeitet. Störungen der Aufmerksamkeitsselektion (selektive und geteilte Aufmerksamkeit, »Konzentration«) hingegen beeinträchtigen die Fähigkeit, irrelevante verbale Informationen auszufiltern und sich relevanten Reizen zuzuwenden (Levinoff et al. 2004). Dies führt z. B. in Gesprächen zu Schwierigkeiten, sich von einem aktuellen Fokus zu lösen und sich auf einen neuen Fokus einzustellen (z. B. auf ein neues Thema oder einen anderen Gesprächspartner). Zudem kann die Wahrnehmung von Sprache unter Geräuschbedingungen erschwert sein, sodass relevante Informationen nicht mehr sicher herausgefiltert werden können (Heidler 2008).

Auch bei der Nahrungsaufnahme sind sowohl Intensitäts- als auch Selektivitätsstörungen problematisch. Sie führen unter anderem dazu, dass der Patient bei reduzierter Vigilanz während der Nahrungsaufnahme »einschlafen« kann. Dadurch nimmt er einerseits nicht ausreichend Nahrung zu sich, andererseits ist er aspirationsgefährdet durch eine Verlangsamung aller Schluckphasen inklusive einer verzögerten Schluckreflexauslösung. Die Nahrungsaufnahme ist meist stark verlangsamt, sodass ein rascheres Sättigungsgefühl einsetzt. Infolge einer eingeschränkten selektiven Aufmerksamkeit können Teilhandlungen der Nahrungsaufnahme durcheinandergebracht oder vergessen werden.

Gestörte Exekutiv-Funktionen führen bei der Sprachverarbeitung zu Kognitiven Dysphasien dysexekutiver Genese aufgrund einer Beeinträchtigung von kognitiver Flexibilität, Antizipationsvermögen sowie im Planen, Initiieren, Sequenzieren und Kontrollieren von Handlungen (von Cramon & Matthes-von Cramon 1994). Aktuell wird unterteilt in desorganisierte, enthemmte und apathische dysexekutive Syndrome (Campbell et al. 1994): Kognitive Desorganisation kann zu verbalen Planungsdefiziten, Echolalie und inkohärenter Spontansprache führen. Das enthemmte dysexekutive Syndrom äußert sich durch Störungen im Sozialverhalten infolge einer verminderten Impulskontrolle sowie einer beeinträchtigten emotionalen Handlungsbewertung. Das apathische dysexekutive Syndrom ist gekennzeichnet durch eine Verminderung des Antriebs, wovon auch der Sprachantrieb betroffen ist – im Extremfall besteht ein Mutismus.

Auch bei der Nahrungsaufnahme zeigen sich äquivalente Probleme: Beim desorganisierten dysexekutiven Syndrom bestehen Schwierigkeiten bei der Planung von Esshandlungen (der Patient weiß nicht, wie er beginnen soll, zwischendurch verliert er das Handlungskonzept und nestelt mit dem Essen oder dem Besteck), Störungen beim Sequenzieren der Esshandlung (der Patient kann keine logische Reihenfolge von Teilhandlungen herstellen und beißt z. B. vor dem Belegen des Brots ab) oder Defizite beim Kontrollieren von Esshandlungen (der Patient wiederholt dauernd bestimmte Teilhandlungen – z. B. das Löffel-zum-Mund-Führen). Das enthemmte dysexekutive Syndrom kann zur Hyperphagie führen (hemmungsloses »In-sich-Hineinstopfen« von Nahrung), das apathische Syndrom zu Schwierigkeiten beim Initiieren der Esshandlung (der Patient kann z. B. aufgrund einer schweren Antriebsminderung ohne Fremdantrieb nicht mit der

Nahrungsaufnahme beginnen und »verhungert vor dem vollen Teller« oder bleibt in Teilhandlungen stecken, z. B. beim oralen Transport).

Tab. 10.2: Die Bedeutung von Aufmerksamkeits-, Exekutiv- und Gedächtnisfunktionen für Kommunikation/Sprachverarbeitung und Nahrungsaufnahme (eigene Zusammenstellung)

Relevanz	Aufmerksamkeit	Exekutivfunktionen	Gedächtnis
Generell wichtig für:	Aufrechterhaltung eines tonischen Aufmerksamkeitsniveaus; Orientierung zu sensorischen Ereignissen; Erkennen und Fokussieren relevanter Informationen; Ausfiltern irrelevanter Informationen	aktives, zielgerichtetes, situationsangemessenes Verhalten; Planen, Sequenzieren, Initiieren und Kontrollieren von Handlungen; Impulskontrolle; emotionale Bewertung; Antrieb	Erwerb (Enkodierung und Konsolidierung) und Abruf von deklarativen und prozeduralen Informationen und Schemata; Erzeugen einer individuellen Identität und Kontinuität
Folgen gestörter Funktionen für die Sprachverarbeitung	verlangsamte Sprachverarbeitung durch Störungen der Aufmerksamkeitsintensität; Kohärenzbrüche bei Produktion und Rezeption sowie ungenügende Fokussierung auf Gesprächspartner bei Störungen der Aufmerksamkeitsselektivität	Äußerungen unstrukturiert und planlos; fehlende Plausibilitätskontrollen für eigene Äußerungen (desorganisiertes Syndrom); Logorrhoe, sozial unangemessene Äußerungen (enthemmtes Syndrom); Sprachantrieb reduziert (apathisches Syndrom)	Sprachverarmung bei Störungen im episodisch-autobiografischen Langzeitgedächtnis; erschwerter Neuerwerb von verbalen und episodischen Informationen bei Enkodierungsstörungen; gestörte syntaktische Regelanwendung
Folgen gestörter Funktionen für die Nahrungsaufnahme	»Einschlafen« während der Nahrungsaufnahme (Gefahr der Mangelernährung und erhöhte Aspirationsgefahr!); unstrukturiertes Handeln durch Ablenkbarkeit	Fehlhandlungen mit der Nahrung oder dem Besteck; Perseveration (permanente Wiederholung) von Esshandlungen; Hyperphagie (übermäßige Nahrungsaufnahme); Antriebsminderung (»Verhungern vor dem vollen Teller«)	Mangelernährung durch Vergessen der Nahrungsaufnahme; Vergessen von Allergien; gestörte motorische Prozeduren (Kauen unkoordiniert)

Gestörte Gedächtnisfunktionen führen auf sprachlicher Ebene zu Kognitiven Dysphasien mnestischer (das Gedächtnis betreffender) Genese. Zwischen Gedächtnis- und Sprachverarbeitungsprozessen besteht eine konstitutive Wechselwirkung, da ohne funktionierende Gedächtnissysteme keine sprachliche Strukturerzeugung möglich ist und andersherum Sprachverarbeitung für viele Gedächtnisfunktionen (z. B. Enkodierprozesse) Voraussetzung ist. Kognitive Dysphasien können durch Störungen sowohl des verbalen Kurzzeit- als auch des Langzeitgedächtnisses verursacht werden: Langzeitgedächtnisstörungen manifestieren sich vor allem in einer Sprachverarmung mit floskelhafter Spontansprache, schwere Kurzzeitgedächtnisstörungen führen im Extremfall dazu, dass das im Gespräch Gesagte sofort vergessen wird. Die Folgen sind Sprachverständnisprobleme, die häufig eingebettet sind in allgemeine Störungen der Orientierung.

Bei der Nahrungsaufnahme zeigen sich Gedächtnisstörungen z. B. durch das Vergessen bereits stattgehabter Nahrungsaufnahme bei schweren Enkodierungs- und Merkfähigkeitsstörungen, eine daraus resultierende Über- oder Unterernährung (da ein Vergessen einerseits eine erneute Nahrungsaufnahme auslösen kann; andererseits führt ein Beharren darauf, »schon gegessen zu haben«, zur Verweigerung der Nahrungsaufnahme) oder ein erschwertes Abrufen motorischer Programme (Abbeißen, Kauen) bei gestörtem prozeduralen Gedächtnis (Heidler 2009). Eine zusammenfassende Darstellung über die Auswirkungen kognitiver Beeinträchtigungen auf Kommunikation/Sprachverarbeitung und Nahrungsaufnahme gibt Tabelle 10.2 (▶ Tab. 10.2).

10.3.3 Management von kognitiv bedingten Dysphasien und Dysphagien

Im Hinblick auf die Kommunikation mit kognitiv beeinträchtigten geriatrischen Patienten muss den Betreuenden bewusst sein, dass nur *sie* ihre Kommunikation anpassen können – der Patient kann dies meist nicht mehr. Wichtige Aspekte im Umgang sind hierbei:

- das Vermeiden von Störgeräuschen (Fernseher ausschalten, ruhige Umgebung schaffen),
- lange Sätze mit vielen Informationen vermeiden; am günstigsten sind Sätze oder Fragen mit nur einer Aussage (z. B. »Möchten Sie einen Kaffee?«),
- keine Doppeldeutigkeiten oder komplexe Wahlmöglichkeiten (»Möchten Sie Tee, Kaffee, Kakao, Saft oder Wasser?«),
- Namen und Aussagen wiederholen und auf Pronomina verzichten, da der Patient unter Umständen vergisst, worauf sie sich beziehen (also nicht »Ich habe gestern Thomas getroffen und dessen Freund Olaf war auch dabei. Der ist dann allerdings gegangen, als wir einen Kaffee trinken gegangen sind«, sondern: »Ich habe gestern Thomas getroffen. Olaf war auch dabei. Der ist dann nach Hause gegangen und ich bin mit Thomas einen Kaffee trinken gegangen.«),
- keine raschen Themenwechsel (»Ich hab' vorhin den Thomas getroffen. Sein Freund Olaf besucht ihn gerade. Sagen Sie mal, was möchten Sie jetzt trinken?«),
- einen redundanten Stil verwenden,
- einfache Ja-Nein-Entscheidungsfragen,
- eindeutige Mimik und Gestik, die mit den Äußerungsinhalten übereinstimmen,
- eine ruhige Intonation als Reaktion auf ängstliches oder aggressives Verhalten,
- den Patienten von vorne ansprechen, damit er sieht, wer mit ihm spricht und damit akustische und visuelle Signale sich gegenseitig verstärken und
- bei Wortfindungsschwierigkeiten vorsichtig Vorschläge möglicher Antworten unterbreiten, um den Patienten weiterhin aktiv am Gespräch teilnehmen zu lassen (Heidler 2015).

Anpassung heißt auch, dass der Betreuende zuerst sein eigenes Verhalten überdenken muss, wenn die Kommunikation misslingt. Hierzu kann er sich folgende Fragen stellen:

- Habe ich mich missverständlich ausgedrückt?
- Habe ich den Patienten kognitiv überfordert?
- Habe ich laut genug gesprochen oder gab es Störgeräusche?
- War meine Wortwahl angemessen?
- War der Patient abgelenkt, war das Thema für ihn uninteressant oder war es der falsche Moment?
- Habe ich dem Patienten genug Zeit gelassen?
usw. (Döbele & Schmidt 2014).

Tab. 10.3: Effektive und ineffektive Strategien im Umgang mit kognitiv bedingten Dysphagien (Heidler 2015)

Effizienz der Strategien	Umgang mit kognitiv bedingten Störungen der Nahrungsaufnahme
Ineffektive Strategien	• nicht genügend Zeit beim Nahrungsanreichen lassen (kann zum Verschlucken führen!) • Nahrungsanreichen im Stehen (signalisiert Zeitmangel) • Delegieren des Anreichens an unqualifiziertes Personal • Vernachlässigen der Mundpflege • Brille nicht aufgesetzt • Hörgerät oder Zahnprothese nicht eingesetzt • Essen im Bett • Essenstablett für den Patienten nicht sichtbar oder nicht erreichbar • wenig Kommunikation zwischen Pflegekraft und Patient oder autoritärer Kommunikationsstil (»Mund auf! – Schlucken!«) • Zwangsmaßnahmen (Schnabelbecher kippen, damit es schneller geht, Kopf und Hände festhalten bei Abwehrverhalten, Nase zuhalten, Einspritzen von Flüssigkeiten durch Zahnlücken etc.)
Fraglich effektive Strategien	• verbale Aufforderung zum Weiteressen • mimische Aktivierung • Locken mit Süßspeisen • mit dem Löffel auf die Unterlippe tippen als Aufforderung zur Mundöffnung • Essen soll wenigstens »probiert« werden • Überlisten, Täuschen und Austricksen (z. B. auf das Kiefergelenk drücken zur Initiierung einer Mundöffnung, Fragen stellen und beim Öffnen des Mundes die Nahrung einführen)
Effektive Strategien	• der Patient sollte möglichst selbst entscheiden, wann, was, wie, wo und mit wem er essen möchte • beim Anreichen Zeit lassen und Ruhe ausstrahlen • kein Drängeln, Überreden oder Überlisten (Unterstützen, aber nicht Zwingen!) • möglichst immer die gleiche Person, die anreicht und neben dem Patienten sitzt • Nahrungspräferenzen und -aversionen berücksichtigen durch Erstellen einer individuellen Ess- und Trinkbiografie (z. B. durch Befragen der Angehörigen) • zwanglos-familiäre Atmosphäre • Unterstützen von Bewegungsabläufen (z. B. Nahrung zum Mund führen) • visuelle Anregungen (z. B. farbige Getränke) • angemessene Tischkultur (wohnlicher Essensraum, vertrautes Geschirr, keine unreflektierte Verwendung von Schnabeltassen, bekannte Speisen) • stark ablenkende Reize minimieren (z. B. buntgemusterte Tischdecken oder überflüssige Tischdekoration), Bestandteile einer Mahlzeit (Getränk, Vorsuppe, Hauptgang, Nachspeise) nicht gleichzeitig servieren, sondern nacheinander

Neben einer kommunikativen Anpassung können sprachverarbeitungsrelevante kognitive Leistungen durch Logopäden, Ergotherapeuten oder Neuropsychologen defizitorientiert oder kompetenzerhaltend trainiert werden. Priorität haben dabei Aufmerksamkeitsleistungen, da diese die Basis für die Verlaufsqualität aller anderen kognitiven Funktionen sind.

Bei kognitiv bedingten Störungen der Nahrungsaufnahme steht zunächst im Fokus, einfache Probleme (wie Kaustörungen durch schlechtsitzende Zahnprothesen) zu beheben, Angehörige zu beraten sowie die Ess-Situation zu optimieren (z. B. durch das Beachten von Wunschkost, assistierte Mahlzeiten oder eine diätetische Anpassung). Besondere Bedeutung hat dabei eine umfangreiche Biografiearbeit, da emotionale, soziale und kulturelle Aspekte eine wichtige Rolle bei der Nahrungsaufnahme spielen können. Hierzu gehört die Erhebung von Ernährungs-, Trink- und Tischgewohnheiten (Nahrungsmengen, Essenszeiten, Esstempo, bevorzugtes Besteck und Geschirr), von religiös motivierten Gewohnheiten (Tischgebet, Fastenzeit), von individuellen Besonderheiten (vegetarische Ernährung, medizinisch indizierte Diäten), von Lieblingsspeisen, Abneigungen sowie Allergien (Brüggemann et al. 2003).

10.3.4 Zusammenfassung

Die Biologie ist keine Freundin des Alters, denn zahlreiche kognitive Prozesse verlangsamen und verschlechtern sich. Außerdem steigt mit höherem Alter das Risiko für die Entwicklung einer degenerativen oder nichtdegenerativen Demenz. Dadurch können Aufmerksamkeits-, Gedächtnis- und Exekutivfunktionen beeinträchtigt werden mit Auswirkungen auf alle Verhaltensebenen – unter anderem auf Kommunikationsprozesse und Nahrungsaufnahme.

Das Konzept der »Kognitiven Dysphasien« (Heidler 2006) hat sich mittlerweile im deutschen Sprachraum gut etabliert und Eingang gefunden in zahlreiche logopädische Curricula und Lehrbücher (Böhme 2008; Schneider 2009). Dies verwundert nicht, da Sprachtherapeuten schon seit Jahren mit dem Problem kognitiver Störungen bei Aphasiepatienten sowie diverser neuropsychologisch bedingter Kommunikationsstörungen konfrontiert sind. Was bislang fehlte, war eine differenzierte Beschreibung und Klassifikation solcher Störungen als Grundlage für eine effektive Therapie; mit dem Konzept der Kognitiven Dysphasien konnte diese Lücke zumindest für einige Störungsbilder geschlossen werden.

Auch die Auswirkungen kognitiver Störungen auf die Nahrungsaufnahme sind im geriatrischen Alltag sehr häufig und für Therapeuten und Pflegekräfte gleichermaßen eine große Herausforderung. So können bspw. Störungen der Aufmerksamkeitsintensität und Antriebsmangel zu Mangelernährung und »Verhungern vor dem vollen Teller« führen, Gedächtnisdefizite zu Sprachverarmung und Vergessen der Nahrungsaufnahme und gestörte Exekutivfunktionen zu Planungs- und Sequenzierungsdefiziten bei Sprach- und Esshandlungen. Betreuende müssen dies berücksichtigen, ihre Kommunikation anpassen und die Patienten sensibel bei der Nahrungsaufnahme unterstützen.

Literatur

Böhme G (2008) Förderung der kommunikativen Fähigkeiten bei Demenz. Bern: Huber

Brüggemann J, Jung C, Kreck C et al. (2003) Grundsatzstellungnahme: Ernährung und Flüssigkeitsversorgung älterer Menschen (https://docplayer.org/16136265-Grundsatzstellungnahme-ernaehrung-und-fluessigkeitsversorgung-aelterer-menschen.html, Zugriff am 31.07.2022)

Campbell J, Duffy J, Salloway S (1994) Treatment strategies for dysexecutive syndromes. The Journal of Neuropsychiatry and Clinical Neurosciences, 6, S. 411–418

Döbele M & Schmidt S (2014) Demenzbegleiter für Betroffene und Angehörige. Informationen und Hilfen für den Alltag. Berlin: Springer

Green MS, Kaye JA, Ball MJ (2000) The Oregon Brain Aging Study. Neuropathology accompanying healthy aging in the oldest old. Neurology, 54, S. 105–113

Heidler MD (2006) Kognitive Dysphasien. Differenzialdiagnostik aphasischer und nichtaphasischer zentraler Sprachstörungen sowie therapeutische Konsequenzen. Frankfurt am Main: Peter Lang

Heidler MD (2007) Kommunikationsprobleme gesunder alter Menschen: Ursachen, Erscheinungsformen und Prävention. LOGOS Interdisziplinär, 15, S. 208–216

Heidler MD (2008) Aufmerksamkeit und Sprachverarbeitung. Sprache – Stimme – Gehör, 32, S. 74–85

Heidler MD (2009) Kognitiv bedingte Dysphagien in der Geriatrie – ein Fall für die Sprachtherapie? LOGOS Interdisziplinär, 17, S. 36–44

Heidler MD (2015) Demenz. Einteilung, Diagnostik und therapeutisches Management. Idstein: Schulz-Kirchner

Lawrence NS, Ross TJ, Hoffmann R et al. (2003) Multiple neuronal networks mediate sustained attention. Journal of Cognitive Neuroscience, 15, S. 1028–1038

Levinoff EJ, Li KZH, Murtha S et al. (2004) Selective attention impairments in Alzheimer's disease: evidence for dissociable components. Neuropsychology, 18, S. 580–588

Mayer KK & Baltes PB (1996) Die Berliner Altersstudie. Berlin: Akademie-Verlag

Nyberg L, Forkstam C, Petersson KM et al. (2002) Brain imaging of human memory systems: between-systems similarities and within-system differences. Cognitive Brain Research, 13, S. 281–292

Panza F, D'Introno A, Colacicco AM et al. (2005) Current epidemiology of mild cognitive impairment and other predementia syndromes. The American Journal of Geriatric Psychiatry, 13, S. 633–644

Schneider B (2009) Differenzialdiagnose Aphasie – Kognitive Dysphasie. In: Beushausen U (Hrsg.) Therapeutische Entscheidungsfindung in der Sprachtherapie. Grundlagen und 14 Fallbeispiele (S. 213–232). München: Elsevier

von Cramon DY & Matthes-von Cramon G (1994) Back to work with a chronic dysexecutive syndrome? Neuropsychological Rehabilitation, 2, S. 207–229

11 Mit Scham belegt: Kontinenzverlust und Inkontinenz

Uwe Papenkordt

Das Gefühl der Scham ist eine unentbehrliche Wächterin der Privatheit und der Innerlichkeit, sie schützt den Kern unserer Persönlichkeit, unser Gefühl, unsere Identität wie Integrität. Dringen wir in den persönlichen Bereich eines Menschen ein, können wir u. U. seine Würde verletzen und infolgedessen bei dieser Person das Gefühl der Scham auslösen. Das Gefühl der Scham zeigt sich oft mit weiteren Empfindungen wie Wut oder Hilflosigkeit bei dem, der diskreditiert wurde. (Wurmser 1998).

Durch gesellschaftliche Normen und Werte definieren wir unser Eigenbild. Einen großen Anteil an diesem Bild stellt die Fähigkeit dar, unsere Ausscheidungen kontrollieren zu können. Inkontinenzereignisse stürzen daher Betroffene oft in komplexe und unangenehme Situationen. Ein Gefühl von Scham, Ekel und Schmutz ist die Folge. Durch die gesellschaftlichen Regeln sind Tabuthemen nicht oder nur in geschütztem Rahmen zu diskutieren. Daher besteht in den Bereichen der Harn- und Stuhlinkontinenz ein hohes Maß an Unsicherheit und Angst. Viele Verhaltensmuster von Betroffenen fördern sogar die Problematik der Inkontinenz.

»Ich kann mich nicht mehr aus dem Haus trauen!« ist ein oft benutzter Satz von Betroffenen. Angst und Scham gewinnen die Oberhand. Ein großer Verlust an Lebensqualität ist die Folge. Ein Betroffener brachte es in einem Satz zum Ausdruck:

»Meine Inkontinenz bringt mich nicht um, aber sie nimmt mir das Leben!«

In diesem Kapitel sollen Risikofaktoren für Inkontinenz und die verschiedenen Inkontinenzformen sowie Möglichkeiten und Grenzen in Therapie und Versorgung aufgezeigt werden.

11.1 Was bedeutet Kontinenz

Kontinenz wird von den meisten Menschen als selbstverständlich empfunden. Wir sind von unseren Eltern darin unterwiesen worden, an einem bestimmten Ort zu geeigneter Zeit unsere Ausscheidungen zu entleeren. Diese Fähigkeit musste erst mühsam antrainiert werden, ebenso wie die Fähigkeit, Bedürfnisse zu kommunizieren, um Hilfestellung zu erhalten, wenn Einschränkungen beim selbstständigen Toilettengang bestehen.

Diese Komplexität macht deutlich, dass bestimmte Kompetenzen vorhanden sein müssen, um kontinent zu sein. Der richtige *Ort* zur richtigen *Zeit*! Doch wie definiert sich der richtige Ort? Hier ist es eindeutig vom Kulturkreis abhängig, welche Gegebenheiten vorliegen. Sollte ein Betroffener einen für Ihn richtigen Ort wählen, der jedoch von der Gesellschaft nicht anerkannt ist, wird es zu Spannungen kommen.

Da die richtige Zeit von einigen Faktoren abhängt, die von einem Betroffenen nur bedingt beeinflusst werden können, kann es zu ungewolltem Urin- oder Stuhlverlust kommen. Dieses Ereignis bezeichnet man als Inkontinenz. (Haylen et al. 2010)

Um kontinent zu sein, müssen folgende Voraussetzungen erfüllt sein (White und Getliffe 2003):

- Die adäquate Funktion des Urogenitaltraktes und Koordination über das zentrale Nervensystem, damit Urin in der Blase gespeichert werden und willentlich entleert werden kann.
- Die Fähigkeit, willentlich die Miktion zu initiieren.
- Die Fähigkeit, willentlich die Miktion hinauszuzögern, bis der geeignete Ort erreicht ist.
- Die Fähigkeit, den geeigneten Ort zu identifizieren, um den Toilettengang in der geeigneten Reihenfolge zu vollziehen.

Die Funktion des Urogenitaltraktes und des Nervensystems spielen die tragende Rolle für den Erhalt der Kontinenz. *Der Urogenitaltrakt* setzt sich aus dem oberen Harntrakt und dem unteren Harntrakt zusammen. Zum oberen Harntrakt gehören die Nieren und die Harnleiter (Ureter). Zum unteren Harntrakt gehören die Blase und die Harnröhre.

In den Nieren werden ausscheidungspflichtige Substanzen, wie zum Beispiel überschüssige Salze (Elektrolyte) abgefiltert und sammeln sich im Nierenbecken. Von dort gelangen diese Stoffe mit Hilfe von Flüssigkeit über die Harnleiter in die Blase. Im Gesunden beträgt die Flüssigkeitsmenge ca. 40–60 ml pro Niere in der Stunde. In der Harnblase eines erwachsenen Menschen können durchschnittlich 300–600 ml Urin gespeichert werden. Durch willkürliche Unterdrückung kann dieses Volumen auch erweitert werden.

11.2 Die Miktion

Als normale Miktionsfrequenz werden 4–6 Entleerungen pro Tag angesehen. Der Ablauf der Miktion ist noch nicht gänzlich erforscht. Fest steht, dass es ein komplexer Prozess ist, bei dem es auf das Zusammenspiel von verschiedenen Nervenbahnen und Organstrukturen ankommt.

Vereinfacht dargestellt kann man sagen: In der Blase herrscht ein Nulldruck, damit der Urin ohne Widerstand aus den Nieren ablaufen kann. Die im Blasenmuskel enthaltenen Dehnungsrezeptoren melden über das Rückenmark den aktuellen Füllstand an das im Großhirn befindliche Miktionszentrum.

Dieses Zentrum sendet ein Dauersignal mit hemmenden Impulsen an den Blasenmuskel und Halteimpulsen an die Schließmuskeln. Bei ca. 250 ml Füllungszustand kommt es bei den meisten Erwachsenen zum ersten Harndrang, der jedoch noch nicht zur Entscheidung Toilettengang führt.

Kommt es in der Blase zur maximal akzeptierten Füllung, wird ein geeigneter Ort zur Miktion gesucht. Ist dieser Ort erreicht und alle Vorkehrungen getroffen, wird die Miktion willentlich eingeleitet und läuft dann reflektorisch ab. Die hemmenden Signale werden nicht mehr gesendet, wodurch der Schließmuskel und der Beckenboden erschlaffen und der Blasenmuskel mit Entleerungsdruck reagiert (Gray 2000).

11.3 Inkontinenzformen

Seit Jahren gibt es verschiedene Bezeichnungen und Synonyme für das Phänomen Harninkontinenz. Die International Continence Society (ICS) hat Kategorien entwickelt, die in der Regel auf Speicher- und Entleerungsstörungen beruhen.

Kognition und Mobilität können jedoch genauso zu einer Kontinenzstörung führen, die als funktionelle Inkontinenz bezeichnet wird. Besonders in der geriatrischen Pflege sollte diese Form Beachtung finden.

11.3.1 Funktionelle Inkontinenz

Funktionelle Inkontinenz ist »die Unfähigkeit eines normalerweise kontinenten Menschen, die Toilette rechtzeitig zu erreichen, um einen unfreiwilligen Harnabgang zu vermeiden.« (NANDA 2003)

Ursachen können in einer eingeschränkten Mobilität oder in reduzierten geistigen Fähigkeiten, jedoch auch in einer Wahrnehmungsveränderung begründet sein. Besonders ältere Menschen haben ein hohes Risiko, eine funktionelle Inkontinenz zu entwickeln.

Faktoren für eine funktionelle Inkontinenz:

- Funktionsverlust in den Extremitäten durch Frakturen oder Krankheitsbilder wie Rheuma oder Arthrose
- Wahrnehmungsstörungen durch demenzielle Veränderungen
- Orientierungsprobleme, schlecht beschilderte oder beleuchtete Toiletten
- Schambesetzter Miktionsaufschub, Verkehrsstau, Ablenkungen beim Spielen oder der Arbeit
- Ungünstige oder defekte Öffnungshilfen an der Kleidung

11.3.2 Inkontinenz aufgrund veränderter Speicher- und Entleerungsfunktion der Harnblase

Um Ursachen und Krankheitsprozesse zu erkennen, werden die Inkontinenzformen nach Symptomen, Befunden und urodynamischen Beobachtungen kategorisiert.

- Symptome sind die subjektiven Beschwerden, die ein Betroffener selbst beobachtet oder die durch die Pflegekraft beobachtet und anamnestisch erfragt werden.
- Befund ist die Objektivierung der geschilderten Symptome durch gezielte Untersuchungen.
- urodynamische Beobachtung ist eine Befunderhebung mittels medizintechnischer Messgeräte.

Um gezielt die richtigen Behandlungspfade zu wählen, ist eine gute Beobachtung und Beschreibung der Symptome von großer Bedeutung. Nach einer Objektivierung der Symptome werden folgende Inkontinenzformen seitens der ICS benannt:

Belastungsinkontinenz/ Stressinkontinenz

*Belastungs*inkontinenz/*Stressinkontinenz* ist der unfreiwillige Urinverlust bei körperlicher Belastung, wie Husten, Niesen oder dem Heben schwerer Lasten. Davon sind häufig Frauen betroffen.

Im Alter verändern sich die Bindegewebsstruktur und die Lage der Blase. Auch der Winkel der Blase zur Harnröhre kann sich verändern. Überschreitet der Bauchdruck den Verschlussdruck der Harnblase, kommt es zum Urinverlust. Sollte die Harnröhre zu viel

Beweglichkeit innerhalb ihrer Bandstrukturen haben, kommt es ebenfalls zu einem Urinverlust.

Ursachen für diese Form können Beckenbodenschäden sein, die durch Schwangerschaft und Entbindung, jedoch auch durch Übergewicht begünstigt werden. Bei Männern geht diese Form oft mit Schließmuskelverletzungen einher, die nach Eingriffen an der Prostata auftreten.

Die Belastungsinkontinenz wird in drei Schweregrade eingeteilt:

  I. Urinverlust beim Husten und Niesen, Lachen
 II. Urinverlust beim Gehen und Aufstehen
III. Urinverlust im Liegen

Dranginkontinenz

Dranginkontinenz ist der unfreiwillige Urinverlust, der mit plötzlich auftretendem, nicht unterdrückbarem (imperativem) Harndrang verbunden ist.

Ursachen für diese Form können vielfältig sein. Eine sehr bekannte Ursache ist die Harnwegsinfektion, oft auch als Blasenentzündung bezeichnet. Kommt es zu einer Reizung der Blasenschleimhaut oder des Blasenmuskels, kann die Blase mit reflektorischen Kontraktionen auf diese Reize reagieren. Der somit ausgelöste Überdruck kann vom Schließmuskelsystem nicht gehalten werden und es kommt zum Urinverlust. Bei älteren Menschen können Krankheitsbilder wie ein Schlaganfall oder ein Mangel an Östrogen zu vermehrtem Harndrang führen.

Inkontinenz bei chronischer Harnretention

So wird der unfreiwillige Urinverlust in Zusammenhang mit Restharnbildung bezeichnet. Früher benutzte man den Begriff »Überlaufinkontinenz«, der das Symptom gut umschreibt.

Die Ursachen für diese Inkontinenz-Form bestehen in einer Schwäche des Blasenmuskels (Detrusor) oder einer Abfluss-Behinderung (Obstruktion). Für die Schwäche des Blasenmuskels kommen mehrere Faktoren in Frage. So können Medikamente wie Antidepressiva oder Sedativa oder auch Schädigungen des Nervensystems dafür verantwortlich sein.

Restharn im Bereich der Obstruktionen wird durch Prostatavergrößerungen, Harnröhrenstrukturen (Verengungen) oder Blasensenkungen bei Frauen verursacht. Symptome können sich in Form eines verzögerten Miktionsstarts oder durch permanentes Harnträufeln bemerkbar machen.

Restharn in der Blase kann den Organismus schädigen. Oft führt Restharn zu chronischen Entzündungen, die sich in einem ständigen Harndrang äußern und leicht mit einer Dranginkontinenz verwechselt werden können. Daher sollte eine gezielte Restharnkontrolle durchgeführt werden.

Neurogene Blasenstörung

Das ist eine Blasenfunktionsstörung aufgrund eines neurogenen Defizits mit fehlender Steuerungskontrolle.

Bei dieser Form kann es zu Drangsymptomen ebenso wie zu chronischem Harnträufeln kommen. Durch eine Schädigung der Reflexbögen vom Gehirn über das Rückenmark bis hin zur Blase kommt es zu Fehlern in der normalen Steuerung. Nach Prof. Madersbacher, Generalsekretär der österreichischen Gesellschaft für Urologie und Andrologie, liegt bei dieser Inkontinenzform entweder eine Speicher- oder eine Entleerungsstörung vor (Madersbacher 1999). In einigen Publikationen wird hier auch von einer *unkategorisierbaren Inkontinenz* gesprochen, da die Zuordnung eine gezielte Diagnostik bedingt.

Extraurethrale Inkontinenz

Durch angeborene Fehlbildungen am Harntrakt oder erworbene Fistelbildungen kommt es bei dieser Form zu ständigem Harnverlust über andere Kanäle als die Harnröhre. Dabei können Harnleiterfehlmündungen oder Blasen-Scheidenfisteln vorliegen.

11.4 Inkontinenz in ihrer Vielfalt – eine Herausforderung für die Pflegenden

Die Vielzahl der Kontinenzstörungen stellt eine besondere Herausforderung für die Pflegefachkräfte und die pflegenden Angehörigen dar. Um eine professionelle Unterstützung bei der Ausscheidung geben zu können, sind fundierte Kenntnisse ebenso notwendig wie eine korrekte Einschätzung der Inkontinenzsituation. Unsicherheit und Unwissen können bei Pflegefachkräften ebenso wie bei Betroffenen zu Angst, Wut oder Schuldgefühlen führen, wenn sie sich der Situation nicht gewachsen fühlen. Auch wenn im Allgemeinen von einer Pflegefachkraft erwartet wird, mit Ausscheidungsstörungen umgehen zu können, ist es menschlich, dass auch die Pflegefachkraft mit Ekel oder Rückzug reagiert. Schlechte Versorgungskonzepte und falsche Hilfsmittelversorgungen vergrößern zudem die Pflegemaßnahmen und erhöhen somit den Zeitdruck. Eine gute Einschätzung durch qualifiziertes Personal kann erheblich zur Kostenreduktion bei Hilfsmittelversorgungen und gleichzeitig zu einer optimierten Patientenversorgung beitragen.

11.4.1 Einschätzung der Harninkontinenz

Bei einer Einschätzung der Harninkontinenz sollen Personen identifiziert werden, die ein erhöhtes Risiko für eine Harninkontinenz aufweisen oder bereits unter einer bestehenden Harninkontinenz leiden. Da Betroffene oft das Problem ignorieren oder sich selbst mit »Hausmitteln« zu therapieren versuchen, ist es wichtig, im ersten Schritt eine Vertrauensbasis aufzubauen und dem Betroffenen Ängste vor professioneller Hilfe von außen zu nehmen. Auch bei Fachkräften bestehen oft Hemmschwellen, dieses Tabuthema anzusprechen, obwohl Anzeichen und Risikofaktoren erkennbar sind. In Pflegeanamnesebögen oder dem Expertenstandard werden daher Einstiegsfragen vorgeschlagen, um den Betroffenen und den Fachkräften die Gesprächsführung zu erleichtern. Je nach Sprachniveau kann man folgende Fragen stellen, um eine erste Einschätzung vorzunehmen:

- Verlieren Sie ungewollt Urin?
- Verlieren Sie Urin, wenn Sie husten, lachen oder sich körperlich betätigen?
- Verlieren Sie Urin auf dem Weg zur Toilette?
- Tragen Sie Vorlagen/Einlagen, um Urin aufzufangen?
- Verspüren Sie häufig (starken) Harndrang?
- Müssen Sie pressen, um Wasser zu lassen? (DNQP 2014)

Eine der unverfänglichsten Fragen ist: »*Wie zufrieden sind Sie mit Ihrer Ausscheidungssituation?*« Auch wenn diese Frage einem therapeutischen Ansatz folgt, der dem Patienten den Rückzug in seine Isolation erlaubt, ist sie doch von klarer Struktur! Nur wer seine Defizite erkennt und auch Hilfe bekommen möchte, wird einen Behandlungspfad mitgestalten. Hinweise auf Risiken und Möglichkeiten der Therapien oder Hilfsmittel aufzuzeigen, sind die elementaren Bausteine bei einer Inkontinenzversorgung.

Eine wichtige Methode, um wertvolle Informationen zu erhalten, ist die Beobachtung. Besonders bei Betroffenen mit kognitiven Einschränkungen ist eine gute Beobachtung von Körpersprache, Verhalten wie evtl. Unruhe wichtig.

Um ein möglichst genaues Bild von der Symptomatik zu bekommen, sollte die Anamnese folgende Punkte beinhalten:

- Dauer des Problems und mögliche Ursachen
- Erscheinungsbild der Inkontinenz
- Relevante erfolgte Therapien
- Aktuelle Medikation
- Trinkverhalten/Trinkgewohnheiten
- Stuhlgewohnheiten
- Eingesetzte Hilfsmittel
- Kognitive- und Mobilitätsfähigkeiten
- Leidensdruck

Nur eine gute und verlässliche Erfassung der Gesamtsituation ermöglicht eine zielführende und optimale Versorgung der Betroffenen. Ein wichtiges und verlässliches Instrument ist das Miktionsprotokoll. Angelehnt an Larsen und Victor (1992) sollten folgende Informationen ermittelt werden:

1. Anzahl und das Volumen der Miktionen
2. Häufigkeit der Inkontinenzereignisse
3. Ersuchen um Hilfestellung bei der Ausscheidung
4. Art und Menge der eingesetzten Hilfsmittel
5. Trinkgewohnheiten (Menge, Zeitpunkt der Flüssigkeitsaufnahme, Art der Getränke)
6. Situative Umstände, die mit unfreiwilligen Urinverlust verbunden sind (Harndrang, Husten, Niesen).

11.4.2 Kontinenzförderung – Möglichkeiten und Grenzen

Vorbeugende Maßnahmen im Bereich der Kontinenz sind bislang nur wenig bewiesen und eher von allgemeingültigem Charakter. In der Regel kann man sich über ein Ausschlussverfahren bei den Risikofaktoren am besten orientieren. So kann zum Beispiel eine Gewichtsreduktion eine mögliche Belastungsinkontinenz reduzieren, oder ein regelmäßiger Toilettengang kann einer Überdehnung der Blase und somit einer möglichen Restharnbildung vorbeugen. Gerade im Bereich der Frauenheilkunde sind heute präventive Maßnahmen wie Beckenbodentraining oder Rückbildungskurse etabliert. Auch wenn der wissenschaftliche Beweis für diese Maßnahmen noch nicht in Langzeitstudien nachgewiesen wurde, bieten sie doch einen guten Ansatz zur Prävention.

Flüssigkeitszufur ist ein zentrales Thema im Bereich der Kontinenzversorgung. Da der Betroffene den Urin oft nicht halten kann, wird die Flüssigkeitszufuhr reduziert. Auch der Gedanke, oft zur Toilette zu müssen, führt bei vielen Menschen dazu, ihre Trinkmenge bewusst zu reduzieren. Doch eben aufgrund dieser zu geringen Flüssigkeitszufuhr steigen die Gefahren einer Harnwegsinfektion oder einer Drangsymptomatik. Bei einigen Krankheitsbildern kann es erforderlich sein, die Flüssigkeitszufuhr sehr sensibel zu betrachten. Sollten keine medizinischen Gründe dagegen bestehen, sollten pro Tag 1,5–2 Liter getrunken werden. Auch Obst und Gemüse mit hohem Wassergehalt erleichtern das Erreichen der notwendigen Flüssigkeitsmenge. Persönliche Vorlieben sollten ebenfalls berücksichtigt werden, um das Trinkverhalten zu verbessern. Die Hauptzufuhr sollte über Tag stattfinden, um einer nächtlichen Inkontinenz vorzubeugen und eine entspannte Nachtruhe zu erreichen.

Bei der *Ernährung* ist auf eine ausgewogene ballaststoffreiche Kost zu achten. Übergewicht sollte vermieden und einer Obstipation vorgebeugt werden, da beides wesentlichen Einfluss auf eine Inkontinenz haben kann.

Regelmäßige Toilettengänge über Tag bieten dem Betroffenen die Möglichkeit, *Beweglichkeit* zu erhalten und zu fördern. Oft wundern sich die Menschen, wie viel Bewegung in einem einzigen Gang zur Toilette enthalten ist – vom Hingehen über das Auskleiden, Hinsetzen, Aufstehen, Wiederankleiden, Hände waschen bis zum Rückweg.

Die *Bekleidung* ebenso wie die *Umgebung* spielen in Bezug auf ältere Betroffene eine wichtige Rolle. So sollte man auf leicht zu öffnende und zweckmäßige Kleidung achten, damit Personen mit Bewegungseinschränkungen weiterhin selbstständig auf die Toilette gehen können. Auch sollte die Kleidung gut geschnitten sein, um bei einer eventuellen Versorgung mit Hilfsmitteln diese sich nicht abzeichnen zu lassen und einen einfachen Wechsel bei der Versorgung zu gewährleisten. Zu diesem Zweck gibt es Firmen, die spezielle Kleidung für Handicap-Patienten anbieten.

Pflegeeinrichtungen werden im Expertenstandard in die Pflicht genommen, ein kontinenzförderndes Umfeld zu gewährleisten. Hierzu zählen gut zugängliche Toiletten, die kenntlich ausgeschildert, gut ausgeleuchtet und im Idealfall mit Haltegriffen versehen sind. Hinweisschilder in Symbolform, die schon von weitem gut zu erkennen sind, reduzieren bei Inkontinenten oft Unruhe oder panisches Verhalten, da der Weg absehbar wird. Auch ist es wichtig, dass nicht Stufen oder Teppichkanten »Stolperfallen« bilden. Pflegende sollten, wie bei Brandschutztüren, darauf achten, dass die Wege zur Toilette nicht unnötig vollgestellt oder versperrt werden.

11.4.3 Hilfsmittelversorgung

Neben den äußeren Faktoren ist zu einer guten Versorgung auch die innere Einstellung entscheidend. Wenn die Patienten die Inkontinenz für sich akzeptiert haben, stehen sie vor der Fragestellung: »*Welche der vielen Hilfsmittel sind für mich die richtigen?*«.

Der Hilfsmittelmarkt expandiert seit Jahren. Windeln sind jedem Menschen ein Begriff. Die Versorgung mit diesen aufsaugenden Produkten ist in der Regel der erste und bekannteste Schritt in der Versorgung. Die Problematik der Stigmatisierung ist gerade hier sehr groß. Daher spricht man eher über *Hygieneartikel*. Und aus der Windel wurde die Inkontinenzschutzhose. Doch auch diese unkomplizierte Form der Versorgung stellt Betroffene vor Schwierigkeiten. Urinmenge und Inkontinenzform sind dem Betroffenen oft ebenso unbekannt wie die Aufnahmemenge oder Form der Versorgung. Daher kann es vorkommen, dass ein Betroffener die Vorlage oder die Inkontinenzschutzhose weit vor dem Erreichen der max. Saugmenge wechselt. Um Kosten zu sparen, reizen manche Betroffene andererseits das Aufnahmevolumen ihrer Versorgung bis zur maximalen Grenze aus, was zu Hautveränderungen oder einer Inkontinenz Assoziierten Dermatitis (IAD) führen kann.

Bei der Auswahl des richtigen Hilfsmittels sollten neben der Auswertung des Miktionsprotokolls folgende Faktoren Berücksichtigung finden:

- Geschlecht
- Inkontinenzform
- Menge des abgehenden Urins
- Lebensalter
- Kognitive Fähigkeiten
- Motorische Einschränkungen
- Anatomische Gegebenheiten
- Hautzustand

Die Hilfsmittelversorgung stützt sich auf drei Säulen

1. Aufsaugende Versorgungen
2. Auffangende Versorgungen
3. Ableitende Versorgungen

Zum Bereich der *aufsaugenden Versorgungen* gehören die bekannten Produkte wie Einlagen, Vorlagen, Tropfenfänger oder *Inkontinenzschutzhosen*. Die Auswahl sollte besonders in diesem Bereich nach praktischen Gesichtspunkten und der Saugleistung getroffen werden. Männern steht mittlerweile eine ähnlich große Vielzahl an Produkten zur Verfügung wie Frauen. »Men«-Produkte sind auf die geschlechtsspezifischen Unterschiede zugeschnittene Produkte. Tropfenfänger haben jedoch nur eine begrenzte Aufnahmekapazität, daher sollte die Urinverlustmenge gut erfasst werden.

Im Bereich der *auffangenden Versorgung* stehen eine Vielzahl von Produkten zur Verfügung. Dieser Bereich wird oft noch unterschätzt. *Urinalkondome* bieten eine gute Möglichkeit, Urin aufzufangen. Durch das Aufbringen eines Kondoms, das mit einem Ablaufstutzen an einem Beinbeutel befestigt wird, gewinnt der inkontinente Mann wieder an Bewegungsfreiheit. Zudem sind die störenden Empfindungen eines Fremdkörpers in der Harnröhre hier nicht vorhanden. Da kein Katheter als Strickleiter in der Harnröhre verweilt, besteht der größte Vorteil der Urinalkondome in einer Reduktion der Keimeinschleppung. Kontraindikationen bestehen hier lediglich in bestehendem Restharn oder einer Penislänge von unter 2 cm. Eine Einweisung in das System durch qualifizierte Fachkräfte begünstigt die Anwendersicherheit, und Fehlerquellen können so vermieden werden.

Mobile Toilettenhilfen oder Lenkhilfen werden eingesetzt, um eine Blasenentleerung auch unter schwierigen Umständen zu ermöglichen. Beispiele sind hier die Urinflasche oder das Steckbecken, ebenso der Toilettenstuhl. Es gibt jedoch auch Systeme, die in der Handtasche mitgeführt werden können. Lenkhilfen ermöglichen Frauen ein Urinieren im Stehen, durch das Lenken des Harnstrahls. Solche Systeme werden nicht im stationären Bereich eingesetzt.

Der Bereich der *ableitenden Versorgungen* ist in der Pflege sehr bekannt und verbreitet.

Das Robert Koch-Institut sieht in der Verwendung von Harnableitungsverfahren folgende Hierarchie vor.

1. Intermittierender Katheterismus
2. Suprapubischer Katheterismus
3. Transurethraler Katheterismus

Generell muss in Zeiten der nosokomialen Infektionen eine Dauerharnableitung immer als kritisch gesehen werden. Strickleiterkeime benötigen eine Strickleiter, um in den Körper zu gelangen.

Da Katheter in sensible Körperöffnungen eingeführt werden, die mit Schleimhaut ausgekleidet sind, kann dies schnell zu einer Einschleppung von Keimen in den Zentralorganismus führen. Auch Defekte an der Schleimhaut durch unsachgemäßen oder dauerhaften Katheterismus werden oft beschrieben.

Ein sensibler Umgang mit der Harnableitung ist in der heutigen Zeit sehr wichtig. Der *transurethrale Dauerkatheter* stellt eine der gefährlichsten Optionen dar. Eine hohe Zahl an Todesfällen im Zusammenhang mit transurethralen Dauerkathetern in Kombination mit resistenten Erregern erklärt, warum eine ärztliche Anordnung und eine strenge Indikationsstellung notwendig sind. Auch trägt ein Dauerkatheter nicht zu einer Förderung der Kontinenz bei, sondern schädigt und irritiert Harnröhre und Schließmuskel.

Suprapubische Harnableitungen bieten dem Patienten einen höheren Tragekomfort, da sich der Katheter auf der Bauchdecke befindet und damit den Genitalbereich nicht beeinträchtigt. Katheterventile können bei dieser Ableitungsform eingesetzt werden und geben dem Patienten ebenso eine höhere Lebensqualität. Kontraindikationen für diese Ableitungsform sind:

- maximale Blasenvolumen unter 150 ml
- Blasentumore
- Hautveränderungen oder Vernarbungen im Punktionsbereich

- Blutgerinnungsstörungen
- Blasenanomalien

Der *Intermittierende Selbstkatheterismus* ist in der Geriatrie eher die Ausnahme. Durch körperliche oder kognitive Einschränkungen ist diese Form schwer zu verwirklichen.

Zum Erhalt der Blasengesundheit stellt jedoch der intermittierende *Selbst- oder Fremd-Katheterismus* die ideale Methode zur Kontinenzerhaltung dar. Blasenkapazität und Compliance bleiben erhalten und es besteht keine dauerhafte Entleerungssituation.

11.5 Ausblick

In Anbetracht einer alternden Gesellschaft besteht im Bereich der Kontinenzförderung noch ein hoher Handlungsbedarf. Methoden und Hilfsmittel sind in einer Vielzahl vorhanden. Jedoch besteht noch ein Defizit an Fachwissen und an Fachkräften zur Kontinenzförderung. Ein sensibler Umgang mit dem Thema und gleichzeitig eine höhere Aufklärungsrate sind die Herausforderungen der Zukunft.

Dass nicht jedes Hilfsmittel und jede Therapie für jeden Betroffenen geeignet ist, zeigt die große Zahl an Diagnostikmöglichkeiten. Die Daten, die in der Diagnostik und Anamnese erfasst werden, müssen in dem jeweils richtigen Kontext interpretiert werden. Erst dann kann der richtige Behandlungspfad beschritten werden. Kontinenzprofile und Verfahrensanweisungen geben die nötige Orientierung, um auch im laufenden Pflegeprozess eine fortlaufende Einschätzung der Kontinenzsituation vornehmen zu können.

Literatur

Deutsches Netzwerk für Qualitätsentwicklung in der Pflege (DNQP) (Hrsg.) (2014) Expertenstandard – Förderung der Harnkontinenz in der Pflege. Osnabrück

Gray ML (2000) Physiology of voiding. In: Doughty DB (Hrsg.) Urinary & Fecal Incontinence. Nursing Management. 2. Aufl. St. Louis: Mosby, S. 1–27

Gröning K (2001) Entweihung und Scham – Grenzsituationen in der Pflege alter Menschen. Frankfurt/Main: Mabuse

Haylen BT, de Ridder D, Freeman RM et al. (2010) An International Urogynecological Association (IUGA)/International Continence Society (ICS) joint report on the terminology for female pelvic floor dysfunction. Int Urogynecol J, 21, S. 5–26

Hayder D (2006) Problem Inkontinenz: Pflegende Angehörige vermissen Beratung. Pflegen Ambulant, 5, S. 11–14

Larsson G & Victor A (1992) The frequency/volume chart in genuine stress incontinence women. Neurourology and Urodynamics, 11, S. 23–31

Madersbacher HG (1999) Neurogenic bladder dysfunction. Curr Opin Urol, 9, S. 303–307

NANDA (Hrsg.) (2003) Nursing Diagnosis: Definitions & Classification 2003–2004. Philadelphia: NANDA

White H & Getliffe K (2003) Incontinence in perspective. In: Getliffe K & Dolman M (Hrsg.) Promoting Continence – a Clinical and Research Resource. 2. Aufl. London: Baillière Tindall, S. 1–19

Wurmser L (1998) Die Maske der Scham – Die Psychoanalyse von Schamaffekten und Schamkonflikten. 3., erweiterte Aufl. Berlin, Heidelberg: Springer

12 Medikamente im Alter: Polypharmazie und die Rolle der Pflege

Frank Hanke

12.1 Anstelle einer Einführung

Es waren noch recht einfache Zeiten, als der Arzt und Stadtphysikus von Stralsund, Georg Detharding, die Aufsicht und Belehrung der sogenannten »Lohnwärter und Lohnwärterinnen«, wie die Pflegekräfte damals auch genannt wurden, innehatte. Vor fast 350 Jahren beschrieb er in einem der ersten deutschsprachigen Krankenpflegelehrbücher »*Der unterwiesene Kranckenwärter*«, wer auf welche Art zu pflegen hatte. Darin empfahl er u. a. auch »*… vorzugsweise Frauen als Pflegende einzusetzen, die sich unbedingt und absolut an die ärztlichen Anweisungen zu halten hatten…*« (Detharding 1679). Betrachtet man seine Gedanken im historischen Rückblick, könnte er sich freuen. Denn es wird deutlich, dass seine Empfehlungen doch in großen Teilen erfolgreich umgesetzt wurden. Dies betrifft natürlich auch die Kernelemente des medizinischen und pflegerischen Handelns bei unseren Patienten, wie z. B. die Medikation.

Auch wenn die medizinisch-pharmazeutische Entwicklung heute in eine digitale, technisch geprägte Welt fortschreitet, so ist es gerade die Pflege, die, weiterhin ganz nah am Patienten, Wesentliches zur Heilung und zum segensreichen Wirken der Medikamente beizutragen hätte.

12.2 Multimorbidität, Iatrogenesis und Unerwünschte Arzneimittelereignisse

Eine grundlegende Bedingung für die Gesundung des chronisch mehrfacherkrankten Patienten besteht darin, zu erkennen, welche Symptome tatsächlich ihren Ursprung in einer »normalen« Erkrankung haben und welche durch suboptimale Behandlungen des Patienten entstehen. Diese diagnostischen Voraussetzungen einer Gesundheitsförderung sind Pflege und Medizin bereits seit mehr als 150 Jahren bekannt (Nightingale 1860). Ethel Mitty beschrieb 2010 in der Geriatric Nursing (Mitty 2010), dass etwa 65 % der Altenheimbewohner unter sogenannten iatrogenen Erkrankungen leiden. Das Ministerium für Gesundheitspflege und Soziale Dienste der USA untersuchte 2014 das Auftreten dieser unerwünschten iatrogenen Ereignisse (UE) bei Senioren in der stationären Altenpflege (Skilled Nursing Facilities) (Levinson 2014).

Danach waren viele Delirien und andere neuropsychiatrische Störungen iatrogenen Ursprungs – wie auch Stürze, Aspirationspneumonien und andere pulmonale Erkrankungen, Nierenversagen, Blutungen, Obstipation, Elektrolytstörungen. Etwa ein Drittel dieser UE traten dabei im Zusammenhang mit

Arzneimitteln als sogenannte Unerwünschte Arzneimittelereignisse (UAE) auf.

> Die durch die Versorgung selbst entstehenden Leiden oder Erkrankungen sind insbesondere in der Geriatrie seit vielen Jahrzehnten als sogenannte iatrogene Erkrankungen bekannt.
>
> - Jegliche Erkrankung eines Patienten kann also auch eine iatrogene Ursache haben. Daraus folgt, dass Selbst- und Teamreflexion sowie Bescheidenheit als Voraussetzungen eines fortgeschrittenen, heilberuflichen Handelns anzusehen sind.
> - Wenn solche iatrogenen Erkrankungen mit Arzneimitteln zu tun haben, spricht man von arzneimittelassoziierten oder -bedingten Erkrankungen (Tisdale 2010).
> - Wenn der Patient infolge einer solchen Erkrankung spezifische Symptome erleidet, die im Rahmen und im zeitlichen Zusammenhang mit der Arzneimittelanwendung auftreten, spricht man auch von einem Unerwünschten Arzneimittelereignis (UAE).

Ohne Zweifel hat Deutschland ein hochwertiges Gesundheitswesen, in dem viele Fortschritte erreicht wurden: Ausgezeichnete antibiotische Behandlungen retten Tausenden das Leben, kein Mensch braucht heute mehr Schmerzen zu erleiden. Doch wo viel Licht, ist auch viel Schatten:

> »Erkrankungen durch Unerwünschte Arzneimittelwirkungen (UAW) gehören zu den häufigsten und kostspieligsten Krankheitskomplexen in den Industrieländern: Sie rangieren vor Depression, koronarer Herzkrankheit und Diabetes mellitus. [...] 50 % der Erkrankungen durch UAWs wären vermeidbar. UAWs sind mit knapp 10 % die häufigste Ursache für Krankenhauseinweisungen.« (Müller-Oerlinghausen 1999, Umschlag Rückseite)[1]

In Deutschland und den Industrieländern ist es meist ein »zu viel des Guten«, d. h., zu viele Arzneimittel (Polypharmazie) werden zu lange in zu hoher Dosis gegeben. In einer Untersuchung im Auftrag des Bundesgesundheitsministeriums (Thürmann et al. 2010) konnte festgestellt werden, dass monatlich durchschnittlich etwa 8 UAE pro 100 Heimbewohner geschehen. Allein in deutschen Altenheimen erleiden daher hochgerechnet etwa 20–30 % der Senioren jährlich insgesamt ca. 700.000 UAE, wie z. B. arzneimittelassoziierte Stürze, Urinkontinenzen, Sedierungen und sogar Demenzen. In den meisten Fällen führen diese nicht zum Tode, sondern zu verstärktem Siechtum und Pflegebedürftigkeit der hochbetagten Senioren. Etwa zwei Drittel dieser UAE sind potenziell vermeidbar oder verminderbar.

12.3 Polypharmazie – was ist das?

Polypharmazie bedeutet zunächst einfach »viele Medikamente«, die ein Patient dauerhaft einnimmt. Die meisten Experten verstehen darunter fünf und mehr Dauerverordnungen. Ein weiterer Begriff, der zurzeit die Fachwelt bewegt, ist die sogenannte Hyperpolypharmazie, was die Einnahme von zehn und mehr Dauerverordnungen bedeutet.

---

1 Bruno Müller-Oerlinghausen war von 1994 bis 2006 Vorsitzender der Arzneimittelkommission der deutschen Ärzteschaft.

So wie das Arzneimittel selbst, kann die Polypharmazie zunächst sowohl hilfreich als auch schädlich sein. Mit Zunahme der Dauerverordnungen ab fünf Medikamenten steigt jedoch das Risiko für ein unerwünschtes Arzneimittelereignis, d. h. eine konkrete Schädigung, *exponentiell* an.

> Die Zunahme der Polypharmazie, d. h. die Zunahme der Anzahl der Dauerverordnungen, ist einer der stärksten Risikofaktoren für eine UAE (Onder 2010).

Pflegebedürftige Senioren sind aufgrund ihrer Multimorbidität und der altersphysiologischen Veränderungen oft sehr empfindlich, was die Arzneimittelwirkungen anbelangt. Darüber hinaus wirken manche Arzneistoffe wie z. B. Diazepam häufig erheblich länger als bei jüngeren Menschen. Kommen dazu dann noch mehr Wirkstoffe in den Körper, die auf vielfache Art und Weise miteinander und mit den Vorerkrankungen interagieren, dann entstehen für den Patienten auch immer größere, kumulative Arzneimittelrisiken.

Wenn jeder Patient sofort immer einen Arzt greifbar in seiner Nähe hätte, wie z. B. auf einer Intensivstation, wäre dies auch weit weniger gefährlich, denn man kann gegen fast jede Nebenwirkung ein weiteres Medikament geben. Da dies aber in der ambulanten Situation nur in Ausnahmefällen so ist, entwickeln sich, insbesondere bei pflegebedürftigen alten Menschen, die oben beschriebenen hohen Schädigungsraten durch Arzneimittel.

12.3.1 Ursachen der Polypharmazie

Polypharmazie kann unter anderem folgende Ursachen haben:

- eine leitliniengerechte Pharmakotherapie, die zwar auf spezifische Indikationsgebiete ausgerichtet, aber nicht ohne weiteres auf geriatrische Patienten mit Multimorbidität anwendbar ist (Boyd et al. 2005),
- Verschreibungskaskaden (▶ Abb. 12.1),
- eine unzureichend erfasste, beurteilte und kommunizierte Therapiebeobachtung,
- Doppelverschreibungen und Arzneimittelinteraktionen aufgrund einer unzureichenden Kommunikation zwischen Haus- und Fachärzten,
- eine unreflektierte »Nachbestellung« von Medikamenten im Routinebetrieb

Daher entstehen etwa 50 % und manchmal auch mehr vermeidbare UAE in stationären Alteneinrichtungen durch eine Überversorgung, d. h. durch zu viele oder zu hoch dosierte Arzneimittel. So ist es auch nicht verwunderlich, dass etwa jeder zweite Heimbewohner mit Hyperpolypharmazie innerhalb von neun Monaten mindestens eine UAE erleiden muss (Hanke et al. 2016)

> - In der Geriatrie gilt der Satz: »So wenig wie möglich, soviel wie nötig«.
> - Dieser wird in der geriatrischen Pharmazie aufgegriffen und ergänzt: »Wenn viele Medikamente nötig sind, dann niemals ohne Risikomanagement«

12.3.2 Multiiatrogenität und Konsequenzen der Polypharmazie

Antibiotika heißt wörtlich aus dem Griechischen übersetzt: »Gegen das Leben«, im Sinne eines pharmazeutischen Wirkens also die Vernichtung oder Hemmung der Lebewesen. Viele dieser »Kleinstlebewesen«, die Bakterien, z. B. Enterokokken oder Lactobazillen, sind jedoch nicht nur ungefährlich, sondern äußerst nützlich für unser eigenes Leben, z. B. als Darmbakterien. Daher entstehen bei ihrer

Vernichtung als Schattenseite der antibiotischen Behandlung häufig Durchfälle, Übelkeit und andere gastrointestinale Erscheinungen.

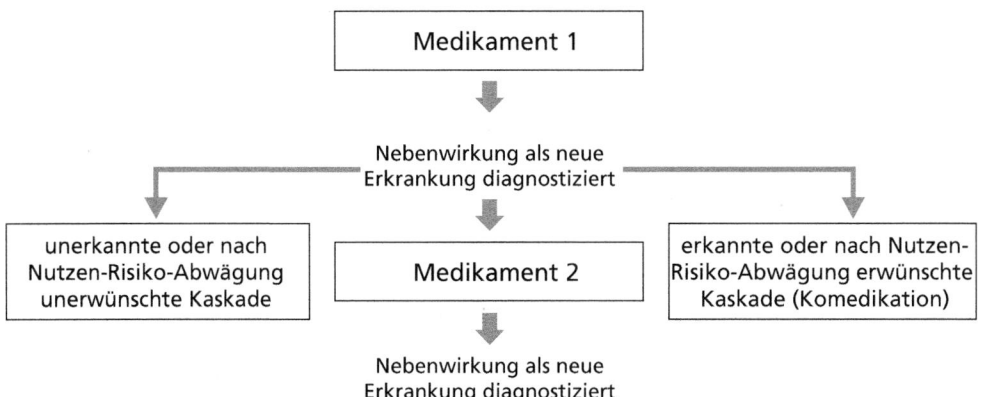

Abb. 12.1: Iatrogene Erkrankungs- und Verschreibungskaskaden (eigene Darstellung)

Es besteht also die Möglichkeit, dass ein Patient eine solche Nebenwirkung, z. B. einen Durchfall erleidet. Wenn Arzt und Patient beide befürworten, dass dieses Antibiotikum aufgrund einer akuten Infektion weiter eingenommen werden sollte, dann könnte der Arzt ein weiteres Medikament gegen den Durchfall verschreiben. Eine solche *erwünschte* Verschreibungskaskade heißt Komedikation. Um die Entwicklungen und Konsequenzen einer *unerwünschten* iatrogenen Erkrankungs- und Verschreibungskaskade zu verdeutlichen, sei das Beispiel von Frau K., einer ehemaligen Lehrerin, beschrieben.

Frau K., 83 Jahre, Gewicht 67 kg, keine Demenz, mobil ohne Gehhilfe, war aufgrund einer Verschlechterung ihrer Herzinsuffizienz im Krankenhaus. Dort konnte sie erfolgreich therapiert werden.
Bei der schnellen und recht hektischen Entlassung aus dem Krankenhaus hatte der junge Assistenzarzt jedoch vergessen, die Dosis ihrer Schleifendiuretika zu reduzieren. Nach dem Krankenhausaufenthalt kam sie wieder zurück in ihr Altenheim.

Ihre engagierte Hausärztin, die in ihrer Praxis mehr als tausend Patienten versorgt, übernahm die Krankenhausentlassmedikation der Heimbewohner in der Regel mehr oder minder automatisch, bis sie in einem persönlichen Gespräch von einer Änderung überzeugt war. Frau K. erhielt nun etwa vier Monate lang täglich 60 mg Furosemid. Das Unglück, der persönliche Abgrund für Frau K., nahm seinen Lauf. Es entwickelte sich eine iatrogene Urininkontinenz/Polyurie mit häufigen Toilettengängen, auch nachts. Und es entstand folgende Erkrankungs- und Verschreibungskaskade: Urininkontinenz → Depression → Fluoxetin (SSRI) → nach 14 Tagen Delir und Halluzinationen → Neuroleptika (Melperon) → Ataxie und Sturz nach Melperon → Schmerzmedikation Ibuprofen.

Iatrogene Erkrankungen, die zu weiteren iatrogenen Erkrankungen führen oder daneben gleichzeitig auftauchen, bezeichnen wir in der Medizin als Phänomene der Multiiatrogenität.

In der Konsequenz verbrachten die Pflegenden etwa 120 zusätzliche und unnötige Zeitstunden damit, die oben beschriebene, unerwünschte und vermeidbare Erkrankungs- und Verschreibungskaskade zu versorgen. Ein solches Beispiel ist leider kein Einzelfall. Die arzneimittelassoziierte (Multi-)Iatrogenität hat erhebliche Auswirkungen auf den Pflegeprozess.

Es entstehen zusätzliche pflegerische Tätigkeiten wie z. B.

- die Versorgung eines Bewohners nach einem arzneimittelassoziierten Sturz,
- Toilettengänge nach diuretikabedingter Inkontinenz,
- pflegerische Begleitung (Transferleistungen) bei neuroleptikabedingten Ataxien,
- Versorgung von arzneimittelassoziierten Durchfällen,
- Betreuung von Heimbewohnern bei arzneimittelassoziierten Delirien und Somnolenzen.

Die durchschnittliche Pflegezeit für eine vermeidbare UAE beträgt etwa 60 Stunden. Darüber hinaus entstehen durch eine unnötige und schädliche Polypharmazie erhebliche Zeitkontingente in der Verwaltung, Bestellung, Lagerung und Verabreichung der Medikamente.

12.3.3 Polypharmazie, Sucht und Missbrauch von Arzneimitteln

Der Leitfaden der Bundesapothekerkammer über Abhängigkeit und Missbrauch von Medikamenten definiert den

> »[...] Missbrauch oder schädlichen Gebrauch eines Arzneimittels [...] als die absichtliche, dauerhafte oder sporadische sowie übermäßige Verwendung von Arzneimitteln mit körperlichen oder psychischen Schäden als Folge.« (Bundesapothekerkammer 2008)

Um dem schädlichen Gebrauch oder Medikamentenmissbrauch im Rahmen der Polypharmazie in der Pflege vorzubeugen, können u. a. folgende Maßnahmen ergriffen werden:

- Medikamente werden nicht »bestellt«, sondern verordnet. Wenn der behandelnde Arzt nicht mit vollem Bewusstsein bei seinem Patienten und dessen augenblicklichen Zustand sein kann, müssen von Ärzten, Pflege und Apothekern unterstützende Maßnahmen ergriffen werden, die eine Behandlungssicherheit gewährleisten (Risikomanagement).
- Nutzen sie den Placebo-Effekt. Beim P-Effekt geht es nicht darum, unwirksame Pillen zu geben, sondern durch Vertrauen und individuelle Rituale/Gewohnheiten gesundheitsfördernde Lebensqualitäten mit und für den Patienten zu etablieren.
- »Weniger ist mehr« – Zielgerichtete Aufklärung und Gespräche mit Patienten und Angehörigen sind nützlich.
- Risikokommunikation und Zusammenarbeit von Arzt, Apotheker, Pflege und weiteren Beteiligten stärken.

Die Sucht ist auch im Alter sicherlich ein ernst zu nehmendes Problem. Hier sind z. B. die Benzodiazepine und sogenannte Z-Substanzen von Bedeutung. Sie können jedoch auch bei Hochbetagten nach vielen Jahren Niedrig-Dosis-Abhängigkeit fachgerecht reduziert und/oder abgesetzt werden, in kleinsten Dosen, über Monate hinweg. In neun von zehn Fällen steigen dadurch die Lebensqualität, die Mobilität und die Alltagstauglichkeit. Der Missbrauch oder schädliche Gebrauch im Rahmen der Polypharmazie scheint jedoch eine noch erheblich größere Dimension zu haben.

Als Ursachen sind hier u. a. zu nennen: falsche Vorstellungen der Patienten und Angehörigen über die Arzneimittel und ihre Wirkweise (z. B. »Viel hilft viel«) und ein gewaltiger Gesundheitsmarkt, der primär immer noch darauf ausgerichtet ist, die Behandlungen von Krankheiten anstatt die Gesundheitsförderung zu entlohnen (WHO 1986).

12.4 Ursachen der Arzneimittelprobleme bei geriatrischen Patienten

In einer Studie wurde das Auftreten einer UAE in der Heimversorgung hinsichtlich ihrer Beziehung zu den einzelnen Bereichen des Medikationsprozesses (Arzneimittelversorgungsprozess) untersucht (Gurwitz et al. 2005). Dabei hatten die arzneimittelassoziierten Patientenschädigungen manchmal eine, manchmal auch mehrere Ursachen. Die meisten UAE entstanden im Bereich der Therapiebeobachtung, dann erst im Bereich der Verordnung. Weniger als 5 % der UAE waren mit Dispensierfehlern, z. B. einem fehlerhaften Bereitstellen der Medikation verknüpft.

Diese Erkenntnisse sollten natürlich deutliche Konsequenzen für die praktische Pflege haben.

- Die konkrete Therapie bei den Kranken, ihren Nutzen, ihre Risiken ist tatsächlich zu beobachten, zu erkennen und mit dem Arzt zu besprechen. Wann und wie setzt welche Wirkung oder Nebenwirkung ein?
- Wie verändert sich die Medikamentenwirkung, wenn der Patient Stress hat, sich die Stoffwechsellage verändert (Infekt, Sommerhitze, Frailty, …)?
- Braucht der Patient das Arzneimittel überhaupt noch? Diese Frage ist *vor* jeder »Nachbestellung« der Medikamente zu beantworten.
- Kann der Patient das Arzneimittel überhaupt schlucken, einnehmen und verabreicht bekommen? Auch dies ist generell vor jeder Anwendung und individuell bei einer Anwendung zu beantworten.

12.5 Anstelle eines Ausblicks: Die Etablierung einer neuen Risikokultur oder … »Wie aus Mist ertragreicher Dünger wird«

Durch den demografischen Wandel befinden wir uns heute an einem wichtigen Scheidepunkt in der Gesundheitsversorgung. Das Weltbild eines Detharding geht seinem Ende entgegen und »schneidet« nun tiefe Wunden in das aufkeimende moderne Pflegeverständnis. Um ein »Ausbluten« der Pflege zu verhindern, reicht es innerbetrieblich nicht aus, nur die »Arterien abzuklemmen« und Kosten zu sparen. Die Wunde muss verschlossen werden, neue »Haut« muss sich bilden.

Oder anders ausgedrückt: Durch Pflegepersönlichkeiten entsteht eine neue, »heilende« Pflegequalität, die in der Praxis nur bedingt als Quantität erfasst werden kann.

Der Mehrwert dieser Kompetenz ist nicht nur durch Zahlen zu ermitteln. Daher ist die Pflege insbesondere in ihren heilberuflichen Tätigkeiten und Fähigkeiten zu unterstützen (siehe Pflegestärkungsgesetze, Heilkundeübertragungsrichtlinien, etc.…). Hinsichtlich der oben beschriebenen Erfordernisse in der medikamentösen Versorgung sind deshalb in Deutschland neue Aus- und Weiterbildungsformen für die klinische Praxis entstanden.

Seit nunmehr fast 15 Jahren wurden in mehreren Bildungs-Akademien bisher insgesamt mehrere 100 zertifizierte Medikationsfachkräfte weitergebildet, die aus ca. 200 Einrichtungen wie Altenheimen, Krankenhäusern und ambulanten Pflegediensten kamen. Die Medikationsfachkräfte erhielten nicht nur eine theoretische Ausbildung zur Pharmakologie und Behandlungssicherheit, sondern jede dieser Pflegefachkräfte, Pflegedienstleitungen oder Qualitätsmanager führte eine, zumeist interdisziplinäre Praxis- und Facharbeit in ihrer Einrichtung durch. Im Rahmen dieser Facharbeiten konnten Pflegepersönlichkeiten in Zusammenarbeit mit ihren Ärzten, Apothekern, Angehörigen und Patienten u. a. viele hundert arzneimittelassoziierte Schädigungen verhindern oder eindämmen, wie arzneimittelassoziierte Stürze, Demenzen, Urininkontinenzen. Die Weiterbildungsinhalte und -strukturen beziehen sich dabei im Wesentlichen auf ein Erkennen und Eindämmen der Polypharmazie und Multiiatrogenität, wie sie oben beschrieben wurden. Sie wurden als »sozialmedizinisches Heilmittel« der Multiiatrogenität konzipiert und waren deshalb auch Grundlage vieler erfolgreicher Versorgungsprojekte in der Pflege (siehe Thürmann et al. 2010, Hanke et al. 2013).

Literatur

Bundesapothekerkammer (Hrsg.) (2008) Medikamente: Abhängigkeit und Missbrauch (https://www.abda.de/fileadmin/assets/Pressetermine/2008/03_Symposium_AM-Missbrauch/Leitfaden_Abhaengigkeit_und_Missbrauch_Druckversion.pdf, Zugriff am: 02.03.2018)

Boyd CM, Darer J, Boult C et al. (2005) Clinical Practice Guidelines and Quality of Care for Older Patients With Multiple Comorbid Diseases: Implications for Pay for Performance, 6, S. 716–724

Detharding G (1679) Der unterwiesene Krancken-Wärter. Kiel

Gurwitz JH, Field TS, Judge J et al. (2005) The incidence of adverse drug events in two academic long-term care facilities. AM J Med, 3, S. 251–258. doi: 10.1016/j.amjmed.2004.09.018

Hanke F, Hildebrand J, Joks G et al. (2013) Prävention arzneimittelassoziierter Erkrankungen bei stationären Altenheimbewohnern durch ein pflegezentriertes Risikomanagement im Rahmen einer Integrativen Versorgung. Meeting Abstract zur 20. Jahrestagung der Gesellschaft für Arzneimittelanwendungsforschung und Arzneimittelepidemiologie (https://www.egms.de/static/de/meetings/gaa2013/13gaa30.shtml, Zugriff am 02.03.2018) doi: 10.3205/13gaa30

Hanke F, Plum M, Wiedemann A (2016) Das Was bedenke, doch mehr bedenke Wie… Geriatrische Pharmakotherapie in der Urologie – eine Einführung aus Sicht des geriatrischen Pharmazeuten. Aktuel Urol, 47(1), S. 65–73. doi: 10.1055/s-0041-110406

Levinson DR (2014) Adverse Events in Skilled Nursing Facilities: National Incidence Among Medicare Beneficiaries. US Department of Health and Human Services, Office of the Inspector General. Report No. OEI-06-11-00370 (http://oig.hhs.gov/oei/reports/oei-06-11-00370.pdf, Zugriff am: 02.03.2018)

Mitty E (2010) Iatrogenesis, frailty, and geriatric syndromes. Geriatric nursing, 31(5), S. 368–374 (https://doi.org/10.1016/j.gerinurse.2010.08.004, Zugriff am: 02.03.2018)

Müller-Oerlinghausen B, Lasek R, Düppenbecker H, Munter KH (Hrsg.) (1999) Handbuch der unerwünschten Arzneimittelwirkungen. München: Urban & Fischer

Nightingale F (1860) Bemerkungen zur Krankenpflege. Deutsche Übersetzung, 3. Aufl. 2016, Frankfurt: Mabuse

Onder G, Petrovic M, Tangiisuran B et al. (2010) Development and Validation of a Score to Assess Risk of Adverse Drug Reactions Among In-Hospital Patients 65 Years or Older. The GerontoNet ADR Risk Score. Arch Intern Med, 170 (13), S. 1142–1148

Spain D (1963) The Complications of modern medical Practise – A Treatise of Iatrogentic Diseases. New York: Grune & Stratton

Tisdale JE & Miller DA (2010) Drug-Induced Diseases: Prevention, Detection, and Management. Bethesda: American Society of Health-System Pharmacists

Thürmann P, Jaehde U, Hanke F et al. (2010) Abschlussbericht im Auftrag des Bundesgesundheitsministeriums zum Projekt Arzneimitteltherapiesicherheit in Alten- und Pflegeheimen (https://www.bundesgesundheitsministerium.de/service/publikationen/gesundheit/details.html?bmg%5bpubid%5d=445, Zugriff am 02.03.2018)

World Health Organisation (Hrsg.) (1986) Ottawa-Charta zur Gesundheitsförderung (www.euro.who.int/__data/assets/pdf_file/0006/129534/Ottawa_Charter_G.pdf, Zugriff am: 02.03.2018)

13 Schmerz

Joachim Guntau

13.1 Definition und Prinzipien

»Schmerz ist ein *unangenehmes Sinnes- oder Gefühlserlebnis*, das mit tatsächlicher oder potenzieller Gewebeschädigung einhergeht *oder* mit Begriffen einer solchen Schädigung beschrieben wird« (International Association for the Study of Pain).
Daraus folgt: *Schmerz ist das, was der Patient angibt*, also immer *subjektiv*.

In der Gesamtbevölkerung haben ca. 20 % der Menschen chronische Schmerzen. Bei mehr als der Hälfte dauert es über zwei Jahre bis zu einer ausreichenden Therapie, wobei 90 % der Schmerzen mit einfachen Mitteln therapierbar sind. Für chronische Schmerzen werden 80 % der Kosten ausgegeben, obwohl eine Chronifizierung bei frühzeitiger effektiver Therapie oftmals vermeidbar wäre (Elliott 1999).
In einer Repräsentativbefragung gaben 90 % der über 75-Jährigen rezidivierende oder chronische Schmerzen an. Die häufigste Lokalisation lag im Bereich der Gelenke, während Jüngere mehr Rücken- und Kopfschmerzen angaben (Schäfers 2017).

Alle Menschen haben das Recht auf eine strukturierte und effektive Schmerzdiagnostik und Therapie. Daher sollten alle in der Schmerztherapie Tätigen in der Lage sein, Patienten mit Schmerzen zu identifizieren, Schmerzen zu erfragen, zu messen, die Auswirkungen auf das Leben und Erleben des Patienten zu verstehen und diese adäquat zu therapieren. Insbesondere bei kognitiv eingeschränkten Patienten ist dies eine tägliche Herausforderung.

Ein erfolgreiches Schmerzmanagement ist immer *interdisziplinär* und *interprofessionell*. Insbesondere chronische Schmerzen sind eine *bio-psycho-soziale Erkrankung*, die bei geriatrischen Patienten zu *Immobilität* mit Verlust von Muskelmasse und erhöhtem Risiko für Dekubitus, Stürze und Bedrohung der Selbstständigkeit führt. Als *psychische Folgen* kommt es neben der Verminderung von Selbstvertrauen und Hirnleistung zu Schlafstörungen, depressiver Stimmung, sozialem Rückzug, Unruhe, Angst und Verhaltensstörungen.

Alte Menschen sind schmerz*empfindlicher*, nehmen aber oftmals den Schmerz, so wie ihr Umfeld, als *schicksalhaft* hin und geben ihn nur auf Nachfrage an. Daher werden nur weniger als 15 % suffizient behandelt (Abdulla 2013; Fine 2012; Gibson/Farell 2004). So erhalten nicht-demente alte Menschen nach Schenkelhalsfrakturen dreimal so viel Morphinäquivalent wie alte Demente (Morrison & Siu 2000) und weisen Pflegeheimpatienten ohne Schmerztherapie einen signifikant niedrigeren MMSE-Score als solche mit Schmerztherapie auf (Closs et al. 2004).

13.2 Akut/Chronisch

- Der *akute* Schmerz ist zeitlich auf eine Gewebeschädigung zurückzuführen. Die Intensität und Dauer ist vom Ausmaß der Schädigung abhängig.
- Das *chronische Schmerzsyndrom* ist ein Sammelbegriff für mehr als 3–6 Monate anhaltende Schmerzen nach einem Trauma oder dem Erkrankungsbeginn. Diese Schmerzen treten auch ohne auslösenden Schmerzreiz auf.

Oftmals kommt es zu einer *iatrogenen* Chronifizierung akuter Schmerzen durch:
- insuffiziente Anamnese und Dokumentation
- unangepasste Therapie
- Festhalten am Dualismus: somatisch versus psychogen
- fehlende Anleitung und Motivation des Patienten zu eigener Schmerzbewältigung

13.3 Schmerzformen

- Der *Nozizeptorschmerz* entsteht durch Reizung der Aδ- oder C-Fasern und löst den akuten lokalisierten Verletzungsschmerz aus.
- Der *Viscerale Schmerz* entsteht in den inneren Organen, ist schlecht lokalisierbar und wird oftmals in die Head'schen-Zonen projiziert.
- Der *Neuropathische Schmerz* tritt als direkte Schädigung oder Erkrankung des schmerzleitenden Systems auf (z. B. bei Polyneuropathie, Zosterneuralgie).
- Der *Zentrale Schmerz* entsteht durch Schädigung des Thalamus nach Insulten, Tumoren oder Entzündungen und weist großflächige halbseitige Schmerzen und Sensibilitätsstörungen ohne Zuordnung zu Dermatomen oder Nervenbahnen auf.
- Der *Gemischte Schmerz* (M. Sudeck) tritt als Spätfolge nach einem Trauma auf und ist charakterisiert durch Schmerzen, Sensibilitäts- und trophische Störung der betroffenen Region.

13.4 Schmerzerfassung

Bei alten Menschen kann durch Defizite im Bereich der Kommunikation und Konzentration die Schmerzerfassung erschwert sein, sodass ausführliche Befragungsbögen nicht adäquat ausgefüllt werden können. Neben *Schmerzerfassungsbögen* (Basler et al. 2001) und der Visuellen Analogen Skala von 1–10 können auch *Bildskalen* verwendet werden. (▶ Abb. 13.1).

Ist die Demenz weit fortgeschritten, sollten *Beobachtungsskalen* verwendet werden, da sonst das Symptom Schmerz sehr häufig übersehen oder fehlinterpretiert wird. So werden Symptome wie Unruhe, Abwehr, Appetitmangel und Schlafstörungen sowie Pulsanstieg, flache Atmung, Schweiß und erhöhter Tonus oftmals fehlinterpretiert (Pinter 2010).

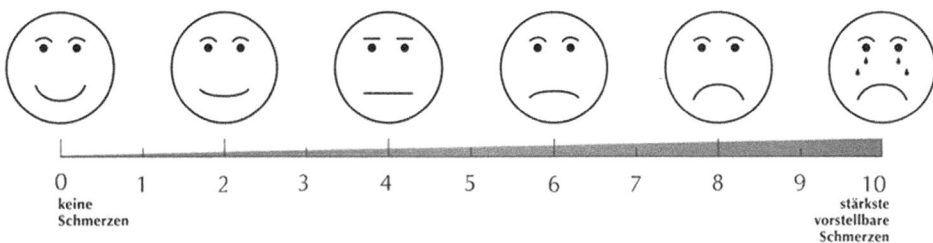

Abb. 13.1: Bildskala zur Schmerzerfassung

Um die Wirksamkeit der Therapie zu überprüfen, muss die Therapie mit Skalen oder Schmerztagebüchern *kontinuierlich* dokumentiert und entsprechend angepasst werden (Schuler 2014).

13.5 Schmerztherapie

Eine erfolgreiche Schmerztherapie richtet sich nach der Schmerzform und ist immer *multimodal, interdisziplinär* und *individuell*, wobei die Koordination der verschiedenen Therapieformen in einer Hand liegen sollte.

13.6 Medikamentöse Therapie

Bei Patienten über 65 Jahren gibt es nur sehr wenige Untersuchungen zur medikamentösen Therapie. Im Alter kommt es jedoch durch verminderte *Magen-Darm-Motilität*, Veränderungen im Bereich der *Leber- und Nieren-Funktion* und des *vaskulären Transports* (Abnahme von Albumin und Körperwasser, Zunahme des relativen Fettanteils) zu deutlichen Änderungen der Aufnahme, Verteilung und Elimination von Medikamenten. Zusätzlich gibt es bei meist multimorbiden Patienten vielfältige *Wechselwirkungen* mit zahlreichen Medikamenten. Die Therapie muss daher der Komorbidität und dem Risikoprofil des Patienten angepasst werden und eine Therapieeskalation nach dem WHO-Schema individuell erfolgen (▸ Abb. 13.2).

- Ziel der Therapie ist die *Schmerzfreiheit* oder signifikante Schmerzreduktion mit einfachem und übersichtlichem *Dosierungsschema*. Dies führt zu einer Senkung der Schmerzschwelle und beugt einer iatrogenen Chronifizierung vor.
Eine erfolgreiche Schmerztherapie wird nach der Medikamenten-Halbwertzeit in einem festen *Zeitschema* gegeben, mit dem Ziel, nicht auf wieder auftretende Schmerzen zu warten. Medikamente aus einer WHO-Stufe sollten nicht mit der gleichen

Stufe, sondern nur mit Co-Analgetika oder einer unteren Stufe kombiniert werden (▶ Abb. 13.2).
- Bei chronischen Schmerzen sind grundsätzlich *retardierte* Präparate zu bevorzugen und bei Durchbruchschmerzen kurzwirksame *Bedarfsmedikamente* bereitzustellen.
- Die am häufigsten verwendeten *NSAR/ Coxibe* sollten im Alter gemieden oder nur kurzfristig verwendet werden (Nieren-, Lebertoxizität, Gastrointestinale-Blutungen).
- *Opioide* und *Psychopharmaka* erhöhen bei Beginn der Therapie Müdigkeit und Sturzneigung. Sie sollten mit einer niedrigen Dosis begonnen und langsam hochdosiert werden. Bei Opiattherapie ist eine Laxantiengabe erforderlich.

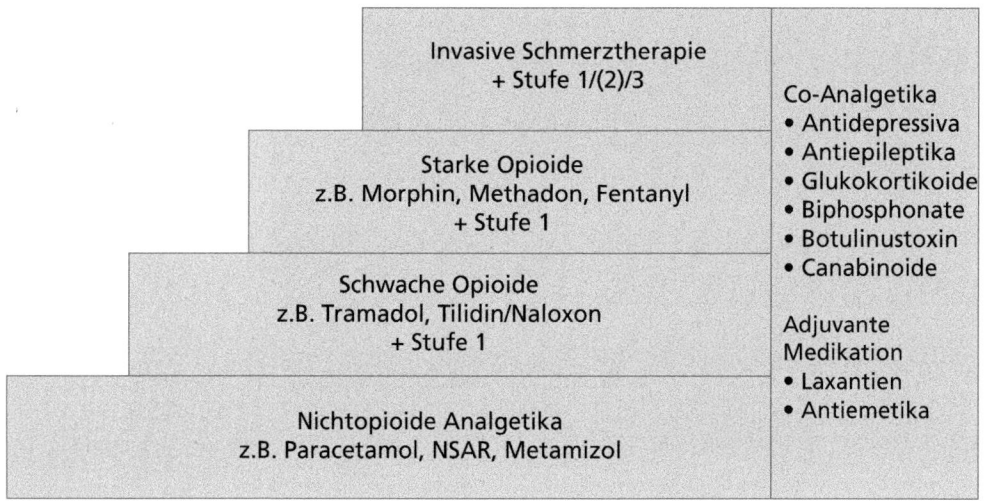

Abb. 13.2: Therapie-Eskalation nach dem WHO-Schema (vgl. WHO 1986)

13.7 Nichtpharmakologische Therapieoptionen

Physikalische Therapie wie Wärme-/Kältetherapie, Massagen, Bäder und *Krankengymnastik* sind insbesondere bei muskuloskeletalen Schmerzen sehr erfolgreich und steigern die Aktivität und Stimmung der Patienten.

Im Weiteren gibt es eine Vielzahl an Therapien, die individuell und nach Verfügbarkeit angewendet werden können:

1. Akupunktur, Neuraltherapie, TENS (Transkutane Elektrische Nervenstimulation)
2. Homöopathie, Kräuter und Tees, Öle und Salben, Aromapflege, Wickel und Auflagen
3. Musik, Entspannungstechniken, entlastende Lagerung und viele mehr

13.8 Invasive Therapie

Insbesondere bei Tumorpatienten mit Einbruch in Nervenplexus kann eine invasive Therapie mittels perkutaner *Ablation* auch beim alten Menschen sehr hilfreich sein, sodass dann keine weitere medikamentöse Therapie erforderlich ist.

Literatur

Abdulla A, Adams N, Bone M et al. (2013) Guidance on the management of pain in older people. Age Ageing, 42(1), S. 1–57

Basler HD, Casser HR, Gerbershagen HU et al. (2001) Strukturiertes Schmerzinterview für geriatrische Patienten. DGSS-AK »Alter und Schmerz«

Closs SJ, Barr B, Briggs M (2004) Cognitive status and analgesic provision in nursing home residents. Br J Gen Pract, 54(509), S. 919–921

Elliott AM, Smith BH, Penny KI et al. The epidemiology of chronic pain in the community. Lancet, 354, S. 1248–1252

Fine PG (2012) Treatment guidelines for the pharmacological management of pain in older persons. Pain Med, 13(2), S. 57–66

Gibson SJ & Farell M (2004) A review of age differences in the neurophysiology of nociception and the perceptua experience of pain. Clin J Pain, 20, S. 227–239

Morrison RS & Siu AL (2000) A comparison of pain and its treatment in advanced dementia and cognitivelyintact patients with hip fracture. J Pain Symptom Management, 19(4), S. 240–248

Pinter G, Likar R, Anditsch M et al. (2010) Problemfelder in der Schmerzmessung und Schmerztherapie im Alter. Wien Med Wochenschr, 160, S. 235–246

Schäfers M (2017) Schmerztherapie im Alter. In: Maier C, Diener HC, Bingel U (Hrsg.) Schmerzmedizin. Interdisziplinäre Diagnose- und Behandlungsstrategien. 5. Aufl. Urban & Fischer in Elsevier, S. 351–359

Schuler M (2014) Kognitive Defizite: Wie man Schmerzen auch bei Demenz erkennen kann. Dtsch Arztebl, 111(41), S. 4–8

World Health Organization (Hrsg.) (1986) Cancer Pain Relief. Genf

14 Kognition und Bewusstsein

14.1 Intellektueller Abbau und Wesensveränderungen als Folge schleichender oder plötzlicher hirnorganischer Ereignisse

Peter Tonn

14.1.1 Einführung

Für das menschliche Dasein sind Kognition und Bewusstsein die tragenden Elemente. Bewusstsein ist hier zunächst im Sinn des »sich selbst bewusst sein« zu verstehen und damit gewissermaßen die wesentliche Form eines kognitiven Prozesses. Kognition ist ein Begriff, der die Denk- und Wahrnehmungsvorgänge eines Individuums umschreibt, also die Fähigkeit, sich selbst und die Umwelt wahrzunehmen, einzuordnen und daraus inhaltliche Ableitungen zu treffen und Aufgaben, die sich aus diesen Ableitungen ergeben, zu bearbeiten und zu lösen. Solche Kognitionen können als bewusste oder unbewusste Leistung des Gehirns ablaufen. Zu Kognition zählen verschiedene Aspekte, u. a. Logik, Sprache, Gedächtnis und Handlungsplanung. Im Verlauf des physiologischen Alterns verändern sich einzelne Aspekte von Kognition – das Gedächtnis wird meist etwas schlechter, Reaktionszeiten werden länger, dafür können manche Denk- und Entscheidungsprozesse besser werden und viele Fähigkeiten, etwa Sprache, verändern sich kaum. Bei krankhaften Veränderungen des Gehirns, die gehäuft im Alter vorkommen, kommt es zu Einschränkungen der kognitiven Leistung.

Es ist erforderlich und wichtig, kognitive Einschränkungen bei älteren Menschen wahrzunehmen und in der Versorgung im Alltag zu berücksichtigen. Diese kognitiven Defizite können im Alter sogar die einzigen Anzeichen für eine akute Erkrankung, eine Exsikkose oder eine Unverträglichkeit von Medikamenten sein. Aus kognitiven Einschränkungen können erhebliche Beeinträchtigungen für den Alltag resultieren, etwa die Unfähigkeit, angemessene Entscheidungen zu treffen oder sich im Notfall selbst zu helfen etc. Auch bei vermeintlich einfachen Angelegenheiten können kognitive Defizite zu einer erheblichen Belastung führen, wenn Ängste oder Unsicherheiten nicht überwunden werden können und dann zu Abwehr oder sogar gefährlichem Fehlverhalten führen können.

Der Begriff Kognitive *Defizite* ist eine Umschreibung für das Auftreten von Einschränkungen der intellektuellen Fähigkeiten im Verlauf des Lebens, die zu einer Beeinträchtigung der Alltagsfunktionen des Betroffenen führen – im sozialen oder beruflichen Umfeld wie in der Familie. Die Bezeichnung kognitive Defizite ist zunächst einmal frei von ätiologischen Überlegungen. Viele Ursachen können zu einer kognitiven Einschränkung führen.

Es gibt altersbezogene Effekte bei dem Auftreten von kognitiven Defiziten. So ist beschrieben, dass in der Altersgruppe der 65-Jährigen etwa 5 % unter kognitiven Defiziten leiden, während dies in der Altersgruppe der 80-Jährigen bereits etwa 20 % sind. Auffällig ist die Konzentration von Menschen mit kognitiven Defiziten in Pflegeheimen, hier sind mehr als 50 % der Bewohner kognitiv eingeschränkt. (Giulioli & Amieva 2016)

Im Folgenden sollen wichtige Aspekte der kognitiven Leistung bzw. bei kognitiven Defiziten im höheren Lebensalter dargestellt werden.

14.1.2 Überblick über kognitive Leistungen im Altersverlauf

Es erscheint uns sehr selbstverständlich, dass wir uns selbst als das erkennen, was wir sind – eine Person in einem bestimmten Umfeld und mit einer Geschichte aus der Vergangenheit, die wir Biografie oder Anamnese nennen, und mit einer Zukunft, die wir uns vorstellen oder die wir erwarten. Wir erkennen unser Gegenüber und können die Menschen, mit denen wir zu tun haben, wiedererkennen und einordnen. Dabei vollbringt unser Gehirn eine Höchstleistung bei all diesen Aufgaben. Die Wahrnehmung von uns selbst, der Umgebung und die Einordnung in einen gemeinsamen Kontext ist eine sehr komplexe Aufgabe – und wir leisten diese Aufgabe im Allgemeinen wie selbstverständlich. Erst wenn es zu Defiziten und Störungen kommt, wird uns bewusst, wie kompliziert und aufwändig diese Prozesse und Aufgaben sind (Fjell et al. 2014).

Kognition ist die umfassende Bezeichnung für diese Prozesse – also für alles, was mit Denken, Wahrnehmen, Erfassen und Bewerten zu tun hat. Das Ergebnis von kognitiven Prozessen, das von außen wahrnehmbar ist, ist das, was wir als Verhalten sehen und als »Wesen« eines Menschen bezeichnen. Insofern sind also Verhaltensmuster und Wesenszüge nichts anderes als jeweils Ausdrucksformen von mehr oder minder komplexen kognitiven Prozessen.

Für die Betrachtung hier teilen wir Kognition in die beiden Bereiche *kristalline* und *fluide* Kognition. Unter kristalliner Kognition versteht man die Fähigkeiten und Denkfunktionen, die sehr gut gelernt, stabil verfügbar und oft eingesetzt sind. Es ist etwa Sprache oder Wortverständnis, aber auch das allgemeine Wissen, die hier beispielhaft sind. Kristalline Kognition (oder »Intelligenz«) wird im Lauf des physiologischen Alterns nicht schlechter, sondern kann stabil bleiben oder sich sogar verbessern. Lebenserfahrung kann z. B. zu einer Erweiterung des allgemeinen Wissens führen und damit die kristalline Kognition verbessern.

Die fluide Kognition umfasst hingegen die Fähigkeit einer Person, sich mit Dingen zu befassen, die nicht lange geübt, fest trainiert und häufig eingesetzt werden, sondern die immer wieder eine neue Aufgabe darstellen. Das Lernen neuer Informationen, Lösen von aktuell auftretenden Problemen oder Reaktionen auf spezifische und neue Umweltbedingungen werden mit Funktionen der fluiden Kognition bearbeitet. Die fluide Kognition wird mit zunehmendem Lebensalter schlechter, teilweise nur wenig, teilweise in einem doch deutlichen Umfang. Diese Verschlechterung ist aber zunächst kein Symptom einer Erkrankung, sondern Ausdruck des physiologischen Alterns. Aus fluiden Kognitionen können, wenn sie nur häufig genug eingesetzt und wiederholt werden, kristalline Kognitionen werden – etwa beim Lernen einer Fremdsprache oder beim Trainieren bestimmter Fertigkeiten wie Kartenspielen oder Radfahren etc. Allerdings ist das auch altersabhängig – je älter, desto schwieriger kann dieser Prozess werden. Tabelle 14.1 zeigt exemplarisch wichtige Funktionen der Kognition und ihre Entwicklung im physiologischen Altersprozess auf (▶ Tab. 14.1).

Tab. 14.1: Wichtige Funktionen der Kognition und ihre Entwicklung im physiologischen Altersprozess (in Anlehnung an Schaefer & Bäckman 2007)

Bezeichnung	Umschreibung	Entwicklung
Arbeitsgeschwindigkeit	Zeit, die zur Lösung/Bearbeitung kognitiver Aufgaben, insbesondere im Zusammenwirken von Aufmerksamkeit und Gedächtnis benötigt wird	ab der 3. Dekade langsame und kontinuierliche Reduktion
Aufmerksamkeit	Fähigkeit zur Wahrnehmungssteuerung, Fokussierbarkeit und Konzentration	Geteilte Aufmerksamkeit nimmt ab der 6.–7. Dekade messbar ab
Gedächtnis	Fähigkeit, um Erfahrungen, Stimmungen und Wissen zu speichern und bei Bedarf kontrolliert wieder abzurufen. Gedächtnis ist unterscheidbar im Zeitfaktor (Kurz- bzw. Langzeitg.) und im inhaltlichen Faktor (deklaratives G., semantisches und episodisches G. bzw. non-deklaratives G. als procedurales G.)	je nach Gedächtnis-Typ sehr unterschiedlich, zum Teil kaum Reduktion, zum Teil deutliche altersbedingte Veränderungen
Sprache, Sprachverständnis	Produktion und Verständnis von Sprache sowohl verbal als auch gelesen	Sprache wird komplex aus fluider und kristalliner Kognition zusammengesetzt. Wortschatz und Wortverständnis sind im Alter stabil, erst etwa ab 70 Jahren reduziert sich die Fähigkeit, schnell neuen Gegenständen das passende Wort zuzuweisen oder eine Wort-Suche durchzuführen
Visuospatiale und visuokonstruktive Leistung	Kognitive Funktionen, die ein 2- und 3-dimensionales Verständnis von Raum und der Anordnung von Gegenständen im Raum ermöglichen.	Während visuokonstruktive Leistungen, also die Fähigkeit, 2- und 3-dimensionale Gegenstände zu konstruieren und zu platzieren, im Alter abnimmt, ist die visuospatiale Leistung, also Gegenstände etc. zu erkennen und ihre Positionen zu verstehen, stabil.
Exekutiv-Funktionen	Kognitive Leistungen, die ein sinnvolles und angemessenes Handeln in der Umwelt ermöglichen, etwa Planen, Selbstbewusstsein, mentale Flexibiltät etc.	Die meisten dieser Funktionen nehmen etwa ab 70 Jahren ab. Gerade mentale Flexibilität, die Fähigkeit, sich auf Neues einzulassen oder die rationale Bearbeitung, etwa von neuen Aufgaben, lässt hier erkennbar nach.

Es ist gut untersucht, dass auch bei physiologischem Altern einzelne kognitive Funktionen etwa ab der 6.–7. Lebensdekade nachlassen. Letztlich ist ab 70 Jahren Lebensalter in vielen kognitiven Fähigkeiten eine Reduktion erkennbar (Kobayashi et al. 2016).

Eine Erklärung für diesen Prozess ist die Entwicklung des Gehirns im Verlauf des Lebens. Die Masse der Nervenzellen (»Graue Substanz«) wird mit zunehmendem Lebensalter geringer. Dieser Prozess beginnt schon mit etwa 20–30 Jahren und schreitet dann immer weiter fort. Üblicherweise beginnt der Prozess im präfrontalen Cortex und geht dann über in weitere Bereiche des Gehirns (Jellinger & Attems 2013). Als Ursache hierfür werden sowohl Zelltod, etwa durch den verzögerten Abbau von schädlichen Zellproteinen, als auch der Verlust von Verbindungen (Synapsen) zwischen den Nervenzellen und damit eine Reduktion der Funktion angenommen. Auch die »Weiße Substanz« zeigt einen altersbedingten Abbau. Hier finden sich im Wesentlichen die Verbindungen zwischen den Nervenzellen – die Nervenbahnen. Etwa 16–20 % Reduktion von Weißer Substanz ist im Gehirn älterer, nicht kognitiv auffälliger Probanden gegenüber jungen Kontrollgruppen festzustellen. Vor allem im Balken und in präfrontalen Bereichen finden sich Auffälligkeiten (Yuan & Raz 2014).

14.1.3 Bedeutung der korrekten Einschätzung von kognitiven Defiziten

Am häufigsten ist bei der Entwicklung von kognitiven Defiziten im höheren Lebensalter von einer Demenz auszugehen. Das kann zu Beeinträchtigungen im Alltag führen, etwa wenn Missverständnisse auftreten, die sich aufgrund von Gedächtnis- oder Verständnisproblemen ergeben oder zu Gefahren, etwa wenn Versorgungsengpässe oder gesundheitliche Verschlechterungen aufgrund der kognitiven Störungen nicht oder nicht rechtzeitig erkannt werden (Everink et al. 2016).

Die Gedächtnisstörungen, aber auch Verhaltensauffälligkeiten und ständige Wiederholungen von Geschichten und Inhalten auf der einen Seite, das Fehlen einer »angemessenen« Reaktion auf Tipps und Hinweise auf der anderen Seite führen bei den Angehörigen und den Pflegenden leicht zu Unmut und Frustration. Einschränkungen in der Fähigkeit, sich zu versorgen und die eigene Versorgung zu planen und zu organisieren, bringen bei den Betroffenen, die noch zuhause leben, krisenhafte Situationen zum Ausbruch – nicht selten vor einem Wochenende. Dann kommt es zu Verschlechterungen und letztlich zur Inanspruchnahme von institutionalisierter Hilfe, etwa Krankenhäuser oder Pflegeheime. Auch die durch den Verlust von zeitlicher und situativer Orientierung in Verbindung mit Verständnis- und Gedächtnisproblemen entstehende Unruhe, die dann zu repetitiven Lauten und Rufen, aber auch zu Wandern und Laufen führt, kann nicht nur für die Mitmenschen zu einer Belastung werden, sondern für den Betroffenen selbst zu einer erheblichen Gefahr, etwa wenn im Winter ohne Orientierungssinn die Wohnung verlassen wird und der Betroffene außen herumirrt. Das Vergessen von einfachen Handlungen, etwa der Umgang mit Feuer bei Rauchern oder Schwierigkeiten, eine Kerze anzuzünden oder auch Kochversuche am Herd, ohne diesen hinterher auszustellen, können zu sehr gefährlichen Situationen führen, etwa zu Bränden. Durch die Unfähigkeit, Medikamente korrekt einzunehmen, kann es auch zu medizinischen Notfällen kommen (Smith et al. 2017).

In akuten Krankheitsfällen finden sich kognitive Defizite in der Regel als Ausdruck eines Delirs (Kukreja et al. 2015). Nicht selten ist dies auf eine bestehende demenzielle Störung aufgesetzt und etwa durch Infekte, Exsikkose oder fehlerhafte Medikation ausgelöst. Auch bei körperlichen Verletzungen und nach Operationen mit Vollnarkose (Steinmetz & Rasmussen 2016) entstehen bei älteren Menschen relativ schnell delirante Bilder mit den entsprechenden kognitiven Defiziten. Immer dann, wenn sich bei einer akuten Erkrankung eine kognitive Verschlechterung zeigt, also ein Delir zusätzlich auftritt, ist die Behandlung der somatischen Erkrankung erschwert. Es kommt zu Schwierigkeiten bei der Durchführung der Diagnostik, der Behandlung, und letztlich wird die Entlassung nach der Behandlung der »eigentlichen« Erkrankung durch kognitive Defizite im Rahmen eines Delirs erschwert. Insofern ist es wichtig, ein beginnendes delirantes Syndrom frühzeitig zu erkennen und zu behandeln. Dies erfolgt im Allgemeinen durch die Feststellung, dass die kognitiven Defizite sich rasch entwickeln und in einem engen zeitlichen Zusammenhang mit körperlichen Ursachen wie Infekten, Exsikkose, Intoxikationen oder Entzugsproblemen, Medikamentenänderungen oder eben nach Narkosen oder anderen schwerwiegenden körperlichen Erkrankungen auftreten. Zudem finden sich bei Delirien relativ häufig wechselnde Bewusstseinslagen, also durchaus somnolente oder soporöse, meist kurzandauernde Phasen. Demenzen entwickeln sich i. d. R. langsam, schleichend und unabhängig von körperlichen Erkrankungen. Zudem finden sich bei Demenzen keine Bewusstseinsstörungen. Schwierigkeiten des Patienten in einem Delir, sich und seine Umgebung wahrnehmen zu können, führen zu Problemen im Verhalten – etwa bei so einfachen Dingen wie dem Weg zur Toilette. Das wiederum führt schnell zu Inkontinenz, die dann in der Regel sehr schnell mit einer Katheter-Versorgung behandelt wird. Ein Katheter führt aber nicht selten zu Unruhe, Anspannung und einer Verschlechterung des kognitiven Zustands. Dadurch wird in der Bewertung des Zustands aus einem deliranten, also durchaus auch reversiblen Bild rasch eine (fehlerhafte) Einordnung als Demenz mit Inkontinenz.

Kognitive Defizite im Sinn einer dementiellen Erkrankung führen nicht selten zu Schwierigkeiten im Alltag, auch in pflegerischer Hinsicht. So werden Pflegekräfte oder Angehörige nicht erkannt, sondern als fremd oder gar feindlich eingestuft, und es wird entsprechend reagiert. Die Ziele der Versorgung können nicht verstanden werden, auch sorgfältige Erklärungen werden oft nicht akzeptiert. Die Personen mit Demenz reagieren mit Verhaltensmustern, die sich nur dadurch verstehen lassen, dass aus Unverständnis dann schnell Unsicherheit und Angst entsteht. Es ist daher wichtig, kognitive Defizite – sowohl in der Akutsituation als auch in einem chronischen Stadium – korrekt zu erkennen, einzuordnen und damit umgehen zu können.

14.1.4 Ursachen von kognitiver Beeinträchtigung

Die meisten länger andauernden oder chronisch bestehenden, langsam sich verschlechternden kognitiven Defizite sind Ausdruck einer demenziellen Erkrankung. Die am häufigsten auftretende Form der Demenz ist die Demenz vom Alzheimer-Typ. Diese Erkrankung hat einen langjährigen Verlauf, der in den letzten Jahrzehnten gut untersucht und beschrieben ist. Bis heute ist nicht bekannt, was genau eine Alzheimer-Demenz auslöst, und es ist keine heilende Therapie bekannt und verfügbar. Allenfalls eine milde Verlangsamung der Progredienz ist durch therapeutische Maßnahmen zurzeit möglich (Reitz & Mayeux 2014).

Die frühesten Zeichen einer Demenz vom Alzheimer-Typ sind Gedächtnisverlust, insbesondere die Anteile, die die fluide Kognition betreffen wie das Neu-Gedächtnis (hier das biografische und semantische Gedächtnis), weniger das procedurale Gedächtnis. Auch Schwierigkeiten in der Entscheidungsfindung und ganz milde Verhaltensauffälligkeiten, meist im Sinn einer Verhaltensrigidität (»das habe ich schon immer so gemacht«) finden sich. Die Alzheimer-Demenz führt zu einem kontinuierlichen Verlust an kognitiven Fähigkeiten. Dennoch werden in der Regel »Phasen« oder Stadien beschrieben. In späteren Stadien kommt es zu Schwierigkeiten in der Kommunikation, insbesondere kann nicht mehr angemessen auf Inhalte reagiert werden. Es kann zu Verhalten wie Herumlaufen, Suchen oder auch wiederholtem Rufen und Sprechen von gleichen Inhalten, Worten oder Sätzen kommen. Auch aggressiv anmutende Verhaltensvarianten kommen vor. Später kommt es dann zu einem langsamen Verlust von procedluralen Fähigkeiten, zu Inkontinenz und Bewegungsauffälligkeiten. In der letzten Phase treten weitgehender Verlust kognitiver Leistungen und schwere körperliche Pflegebedürftigkeit auf.

Abweichend von der Alzheimer-Demenz finden sich Symptome bei vaskulärer (oder Multi-Infarkt-) Demenz (Biesbroek et al. 2017). Hier ist neben der oftmals recht eindeutig zu identifizierenden vaskulären Schädigung, etwa durch Diabetes mellitus (Danna, Graham et al. 2016), Nierenfunktionsstörungen oder Hypertonie (Tadic et al. 2016), das Muster der sich entwickelnden kognitiven Defizite nicht so gleichförmig. Stattdessen kommt es von Patient zu Patient zu etwas unterschiedlichen Verläufen, es sind je nach betroffenem Hirnareal und Ausmaß der vaskulären Schädigung differente kognitive Funktionen betroffen und die Schädigung erfolgt meist tatsächlich (zumindest zu Beginn der Erkrankung) in Stufen oder abgrenzbaren Schritten, nämlich immer dann, wenn eine neuerliche Durchblutungsstörung erneut Nervenzellen betroffen hat (Venkat et al. 2015). Bei einer erfolgreichen und intensiven Behandlung der Grunderkrankung kann sich hier eine gewisse Stabilisierung erreichen lassen, auch wenn in der Regel der gefäßschädigende Prozess bei Eintritt von Symptomen schon sehr weit fortgeschritten ist. Auch bei klar umrissenen Schlaganfällen, die mit akutem Eintreten und deutlichen motorischen Symptomen einhergehen, kommt es in der Folge oft zu kognitiven Defiziten (Mijajlovic et al. 2017).

Die primär mit klassischen neurologischen Symptomen, etwa Bewegungsstörungen, auftretenden neurodegenerativen Erkrankungen wie Morbus Parkinson (Leung et al. 2015) oder Parkinson-Plus-Syndrome (z. B. progressive supranukleäre Paralyse) führen oft schon vor dem Auftreten von kognitiven Symptomen zu den jeweils typischen motorischen Auffälligkeiten. Dennoch ist das Auftreten einer Demenz in den späteren Verlaufsstadien dieser Erkrankungen sehr häufig und führt zu recht auffälligen kognitiven Störungen, die sich vor allem in Defiziten der visuellen Verarbeitung, in Halluzinationen und Schwierigkeiten der Sprachverarbeitung zeigen. Auch deutliche Verhaltensauffälligkeiten mit einem nicht der bisherigen Biografie oder den »üblichen« Verhaltensmustern entsprechenden Inhalt und Ausdruck lassen sich finden (z. B. Enthemmung, Aggression) (Lamb et al. 2016).

Auch durch den Konsum von Alkohol können kognitive Defizite ausgelöst werden, die sich dann als alkoholbedingte Demenz oder Korsakow-Syndrom zeigen. Hier ist die Ätiologie durch den übermäßigen Konsum von Alkohol in der Regel offensichtlich (Sachdeva et al. 2016). Es wird aber gerade bei älteren Patienten durchaus auch der Alkoholkonsum versteckt oder verschwiegen. Hier kommt es in der Folge eines Thiamin-Mangels (Vitamin B1) entweder chronisch oder über den Zwischenschritt eines akuten Wernicke-Syndroms zu einer vor allem das Neu-Gedächtnis und die situative Orientierung und Bearbeitung betreffenden kognitiven Störung. Bei Patienten mit Korsakow-Syndrom wird eine ausgeprägte anterograde Amnesie beobachtet, die sich vor allem als Beeinträchtigung zeigt, neu Erlebtes zu erinnern und in einen Kontext zu Lebenserinnerungen zu bringen. Die dabei auftretenden Erinnerungslücken können dann mit Alterinnerungen oder völlig aus dem Kontext gerissenen Informationen und Phantasie verknüpft werden. Das führt dann zu Konfabulationen, die zumindest initial dem Zuhörer teilweise durchaus glaubhaft oder realistisch erscheinen können. Es treten neben den Gedächtnisstörungen aber auch Antriebsarmut und affektive Störungen auf. Im Vollbild des Korsakow-Syndroms ist eine gravierende dementielle Störung mit Beeinträchtigung von nahezu allen Domänen der kognitiven Leistung zu sehen.

Aufgrund der Tatsache, dass nahezu alle dementiellen Störungen aktuell nicht erfolgreich behandelt werden können, ist es umso wichtiger, dass bei dem Auftreten von kognitiven Störungen eine Ausschlussdiagnostik betrieben wird, um eventuell behandelbare Syndrome, die sich eben auch mit kognitiven Defiziten zeigen können, erkennen zu können. Das können die schon erwähnten deliranten Bilder sein, die sich als Ausdruck einer (behandelbaren) somatischen Erkrankung, Exsikkose, Intoxikation oder Medikamentenunverträglichkeit zeigen. Es ist auch an eine Depression zu denken, bei der es zu kognitiven Störungen kommen kann, die dann aber nicht als Ausdruck einer »echten« Demenz zu werten sind, sondern die nach erfolgreicher Behandlung der affektiven Symptome auch wieder abklingen (»Pseudodemenz«) (Hill et al. 2016). Auch unmittelbare oder mittelbare Schädigungen des zentralen Nervensystems durch Druck, sowohl bei intracraniellen Blutungen wie einem Subduralhämatom oder Tumoren wie einem Meningeom als auch durch eine gestörte Liquorzirkulation wie beim Normaldruck-Hydrozephalus können im klinischen Eindruck das Bild einer Demenz mit kognitiven Defiziten zeigen. Hier ist es wichtig, durch die Diagnostik, vor allem die Bildgebung, die Ursache zu finden. Oft ist in der Biografie und der Beschreibung des Verlaufs ein Hinweis auf die Ätiologie zu finden, etwa wenn von einem (Bagatell-)Trauma auf den Kopf berichtet wird (subdurales Hämatom) oder wenn sich Gangstörungen und Inkontinenz zeitgleich mit den kognitiven Defiziten entwickeln (Normaldruck-Hydrozephalus). Es darf auch nicht versäumt werden, die vermeintlich dementielle Entwicklung eines älteren Menschen durch eine einfache Testung seiner Hörfähigkeit zu sichern bzw. eine entsprechende Verbesserung durch Hörgeräte zu erreichen (Martini & Castiglione et al. 2014). Auch endokrinologische (und behandelbare) Störungen, etwa der Schilddrüse, können ein demenzartiges Bild verursachen (Joffe et al. 2013).

14.1.5 Einfache Diagnostik der kognitiven Leistungen

In einem professionellen Kontext ist es sehr aufwändig, kognitive Funktionen wirklich umfassend zu prüfen. Dazu bedarf es einer umfassenden kognitiv-neurologischen oder neuropsychologischen Untersuchung. Doch für eine erste Einschätzung, die im alltäglichen auch pflegerischen Kontakt mit dem Patienten sehr wichtig ist, und die Bewertung des Verlaufs gibt es einfache Hilfsmittel, mit denen die Feststellung von deutlichen kognitiven Einschränkungen bzw. der Ausschluss von solchen recht gut gelingen kann.

Die Untersuchung der kognitiven Funktionen beginnt schon mit dem ersten Kontakt – wie sieht der Proband aus, ist er in einem gepflegten äußeren Zustand, kann er sich angemessen verhalten und äußern. Daneben können aber auch spezielle Untersuchungen durchgeführt werden, die kognitive Leistungen prüfen. Solche Untersuchungen können einfach in einem offenen Rahmen durchgeführt werden, in dem man den Probanden bittet, etwa zu rechnen oder einen Satz zu vervollständigen oder einfach Dinge zu erzählen. Auch Fragen nach gesellschaftlichen oder politischen Zusammenhängen, nach aktuellen Ereignissen oder biografische Details können einen Aufschluss über die kognitive Leistungsfähigkeit des Probanden geben. Hier hängt das Untersuchungsergebnis aber stark von der Erfahrung und dem Verständnis des Untersuchenden ab. Vergleichbarer werden die Ergebnisse von solchen Untersuchungen, wenn man sich standardisierter Untersuchungsinstrumente bedient (Bartholomeyczik & Halek 2010). Hier ist noch immer der von Folstein et al. 1975 (Folstein et al. 1975) erstmals beschriebene Mini-Mental-Status-Test (MMST) in Gebrauch, der aber nur wenige der oben genannten kognitiven Bereiche prüft und zudem so »einfach« ist, dass erst deutlich auffällige Beeinträchtigungen hier abzubilden sind. Besser geeignet, um auch frühe Einschränkungen feststellen zu können, ist der Montreal Cognitive Assessment (MoCA), der mehr Elemente der kognitiven Funktionen prüft als der MMST. Bei besonders beeinträchtigten Patienten kann der Uhrentest (Kirby et al. 2001) durchgeführt werden, der immerhin visuospatiale und -konstruktive Leistungen,

Gedächtnis und exekutive Funktionen in einem einfachen Umfang prüft (Ehreke et al. 2009). Auch weitere Testungen können angewendet werden – das ist dann aber sehr von Vorkenntnissen und dem jeweiligen Setting abhängig (Heun et al. 1998).

Bei der Untersuchung von kognitiven Funktionen sind zwei Aspekte wichtig. Zum einen ist dies die Bewertung des Bewusstseinsstatus. Ein bewusstseinsgetrübter Proband ist in der Regel nur begrenzt und ein bewusstloser gar nicht in der Lage, eine sinnvoll auszuwertende Untersuchung der kognitiven Fähigkeiten zu ermöglichen. Der zweite Aspekt ist, dass den Probanden die Sorge vor einer solchen Untersuchung genommen werden sollte. Die Untersuchung kann nur in einer ruhigen, ablenkungsfreien und einigermaßen entspannten Umgebung sicher durchgeführt werden. Die Probanden sollen dabei erfahren, dass man die kognitive Leistungsfähigkeit untersucht und dabei keineswegs davon ausgeht, dass sie »blöde« oder »dement« seien – das ist eine häufige Befürchtung, wenn solche Testungen ohne korrekte Einstimmung der Probanden durchgeführt werden (Sattar et al. 2014). Leider führen solche Befürchtungen dann zu einem ablehnenden Verhalten und die noch vorhandenen kognitiven Leistungen können gar nicht klar erkannt werden.

14.1.6 Therapeutische Angebote

Nachdem ein kognitives Defizit gefunden worden ist und beschrieben werden konnte, sind die möglichen Ursachen zu diskutieren und entsprechend zu handeln. Bei deliranten Bildern ist die auslösende Ursache zu behandeln bzw. das Abklingen des Delirs, etwa postoperativ, abzuwarten. Der Patient muss in dieser Zeit durch entsprechende pflegerisch-therapeutische Begleitung unterstützt werden, ggf. auch strukturiert werden. Wird letztlich eine Demenz als Ursache festgestellt, so ist die aktivierende pflegerische Betreuung ein wichtiger Bestandteil bei der Verlangsamung der Progredienz (Dedeyne et al. 2017). Hierbei ist das Training von noch erhaltenen Fertigkeiten, etwa bei Ankleiden, Körperpflege und Nahrungsaufnahme, ein wichtiger Aspekt (Lauenroth et al. 2016). Es kann durchaus auch bei einem dementiellen Prozess eine gewisse Lernfähigkeit angenommen werden, sodass auch die Entwicklung von verloren gegangenen Fähigkeiten in einem rehabilitativen Sinn umgesetzt werden kann. Allerdings ist angesichts der meist progredienten Verläufe bei allen Demenzen davon auszugehen, dass solche wiedererlernten Fertigkeiten auch wieder verloren gehen.

Literatur

Bartholomeyczik S & Halek M (2010) Assessmentinstrumente in der Pflege: Möglichkeiten und Grenzen. Witten: Schlütersche

Biesbroek JM, Weaver NA, Biessels GJ (2017) Lesion location and cognitive impact of cerebral small vessel disease. Clin Sci (Lond), 131(8), S. 715–728

Danna SM, Graham E, Burns RJ et al. (2016) Association between Depressive Symptoms and Cognitive Function in Persons with Diabetes Mellitus: A Systematic Review. PLoS One, 11(8), e0160809

Dedeyne L, Deschodt M, Verschueren S et al. (2017) Effects of multi-domain interventions in (pre) frail elderly on frailty, functional, and cognitive status: a systematic review. Clin Interv Aging, 12, S. 873–896

Ehreke L, Luppa M, Luck T et al. (2009) Is the clock drawing test appropriate for screening for mild cognitive impairment? – Results of the German study on Ageing, Cognition and Dementia in Primary Care Patients (AgeCoDe). Dement Geriatr Cogn Disord, 28(4), S. 365–372

Everink IHJ, van Haastregt JCM, van Hoof SJM et al. (2016) Factors influencing home discharge after inpatient rehabilitation of older patients: a systematic review. BMC Geriatr, 16: 5

Fjell AM, McEvoy L, Holland D et al. (2014) What is normal in normal aging? Effects of aging, amyloid and Alzheimer's disease on the cerebral cortex and the hippocampus. Prog Neurobiol, 117, S. 20–40

Folstein MF, Folstein SE, McHugh PR (1975) »Mini-mental state«. A practical method for grading the cognitive state of patients for the clinician. J Psychiatr Res, 12(3), S. 189–198

Giuliloli C & Amieva H (2016) Epidemiology of Cognitive Aging in the Oldest Old. Rev Invest Clin, 68(1), S. 33–39

Heun R, Papassotiropoulos A, and Jennssen F (1998) The validity of psychometric instruments for detection of dementia in the elderly general population. Int J Geriatr Psychiatry, 13(6), S. 368–380

Hill NL, Mogle J, Wion R et al. (2016) Subjective Cognitive Impairment and Affective Symptoms: A Systematic Review. Gerontologist, 56(6), e109–e127

Jellinger KA & Attems J (2013) Neuropathological approaches to cerebral aging and neuroplasticity. Dialogues Clin Neurosci, 15(1), S. 29–43

Joffe RT, Pearce EN, Hennessey JV et al. (2013) Subclinical hypothyroidism, mood, and cognition in older adults: a review. Int J Geriatr Psychiatry, 28(2), S. 111–118

Kirby M, Denihan A, Bruce I et al. (2001) The clock drawing test in primary care: sensitivity in dementia detection and specificity against normal and depressed elderly. Int J Geriatr Psychiatry, 16(10), S. 935–940

Kobayashi LC, Wardle J, Wolf MS et al. (2016) Aging and Functional Health Literacy: A Systematic Review and Meta-Analysis. J Gerontol B Psychol Sci Soc Sci, 71(3), S. 445–457

Kukreja D, Gunther U, Popp J (2015) Delirium in the elderly: Current problems with increasing geriatric age. Indian J Med Res, 142(6), S. 655–662

Lamb R, Rohrer JD, Lees AJ et al. (2016) Progressive Supranuclear Palsy and Corticobasal Degeneration: Pathophysiology and Treatment Options. Curr Treat Options Neurol, 18(9): 42

Lauenroth A, Ioannidis AE, Teichmann B (2016) Influence of combined physical and cognitive training on cognition: a systematic review. BMC Geriatr, 16: 141

Leung IH, Walton CC, Hallock H et al. (2015) Cognitive training in Parkinson disease: A systematic review and meta-analysis. Neurology, 85 (21), S. 1843–1851

Martini A, Castiglione A, Bovo R et al. (2014) Aging, cognitive load, dementia and hearing loss. Audiol Neurootol, 19(1), S. 2–5

Mijajlovic MD, Pavlovic A, Brainin M et al. (2017) Post-stroke dementia – a comprehensive review. BMC Med, 15(1): 11.

Reitz C & Mayeux R (2014) Alzheimer disease: epidemiology, diagnostic criteria, risk factors and biomarkers. Biochem Pharmacol, 88(4), S. 640–651

Sachdeva A, Chandra M, Choudhary M et al. (2016) Alcohol-Related Dementia and Neurocognitive Impairment: A Review Study. Int J High Risk Behav Addict, 5(3), e27976

Sattar S, Alibhai SM, Wildiers H et al. (2014) How to implement a geriatric assessment in your clinical practice. Oncologist, 19(10), S. 1056–1068

Schaefer S & Bäckman L (2007) Normales und pathologisches kognitives Altern. In: Brandtstädter J & Lindenberger U (Hrsg.) Entwicklungspsychologie der Lebensspanne. Ein Lehrbuch. Stuttgart: Kohlhammer, S. 245–269

Smith D, Lovell J, Weller C et al. (2017) A systematic review of medication non-adherence in persons with dementia or cognitive impairment. PLoS One, 12(2), e0170651

Steinmetz J & Rasmussen LS (2016) Peri-operative cognitive dysfunction and protection. Anaesthesia, 71(1), S. 58–63

Tadic M, Cuspidi C, Hering D (2016) Hypertension and cognitive dysfunction in elderly: blood pressure management for this global burden. BMC Cardiovasc Disord, 16(1): 208

Venkat P, Chopp M, Chen J (2015) Models and mechanisms of vascular dementia. Exp Neurol, 272, S. 97–108

Yuan P & Raz N (2014) Prefrontal cortex and executive functions in healthy adults: a meta-analysis of structural neuroimaging studies. Neurosci Biobehav Rev, 42, S. 180–192

14.2 Integrative Validation nach Richard®

Monika Richard

14.2.1 Einleitung

Die Integrative Validation nach Richard® (IVA) ist eine besondere Kommunikationsmethode für die Arbeit mit Menschen mit Demenz, insbesondere im fortgeschrittenen Stadium der Erkrankung. Sie beruht auf der Annahme, dass das Verhalten der Betroffenen grundsätzlich zielgerichtet, bedeutungsvoll und als sinnhaft anzunehmen ist. Aufgrund der krankheitsbedingten Veränderungen kann der erkrankte Mensch dies aber nicht mehr situationsangemessen umsetzen.

14.2.2 Die Wurzeln der Integrativen Validation nach Richard® (IVA)

Die ersten Ansätze der Integrativen Validation nach Richard® (IVA) entstanden in den 1990er Jahren in einer bundesweiten Arbeitsgemeinschaft von Praktikerinnen und Praktikern sowie Lehr- und Leitungskräften der Altenpflege, an der Nicole Richard beteiligt war. Diese Ansätze wurden von ihr kontinuierlich weiterentwickelt und konkretisiert. In der IVA wird der neuropathologische Krankheitsprozess als grundlegend für die Symptome einer Demenz betrachtet. Die IVA richtet den Blick aber nicht auf die Verluste, die damit verbunden sind.

14.2.3 Die IVA arbeitet mit Ressourcen

Vielmehr ist die IVA ein ressourcenorientierter Ansatz. Sie geht davon aus, dass Gefühle, individuelle Lebensthemen und Handlungsantriebe, die den »Kern« einer Person ausmachen, weiterhin erhalten bleiben. Diese Ressourcen i. S. innerer Kräfte werden in der IVA angesprochen: welche Gefühle des Menschen mit Demenz werden wahrgenommen, was treibt ihn in seinem Innersten an (z. B. Leistungsstreben, Fürsorglichkeit)? Welche Lebensthemen sind charakteristisch für diesen Menschen (z. B. Familie, Beruf, Hobby)? Wie wird dadurch sein Verhalten und Erleben bestimmt? Wie kann dies aus der Lebensgeschichte verstanden und einfühlend nachempfunden und gewürdigt werden.

14.2.4 IVA als Handlungsansatz für eine wertschätzende und identitätsstärkende Begegnung

Die Begegnung mit dem Menschen mit Demenz wird dabei getragen von einer empathischen, einfühlenden Grundhaltung, mit der die subjektive Realität des erkrankten Menschen als gültig angenommen (»validiert«) wird. Die IVA hat hier ihre Wurzeln im personenzentrierten Ansatz des Psychotherapeuten Carl Rogers (2012; erstmalig 1941), den Tom Kitwood (2008; erstmalig 1997) auf die Arbeit mit Menschen mit Demenz übertragen hat. Diese Grundhaltung kann eine zwischenmenschliche emotionale Bindung herstellen, in der sich der Mensch mit Demenz sicher und emotional aufgehoben fühlen kann. Es geht nicht darum, Verhalten oder Krankheitssymptome zu korrigieren oder therapeutisch zu beeinflussen. Vielmehr stellt die IVA einen Handlungsansatz für eine wertschätzende Begegnung dar, in der sich der Mensch mit Demenz in seinem individuellen »So-Sein« (seiner Identität, was ihn als Person ausmacht) akzeptiert fühlt.

14.2.5 Die Methode

Das Prinzip »Agieren«: Die ritualisierte Begegnung

Ein zentraler Handlungsansatz beim Prinzip »Agieren« der IVA-Methode ist es, den Menschen mit Demenz so oft wie möglich in seiner »Identität« anzusprechen. Im Verlauf einer Demenz geht zunehmend Wissen über sich selbst verloren; die Identität wird »brüchig«. Dies erzeugt Angst, Stress, Wut oder auch Trauer und Depression und ein Gefühl der »Verlorenheit«. Die IVA bietet deshalb die kontinuierliche und gleichförmige Bestätigung der Identität »von außen«. Grundsätzlich bietet sich hierfür jede alltägliche Begegnung an. Es genügen wenige und kurze Sätze. Durch anschließende Verallgemeinerungen wird zudem ausgedrückt, dass der Mensch in seiner Individualität und seiner Lebenswirklichkeit zugleich verbunden ist mit der Gemeinschaft. Daraus wird eine »vorbeugende« (präventive) Wirkung erwartet, um Konflikte und daraus resultierendes herausforderndes Verhalten möglichst zu vermeiden. Die kürzeste Form des Agierens ist die validierende Kurzbegegnung (VAK).

Beispiel: Das Prinzip »Agieren« (ritualisierte Begegnung)

»Da ist die Friseurmeisterin. Friseurmeisterin Meier (Ansprechen des Namens und des Lebensthemas Beruf). Sie kennen sich aus mit der neuesten Mode (Ansprechen eines Antriebs, hier: Modebewusstsein). Waschen und legen – Sie wissen wie's geht (Verwendung sog. Schlüsselwörter zum Lebensthema). Handwerk hat goldenen Boden (Verallgemeinerung durch Sprichwort). Ich muss jetzt auch wieder an die Arbeit (ritualisierte Verabschiedung und Aufgreifen des Lebensthemas »Beruf«).

Das Prinzip »Reagieren«

In einer konflikthaften Situation bietet die IVA ebenso einen Weg, um den Menschen mit Demenz behutsam und einfühlsam aus seiner emotional zugespitzten Verstrickung (▶ Abb. 14.1: »Krise«) herauszuführen und so die Situation zu entspannen (▶ Abb. 14.1: Pfeilrichtung nach unten). Auch hier wird das wahrgenommene Gefühl zunächst individuell bestätigt/gespiegelt und ihm in einem weiteren Schritt eine allgemeine Gültigkeit gegeben. Anschließend wird das dahinterliegende Lebensthema oder der zugrundeliegende Antrieb individuell bestätigt und wiederum verallgemeinert. Darauf folgt die Verabschiedung oder ein konkretes Handlungsangebot, um den Menschen mit Demenz aus der emotional »aufgeladenen« Situation herauszuführen.

Beispiel: Das Prinzip »Reagieren«

»Sie sind sehr in Sorge (Wahrnehmung des Gefühls und individuelles Validieren). Um die Kinder muss man sich immer Sorgen machen (allgemeines Validieren). Dabei wissen Sie als Lehrerin, was Verantwortung heißt. Pflicht ist Pflicht (individuelles und verallgemeinertes Validieren des Antriebs Pflichtbewusstsein). Wollen wir mal gemeinsam nach dem Rechten sehen (Handlungsangebot)?«

14.2.6 Praktische Anwendung

Erfahrungswerte und qualitative Interviews mit Pflegekräften und Angehörigen aus der praktischen Anwendung der IVA zeigen, dass diese flexibel mit der Methode arbeiten können, sich sicherer im Umgang mit Menschen mit Demenz fühlen und gelassener mit herausfordernden Situationen umgehen können (Erdmann, 2016). Die größere Handlungssicherheit der begleitenden und pflegenden

Personen kann bereits zu einer Verbesserung der Versorgungsituation beitragen (Staack & Gust, 2015). Bislang liegt jedoch keine kontrollierte Studie zu den Wirkungen der IVA-Methode im Hinblick auf Verhalten und Erleben von Menschen mit Demenz vor.

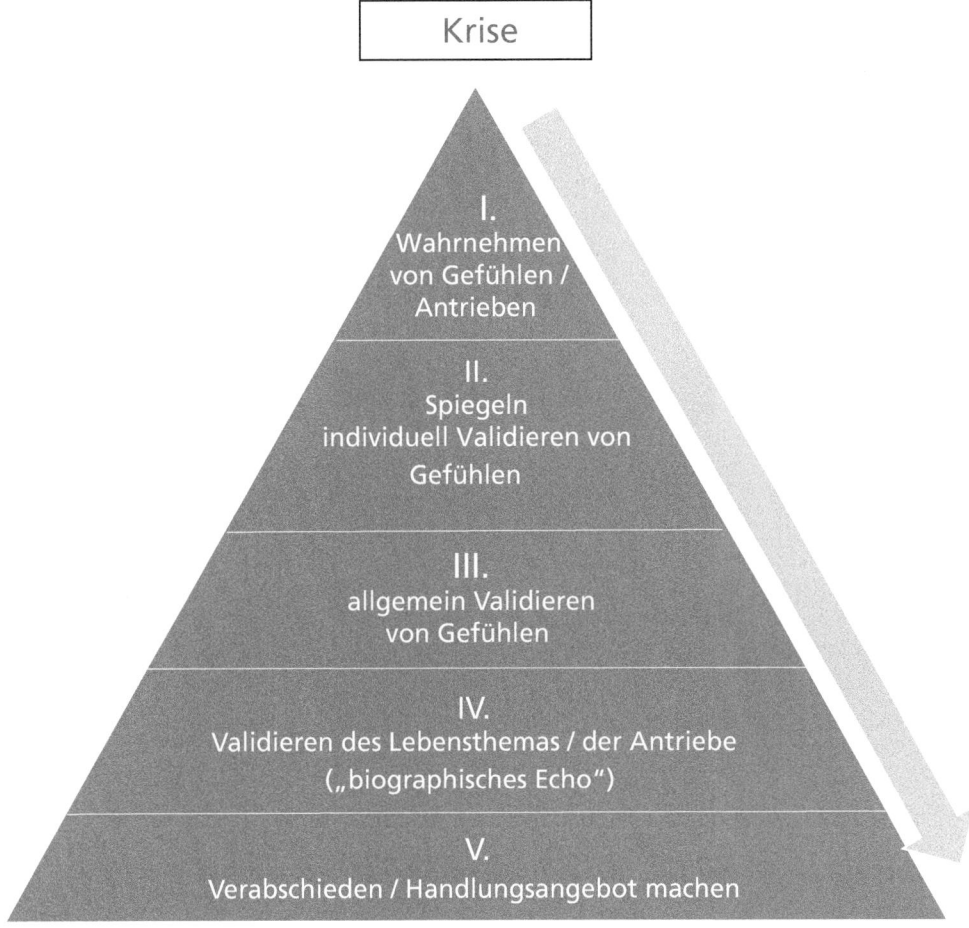

Abb. 14.1: Die IVA-Schritte am Beispiel der »Reagieren«-Pyramide (Institut für Integrative Validation 2016, S. 108)

Die IVA-Methode erfordert ein hohes Einfühlungsvermögen in das Erleben der Menschen mit Demenz und fundiertes Fachwissen zum Erkrankungsbild. Sie darf nicht als reine »Gesprächstechnik« missverstanden werden, sondern setzt Echtheit und Wertschätzung in der Begegnung mit den erkrankten Menschen voraus. Entsprechende Schulungen, eine von der gesamten Einrichtung getragene positive Haltung zur Anwendung der IVA sowie der fachliche und persönliche Austausch unter den Mitarbeitenden sind daher notwendig.

Gründerin der Integrativen Validation (IVA)

Nicole Richard
Diplom-Pädagogin, Diplom-Psychogerontologin
* 22. April 1957; † 11. Juli 2014
Auch nach dem frühen Tod von Nicole Richard besteht das von ihr gegründete Institut für Integrative Validation fort und bietet entsprechende Schulungen an (www.integrative-validation.de).
Institut für Integrative Validation nach Richard®

Weiterführende Literatur

Institut für Integrative Validation (2016) Integrative Validation nach Richard. Menschen mit Demenz wertschätzend begegnen. 2. Aufl. Bollendorf: Eigenverlag Institut für Integrative Validation GbR.

Literatur

Erdmann A (2016) Auf der Suche nach Wirklichkeit. Altenpflege, 05/16, S. 19–23
Kitwood T (2008) Demenz. Der person-zentrierte Ansatz mit verwirrten Menschen. 5., ergänzte Aufl. Deutschsprachige Ausgabe hrsg. von C. Müller-Hergl. Bern: Hans Huber
Rogers CR (2012) Die klientenzentrierte Gesprächspsychotherapie. Client-Centered Therapy. 19. Aufl. Frankfurt am Main: Fischer Taschenbuch
Staack S & Gust J (2015) Leben statt therapeutischer Akrobatik. Nicht-medikamentöse Demenztherapien – wissen, was wirkt. Hannover: Schlüter

14.3 Ergotherapie bei Demenzerkrankungen

Anne-Kathrin Blank, Gudrun Schaade und Dorothee Danke

Es ist oft schwierig und frustrierend, Demenzkranke ergotherapeutisch zu behandeln, da häufig nur die kognitiven Störungen gesehen werden. De-mens bedeutet »vom Verstand weg sein«. Wenn es aber nicht darum gehen kann, die Kognition zu erhalten (erst recht nicht, sie zu verbessern!), was kann dann das Ziel einer ergotherapeutischen Behandlung sein?

> »Ergotherapie unterstützt und begleitet Menschen jeden Alters, die in ihrer Handlungsfähigkeit eingeschränkt oder von Einschränkung bedroht sind. [...]
> Hierbei dienen spezifische Aktivitäten, Umweltanpassung und Beratung dazu, dem Menschen Handlungsfähigkeit im Alltag, gesellschaftliche Teilhabe und eine Verbesserung seiner Lebensqualität zu ermöglichen.« (DVE 08/2007)

Das Entscheidende für den Ansatz der Ergotherapie im Bereich Demenz ist der Blick auf die Körperwahrnehmung. Der Mensch besteht eben nicht nur aus der Kognition, auch wenn in unserer kognitiv geprägten Gesellschaft alles wissenschaftlich betrachtet wird und über den Verstand gehen muss.

Der Mensch spürt sich in seiner Körperlichkeit. Schon ein Baby spürt seinen Körper und versucht ihn zu ergründen. Wir kennen unsere Körperstruktur, auch wenn uns das oft nicht mehr bewusst ist. Die Fähigkeit der Körperwahrnehmung wird durch die Demenz, also den Abbau im Gehirn, langsam beeinträchtigt. Das »Sich-nicht-Spüren« macht Angst. Wir kennen dieses Gefühl, wenn wir aufwachen und der Arm eingeschlafen ist und wir den Wecker nicht mehr abstellen können. Schon so eine Kleinigkeit kann einem gesunden Menschen Angst machen. Aus diesem Grund gehen Ergotherapeuten davon aus, dass auch herausforderndes Verhalten sehr viel mit dem »Sich-nicht-Spüren« zu tun hat. Warum laufen demenzkranke Menschen oft ständig, warum schreien sie und warum ziehen sie sich aus? Sie knirschen mit den Zähnen, sie legen sich auf den Boden, sie gehen auf Zehenspitzen! Alle diese Verhaltensweisen deuten auf eine Suche nach Körperinformation hin.

Es braucht daher ein umfassendes Wissen um die Körperwahrnehmung und die Konzepte dazu, die von verschiedenen Menschen entwickelt worden sind. Als erstes sei hier die SI – »Sensorische Integration nach Jean Ayres« – genannt. Der Mensch sucht sich Reize für den Körper, die dann im Gehirn die Informationen geben, über die wir den Körper spüren. Diese Informationen im Gehirn müssen vernetzt, also integriert werden. Wenn das durch eine Läsion im Gehirn nicht mehr möglich ist, kommt es zu einer Störung in der »sensorischen Integration«.

Hier setzt die Ergotherapie an. Körperwahrnehmung wird in die vier Bereiche propriozeptiv, vestibulär, vibratorisch und taktil-kinästhetisch aufgeteilt, die allerdings immer »integriert« zusammenarbeiten.

Definition

Propriozeption stimuliert man vor allem durch Druck, Zug und schwere Gegenstände: beispielsweise das Tragen schwerer Taschen, Getränkeflaschen, oder durch spielerisches Tauziehen mit einem kurzen, dicken Seil. Viele kranke Menschen suchen sich die Reize selbst, z. B. durch Schieben von schweren Stühlen oder sogar Schränken, was oft als herausforderndes Verhalten bezeichnet wird. Die Ergotherapie sucht Lösungen, indem sie Rollstühle, Essenswagen oder beschwerte Rollatoren schieben lässt.
Vestibuläre Reize erzeugt man durch Schunkeln, Schaukeln und jede Bewegung, die über die Körpermitte nach vorne oder zur Seite, im Sitzen, Stehen oder Liegen ausgeführt wird. Dieser Reiz kann z. B. über Ballspiel oder Greifen nach Gegenständen auf dem Tisch vermittelt werden.
Vibration wird beispielsweise durch Singen und Summen im Körper erzeugt. Auch die vibrierenden Hände der Therapeutin können zur Stimulation eingesetzt werden. Insbesondere spüren wir Vibration bei vielen elektrischen Geräten, so elektrische Zahnbürsten, Rasierapparate oder Küchengeräte, z. B. Mixer und Püriergeräte. Deshalb werden diese häufig therapeutisch eingesetzt, ebenso wie auch spezielle Vibrations- und Massagegeräte.

Besonders wichtige Körperinformationen erhaltenen wir hauptsächlich über die Hände: die *taktil-kinästhetische* Information, also Berühren und Bewegung. Die Hände, was wir über sie spüren und was wir mit ihnen machen, sind für Menschen von grundlegender Bedeutung. Auf der sensorischen und motorischen Hirnrinde nimmt das Areal für die Hände einen sehr großen Raum ein. Der Stellenwert der über die Hände erhaltenen Fühlinformation ist für demenzkranke Menschen ganz besonders wichtig. Warum wischen diese Menschen über Tische oder nesteln an Kleidung oder anderen Textilien? Weil der kranke Mensch über die Hände viele Spürinformationen über den Körper bekommt.

Im schweren Stadium der Demenz schließen sich die Hände immer mehr und können oft nicht mehr geöffnet werden: es kommt häufig zu Kontrakturen. Diesen Handkontrakturen entgegenzuarbeiten ist schon im mittleren Stadium die Aufgabe der Ergotherapie. Viel Bewegung der Hände und mit den Händen anzuregen und zu ermöglichen, klatschen, klopfen und möglichst viele Gegenstände ›be-greifen‹ lassen – all das können Ergotherapeutinnen anbieten.

Die genaue Befunderhebung kann sehr gut als Ankreuz-System nach Gudrun Schaade durchgeführt werden. Auf Grundlage des

Befundes werden ergotherapeutische Ziele formuliert. Hierbei ist es wichtig, nur Ziele zu setzen, die erreichbar sind: da Demenz eine progrediente Erkrankung ist, können wir nichts langfristig erhalten, aber möglichst lange noch daran arbeiten, den Abbau hinauszuzögern.

Bei Problemen der Nahrungsaufnahme kann Ergotherapie ebenfalls hilfreich sein. Es gibt viele Gründe, warum Demenzkranke im schweren Stadium nicht mehr essen wollen oder können. Häufigster Grund ist die Wahrnehmungsstörung des Körpers, speziell auch im Mundbereich. Die Nahrung wird nicht mehr als solche erkannt und gespürt. Hier kann über gezieltes »Führen« in Anlehnung an Affolter Hilfestellung gegeben werden (▶ Kap. 14.4). Eine Möglichkeit zur Förderung des Trinkens besteht darin, dass man die automatisierte Bewegung nutzt und beispielsweise mit dem Wort »Prost« auslöst. Ein anderes Problem bei der Nahrungsaufnahme ist die Akathisie (Unfähigkeit, ruhig zu sitzen). Auch durch Zahnprobleme oder Kaubeschwerden kann die Nahrungsaufnahme eingeschränkt sein. Manche demenzkranken Menschen speichern die Nahrung im Wangenbereich. Hier sollte die Ergotherapie Hilfestellung geben, indem die Wangen ausgestrichen werden. Eine schwere Schluckstörung aufgrund ausgeprägter sensomotorischer Defizite sollte zusätzlich von Logopäden behandelt werden.

Die Meinung, dass die Ergotherapie nur für früh betroffene Menschen geeignet sei, wird sehr häufig vertreten – das ist aber ein Irrtum! Auch bei schwerstbetroffenen, immobilen Menschen geht es darum, die Körperwahrnehmung zu stimulieren, zu erhalten und im Einzelfall sogar zu verbessern. Wenn ein Mensch unbeweglich im Bett liegt, ist die Körperwahrnehmung hochgradig eingeschränkt. In diesen Situationen wird die Basale Stimulation® eingesetzt, die auch ohne Mitarbeit des Patienten angewendet werden kann (▶ Kap. 16.2). Entscheidend ist aber, dass schon vorher die Körperwahrnehmung gefördert wird, um diesen Zustand möglichst lange hinauszuzögern.

Ergänzend zur direkten Arbeit mit demenzkranken Menschen ist die Beratung und Hilfestellung für die Angehörigen erforderlich. Viele Ergotherapeuten arbeiten in Praxen und gehen in die Häuslichkeit der Patienten.

14.3.1 Demergo – spezifische Weiterbildung für den Umgang mit Demenzerkrankten

Gudrun Schaade entwickelte seit 1983 aufgrund eigener Beobachtungen und Erfahrungen ein Förderprogramm in der Behandlung demenzkranker Menschen. Es gab anfangs keine spezifischen Therapieansätze, insbesondere für fortgeschrittene Stadien der Demenz. Sie machte, wie alle Ergotherapeuten, die Erfahrung, dass man an die Grenzen kommt, wenn hauptsächlich die Kognition im Fokus steht.

Ihr empirisch entwickelter ergotherapeutischer Ansatz setzt sich deshalb langsam, aber immer mehr durch. Das erste Buch »Ergotherapie bei Demenzerkrankungen. Ein Förderprogramm« erschien 1998 (Schaade 1998). Das zweite Buch »Ergotherapeutische Behandlungsansätze bei Demenz und dem Korsakow-Syndrom« folgte 2009 (Schaade 2009).

2013 haben Gudrun Schaade, Dorothee Danke und Ann-Kathrin Blank die Weiterbildung »Demergo« (Demenz und Ergotherapie) entwickelt mit dem Ziel, den Ansatz von G. Schaade weiter zu verbreiten. Die Weiterbildung umfasst 250 Unterrichtseinheiten inkl. 82 Stunden Selbststudium mit folgenden Inhalten:

- Medizinisches Wissen zur Demenz
- Neuroanatomie, Neurophysiologie und Neuropsychologie

- Ergotherapeutisches Basiswissen
- Zielsetzungen bei demenziellen Erkrankungen
- Basiswissen zur Versorgung Demenzkranker
- Nahrungsaufnahme/Schmerz bei Demenz
- Sozialwissenschaftliche Grundlagen
- Rechtliche Grundlagen
- Anforderungen bei der Arbeit mit Demenzkranken/Selbstsorge

Während der Weiterbildung gibt es regelmäßige Fallbesprechungen, zum Abschluss wird eine Hausarbeit zu einem behandelten Thema erwartet. Eine Abschlussprüfung klärt, ob die Inhalte verstanden wurden. Mit bestandener Prüfung dürfen sich die Absolventen »FachergotherapeutIn Demenz nach Gudrun Schaade« bezeichnen. Zum Jahresende 2022 gab es ca. 220 erfolgreich weitergebildete Absolventen.

14.3.2 Die Studienlage zum Thema »Ergotherapie und Demenz«

Es gibt nur wenige Studien im Bereich »Ergotherapie und Demenz«:

- »Ergodem – Effektivität einer optimierten Ergotherapie bei Demenz im häuslichen Setting«, durchgeführt 2008 bis 2010 von der TU Dresden, beschäftigt sich vor allem mit dem Einfluss der Ergotherapie auf die beginnende Erkrankung (Reuster et al. 2008). Die Ergebnisse der Studie wurden veröffentlicht in: Holthoff-Detto et al. (2013). Diese Studie kommt zu dem Ergebnis, dass Ergotherapie die Alltagsaktivitäten bei beginnender Erkrankung länger erhalten kann.
- WHEDA, Wirksame Häusliche Ergotherapie für Demenzerkrankte und Angehörige. Auch diese Studie kommt zu dem Ergebnis, dass Ergotherapie für eine bestimmte Zeit Nutzen bringt. (Voigt-Radloff 2012)
- DIMDI (Deutsches Institut für medizinische Dokumentation und Information), »Wirksamkeit von Ergotherapie bei mittlerer bis schwerer Demenz«. Die Autoren haben in einer Literatur-Recherche Studien zur Behandlung von leicht bis schwer an Demenz erkrankten Menschen ausgewertet und kommen zu dem Ergebnis, dass Ergotherapie wirksam ist. (Korczak et al. 2013)

Es gibt außer dieser DIMDI-Literatur-Recherche keine Studien zur Behandlung von schwerstdemenzkranken Menschen, da es ethisch sehr schwer vertretbar ist, an diesen Menschen Studien durchzuführen.

Literatur

DVE (Deutscher Verband Ergotherapie e. V.) (2007) (Hrsg.) Definition Ergotherapie. (https://dve.info/ergotherapie/definition, Zugriff am 20.12.2017)
Holthoff-Detto V, Reuster T, Schützwohl M (Hrsg.) (2013) ERGODEM. Häusliche Ergotherapie bei Demenz. Ein Leitfaden für die Praxis. Stuttgart: Thieme
Korczak D, Habermann C, Braz S (2013) Wirksamkeit von Ergotherapie bei mittlerer bis schwerer Demenz (HTA-Bericht 129). Köln: DIMDI (https://portal.dimdi.de/de/hta/hta_berichte/hta343_bericht_de.pdf, Zugriff am 20.12.2017)
Reuster T, Jurjanz L, Schützwohl M, Holthoff V (2008) Effektivität einer optimierten Ergotherapie bei Demenz im häuslichen Setting (ERGODEM). Zeitschrift für Gerontopsychologie & -psychiatrie, 21(3), S. 185–189
Schaade G (1998) Ergotherapie bei Demenzerkrankungen. Ein Förderprogramm. Heidelberg: Springer
Schaade G (2009) Ergotherapeutische Behandlungsansätze bei Demenz und dem Korsakow-Syndrom. Heidelberg: Springer
Voigt-Radloff S (2012) WHEDA. Wirksame Häusliche Ergotherapie für Demenzkranke und Angehörige (Spektrum Ergotherapie). Idstein: Schulz-Kirchner

14.4 Gespürte Interaktion als Schlüssel zur Welt – Das Affolter-Modell®

Birgit Adam-Küllsen

Das Affolter-Modell® bezeichnet einerseits ein bestimmtes Entwicklungsmodell und andererseits eine daraus abgeleitete Therapiemethode. Das Entwicklungsmodell besagt, dass für die Entwicklung eines Kindes gespürte Interaktionen zwischen dem Kind und seiner Umwelt notwendig sind. Deshalb spielt das taktil-kinästhetische System eine herausragende Rolle, über welches das Kind Informationen über seine Umwelt erhält. Eine gestörte taktil-kinästhetische Wahrnehmung behindert die Reizaufnahme und -verarbeitung und damit auch die Interaktionsfähigkeit des Kindes mit seiner Umwelt und beeinträchtigt dessen Entwicklung.

Bei Anwendung der Therapiemethode wird der Betroffene bei Alltagshandlungen geführt, damit er gespürte Informationen erhält, die ihm bei der Bewältigung von Alltagsproblemen helfen und durch die er zu einer größeren Alltags- und Handlungskompetenz gelangt.

In der Therapie von Erwachsenen findet das Affolter-Modell® Anwendung bei Patienten/Bewohnern mit erworbenen cerebralen Schäden (z. B. Schlaganfall, Schädel-Hirn-Trauma u. ä.) und mit dementiellen Entwicklungen. Oft zeigen die Betroffenen ein rätselhaftes Verhalten. Sie haben Schwierigkeiten in der Organisation der Wahrnehmung. Die unterschiedlichen Sinnes-Reize können von ihnen nicht so wahrgenommen werden, dass sie daraus einerseits ihre Position in der Umwelt, andererseits das aktuelle Geschehen begreifen. Dies zeigt sich darin, dass Betroffene z. B. bei Berührung zurückschrecken, unruhig sind, ein abwehrendes Verhalten zeigen oder mit viel Spannung reagieren und agieren. Sie haben Schwierigkeiten mit der Exploration, der Planung von Handlungen, dem Gegenstandsgebrauch sowie mit intermodalen Prozessen (d. h. der Verknüpfung unterschiedlicher Sinnesmodalitäten). Dadurch sind sie nicht in der Lage, Alltagsprobleme zu lösen oder überhaupt mit einer Alltagshandlung zu beginnen.

Besonders auch Menschen mit Demenz sind in ihrer Fähigkeit eingeschränkt, nach adäquaten Informationen zu suchen, um sich in ihrer Umwelt zurecht zu finden. Deshalb können sie sich nicht der Situation entsprechend verhalten. Auf die Körperwahrnehmung kann aber auch bei einem Menschen, der an Demenz erkrankt ist, Einfluss genommen werden. Durch gespürte Interaktionen kann der Betroffene seine Umwelt besser wahrnehmen und Ressourcen besser nutzen.

Wenn ein gesunder Erwachsener eine geschlossene Wasserflasche und ein Glas auf einem Tisch vor sich stehen sieht, kann er aus seiner Speicherung das Geschehen »trinken« hervorrufen. Er wird die Wasserflasche öffnen, sich Wasser in das Glas einschenken und aus dem Glas trinken. Dabei laufen fortwährend Wahrnehmungsprozesse ab.

Das Gehirn empfängt sinnesspezifische Reize (visuelle, auditive, gustatorische, olfaktorische und taktil-kinästhetische). Hier empfängt es einen visuellen Reiz, aus denen Wahrnehmungsprozesse folgen. Die Person startet informationssuchende Prozesse: Was ist das, was ich sehe? → eine Flasche Wasser und ein Glas. Im Gehirn sind diese Gegenstände u. a. mit dem Geschehen »trinken« abgespeichert. Nun starten problemlösende Prozesse. Das Gehirn entscheidet, was wichtig und was unwichtig für das Geschehen ist. Es stellt einen Plan auf, was als nächstes zu tun ist, um das Problem zu lösen. Es bedenkt Ursache und Wirkung und kommt zur Hypothesenbildung, stellt also Annahmen darüber auf, was in naher Zukunft passieren wird. Diese Organisation der Wahrnehmung läuft im Verlauf eines Geschehens immer wieder ab.

Die Person muss sich bewegen, um Veränderungen zu bewirken. Sie greift die Flasche, spürt die Flasche, spürt den Kraftaufwand, der benötigt wird, um die Flasche zu öffnen. Während dieses ganzen Vorgangs werden automatisch immer wieder informationssuchende, problemlösende und hypothesenbildende Prozesse in Gang gesetzt. Dabei sichern die informationssuchenden Prozesse fortwährend auch die Position des Handelnden. Dies ist ein unwillkürlicher Prozess, d. h. es wird zunächst immer wieder die eigene Position gesichert, bevor es im Geschehen weiter geht. Daraus ergibt sich im Wahrnehmungsprozess eine Abhängigkeit zwischen Position und Geschehen.

Im Affolter-Modell® wird der Betroffene durch den Pflegenden, Therapeuten oder Angehörigen bei Alltagshandlungen geführt. Das Ziel des Führens ist es, zusammen mit dem Betroffenen auf Informationssuche zu gehen, d. h. die spürbare Umwelt mit dem Betroffenen zusammen zu explorieren. Durch Bewegen und Berühren kommt es zu einer Interaktion zwischen dem Betroffenen und seiner Umwelt und es entstehen Widerstandsveränderungen, die dem Betroffenen Informationen über das Geschehen und seine Position geben.

Folgende Informationen sollen dem Geführten fortwährend vermittelt werden:

1. Wo befinde ich mich im Bezug zur Umwelt?
2. Was geschieht gerade?

14.4.1 Zwei Arten des Führens

- einfaches/elementares Führen
- pflegerisches Führen

Für beide Arten des Führens gilt, dass der Betroffenen während einer Alltagshandlung geführt wird.

Einfaches Führen

Die Hände des Betroffenen werden geführt: die rechte Hand des Führenden liegt auf der rechten Hand des Betroffenen, die linke auf seiner linken, Fingerspitzen auf Fingerspitzen. Die Handlung wird zusammen mit dem Betroffenen durchgeführt, d. h. der Führende ergreift zusammen mit den Händen des Betroffenen Gegenstände und verändert diese, wie es für das Geschehen notwendig ist. Dabei sind die Hände des Betroffenen im direkten Kontakt mit den Gegenständen, während die Hände des Führenden durch die Hände des Betroffenen die Gegenstände spüren.

Nach jeder Interaktion wird zwischen rechter und linker Körperseite gewechselt, damit beide Gehirnhälften angesprochen werden und die Körperseiten in Beziehung zueinander agieren. Z. B. wird zunächst mit links eine Flasche ergriffen und stabil gehalten. Dann wird mit rechts der Deckel von der Flasche abgedreht.

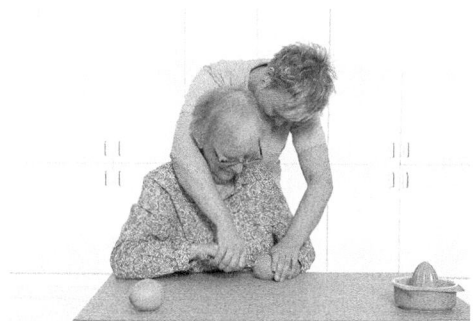

Abb. 14.2: Einfaches Führen (Foto: Miriam Yousif-Kabota)

Mit einer Hand wird der Gegenstand stabil gehalten, während die andere Hand manipuliert. Dadurch werden die Veränderungen im Geschehen für den Betroffenen gut spürbar gestaltet und somit nachvollziehbar. Infolgedessen verbessert sich sein Verständnis für Ursache und Wirkung und die Hypothesenbildung wird angeregt, d. h. seine Idee davon, was als nächstes geschehen wird.

Wichtig ist, dass alle Schritte zusammen mit dem Betroffenen durchgeführt werden und nicht für ihn. Sonst entstehen »magische« Momente, die für den Betroffenen nicht verständlich sind.

Zwischen den Interaktionen erhält der Betroffene eine gespürte Information zu seiner Position, damit er sich auf diese ausrichtet. Dabei wird bei einem Sitzenden das Gesäß auf der Unterlage bewegt, um die Position spürbar zu machen.

Pflegerisches Führen

Beim pflegerischen Führen wird ein Alltagsgeschehen am Betroffenen geführt, z. B. Füße waschen oder T-Shirt anziehen. Der Betroffene wird mit der stabilen Umwelt in Kontakt gebracht, damit er sich dort spüren kann – z. B. mit einer Behandlungsliege, einem Hocker oder dem Fußboden als stabiler Unterlage, einer Wand als stabile Seite oder einer Nische. Das Geschehen wird so durchgeführt, dass der Betroffene Widerstandsveränderungen spürt, z. B. wie ein Waschlappen zwischen Fußboden und Fuß hindurch gestopft wird, um die Füße zu waschen, und ebenso das Handtuch, um die Füße wieder zu trocknen. Oder wie ein T-Shirt dem Betroffenen angezogen wird, der in einer Nische sitzt. Er spürt zunächst den Oberkörper an der Wand und dann, wie das T-Shirt zwischen Wand und Oberkörper heruntergezogen wird. Die gespürten Widerstandsveränderungen geben ihm die Information, dass er gewaschen bzw. angezogen wird. Auch beim pflegerischen Führen gibt es den Wechsel zwischen rechts und links bei jeder Interaktion und eine gespürte Information zur Position.

14.4.2 Nonverbale Informationen und Sprache

Gemeinsam ist den beiden Arten des Führens, dass keine verbalen Informationen zum Geschehen gegeben werden. Der Betroffene wird begrüßt und eventuell wird grob genannt, worum es geht, z. B. »Ich helfe Ihnen jetzt beim Waschen und Anziehen«. Allerdings wird während des Führens nicht gesprochen, damit der Betroffene sich voll und ganz auf das Spüren ausrichten kann und nicht vom Gesprochenen abgelenkt wird. Durch nonverbal gespürte Interaktionen wird der Patient angeregt, in seiner Speicherung nach Ähnlichem zu suchen und Spürinformationen mit dem, was er sieht, zu verknüpfen. So hat er die Chance, selber Hypothesen zu bilden, also Annahmen darüber aufzustellen, was in naher Zukunft passieren wird.

Im Anschluss an das Geschehen kann das Gespürte/Erlebte mit dem Betroffenen versprachlicht werden. Man schreibt zunächst den Kernsatz zu dem stattgefundenen Geschehen auf, z. B. »Ich trinke…«; dann folgen Erweiterungen, die mit Fragen eingeleitet werden:

- »Was?« Die Antwort ist »das Wasser«. Wenn der Patient mit Verständnis folgt, können zusätzliche Erweiterungen folgen:
- »Woraus?« – »Aus dem Glas«.

So heißt dann der vollständige Satz »Ich trinke das Wasser aus dem Glas«. Dabei kommt es darauf an, dem Patienten vor allem Input zu geben und nicht Produktion abzurufen. Denn wir lernen leichter auf der Verständnisstufe als beim Produzieren, da Produktion immer auch mit »Leistungsstress« verbunden ist.

14.4.3 Entstehung, Verbreitung und Lernwege

Das Entwicklungs- und Therapiemodell geht auf Frau Dr. Félicie Affolter zurück, die Gehörlosenlehrerin, Logopädin und Psychologin ist. Ein enger Weggefährte war Dr. Walter Bischofberger. Sie beobachteten, dass Kinder trotz eines unauffälligen peripheren Gehörs in ihrer Sprachentwicklung eingeschränkt waren. Durch Verhaltensbeobachtungen bei diesen Kindern erkannten sie, dass die Kinder auch Schwierigkeiten in nichtsprachlichen Leistungen (auditiv-visuell, taktil-visuell, Nachahmung) hatten. Diese Schwierigkeiten in nichtsprachlichen Leistungen interpretierten sie als Schwierigkeiten in der Wahrnehmungsorganisation, die zu Störungen in der Sprachentwicklung führen. Als Wurzel für eine gesunde Wahrnehmungsorganisation wurde die gespürte Interaktion zwischen Person und Umwelt identifiziert. Während das Therapiemodell zunächst nur bei Kindern angewandt wurde, wurde es später durch Kontakte von Dr. Affolter zur Klinik Valens und zur Bobath-Instruktorin Patricia M. Davies auf den Erwachsenenbereich ausgeweitet.

Das Affolter-Modell® ist ein gängiges Behandlungsverfahren bei der Arbeit mit wahrnehmungsgestörten und autistischen Kindern. Auch aus der Behandlung in der neurologischen Frührehabilitation ist es nicht mehr wegzudenken. In der klinischen Geriatrie und Rehabilitation findet es Anwendung, wenn Patienten nach cerebralen Schädigungen behandelt werden. Zunehmend wird es auch bei der Betreuung von Patienten mit Demenz angewandt. Sehr verbreitet ist das Affolter-Modell® in der Schweiz, Deutschland und Dänemark. In diesen Ländern finden regelmäßig Fortbildungsveranstaltungen statt.

»Die Arbeitsgemeinschaft pro Wahrnehmung APW ist eine Vereinigung von Fachpersonen, Angehörigen und weiteren Interessierten, die sich für die Lösung von Problemen bei Wahrnehmungsstörungen einsetzt. Die APW fördert die Fort- und Weiterbildung von Menschen mit Wahrnehmungsstörungen, deren Angehörigen sowie Fachleuten und unterstützt die Forschung auf diesem Gebiet.«[1]

Die APW hat ein Kurssystem entwickelt und regelt die Ausbildung der Instruktoren und Referenten im Affolter-Modell®.

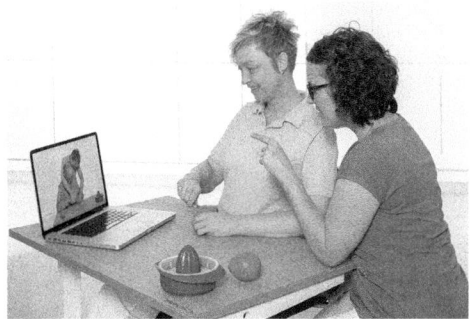

Abb. 14.3: Ein Grundsatz der Analyse der Behandlung in den Affolter-Kursen ist, dass der Therapeut selber die Situation erspürt, die er mit dem Patienten durchgeführt hat (Foto: Miriam Yousif-Kabota)

14.4.4 Fazit

Das Affolter-Modell® ist ein wichtiger pflegerischer und therapeutischer Ansatz für die Behandlung und die Betreuung wahrnehmungsgestörter Patienten. Die Patienten lernen über das Verständnis für ein Geschehen, Alltagsprobleme zu lösen. Der Führende (Pflegekraft, Therapeut, Angehöriger) bekommt zudem in den Affolter-Kursen durch die Analyse von Verhaltensbeobachtungen und Selbsterfahrungen mehr Verständnis für das oft rätselhafte Verhalten der Betroffenen. Außerdem lernt er, wie er auch durch die

---

1 http://www.apwschweiz.ch/index.php/de/; Zugriff am 01.08.2018

Umweltgestaltung den Betroffenen zu einer besseren Wahrnehmungsorganisation verhelfen kann.

Literatur

Affolter F (2006) Wahrnehmung, Wirklichkeit und Sprache. 10. Aufl. Villingen-Schwenningen: Neckar-Verlag

Affolter F & Bischofberger W (1996) Wenn die Organisation des zentralen Nervensystems zerfällt – und es an gespürter Information mangelt. Villingen-Schwenningen: Neckar-Verlag

Affolter F & Bischofberger W (2007) Nichtsprachliches Lösen von Problemen in Alltagssituationen bei normalen Kindern und Kindern mit Sprachstörungen. Villingen-Schwenningen: Neckar-Verlag

Affolter F, Bischofberger W, Fischer L et al. (2009) Erfassung der Wirksamkeit gespürter Interaktionstherapie bei der Behandlung von Patienten mit erworbener Hirnschädigung. Neurologie & Rehabilitation, 15(1), S. 12–17

Affolter F, Bischofberger W, Hofer A, Neuweiler M (2010) Wurzelwerk. Villingen-Schwenningen: Neckar-Verlag

Affolter F & Bischofberger W (2014) Von der Wurzel zu den Ästen – Teil I: Gespürtes Wirken in der Wirklichkeit. Villingen-Schwenningen: Neckar-Verlag

Hofer A (Hrsg.) (2009) Das Affolter-Modell®. München: Pflaum

APW – Arbeitsgemeinschaft pro Wahrnehmung (2018) http://www.apwschweiz.ch/index.php/de/, Zugriff am 01.08.2018

14.5 Musik und Musiktherapie im Umgang mit Demenzerkrankten

Andreas Blase

14.5.1 Intrusionen

»Da sind Sie ja, kommen Sie bitte mal her, ich muss Ihnen etwas zeigen!« Ich war einen Moment sprachlos, Frau M. hatte ich erst vor ein paar Tagen kennengelernt, während einer Gruppen-Musiktherapie auf einer klinisch geriatrischen Station mit vier weiteren Teilnehmern (Diagnose: Demenz 2. Grades nach Mini Mental Status u. a. Tests). Sie blätterte in einer damals aktuellen TV-Zeitschrift und zeigte mir den Artikel mit großen Fotos: »Der Untergang der Gustloff – 1945«[2].

»Sie müssen wissen, dass meine Mutter und ich während der Flucht aus Ostpreußen auf einem Schiff dahinterfuhren. Diese Bilder vergesse ich nicht! Mütter und Kinder, ja sogar mit Babys sprangen ins bewegte Meer und ertranken.« Diese Intrusionen[3] sind lebendig gebliebene Bilder traumatischer Erfahrungen, die wie Flashbacks durch Auslöser wie z. B. die Pressefotos in die Gegenwart fluten.

Schmerz, Erschütterung, Schock und eine tiefe Trauer erfüllten mich angesichts des wiederbelebten situativen Erlebens von Frau

---

2 Am 30. Januar 1945 versenkte ein sowjetisches U-Boot das deutsche Schiff »Wilhelm Gustloff«. Etwa 9.000 Menschen starben, die Mehrzahl davon Frauen und Kinder – eines der tragischsten Ereignisse im zweiten Weltkrieg. Das Schiff evakuierte auf dieser Fahrt Zivilisten aus Ostpreußen, hatte als Truppentransporter jedoch den rechtlichen Status eines Kriegsschiffes, das von der sowjetischen U-Boot-Besatzung auch nur als solches wahrgenommen werden konnte. Es fuhr zum Zeitpunkt der Torpedierung abgeblendet durch Kriegsgebiet und wurde von einem weiteren Kriegsschiff begleitet.

3 Wiedererinnern und Wiedererleben von psychotraumatischen Ereignissen.

M. Herzliche Anteilnahme, Trost, Berührung und Halt bot ich Ihr an, stellvertretend für die ihr damals entgangene Unterstützung. Mit der persönlichen Unterstützung ist Ruhe und Befriedigung für einen Moment eingekehrt in diese vorher so aufgewühlte Frau. Sie erwiderte diese Erfahrung mit herzlicher Dankbarkeit.

Ich und Du, das dialogische Kontaktangebot (Martin Buber) bringt auch in gerontopsychiatrisch schwierigen Angstsituationen eine Beruhigung, wenn der »Helfer« authentisch, wahrhaftig und gefühlvoll eine Wandlung der Situation anbietet. Dies bedeutet eine herzliche Bezogenheit, Achtsamkeit, eine innere Ruhe und Kraft, die dem ängstlichen, unruhigen, alten Menschen eine andere Erfahrung spüren lässt und ihn ablenkt. Diese professionelle Haltung vermittelt kein Lehrbuch, sondern sie wird durch viel Selbsterfahrung wie auch Lebenserfahrung und vielleicht auch eine humanistische Ausbildung gewährleistet.

In der Gruppenarbeit mit ca. vier bis acht dementiell verwirrten Teilnehmern habe ich über 20 Jahre immer wieder die Kraft des gemeinsamen Singens, biografischer Lieder und rezeptiver Musik – z. B. klassischer Musik oder Tanzmusik der Jugend erlebt. Spätestens nach 30 Minuten sind Aktivierung und Erinnerung so stark, dass Gespräche oder andere nonverbale Äußerungen wahrgenommen werden können. So hatte ich die Dame aus dem Intrusionsbeispiel in einem sehr persönlichen und lebendigen Kontakt kennengelernt, und die Mitarbeiter der Modell-Station Siloah registrierten noch später die Wachheit der Person. Im Folgenden versuche ich ein paar Besonderheiten der Musiktherapie in Verbindung mit Gestalttherapie (emotionsfokussiert – siehe Greenberg et al.) zu zeigen.

14.5.2 Musiktherapie – konzentrationsfördernd, stimmungsaufhellend, antidepressiv wirkend, heilend

Musik trägt Gefühle und Stimmungen im Hier und Jetzt und macht so eine Beziehung auch zu dementiell veränderten Menschen »normal«. Aus bildgebenden und anderen neurologischen Studien geht hervor, dass die Hirnstrukturen, in denen Musik und Emotionen verarbeitet werden, weniger vom Abbau der Hirnsubstanz betroffen sind als andere, mehr kognitive Hirnbereiche. Musik kann einen unmittelbaren Zugang zu tiefen Gefühlen und scheinbar verschlossenen, aber auch verdrängten Erinnerungen schaffen. Sie ist ein machtvolles therapeutisches Instrument.

Musiktherapie stärkt die Ausdrucksfähigkeit, steigert die Konzentrationsfähigkeit, weckt die leibliche Resonanz wie auch eine erweiterte Körperwahrnehmung. Sie stärkt das Selbstbewusstsein. Bei älteren Menschen und/oder Demenzpatienten können bekannte Lieder Erinnerungen lebendig werden lassen.

Musiktherapie bedeutet – frei übersetzt: »Die Pflege einer Beziehung mit Hilfe des Einsatzes von Musik«. Musik bereichert die persönliche Begegnung mit Gefühl, Stimmung und z. B. beim Singen u. a. mit vertiefter und so gesünderer Atmung. Singen kann nach spätestens 30 Minuten zusätzlich eine antidepressive Wirkung entfalten. Eine Oxytozin-Ausschüttung – ein Bindungshormon – oder auch die erhöhte Neurotransmitter-Ausschüttung von Dopamin sind nachweisbar (Boso et al. 2006). Vera Brandes, Leiterin des Forschungsprogramms Musik-Medizin der Paracelsus Privatuniversität Salzburg: »Musik kann Veränderungen im Hirn auslösen, die über andere Wege nicht in dieser Form gelingen«.

Musiktherapie nach aktuellem Bedürfnis anzubieten heißt z. B. auch, den selbst gewählten Musikwunsch zu erfüllen. Bei kognitiver und/oder kommunikativer Einschränkung kann die z. B. körperlich wahrgenommene Stimmung über die Musikauswahl einen Ausdruck von Gefühlen eröffnen und gegebenenfalls ermöglichen. So hilft Musik, im Kontakt die Gegenwart zu intensivieren und unabgeschlossene Erfahrungs-Prozesse im Gegenüber zu unterstützen und zu entwickeln. Das bedeutet z. B., dass die Denk- und Sprachfähigkeit wieder für eine Weile verbessert werden kann.

14.5.3 Musiktherapie im institutionellen Kontext – eine Zusammenfassung

In institutionellen Einrichtungen und Kliniken nutzt Gestalt-Musiktherapie die erweiterte Wahrnehmungs- bzw. Kommunikationsfähigkeit und dient der Entlastung ängstlicher und verwirrter Patienten sowie der Mitarbeiter und Angehörigen.

Die Musik ist Hilfe zum Ausdruck von Gefühlen, Bewegung und Unsagbarem. Insbesondere Singen, Improvisation und rezeptive biographische Musikerfahrung kann hier mögliche Wandlungsprozesse aktivieren. Mit Hilfe übender, erlebnis- und konfliktzentrierter Methoden wird – altersgerecht und individuell – ein therapeutischer Prozess initiiert und katalysiert.

Musiktherapie kann dann im Alter erkrankten Menschen helfen:

- deutlicher wahrzunehmen
- bewusster zu reflektieren
- lebendiger zu erleben
- sich auszudrücken

Sie kann auch:

- Kreativität fördern
- Begegnung und Beziehung ermöglichen
- Hilfe sein, in Würde und Selbstachtung das Leben loszulassen

Nicht zuletzt kann sie:

- Ich-Stärkung fördern
- Krisenbewältigung unterstützen
- Minussymptomatik reduzieren
- »Handicaps« überwinden

Abschließend möchte ich auf das effektivste Gedächtnistraining verweisen. Gehen sie mit dem zu Betreuenden mal wieder spazieren, unter Einbeziehung der ganzheitlichen Wahrnehmung und Achtsamkeit für alle sinnlichen Erfahrungen – und bei Ermüdung fangen Sie vielleicht gemeinsam an zu singen!

Literatur

Studien zur Musikwirkung auf Depressionen

Greenberg LS & Watson JC (2006) Emotion-Focused Therapy for Depression. Washington, D.C.: American Psychological Association

Salvesen C & Brandes V (2006) Leben im Rhythmus – Die heilende Kraft der Klänge, Schwingungen und Gefühle. München: Barth

Maratos AS, Gold C, Wang X, Crawford MJ (2008) Music therapy for depression. Cochrane Database Syst Rev, 1, CD004517, doi: 10.1002/14651858.CD004517.pub2
In diesem Cochrane Review werden fünf Studien überprüft. Vier Studien berichteten von einer stärkeren Reduktion der Depressionssymptome bei denjenigen, die der Musiktherapie zugeteilt wurden.

Weitere Quelle

Boso M, Politi P, Barale F, Enzo E (2006) Neurophysiology and neurobiology of the musical experience. Funct Neurol, 21(4), S. 187–191

14.6 Demenz im Krankenhaus

Jochen Gust

Für die Anzahl von Patienten mit Demenz, die jährlich in Deutschland in Krankenhäusern versorgt werden, gibt es keine exakten Kennzahlen. Ursächlich ist hierfür nicht nur die mangelnde und oft schwierige Diagnostik der zu Grunde liegenden Demenz, sondern schlicht auch, dass die Diagnose häufig nicht erfasst, weil nicht kodiert wird. In der Krankenhausstatistik schlagen sich normalerweise die behandlungsrelevanten Hauptdiagnosen nieder – und Demenzerkrankungen an sich bedingen keinen Krankenhausaufenthalt, sind im Regelfall also Nebendiagnosen.

Demenzerkrankungen sind altersassoziiert. 2005 entfiel bereits nahezu die Hälfte aller Krankenhausbehandlungen auf die Generation 60+. Für 2030 wird mit 62 % gerechnet. Jede achte Behandlung könnte auf über 80-Jährige entfallen. (Statistisches Bundesamt 2008)

Dennoch sind Patienten mit Demenz im Stationsalltag bereits heute keine »Exoten« mehr, sondern ein Regelfall. Ein Regelfall, der häufig die Behandlung erschwert und verlängert. Das Pflegethermometer 2014 vom Deutschen Institut für Pflegeforschung kommt in einer eigenen Befragung über alle spezifischen Versorgungsbereiche hinweg auf einen durchschnittlichen Patientenanteil von etwa 23 % dementer Patienten in den Krankenhäusern. (Isfort et al. 2014) Die Verteilung ist nicht nur abhängig davon, ob die (Neben-)diagnose Demenz überhaupt erfasst (codiert) wird, sondern variiert auch aufgrund der Altersstruktur der Patienten in den verschiedenen Bundesländern.

Es darf heute als Qualitätsmangel eines Krankenhauses angesehen werden, wenn weder der Schulungsstand noch die erforderliche Struktur und die Prozesse vorgehalten werden, die auf die Besonderheiten von Patienten mit Demenz ausgelegt sind. Folgen dieses Qualitätsmangels beschreiben Kleina und Wingenfeld:

»Die Ergebnisse empirischer Studien zeigen, dass es während des Krankenhausaufenthaltes Demenzkranker vielfach zu einem weiteren Selbständigkeitsverlust, zur Verschlechterung des kognitiven Status und zu einem vermehrten Auftreten problematischer Verhaltensweisen kommt« (Kleina & Wingenfeld 2007, S. 6)

Das heißt, dass Patienten mit Demenz die Krankenhäuser in Deutschland vielfach in einem schlechteren Zustand verlassen, als sie diese betreten haben. Menschen mit Demenz sind überdurchschnittlich häufig von deliranten Zuständen betroffen, haben ein überdurchschnittlich hohes Risiko, nach dem Krankenhausaufenthalt heimpflegebedürftig zu sein, und nicht selten sind Kliniken die Initialorte für einen Kreislauf aus Sedierung und Fixierung. Würden diese Aspekte nicht bereits genug Anlass zum Handeln bieten, müssten sich Krankenhäuser aus purem Eigeninteresse – auch und gerade aus ökonomischen Gesichtspunkten – der Thematik annehmen. Bei der Behandlung von Patienten mit Demenz sind schnelle Wiederaufnahmen nach Entlassung, sogenannte »Drehtüreffekt« ebensowenig selten wie das Überschreiten der eigentlich zugeplanten Mittleren Verweildauer. Patienten mit Demenz stressen die Mitarbeiter in erheblichem Maße, was sich negativ auf die Arbeitsplatzzufriedenheit auswirkt. Insbesondere dort, wo ohnehin bereits mit knappen personellen Ressourcen der Regelbetrieb aufrechterhalten wird, drohen Patienten mit Demenz ausschließlich als Störfaktoren wahrgenommen zu werden, welche die Leistungsfähigkeit der Stationen überdehnen. Eigentlich vermeidbare Verlegungen in Psychiatrien sind die Folge (vgl. Reichwaldt & Diefenbacher 2001, S. 28). Nicht nur in materiell-sachlichen und in fehlenden Raumstrukturen für Patienten mit Demenz liegt dabei die Arbeitserschwernis für Pflegekräfte. Vielmehr liegt ein Haupthindernis in mangelndem »Handwerkszeug«. Unzureichende Handlungskompetenz im Umgang mit herausfordernden Verhaltensweisen und vor allen Dingen deren Vermeidung stellen Probleme dar, die unbearbeitet einen Wechsel in besser vorbereitete Einrichtungen zusätzlich attraktiv machen können.

Für Menschen mit Demenz und ihre speziellen Verhaltensweisen hat sich in den vergangenen Jahren die Bezeichnung »herausforderndes Verhalten« etabliert. Diesem zu begegnen ist bereits heute, abseits von lediglich medikamentöser Intervention, durchaus Gegenstand von Schulungen und Seminaren. Ein Fehler liegt häufig darin, dass hier buchstäblich bestimmte »Umgangssysteme« verkauft werden, die ihr eigenes Regelwerk in den Mittelpunkt stellen und nicht die Patienten mit Demenz und die Behandler in ihrer jeweiligen Arbeitsplatzsituation. Für Kliniken gilt es, zunächst jene Faktoren zu identifizieren, die herausforderndes Verhalten bis hin zu deliranten Zuständen bedingen und fördern. Ein weiterer Schritt wäre es, von der Expertise jener Kliniken zu profitieren, die sich erfolgreich mit der Thematik auseinandergesetzt haben, und infolgedessen entsprechende Implementationshemmnisse im Haus herauszufiltern und abzubauen.

In Krankenhäusern wird herausforderndes Verhalten von Patienten mit Demenz vielfach provoziert. Dies geschieht durch

- das nicht angepasste Milieu und mangelhafte materielle Ausstattung,
- Strukturen und Prozesse, die keine Rücksicht auf die Besonderheiten von Patienten mit kognitiven Einschränkungen nehmen, wie z. B. fehlende Flexibilität in Abläufen, fehlende Abend- und Nachtkonzepte (Schlaf-Wach-Rhythmusstörungen) oder auch die Einbeziehung pflegender Angehöriger,
- inadäquates Kontakt- und Kommunikationsverhalten der Behandler, insbesondere in Verbindung mit einer machtgeführten paternalistischen Haltung den Patienten gegenüber.

In der Fort- und Weiterbildung für die Behandler muss daher eine Anpassung der Kommunikation für Patienten mit Demenz trainiert werden. Um dies erfolgreich für eine ganze Station zu gestalten, ist es wichtig, dass von allen Mitarbeitenden eine gemeinsame Basis der demenzgerechten Kommunikation geschaffen und gehalten wird. Es greift zu kurz, dies allein den Pflegenden zu überlassen. Auch Therapeuten und Mediziner benötigen Rüstzeug, um sich den Patienten mit Demenz verständlich zu machen und von diesen verstanden zu werden. Daran muss sich professionelle Kommunikation messen. Verstehen Betroffene, was erforderlich, gewünscht und gewollt ist, und sind Mitarbeitende in der Lage, Kontakt- und Kommunikationsversuche und -verhalten von Menschen mit Demenz zu erkennen und einzuordnen?

Um allen Behandlern die Anwendung mit einem angemessenen und erreichbaren Aufwand zu ermöglichen, müssen in der Praxis vergleichsweise einfache Kommunikationsleitsätze bereitstehen. Insbesondere die »Papierproduktion« sowie eine Spitzenschulung in speziellen engen Methoden der Demenzkommunikation – aufwendig und nur für wenige Mitarbeiter finanzierbar – erweist sich in der Praxis bestenfalls dann als zielführend, wenn die Geschulten äußerst gute und anerkannte Kommunikatoren und Multiplikatoren innerhalb der behandelnden Teams sind. Es fehlt den meisten Mitarbeitern die Zeit und häufig genug auch das Interesse, sich allzu vertieft der Thematik zu widmen. Dies erfordert eine Vereinfachung, nicht jedoch Verflachung der Lehrinhalte, die im Stationsalltag umgesetzt werden sollen. Stimmen Haltung und Kommunikation der Behandler nicht, nützen auch aufwendige »demenzgerechte« Farbkonzepte für Sonderstationen und der nachmittägliche Besuch der Ehrenamtlichen zur Beschäftigung wenig.

Eine sowohl dem Arbeitsgeschehen als auch den Menschen mit Demenz angemessene Haltung bei den Behandlern zu schulen zielt insbesondere darauf, eine grundsätzlich wertschätzende, empathische Grundhaltung bewahren zu können – auch im Angesicht ungewöhnlicher, schwieriger, beängstigender oder auch ekelerregender Verhaltensweisen. Dabei stößt man häufig auf eine der beiden Haltungen, die gleichermaßen überwunden werden müssen. Einerseits werden Empathie und die Fähigkeit, das Verhalten einer Person in ihrem Kontext anzuerkennen, als »soft skills« gewertet und als »Bonuseigenschaften«, die lediglich *ganz nett* sind, wenn Handelnde im Gesundheitswesen sie haben. Dann bedürfte es ja nicht wirklich einer Schulung.

Im anderen Extrem werden diese soft skills automatisch vorausgesetzt, eben weil man im Gesundheitswesen tätig ist. Auch dann wäre eine Schulung nicht nötig.

Grundsätzlich darf – einer humanistischen Betrachtungsweise des Menschen folgend – in Schulungen zum Thema Demenz nicht die Notwendigkeit aus den Augen verloren werden, selbstbezüglich eigenes Handeln, die eigenen Emotionen und das eigene Urteil zu hinterfragen. Möglichst, bevor auf eine scheinbar verwirrte Verhaltensweise eingewirkt wird.

Es gilt jedoch auch, als »Handwerkszeug« ohne tieferen Unterbau, Gemeinsamkeiten im Kontakt- und Kommunikationsverhalten im Team festzulegen, wenn erfolgreich mit Patienten mit Demenz kommuniziert werden soll.

Zu erlernen gilt es Kommunikationsgrundsätze, wie z. B.:

- keine Kommunikation »im Vorbeigehen«
- relevant verstehen und sprechen
- Äußerungen wiederholen, statt zu variieren
- kurze Sätze verwenden
- über Sichtbares sprechen
- Verzicht auf Ironie und Sarkasmus

Der Vorteil solcher Kommunikationsleitsätze ist, dass Sie unabhängig von Qualifikation, Arbeitserfahrung oder Betriebszugehörigkeit von allen Mitarbeitenden schnell erlernt werden können, ohne mehrtägige Schulungen besuchen zu müssen.

Erfolgreiche Stationen in Krankenhäusern für Patienten mit kognitiven Einschränkungen sind stets Stationen des »Zulassen-Könnens«. Hierfür steht idealerweise auch Raum zur Verfügung. Gemeinschaftsräume, die tagesstrukturierende Maßnahmen ermöglichen, sind dazu ebenso wichtig wie eine vereinfachte Beaufsichtigung und angemessene Aktivitätsmöglichkeiten auch im Krankenhaus. Meist fehlt es den Behandlern zudem an Materialien, Menschen mit Demenz ausreichend zu beschäftigen und damit auch davon abzuhalten, im Rahmen ihres Tätigkeitsbedürfnisses mit ungeeigneten oder unerwünschten Materialien oder Gegenständen zu hantieren. Selbst einfachste Grundausstattung – z. B. Trinkgefäße, die von Menschen mit Demenz auch als solche identifiziert werden können, sind häufig Mangelware. Eine entsprechende Schulung der Mitarbeitenden muss hier auf die Besonderheiten im Stationsgeschehen hinweisen und gleichsam beratend zur Anschaffung entsprechender Produkte dienen.

Abläufe zu betrachten und das prozesshafte Geschehen im Krankenhaus – von der Aufnahme bis zur Entlassung – zu untersuchen kann, zusammen mit geschulten Mitarbeitern, die Einrichtung erheblich entlasten. Wenn es Kliniken gelingt, herausforderndes Verhalten bei Patienten mit Demenz nicht zu provozieren, wird die Arbeit mit diesen Patienten erfolgreicher sein und es werden bessere Ergebnisse erzielt – sowohl kurative als auch ökonomische.

Die strategische und zielgenaue Einbeziehung der pflegenden Angehörigen in die eigene Umgangsperspektive mit dem Thema Demenz und Delir im Krankenhaus bietet überdies nicht nur Vorteile im Rahmen des direkten Aufenthaltes, sondern kann zudem erhebliche Auswirkungen entfalten und zum gewünschten »guten Ruf« des Krankenhauses beitragen. Somit müssten Geschäftsführer und kaufmännische Direktoren (eigentlich) treibende Kräfte einer Teilspezialisierung ihrer Mitarbeiter in der Klinik beim Thema Demenz sein.

Um »demenzfreundlicher« zu werden, gehen mehr und mehr Kliniken dazu über, sogenannte Demenzbeauftragte zu ernennen. Zum/zur Demenzbeauftragten im Krankenhaus gibt es entsprechende Weiterbildungen. Innerhalb des Krankenhausbetriebes wird vor der Besetzung leider nicht immer geklärt, welche Aufgaben Demenzbeauftragte übernehmen sollen, was wechselseitig zu Überforderung und Enttäuschungen führt. Selbst der zeitliche Umfang bleibt nicht selten unbestimmt. Demenz im Krankenhaus ist ein Zukunftsthema. Die Bearbeitung stellt vielfältige Herausforderungen an den Klinikbetrieb, wenn Behandlungsverläufe und -ergebnisse verbessert werden sollen. Zu unterscheiden sind diejenigen Demenzbeauftragten, deren Aufgabe vor allem darin liegt, Patienten mit Demenz zu betreuen. Sie nehmen Aufgaben wahr, die etwa den Betreuungskräften im Pflegeheim entsprechen. So sehr dieser Fortschritt für einzelne Patienten vorteilhaft ist, greift dies für die grundsätzlich notwendigen Veränderungen in der Regel deutlich zu kurz.

Demenzbeauftragte in Krankenhäusern müssen mit der erforderlichen Zeit und hierarchischen Einbindung sowie dem Rückhalt der Führungskräfte daran arbeiten können, unter anderem

- die Versorgungsprozesse und -abläufe zu optimieren,
- den Schulungsstand zu verbessern,
- die Ausstattung anzupassen,
- die Assessments und Dokumentation von der Aufnahme bis zur Entlassung (immer wieder) anzupassen bzw. Vorschläge dazu zu machen,
- gewünschtenfalls Sonderstationen zu konzeptionieren,
- die Angehörigenberatung in Zusammenarbeit mit dem Entlassungsmanagement zu gestalten,
- Veranstaltungen und Arbeitskreise/Qualitätszirkel durchzuführen und/oder zu leiten,
- sowie letztlich die Zusammenarbeit in und mit allen Abteilungen des Krankenhauses beim Thema Demenz zu verbessern.

Häufig gehört auch die Initiierung oder Pflege der Zusammenarbeit mit externen Organisationen dazu. Demenzbeauftragte im Krankenhaus sind hinsichtlich der Organisation also Generalisten, die Beschränkung auf betreuende Aufgaben greift zu kurz hinsichtlich des Bedarfs, den ein Krankenhaus beim Thema insgesamt hat. Die Versorgung von Patienten mit Demenz um zusätzliche Betreuung zu erweitern, ist kein unwichtiger Aspekt klinischer Behandlung der Betroffenen. Die Aufgaben, die vor einem demenzfreundlichen Krankenhaus liegen, sind allein damit aber nicht zu bewältigen.

Literatur

Checkliste für das demenzsensible Krankenhaus: www.wegweiser-demenz.de/informationen/informationen-fuer-fachkraefte/krankenhaus/demenzsensibles-krankenhaus-checkliste.html, Zugriff am 11.03.2018

Gust J & Niefer H (2013) Demenz. Wissen – verstehen – begleiten. Stuttgart: Hirzel

Hellmann W & Hoefert HW (Hrsg.) (2012) Das Krankenhaus im demographischen Wandel. Heidelberg: medhochzwei

Isfort M, Klostermann J, Gehlen D, Siegling B (2014) Pflege-Thermometer 2014. Eine bundesweite Befragung von leitenden Pflegekräften zur Pflege und Patientenversorgung von Menschen mit Demenz im Krankenhaus. Köln: Deutsches Institut für angewandte Pflegeforschung e. V.

Kleina T & Wingenfeld K (2007) Die Versorgung demenzkranker älterer Menschen im Kranken-

haus. Bielefeld: Institut für Pflegewissenschaften an der Universität Bielefeld
Lindesay J & Hasemann W (Hrsg.) (2009) Akute Verwirrtheit – Delir im Alter. Praxishandbuch für Pflegende und mediziner. Bern: Huber
Reichwaldt W & Diefenbacher A (2001) Die Rolle der Konsiliar- und Liaisonpsychiatrie in der gerontopsychiatrischen Versorgung. Eine Einführung. Psychiatrie und Altenhilfe News, 1, S. 27–30
Sachweh S (2008) Spurenlesen im Sprachschungel. Kommunikation und Verständigung mit demenzkranken Menschen. Bern: Huber
Statistisches Bundesamt (Hrsg.) (2008) Krankenhauslandschaft im Umbruch. Wiesbaden (https://www.statistischebibliothek.de/mir/servlets/MCRFileNodeServlet/DEMonografie_derivate_00001463/KrankenhauslandschaftUmbruch.pdf, Zugriff am 31.07.2022)

14.7 Delir im Krankenhaus

Jochen Gust

14.7.1 Delir-Risiko

Delirante Zustände sind im Krankenhaus ein häufiges und hochrelevantes Problem. Vielfach entwickelt es sich als Folge einer zugrunde liegenden körperlichen Erkrankung, so zum Beispiel auch als Komplikation einer Demenz. Die Folgen können erheblich sein, und mithin stellt der Zustand einen Notfall dar, der eine umgehende Intervention erforderlich macht. Infolge eines Delirs verschlechtert sich die Prognose, erhöht sich die Komplikationsrate, verlängert sich die Krankenhausverweildauer und mindert sich die Rehabilitationsfähigkeit. Zudem geht ein deliranter Zustand mit einer erhöhten Sterblichkeit einher. Delirien sind für Kliniken auch mit Kostensteigerungen verbunden. Eine Untersuchung aus den USA bezifferte diese mit 295 US-Dollar (Leslie et al. 2008) – pro Tag, eine deutsche Untersuchung identifizierte delirante Zustände ebenfalls als Kostentreiber (Weinrebe 2009).

> Häufig noch immer synonym verwendete Begriffe für ein Delir: Hirnorganisches Psychosyndrom, acute brain syndrome, akute zerebrale Insuffizienz, acute confusional state, disorders of consciousness, Durchgangssyndrom, Verwirrtheitssyndrom.

Zur Ätiologie gibt es vielerlei Hypothesen. Unstrittig ist ein Zusammenhang zwischen höherem Lebensalter und Delir-Risiko (Lindesay et al. 2009). Weitere das Delir-Risiko erhöhende Faktoren sind Multimorbidität, Mobilitätseinschränkungen und funktionelle sowie sensorische Beeinträchtigungen (vgl. Pompei et al. 1994, Marcantonio et al. 2000, Williams et al. 1985, Elie et al. 1998). Demenzerkrankungen stellen einen hohen Risikofaktor für ältere Menschen dar, ein Delir zu erleiden (Marcantonio et al. 2000, Francis et al. 1990, Gustafson et al. 1988) – bis zu 50 % aller älteren Delirbetroffenen weisen eine Demenz auf (Lechleitner 2013). Der Schweregrad von Demenzerkrankungen gilt zudem als unabhängiger Prädikator für dessen Auftreten (Robertsson et al. 1998). Ein Delir kann sich sowohl als hyperaktive als auch als hypoaktive Form sowie als Mischform manifestieren. Wahrscheinlich werden 30 bis 60 % aller Delirien nicht als solche erkannt (Gutzmann 2005).

14.7.2 Abgrenzung und Screening

Anders als eine Demenz beginnt ein Delir plötzlich, anschließend zeigt die Symptomatik einen fluktuierenden Verlauf. Betroffene leiden unter abrupt auftretenden Bewusstseinsstörungen, gestörter Konzentration und Aufmerksamkeit, Wahrnehmungsstörungen, illusionären Verkennungen und optischen Halluzinationen. Auch die Fähigkeit, angemessen auf Umweltreize zu reagieren, ist beeinträchtigt. Wahnhaftes Erleben, psychomotorische Unruhezustände, affektive Störungen, auch Schreckhaftigkeit können auftreten. Störungen im Schlaf-Wachrhythmus sind evident, nicht selten verstärkt sich eine delirante Symptomatik in den Nachtstunden.

Tab. 14.2: Abgrenzung Demenz/Delir (eigene Zusammenstellung)

	Demenz	**Delir**
Beginn	Langsam, schleichend, Entwicklung über Jahre	abrupt, innerhalb von Stunden/wenigen Tagen; postoperativ meist innerhalb von vier Tagen
Verlauf	Kontinuierlich, langsam schlechter werdende kognitive Fähigkeiten, über 24 Stunden beständig wirkend	fluktuierend
Bewusstsein	Normal	eingeschränkt/getrübt
Aufmerksamkeit	meist klar	reduziert
Psychomotorik	meist normal, Phasen d. gesteigerten Aktivität od. starken Reduzierung möglich	verändert (hy*po*aktives Delir = stark herabgesetzt/hy*per*aktives Delir = gesteigert)
Sprache	Insgesamt im Verlauf deutlich weniger werdend bis zu Einwortsätzen oder völligem Verstummen; Wortfindungsstörungen	Oft inkohärent, manchmal gesteigerter Redefluss
Halluzinationen	eher selten, abhängig v. d. zugrunde liegenden Demenz auch häufiger od. typisch	erstmalig auftretend od. gehäuft; v. a. auditiv od. visuell
Orientierung	Im Verlauf Störungen/Einschränkungen in allen Orientierungsqualitäten	meist schwer gestört, v. a. zeitlich und örtlich
Schlafstörungen	möglich	sehr häufig
Körperliche Symptome	In der Regel unauffällig	Vegetative Symptome wie Schweißneigung, beschl. Herz-schlag, Tremor, Koordinations-störungen u. a. möglich

Schon diese kurze Abgrenzung von Delir und Demenz zeigt, wie schwierig es sein kann, einen deliranten Zustand zu erkennen. Insbesondere das hypoaktive Delir, bei dem der Patient zunächst wesentlich unauffälliger wirkt, wird leichter übersehen. Im Gegensatz zum hyperaktiven Delir-Typus fehlt die auffällige, ausgeprägte Unruhe der Betroffenen. Der deutlich reduzierte Antrieb wird im heutigen Medizinbetrieb immer wieder nicht einem Delir zugeordnet, da er die unter knappen personellen Ressourcen stattfindende Versorgung – zunächst – nicht stört.

Zur Diagnostik eines Delirs bedarf es der Anamnese und Fremdanamnese (Angehörige und professionell involvierte Personen aus Pflege und Betreuung), einer körperlichen Untersuchung sowie eine Prüfung der aktuellen Medikation.

Screeninginstrumente bzw. Assessmentverfahren haben den großen Vorteil klarer, definierter Verfahrensweisen. Dies wirkt dem Problem entgegen, dass es von Wissen, Aufmerksamkeit und Engagement Einzelner abhängig ist, ob ein Delir entdeckt wird oder nicht.

Als Mittel der Wahl kommt heute häufig die Confusion Assessment Method (CAM) zum Einsatz, von der es auch eine Variante für die Intensivmedizin gibt (ICU-CAM). Auch die »Intensive Care Delirium Screening Checklist« (ICDSC) gehört zu den belegt sinnvollen Instrumenten für kritische Patienten (Gusmao-Flores 2012).

Die DOS-Skala (Delirium Observatie Screening Schaal) ist ein Beobachtungsinstrument, die anders als die CAM ohne Befragung genutzt wird. Für die Anwendung der Instrumente ist eine Kurzschulung empfohlen (sog. Rater-Training). Pflegefachleute haben im Umgang mit deliranten Zuständen eine Schlüsselrolle inne – auch bei der Früherkennung eines Delirs.

Der »Goldstandard« Confusion Assessment Method (CAM) hält ein Delir als wahrscheinlich vorliegend, wenn die Symptomatik

- akut auftritt und ein fluktuierender Verlauf festgestellt werden kann *und*
- Aufmerksamkeits-/Konzentrationsstörung vorliegend sind *und*
- Denkstörung *oder* Bewusstseinsstörung vorliegen.

Als einfaches und ohne Schulung auskommendes Instrument des (Vor-)Delir-Screenings gilt der 4AT-Test, der Rapid Clinical Test for Delirium. Er steht im Internet zum Herunterladen in verschiedenen Sprachen zur Verfügung.[4]

14.7.3 Delir-Management für Patienten mit Demenz im Krankenhaus

Das Identifizieren von Patienten mit (erhöhtem) Delir-Risiko, vorbeugende Maßnahmen und die Früherkennung bei Eintritt eines Delirs sind entscheidend für den Verlauf und die Prognose. Prävention gelingt dann, wenn einerseits systematisch Risikopatienten erfasst werden, andererseits Klarheit und Einigkeit darüber herrscht, dass insbesondere bei Menschen mit Demenz vermeintliche Kleinigkeiten buchstäblich das Fass zum Überlaufen bringen können. Da die Prävention interdisziplinär erfolgen muss, um erfolgreich zu sein, ist das Delir geradezu idealtypisch geriatrisch, da diese Zusammenarbeit dort selbstverständlich ist. Delirvorbeugend ist bereits die Vermeidung unnötiger stationärer Aufnahmen an sich (Ortswechsel, fremde Umgebung, fremde Personen). Die frühzeitige Überprüfung der aktuellen Medikation auf mögliche delirfördernde Wirkzusammenhänge sowie eine ausreichende Flüssigkeitszufuhr sind notwendig. Weitere Maßnahmen sind die Wiederherstellung eines angemessenen Schlaf-Wachrhythmus, Mobilisierung, Berücksichtigung sensorischer Defizite und orientierende Ansprache. Zur Stabilisierung des Schlaf-Wachrhythmus gehört, dass Pflegefachleute im Nachtdienst konsequent darauf achten, den Betroffenen möglichst durchschlafen zu lassen und die Versorgung auf das absolut Notwendige beschränken. Im Idealfall erhalten Patienten mit Demenz im Krankenhaus eine Bezugsperson zugeteilt, die nicht nur ein Screeninginstrument nutzt, sondern durch wiederkehrenden und engmaschigen Kontakt

---

4 https://www.the4at.com/4at-download, Zugriff am 31.07.2022

auch frühzeitig auf Veränderungen reagieren kann. Einen weiteren Beitrag kann die räumliche Gestaltung leisten, günstige Lichteffekte, die Reduktion von auf die Patienten chaotisch wirkendem Lärm und Geräuschen sowie die enge Einbeziehung der außerhalb des Krankenhauses pflegenden Angehörigen. Auch die Nutzung hochtechnisierter Apparatemedizin oder schmerzhafte Untersuchungen, insbesondere wenn diese einen Umgebungswechsel erforderlich machen, sind stets hinsichtlich des Delirrisikos sorgfältig abzuwägen. Stationswechsel oder das »Betten umschieben« innerhalb einer Station sind Maßnahmen, die kontraproduktiv wirken können. Hör- und Sehhilfen müssen konsequent genutzt werden, Ernährungsmanagement und die rasche Entfernung von Drainagen oder Kathetern sind Teil des Delir-Managements.

Ist eine dem Delir zu Grunde liegende auslösende Ursache für einen deliranten Zustand identifiziert, muss diese konsequent angegangen werden. Dies betrifft beispielsweise Medikamente (Polypharmazie beim alten Menschen), die für bis zu 30 % der Delirien verantwortlich gemacht werden (Cole 2004). Schon der Stopp einer Gabe eines einzelnen Medikaments kann die Situation erheblich stabilisieren und den Befund verbessern.

Die Interventionsmöglichkeiten bei Patienten mit Delir lassen sich letztlich zusammenfassen in:

- Kausale Therapie – finden und eliminieren der auslösenden Ursache(n)
- Pflegefachliche Intervention und Umgebungsmaßnahmen (Milieu)
- Symptomatische medikamentöse Therapie

Um delirante Zustände nicht entstehen zu lassen oder zu fördern, sind Schulungen der Krankenhausmitarbeiter erforderlich. Insbesondere in Geriatrien muss dem Thema ausreichend Beachtung geschenkt werden, aufgrund der erheblichen Folgen für den alten Menschen, insbesondere bei Vorliegen des Risikofaktors Demenz. Eine systematische Identifizierung der Risikopatienten und deliranter Zustände sowie eine abgestimmte, interdisziplinäre Vorgehensweise versprechen den größten Erfolg. Besonders für das Akutstadium benötigen Kliniken Standards, da hier die Risiken für den Patienten erheblich sind, aber auch die Mitarbeiterinnen und Mitarbeiter besonders gefordert sind.

Literatur

Cole MG (2004) Delirium in elderly patients. Am J Geriatr Psychiatry, 12, S. 7–21. PMID: 14729554

Elie M, Cole MG, Primeau FJ, Bellavance F (1998) Delirium risk factors in elderly hospitalized patients. Journal of general internal medicine, 13(3), S. 204–212. doi: 10.1046/j.1525-1497.1998.00047.x

Francis J, Martin D, Kapoor WN (1990) A Prospective Study of Delirium in Hospitalized Elderly. JAMA, 263(8), S. 1097–1101. doi: 10.1001/jama.1990.03440080075027

Gusmao-Flores D (2012) The confusion assessment method for the intensive care unit (CAM-ICU) and intensive care delirium screening checklist (ICDSC) for the diagnosis of delirium: a systematic review and meta-analysis of clinical studies. Crit Care, 16(4), R115. doi: 10.1186/cc11407.

Gustafson Y, Berggren D, Brännström B et al. (1988) Acute Confusional States in Elderly Patients Treated for Femoral Neck Fracture. J Am Geriatr Soc, 36, S. 525–530. https://doi.org/10.1111/j.1532-5415.1988.tb04023.x

Gutzmann H (2005) Delir. In: Bergener M, Hampel H, Möller HJ, Zaudig M (Hrsg.) Gerontopsychiatrie. Grundlagen, Klinik und Praxis. Stuttgart: Wissenschaftliche Verlagsgesellschaft, S. 503–521

Lechleitner M (2013) Verwirrtheitszustände im Alter. DFP-Literaturstudium. ÖÄZ, 23/24, S. 22–30

Leslie DL, Marcantonio ER, Zhang Y et al. (2008) One-year health care costs associated with delirium in the elderly population. Arch Intern Med, 168, S. 27–32. doi: 10.1001/archinternmed.2007.4

Lindesay J, Rockwood K, Rolfson D (2009) Die Epidemiologie des Delirs. In: Lindesay J, Rockwood K, Rolfson D (Hrsg.) Akute Verwirrtheit, Delir im Alter. Bern: Hans Huber, S. 71–115

Marcantonio ER, Flacker JM, Michaels M, Resnick NM (2000) Delirium is independently associated with poor functional recovery after hip fracture. J Am Geriatr Soc, 48(6), S. 618–624. doi: 10.1111/j.1532-5415.2000.tb04718.x

Pompei P, Foreman M, Rudberg MA et al. (1994) Delirium in hospitalized older persons: outcomes and predictors. J Am Geriatr Soc, 42(8), S. 809–815. doi: 10.1111/j.1532-5415.1994.tb06551.x

Robertsson B, Blennow K, Gottfries CG, Wallin A (1998) Delirium in dementia. Int J Geriatr Psychiatry, 13(1), S. 49–56. doi: 10.1002/(sici)1099-1166(199801)13:1<49::aid-gps733>3.0.co;2-4

Weinrebe W (2009) Die ökonomische Bedeutung von Kostentreibern in der internistisch-klinischen Versorgung am Beispiel von Delirzuständen. Masterarbeit Kontaktstudium Gesundheitsmanagement, Heidelberg

Williams MA, Campbell EB, Raynor WJ et al. (1985) Reducing Acute Confusional States in Elderly Patients with Hip Fractures. Research in Nursing & Health, 8, S. 329–337

15 Die Last des Lebens meistern: Umgang mit Depression und Suizidalität

Reinhard Lindner

15.1 Definition

Hauptsymptome einer depressiven Erkrankung sind meist episodenhaft auftretende Stimmungsverschlechterungen (gedrückte Stimmung, Freudlosigkeit), Antriebslosigkeit, Interessenverlust, erhöhte Ermüdbarkeit, Schlafstörungen und diffuse Schmerzsymptome. Die Symptomatik muss mindestens zwei Wochen lang vorhanden sein und tritt fast immer durchgängig in allen Situationen des Alltags auf.

Die ICD-10 ermöglicht die Diagnose depressiver Syndrome in unterschiedlichen Störungen, je nach Schweregrad, Auslösern und Verlauf. Unterschieden werden leichte, mittelgradige und schwere depressive Episoden mit unterschiedlichen Zusatzsymptomen, organisch-affektive Störungen, Dysthymien und Anpassungsstörungen mit depressiver Reaktion.

15.2 Epidemiologie

Depressionen sind im Alter etwas häufiger als in jüngeren Jahren. Frauen sind auch im höheren Lebensalter häufiger von Depressionen betroffen als Männer (Verhältnis 2:1). Dabei darf nicht vergessen werden, dass sich alte depressive Männer oftmals erheblich zurückziehen und keine Hilfen in Anspruch nehmen. Im Alter haben 14,3 % mindestens einmal in ihrem Leben eine Depression gehabt, pro Jahr erkranken 13,7 % aller Älteren an einer Depression, und aktuell sind 8 % der Älteren an einer Depression erkrankt. Noch höher ist der Prozentsatz bei Personen mit zusätzlichen Erkrankungen, wie Demenz, Diabetes mellitus, Herzinsuffizienz, Erkrankungen, die mit Schmerzen einhergehen, oder Morbus Parkinson, Anämie, Vitamin B12-, Eisen- oder Folsäuremangel, Hypothyreose, Addison-Syndrom, Leber-, Nieren- und Herzkreislauferkrankungen.

15.3 Ätiologie

Depressionen älterer Menschen haben häufig altersspezifische Auslöser, wiewohl nur 10% der Depressiven erst im Alter erkranken. Zu den Auslösern einer Depression gehören die Umstellung des sozialen Lebens nach Beendigung der Erwerbstätigkeit, ein vermehrter Verlust von körperlicher und sozialer Selbständigkeit, der Verlust des Partners oder von anderen Angehörigen und Freunden. Die körperlichen Veränderungen beeinflussen im Alter die psychische Stabilität mehr als im jüngeren Erwachsenenalter. Dabei spielt besonders das Erleben von Schmerzen eine wichtige Rolle, denn Schmerz führt zu einer Einschränkung der emotionalen Beweglichkeit und zu negativen Gefühlen aus der Frühzeit des Lebens. Aus einer psychodynamischen Perspektive sind es gerade die Verlusterfahrungen, sowohl an der eigenen Person, als auch wichtiger Menschen, die die psychische Funktion nachhaltig beeinträchtigen können und zu Erlebnissen und Reaktionsweisen führen, die im Laufe des Lebens mehrfach, häufig bereits in Kindheit und Jugend bei Verlusten auftraten. Eine depressive Möglichkeit, mit Verlusten im Alter umzugehen, ist dann ein emotionaler und sozialer Rückzug und eine Wendung aggressiver Gefühle gegen das eigene Selbst.

Auch hirnorganische Aspekte werden hypothetisch als Faktoren diskutiert, die die Ausbildung einer Depression im Alter begünstigen. Veränderungen der Funktion der Neurotransmitter Acetylcholin, Serotonin, Dopamin und Adrenalin (Monoaminmangel-Hypothese, Imbalance-Hypothese) können zu negativer Selbstwahrnehmung und vermehrter Anfälligkeit für Störungen von Denken und Fühlen beitragen.

Depressionen können viele Ursachen haben. Meistens besteht beim einzelnen Patienten eine spezifische Ursachenkombination aus einer im Laufe des Lebens erworbenen depressiven Erlebens- und Handlungsbereitschaft, einer hirnorganisch determinierten Funktionsstörung und Verlust- und Verlassenheitserfahrungen in Kindheit und Jugend. Medikamente wie Beta-Blocker, Prazosin, Clonidin, Kortikosteroide, Cimetidin, Gyrasehemmer und Digitalis können depressive Symptome auslösen bzw. verstärken.

15.4 Klinisches Bild

Bei alten ist das Erscheinungsbild von Depressionen vielfältiger als bei jüngeren Menschen. So können nur einzelne Symptome vorliegen oder aber die depressive Herabgestimmtheit vorherrschen, das Gefühl der Gefühllosigkeit und Freudlosigkeit, und weniger die tiefe depressive Verzweiflung. Depressive Phasen können weniger gut ausgemacht werden. Häufig gibt es eine Vielzahl körperlicher Symptome: Obstipation, Kopfschmerzen, Ohrgeräusche, Übelkeit und Herzbeschwerden können dazu gehören. Sie machen erforderlich, sowohl an körperliche als auch an psychische Störungen gleichzeitig zu denken.

> Die depressive Symptomatik ist i. d. R. im Alter etwas geringer ausgeprägt. Die Verzweiflung ist geringer, allgemeine Gefühllosigkeit häufiger. Auch körperliche Symptome, wie das Erleben von Schmerz, Schlafstörungen, Antriebs- und Kraftlosigkeit sind häufiger.

15.5 Diagnostik

Hinweise auf eine Depression finden sich bereits in der pflegerischen Anamnese und der Wahrnehmung der eigenen Gefühle im Gespräch mit den Patienten, aber auch im pflegerischen Kontakt und in der gemeinsamen Einschätzung im geriatrischen Team. Eine Anamnese beinhaltet sowohl Fragen nach dem vorherrschenden Lebensgefühl, nach Verlusten, der Erfahrung körperlicher Probleme wie auch bisheriger psychiatrischer Behandlungen und Psychotherapien. Eine Medikamentenanamnese, wie auch die Blutuntersuchung (einschl. TSH-Wert) ermöglicht die Erfassung behandelbarer depressiver Syndrome. Gerade mit depressiven Patienten erlebt man sich in der Pflegesituation leicht als gehemmt, niedergeschlagen, ideenlos oder gar leer und gefühllos. Man kann aber auch Ärger entwickeln, besonders wenn die Klagen mit starken Versorgungswünschen verbunden sind und damit gegen aktivierende und die Selbständigkeit fördernde pflegerische Maßnahmen gerichtet erscheinen. So kann dieses eigene Erleben ein wichtiger Hinweis auf das Vorliegen einer Depression des Patienten sein. Dabei sollten immer sowohl körperliche als auch psychische Ursachen zusammen erwogen und abgeklärt werden. Um ins Gespräch über das eigene Befinden zu kommen, kann die Frage: »Fühlen Sie sich depressiv?« ein Türöffner für ein einfühlsames Gespräch sein.

Screeninginstrumente wie die Geriatrische Depressionsskala (GDS) können zwar zur Einübung in das Gespräch über psychische Probleme und zu wissenschaftlichen Zwecken eingesetzt werden, ersetzen aber nicht das pflegerische und auch nicht das ärztliche und therapeutische Gespräch.

15.6 Differenzialdiagnose

Bei niedergeschlagener Stimmungslage muss immer auch an andere Störungen als eine Depression gedacht werden:

- Trauer: Freuds Satz gilt noch immer: »Bei der Trauer ist die Welt arm und leer geworden, bei der Melancholie ist es das Ich selbst«. Der Trauernde ist in seinem Selbstwert, seinem Gefühl für und seiner Einschätzung von sich selber nicht eingeschränkt, der Depressive greift seinen Selbstwert aber förmlich an. Dadurch entstehen selbstbezogene Gefühle der Wert- und Hoffnungslosigkeit und eine stärkere psychomotorische Hemmung. Andauernde Suizidgedanken sind nicht mit einer Trauerreaktion allein zu erklären.
- Demenz: Gerade leicht demente Patienten können einerseits reaktiv ihre Einschränkungen und Unzulänglichkeiten depressiv verarbeiten. Sie können aber andererseits auch, gerade wenn man sie nicht gut kennt, aufgrund einer demenzbedingten Adynamie und Starrheit depressiv erscheinen. Klinisch helfen bei der Unterscheidung von der Demenz: der rasche Beginn und das Vorliegen von auslösenden Belastungsfaktoren oder Lebensereignissen und eine sich aus Lebensgeschichte ergebende Psychodynamik (in der Generation der heute Alten oftmals auch traumatische Kriegserfahrungen).
- Somatoforme Störungen, d. h. eine besonders akzentuierte Art und Weise, körperliche Probleme zu erleben, oder kör-

perliche Symptome als ein Ausdruck psychischer Probleme treten im Alter oftmals zusammen mit körperlichen Erkrankungen auf, wie starke und belastende Schmerzen oder eine intensiv erlebte Immobilität. Im Vergleich zur Depression sind somatoforme Beschwerden mehr durch intensive Körpersymptome und weniger durch eine depressive Verstimmung charakterisiert.

15.7 Suizidalität im Alter

Alle Gedanken, Gefühle und Handlungen, die auf Tötung des eigenen Lebens ausgerichtet sind, lassen sich unter dem Begriff der Suizidalität fassen (Wolfersdorf 2000). Suizidalität lässt sich verstehen als Ausdruck der Zuspitzung einer seelischen Entwicklung, in der der Mensch verzweifelt über sich selbst, sein eigenes Leben ist und keine Hoffnung und Perspektiven sieht.

Der Suizid trägt die Handschrift des Alters. Dabei gibt es einen fließenden Übergang von Lebenssattheit auf der einen Seite bis hin zu akuter Suizidalität auf der anderen Seite. Dazwischen liegen psychische Zustände, die sich besonders in einem in Richtung auf die akute Suizidalität immer stärker werdenden Handlungsdruck unterscheiden. Akut suizidale Menschen sind oftmals sehr eingeschränkt darin, alle Optionen, die sich ihnen bieten, zu erkennen und zu bewerten. Dem gegenüber steht der lebenssatte und der lebensmüde Mensch nicht unter Druck, seinem Leben ein Ende zu setzen, sondern schließt mit dem Leben ab und beurteilt seine Lebenssituation mehr oder weniger positiv.

Die Suizidraten alter Männer steigen mit zunehmendem Alter bis auf das Fünffache des Bevölkerungsdurchschnitts an. Auch bei alten Frauen steigen sie an: Jede zweite Frau, die sich in Deutschland suizidiert, ist über 60 Jahre alt. Seit 1952 nimmt der Anteil an Älteren unter den Suizidenten stetig zu, auch wenn man die demografische Entwicklung dabei berücksichtigt. Ältere Menschen nutzen signifikant tödlichere Suizidmethoden, begehen seltener vor einem Suizid einen Suizidversuch und sterben auch leichter an suizidalen Handlungen als jüngere.

Risikofaktoren für den Suizid im Alter sind Verluste und Einsamkeit (zum Beispiel nach dem Tod eines Partners), besonders in der Geriatrie aber das Erleben psychosozialer Folgen körperlicher Erkrankungen. Hierzu zählen besonders unerträglich erlebte Schmerzen und Luftnot. Hinzu kommen finanzielle Probleme und Alkoholabusus, interpersonelle Probleme, besonders in langdauernden Partnerschaften und zwischen den Generationen. All diese Aspekte sind aber generell sehr häufig, sodass es andere, in der Persönlichkeit und der persönlichen Lebensgeschichte verankerte Bedingungen geben muss, die suizidale alte Menschen von nicht-suizidalen unterscheiden. Hierzu zählen die Erfahrung körperlicher und sexueller Gewalt in Kindheit und Jugend, wie auch andere zerstörerische Beziehungserfahrungen und ihre Verarbeitung und unbewältigte Entwicklungsanforderungen über den Lebensverlauf. Allgemeine, nicht altersspezifische Risikofaktoren sind psychische Erkrankungen, besonders Depressionen.

In der Geriatrie ist der Wunsch zu sterben, aber auch der Wunsch, durch eigene Hand zu sterben, nicht selten. 5 % der stationär-geriatrischen Patienten möchten über ihren Wunsch zu sterben reden. Dabei ist suizidales Erleben ein fluktuierendes, inkonstantes Phänomen bei geriatrischen Patienten, das sich bereits während des Krankenhausaufenthaltes verändern kann. Suizidale Patienten kommunizieren auf spezifische Weise im Rahmen unterschiedlicher, jedoch in Qualität und Häufigkeit beschreibbarer Muster mit Professionellen. Sie leiden besonders häufig an den Folgen ihrer aktuellen Erkrankungen, aber auch an Beziehungsproblemen mit ihren Angehörigen. Sie haben signifikant häufiger als nicht-suizidale Patienten sehr negative Beziehungserfahrungen im Leben gemacht, auch mit Professionellen im Gesundheitssystem und würden sich mit ihren Sorgen und Problemen eher an Freunde und Verwandte als an professionelle Helfer wenden. Eine Besonderheit im Kontakt stellt der Wunsch nach assistiertem Suizid oder nach Tötung dar. Im geriatrischen Kontext sollte dies zunächst als ein ambivalenter, vielschichtiger Wunsch nach einer Auseinandersetzung über zentrale Probleme und Konfliktfelder verstanden und mit Sorgfalt kommuniziert werden, d. h. zu Gespräch und Behandlungsangeboten führen.

> Alte Menschen schätzen in der Regel ein einfühlsames Gespräch über Lebensmüdigkeit und Suizidalität. Es fördert nicht die Entstehung und Entwicklung von Suizidalität, sondern dient zuvorderst der Entlastung. Wichtig ist die Kenntnis von Hilfs- und Unterstützungsmöglichkeiten, konkret den Einbezug des geriatrischen Teams, d. h. auch der Ärzte, Psychologen und ggf. Seelsorger, um suizidale, aber auch lebensmüde geriatrische Patienten sowohl ernst zu nehmen als auch ihnen Hilfsangebote zu geben.

15.8 Allgemeine Handlungsoptionen bei Depression und Suizidalität

- Besonders im stationären Kontext ist es wichtig, überhaupt an das Vorliegen einer Depression bei einem alten Patienten zu denken. Ein Hinweis kann dabei sein, dass Patienten entweder sehr klagsam sind und dabei auch negative Gefühle beim Personal auslösen oder aber sehr rückzügig und abgewandt, sodass ein Zugang sehr schwer nur möglich ist.
- Gerade in der Pflege, in der nahen und kontaktreichen Beziehung zum Patienten können Anhaltspunkte für eine Depression auftauchen, die den Ärztinnen und Ärzten entgehen. Deshalb ist der Austausch im geriatrischen Team über das psychische Befinden auch so wichtig, damit Behandlungen eingeleitet werden, die sonst unterblieben.
- Äußerungen von Lebensmüdigkeit, Sterbewünschen, Wünschen nach assistiertem Suizid und Tötung auf Verlangen, zudem auch Äußerungen, durch eigenes Tun oder Unterlassen sterben zu wollen, sollten immer im geriatrischen Team besprochen werden und bedürfen der Klärung, ob und welche Behandlung möglich ist.
- Das Behandlungsziel ist die komplette Remission der Depression. Depression ist nie einfach ein Symptom des Alt-Seins!
- In der Geriatrie müssen depressive Patienten auch behandelt werden. Deshalb ist es gerade die Aufgabe der Pflege, den ärztlichen Bereich zu informieren, damit ein Gespräch und ggf. weitere Kontaktaufnahmen mit Psychiatern, Psychosomatikern, Psychologen und Seelsorgern erfolgt.
- Depression und Suizidalität werden mit Psychotherapie, Krisenintervention und ggf. mit Psychopharmakotherapie behandelt.

15.9 Interaktionen bei Depression und Suizidalität

Die zentrale Aufgabe mit depressiven Patienten in der Geriatrie ist das Erkennen von Depressivität im pflegerischen Kontakt, die Förderung geriatrischer Behandlung auch bei Depression und die Anregung zu weiterer Behandlung.

Im Folgenden sollen idealtypische Situationen mit depressiven und suizidalen Patienten kurz beschrieben und pflegerische Interaktionsmöglichkeiten vorgeschlagen werden. Es gibt sicher noch andere, ebenfalls nicht einfache Situationen mit depressiven und suizidalen Patienten in der Geriatrie, die hier genannten aber konnten als besonders häufig und typisch identifiziert werden.

15.9.1 Konflikthaftes Miteinander

Die psychische Problematik vermittelt sich direkt den Professionellen der geriatrischen Station, sei es, indem die Patientin ihr direkt und bewusst Ausdruck verleiht, oder aber indem die Patientin als »schwierig« erkannt wird, z. B. wenn ihre Kontrollbedürfnisse unangenehm empfunden werden oder unrealistische Heilungs- und Hilfswünsche die Professionellen unter Druck setzen. Wenn es möglich wird, das konflikthafte innere Erleben nicht wertend und damit entlastend anzusprechen, gelingt auch eine deutliche Beruhigung, sowohl im Erleben der Patientin als auch in der Interaktion.

Hier geht es im Grunde darum, die unangenehmen Gefühle, die Patienten im Kontakt auslösen, zu erkennen, auszuhalten, mit den anderen Kolleginnen und Kollegen im geriatrischen Team zu besprechen und zu überlegen, wie eine nicht-abwertende, aber auch nicht-unterwürfige oder unrealistisch zustimmende Reaktion aussehen könnte. Dabei ist es das Ziel, eine gute geriatrische Diagnostik und Behandlung zu befördern, obwohl die Patienten durch ihre Kommunikation dies nicht leichtmachen. Ein Gedanke kann dabei hilfreich sein: Dass nämlich die Patienten uns als Professionelle so behandeln, wie sie auch ihre Familienmitglieder behandeln, oftmals auch so, wie sie von ihren Eltern behandelt wurden. Das macht es leichter, auch bei ärgerlichen Gefühlen ein wenig inneren Abstand zu halten.

15.9.2 Das Problem kann nicht verhandelt werden

Das psychische Problem der Patientin kann hier nicht direkt angesprochen werden. Im Hintergrund stehen verschiedene schützende Mechanismen (Abwehren) der Vermeidung, Verleugnung, der Verdrängung oder Abspaltung. So kann hinter der Sprachlosigkeit die traumatisch erworbene, meist unbewusste Überzeugung stehen, erneut nur Zerstörung und Ablehnung erleben zu müssen und wieder – wie schon in der Kindheit – allein zu bleiben. Aber auch die kohortenspezifische Scham, überhaupt ein psychisches oder familiäres Problem zu haben, kann auf einer höheren psychischen Funktionsebene zur Vermeidung oder zum Überspielen der Problematik führen.

Diese Patienten haben oft in Kindheit und Jugend die Beziehungserfahrungen gemacht, dass sie sich an niemanden wenden können und von der Außenwelt nur Zerstörung und Vernachlässigung erwarten können. Derartige Erfahrungen sind gerade in der Gruppe der heute alten Menschen häufig, bedingt durch Krieg, Flucht, Vertreibung und Zerstörung familiär-haltender Strukturen verbreitet. Wichtig ist in diesen Kontakten, sich unaufgeregt als belastbar und zugewandt zu erweisen. Hierzu gehört eine Selbstverständlichkeit, gerade auch schambesetzte und belastende Themen (der Pflege) weder zu vermeiden noch zu dramatisieren, sondern anzusprechen und pragmatische Lösungen anzubieten.

15.9.3 Kontaktvermeidung

Entweder vom Patienten oder aber auch von den Professionellen geht eine Tendenz aus, den Kontakt gar nicht aufzunehmen, oberflächlich zu halten oder auch aktiv sich aus dem Kontakt heraus zu bewegen. Der Patient kann ganz zurückgezogen sein und an den Therapien und Behandlungen nicht teilnehmen, er kann dabei entweder überhaupt keine Resonanz bei den Professionellen erzeugen, aber auch Ärger und Frustration auslösen. Die Professionellen können aber auch aktiv, wiewohl unbewusst, eine Ausgrenzung des Patienten betreiben.

Hier ist wieder die genaue Selbstreflexion gefragt, auch im Team. Sinnvoll ist es, gerade auch bewusst über *die* Patienten im Team nachzudenken, die unscheinbar sind, wenig »Reibungsfläche« bieten und die man gern »abschieben« oder weghaben möchte. Gerade dann, wenn im Team der Wunsch besteht, eine Patientin oder einen Patienten schnell zu entlassen, ist es sinnvoll, sich an die Möglichkeit einer Depression oder dem Vorliegen suizidaler Tendenzen zu erinnern, nachzufragen und Schritte zu weiterer Hilfe einzuleiten.

15.10 Die langfristige Behandlung von Depression und Suizidalität

15.10.1 Medikamentöse Therapie

Die Wirksamkeit von Antidepressiva ist evidenzbasiert. Wesentliche Unterschiede in der antidepressiven Wirksamkeit zwischen den trizyklischen Antidepressiva (TZA) und den Serotoninwiederaufnahme-Hemmern (SSRI) als Hauptgruppen bestehen nicht. Allerdings erscheint gerade bei multimorbiden oder komedizierten älteren Patienten die Medikation mit SSRI vorteilhaft, weil sie weniger kardiale Nebenwirkungen als TZA haben. Die Auswahl eines Antidepressivums ist ärztliche Aufgabe und richtet sich nach eher antriebssteigernden oder sedierenden Effekten der Einzelsubstanzen. Mirtazapin weist zum einen wenige Nebenwirkungen auf und bietet zum anderen eine sedierende Komponente, die bei Schlafstörungen, Agitiertheit und innerer Unruhe oftmals angenehm empfunden wird. Citalopram hingegen wirkt oftmals nicht sedierend, bietet aber die Gefahr einer Hyponatriämie, auf die geachtet werden muss. Als Faustregel zur Therapie mit Antidepressiva im Alter gilt »start low, go slow«. Die Dauer der antidepressiven Therapie sollte mindestens sechs Wochen betragen, um einen Effekt abschätzen zu können.

Je nach Präparat kann es zu unerwünschten Arzneimittelwirkungen wie Unruhe, Agitiertheit, Schlafstörungen, orthostatischer Hypotonie, Übelkeit, Gewichtszunahme und EKG-Veränderungen kommen. Bei Älteren ist zudem die Möglichkeit der Auslösung eines Syndroms der inadäquaten ADH-Sekretion (SIADH) zu beachten.

15.10.2 Psychotherapie

Es gibt inzwischen eine breite Basis an Forschungsergebnissen, die die Effektivität der Psychotherapie mit älteren Menschen bei Depressionen und bei Suizidalität belegt. Auch im deutschsprachigen Raum konnte nachgewiesen werden, dass Psychotherapie bei Älteren möglich, sinnvoll, notwendig und langfristig erfolgreich ist. Outcome-Studien im ambulanten und stationären Bereich konnten die Wirksamkeit belegen. Die Ergebnisse großer kontrollierter Studien weisen darauf hin, dass Verhaltenstherapie und kurzzeit-psychodynamische Psychotherapie gleich effektiv in der Behandlung der Depression Älterer sind. Vor dem Hintergrund der zwar vorhandenen, jedoch geringen Wirksamkeit von Antidepressiva, besonders bei Hochaltrigen, gibt es empirische Hinweise darauf, dass eine kombinierte Behandlung der Depression im Alter mit Psychotherapie und Antidepressiva effektiv ist.

15.10.3 Besonderheiten der Behandlung der Suizidalität

Die Behandlung der Suizidalität im Alter sollte in erster Linie durch Krisenintervention und Psychotherapie erfolgen. Diese kann, je nach dem Druck, suizidal zu handeln, und der Qualität der therapeutischen Beziehung ambulant, teilstationär oder muss auch stationär erfolgen. Dabei ist zu beachten, dass gerade suizidale Ältere, die den Kontakt zum Professionellen vermeiden und wenig Besorgnis hinterlassen, unter starkem Druck stehen können, zu handeln. Deshalb: lieber einmal mehr als einmal weniger einen rückzügigen, depressiven Patienten auf mögliche Suizidgedanken ansprechen! Pharmakologisch können akute Schlafstörungen und Unruhezustände mit Benzodiazepinen behandelt werden (Vorsicht: Sturzgefahr) und mittelfristig eine begleitende psychiatrische Störung, z. B. mit Antidepressiva und Psychotherapie. Eine stationäre Einweisung sollten Sie immer erwägen, wenn Sie sich große Sorgen machen, der Kontakt zum Patienten brüchig ist, z. B. konkrete Suizidpläne für die Zeit gleich nach der Entlassung angekündigt werden, und psychotische Symptome, wie auch aktueller Alkoholabusus, vorliegen.

> Auch im Alter gilt: Die Behandlung der Depression erfolgt mit Psychotherapie und Pharmakotherapie. Unterstützen Sie die Patienten aktiv bei der Suche nach einem Psychotherapeuten. Eine einfache Liste mit Namen von Therapeuten im Umfeld reicht nicht aus.

15.11 Entstehung, Entwicklung und Verbreitung

Der hier vorgestellte Rahmen der pflegerischen Beziehung und Behandlung von Depression und Suizidalität ist geprägt durch ein psychodynamisches Verständnis, das auf die Arbeiten von Sigmund Freud und damit auf die Psychoanalyse zurückgeht. Dabei spielt das Verständnis der Beziehung, auch der pflegerischen Beziehung eine große Rolle, in der Menschen im Allgemeinen unbewusst einander so behandeln, wie sie es aufgrund ihrer Lebenserfahrung erwarten. Diese Lebenserfahrung beruht im Wesentlichen auf den Erfahrungen in den wichtigen Beziehungen in Kindheit und Jugend, sie werden mit den Begriffen der Übertragung (was der Patient in uns sieht) und der Gegenübertragung (wie wir auf den Patienten reagieren) beschrieben. Depressive Menschen können vielfältige Gefühle auslösen, die einer zugewandten pflegerischen Haltung widersprechen: übertriebene Zuwendung, ganz ähnliche Verzweiflung, aber auch Ärger und Abstoßungsreaktionen. Diese nicht »persönlich« zu nehmen, sondern als Ausdruck der Problematik des Patienten, ist ein erster Schritt zu hilfreichen Interventionen.

Psychoanalytisches Denken ist in verschiedenen pflegerischen Konzepten integriert. Es besteht seit über 100 Jahren und entwickelt sich seither immer weiter. In den Arbeiten von Hildegard E. Peplau wurde ein beziehungsorientierter Ansatz in der Pflege entwickelt, der in Deutschland allerdings mehr in der psychosomatischen und psychiatrischen als in der geriatrischen Pflege genutzt wird.

Kompetenzen in beziehungsorientierten Ansätzen können auf unterschiedliche Weise und verschiedenen Ebenen erworben werden. Ausgehend von der täglichen Praxis kann die Supervision des geriatrischen Teams ein Weg sein, sich »am Fall« über die von den Patienten inszenierten Beziehungsmuster und ihre Hintergründe Klarheit zu verschaffen. Hinzu kommen spezifische Fortbildungsmöglichkeiten, sowohl in Techniken, wie z. B. der Validation, die allerdings auf kognitiv eingeschränkte Patienten fokussiert, als auch für Pflegepersonal die Qualifikationsmöglichkeiten in psychiatrischer Krankenpflege, auch mit psychodynamischem Schwerpunkt. In Hamburg gibt es die Möglichkeit einer einjährigen Fortbildung, durchgeführt von der Arbeitsgruppe »psychosoziale Kompetenz«, angeschlossen an das Michael-Balint-Institut.

15.12 Fazit

- Depressionen im Alter sind nicht selten und werden wegen der teilweise untypischen und altersspezifischen Symptomatik leicht übersehen. Die zentrale pflegerische Maßnahme ist das klärende, ernst-nehmende Gespräch und die Einleitung weiterer ärztlicher Maßnahmen.
- Besonders im Alter kann die Depression auch mit einem psychosozialen Rückzug und mit körperlichen Symptomen, wie Schlafstörungen und Schmerzen einhergehen.
- Im Alter ist die Suizidalität eine schwerwiegende Problematik, die im geriatrischen Setting zum klärend-einfühlsamen Gespräch, zu ärztlicher Kontaktaufnahme und zu weiteren psychotherapeutischen, ggf. psychiatrischen Behandlungen führen muss.
- Die Behandlung der Depression und der Suizidalität im Alter erfolgt mittels Psychotherapie und Psychopharmakotherapie.

Literatur

Briggs S, Lindner R, Goldblatt M, Kapusta N, Teising M (2022) Psychoanalytic understanding of the request for assisted suicide. The International Journal of Psychoanalysis, 103(1), S. 71–88

Burkhardt H, Sperling U, Gladisch R, Kruse A (2003) Todesverlangen – Ergebnisse einer Pilotstudie mit geriatrischen Akutpatienten. Z Gerontol Geriat, 36, S. 392–400

Lindner R, Fiedler G, Altenhöfer A, Götze P, Happach C (2006) Psychodynamical ideal types of elderly suicidal persons based on counter transference. Journal of Social Work Practice, 20, S. 347–385

Lindner R, Foerster R, von Renteln-Kruse W (2013) Idealtypische Interaktionsmuster psychosomatischer Patienten in stationär-geriatrischer Behandlung. Z Gerontol Geriat, 46, S. 441–448

Lindner R, Foerster R, von Renteln-Kruse W (2014) Physical distress and relationship problems. Exploring the psychosocial and intrapsychic world of suicidal geriatric patients. Z Gerontol Geriat, 47, S. 502–507

Peplau HE (2009) Zwischenmenschliche Beziehungen in der Pflege. Bern: Hans Huber

Rösler A & Lindner R (2009) Depression und Suizidalität im Alter. In: v. Renteln-Kruse W (Hrsg.) Medizin des Alterns und des alten Menschen. Darmstadt: Steinkopff, S. 149–159

Sperling U, Thüler C, Burkhardt H, Gladisch R (2009) Äußerungen eines Todesverlangens – Suizidalität in einer geriatrischen Population. Suizidprophylaxe, 36, S. 29–35

Wolfersdorf M (2000) Der suizidale Patient in Klinik und Praxis. Suizidalität und Suizidprävention Darmstadt: Wissenschaftliche Verlagsgesellschaft

16 Nähe und Vertrauen herstellen

16.1 Kommunikation, Beziehungsarbeit, Für- und Selbstsorge

Beate Stiller

Die Arbeit mit zu Pflegenden ist auch Beziehungsarbeit. Mit manchen zu Pflegenden gelingt es im Klinikalltag sehr schnell, eine tragende Beziehung herzustellen. Bei anderen ist es aktive Arbeit, bis ein von Vertrauen und gegenseitigem Respekt geprägter Kontakt zur pflegebedürftigen Person und zu den Bezugspersonen aufgebaut ist.

Die Qualität der Beziehung zwischen Pflegeperson, Therapeuten und Zu-Pflegendem drückt sich in der Kommunikation aus, verbal und non-verbal. Nicht selten sind dies Herausforderungen an die kommunikativen Kompetenzen von Pflegenden und Therapeuten. In diesem Aufsatz werden die Themen Kommunikation und Gesprächsführung in Pflege und Therapie anhand exemplarischer, realer Fallbeispiele illustriert. Es werden ein Fall aus einer pflegerischen Begegnung und eine Gesprächssequenz aus einem physiotherapeutischen Prozess vorgestellt. Im Anschluss werden Kommunikation und Gesprächsführung auf dem Hintergrund ausgewählter Kommunikationstheorien reflektiert und analysiert. Im Schlussteil werden die kommunikationstheoretischen Bezüge zusammengefasst.

16.1.1 Das kotverschmierte Thermometer

In diesem Abschnitt wird die Bedeutung von Fragetechniken und Gesprächsführungskompetenz in der professionellen, pflegerischen und therapeutischen Beziehungsarbeit verdeutlicht. Eingangs wird das Fallbeispiel in einer komprimierten Form vorgestellt. Anschließend wird ein möglicher Zugang zum Erleben des Patienten skizziert.

Fallbeispiel I, Teil 1

Herr D. ist 68 Jahre alt, als er mit der Vordiagnose »Raumforderung im Oberbauch« stationär aufgenommen wird. Es soll abgeklärt werden, ob die Raumforderung auf eine beginnende Krebserkrankung zurückzuführen ist. Für Herrn D. wird eine Verlaufskurve angelegt, mit täglicher Kontrolle seiner Vitalzeichen. Da Herr D. voll orientiert und mobil ist, soll er täglich eigenständig seine Temperatur messen. Dazu wird ihm am Morgen ein Thermometer ausgehändigt, das die jeweilige Bezugspflegeperson vormittags wieder abholt.

Diese Situation zeigt sich wie folgt: Herr D. legt das Thermometer kotverschmiert auf den Tisch seines Nachtschranks. Ohne ein weiteres Wort bellt er der Pflegekraft das Ergebnis geradezu entgegen: »35,9« oder »36,1« Herr D. nimmt dabei keinen Blickkontakt zur Pflegeperson auf. Die Pflegeperson nimmt die Aussage zur Temperatur entgegen und trägt sie in seiner Akte ein.

Suche nach einem Zugang zum Patienten

In der nächsten Fallbesprechung tauschen sich die Mitglieder des geriatrischen Teams darüber aus, wie unfreundlich und verschlossen Herr D. wirkt. Die Pflegenden lassen auch eigene Gefühle von Ekel angesichts des kotverschmierten Thermometers auf dem Tisch zu. Da Herr D. ansonsten sehr gepflegt ist, passt dieses Verhalten nicht zu seinem sonstigen Erscheinungsbild. Die Kommunikation von Herrn D. ist inkongruent, also nicht stimmig zu dem, was Herr D. über seine Orientiertheit und sein Erscheinungsbild kommuniziert. Die Pflegenden fragen sich, was wohl die Gründe für sein Verhalten sein können. Vorstellbar ist zum einen Angst vor einer Krebsdiagnose. Nun ist er bereits den dritten Tag auf der Station, ohne eine Diagnose zu haben. Das würde allerdings noch nicht seine inkongruenten Botschaften (orientiert, guter Allgemeinzustand, kotverschmiertes Thermometer auf dem Tisch) erklären. Auch gibt Herr D. die Temperatur immer sehr genau und energisch an. Für die Pflegenden spricht all das dafür, dass dieser Patient ein geringes bis gar kein Vertrauen zum Pflege- und Behandlungsteam hat. Als Ziel legen die Pflegenden fest, bei Herrn D. gezielt über Gespräche zu intervenieren, um so schrittweise sein Vertrauen zu gewinnen. Insbesondere wird die Bezugspflegeperson den Gesprächseinstieg über offene Fragen gestalten und – sofern sich das Gespräch gut entwickelt – Gedanken und Gefühle wiedergeben.

Fallbeispiel I, Teil 2

Im Patientenzimmer bietet sich der Bezugspflegeperson wieder das gleiche Bild: Das Thermometer liegt erneut kotverschmiert auf dem Tisch. Herr D. teilt wieder nur kurz die gemessene Temperatur mit, ohne dabei Blickkontakt zur Bezugspflegeperson aufzunehmen. Sie verweilt dieses Mal bei ihm und äußert: »Heute sind Sie schon den dritten Tag hier. Das ist ja prima, dass Sie kein Fieber entwickelt haben.« Zum ersten Mal nimmt Herr D. Blickkontakt auf. Sie fährt weiter fort: »Es ist gut, dass Sie immer so genau messen. Ich frage mich aber, warum Sie das Thermometer immer kotverschmiert auf Ihren Tisch legen.« Herr D. antwortet in seinem gewohnt energischen Ton: »Damit Sie sehen, dass ich rektal gemessen habe. Da brauchen Sie nichts mehr dazu zu dichten.«

Die Pflegende fragt weiter mit ruhiger Stimme, wie er denn darauf komme, dass sie etwas dazu dichten würden. Sie erfährt von Herrn D., dass er überhaupt nicht verstehe, warum er jeden Tag seine Temperatur messen solle. Sie klärt ihn darüber auf, dass diese Maßnahme zur gängigen Routine gehöre, um zu beobachten, ob ein Patient im Verlauf Temperatur entwickle. Die Pflegende bietet ihm an, die Verlaufskurve in seiner Akte zu sichten, um sich davon zu überzeugen, dass alle Werte so eingetragen werden, wie mit ihm besprochen. Zum ersten Mal wirkt Herr D. etwas offener. Beide verständigen sich darüber, dass er die Schutzhülle des Thermometers nun nach dem Messen entsorgt.

Reflexion der Kommunikation

Der Bezugspflegeperson ist es gelungen, durch die Art ihrer Gesprächsführung erstes Vertrauen von Herrn D. zu gewinnen. Was hat aus kommunikationstheoretischer Sicht diese erste Veränderung bei ihm bewirkt?

Die Annahme über Herrn D.s geringes Vertrauen in das Behandlungs- und Pflegeteam führt bei der Pflegeperson dazu, Herrn D. in Offenheit für seine Antworten zu begegnen. Sie reagiert auf seine Äußerungen, ohne zu urteilen. Diese Offenheit drückt sich in den W-Fragen aus, die sie an ihn richtet. Dabei bringt sie durch Aussagen über ihre

Gedanken wörtlich ihre fragende Haltung zum Ausdruck. Gleichzeitig zeigt sie Akzeptanz, indem sie seine Genauigkeit lobt und ihre Irritation über die inkongruenten Nachrichten wörtlich kommuniziert. So gelingt es ihr, im Gesprächsverlauf gegenüber dem Patienten in einer wertschätzenden Haltung zu bleiben. Dies wird vor allem dadurch deutlich, dass sie seine Besorgnis nicht einfach für grundlos erklärt. Hingegen fragt sie mit dem Angebot, Einsicht in die Verlaufskurve zu geben, danach, was ihm helfen würde, Vertrauen in die Situation zu fassen. So gelingt es der Pflegenden, dem Patienten einen Eindruck des Sich-angenommen-Fühlens zu vermitteln.

Wie dieses Fallbeispiel zeigt, ist der Aufbau einer von Fürsorge getragenen Beziehung zwischen Pflegeperson und Zu-Pflegendem auch ein kommunikativer Prozess. Beide begegnen sich zu Beginn der Pflegebeziehung als Fremde (vgl. Peplau 1995, S. 70 ff.) Dabei kann es zu Übertragungen von Gefühlen aus früheren Beziehungen kommen. Beispielsweise kann ein Patient in einer Pflegeperson die fürsorgliche Helferin sehen und die professionelle Pflege vertrauensvoll annehmen. Andererseits kann ein Patient starke Abhängigkeitsgefühle aus früheren Beziehungen reaktivieren und infolge ein eher abwehrendes Verhalten zeigen, das geprägt ist von Misstrauen und negativen Erwartungen. Es geht dabei um Gefühle, die in früheren Beziehungen erlebt wurden und nun durch die Situation und/oder die Persönlichkeit der Pflegeperson reaktiviert werden können. »Übertragung ist immer ein unbewusster Prozess.« (Matolycz 2013, S. 74) Das bedeutet, die Gefühle werden real in der jetzigen Situation erlebt. Der Person ist es jedoch nicht bewusst, dass die eigenen Gefühle eigentlich gar nicht der realen Person gelten (vgl. Elzer 2009, S. 92 f.).

Im illustrierten Fallbeispiel verhält sich der Patient eher kontaktvermeidend. In den ersten Begegnungen vermeidet er Blickkontakt zur Bezugspflegeperson und betont mit seinen präzisen Temperaturangaben die Sachebene in der Kommunikation. Gleichzeitig sendet er damit auch starke ablehnende Beziehungsbotschaften. So kann angenommen werden, dass die Ungewissheit über eine mögliche Krebsdiagnose und die damit verbundenen diagnostischen Maßnahmen bei ihm negative Gefühle der Abhängigkeit aus vergangenen Beziehungen ausgelöst hat. Dabei erscheint es weniger bedeutsam, ob diese Gefühle tatsächlich aus Erfahrungen mit Pflegenden resultieren oder aus frühkindlichen Beziehungen. In Beziehungen kommt es immer zu Übertragungen. Im Fallbeispiel verhilft die Bezugspflegeperson mit ihrem Gespräch und dem Lösungsangebot dem Patienten dazu, schrittweise reale Gefühle zu seiner Situation und den Mitgliedern des Pflege- und Behandlungsteams zu entwickeln.

Die Frage ist nun, was der Pflegenden dazu verholfen hat, so ruhig und offen auf den Patienten zuzugehen. Schließlich wurden in der Fallbesprechung eigene Gefühle von Ekel geäußert. Anzunehmen ist, dass gerade die Möglichkeit, im Team offen eigene Gefühle zu äußern, für sie hilfreich waren, um ihre persönlichen Emotionen zur Situation zu managen und sie nicht in die Begegnung mit dem Patienten zu tragen. Dadurch, dass dieses Gefühl von anderen Teammitgliedern geteilt wurde, ist eine Art emotionales Mitschwingen entstanden, was hilfreich für die Bewältigung war. Dies kann als eine Art der Selbstklärung durch Reflexion im Team erachtet werden, was wiederum den Blick zur Übernahme der Patientenperspektive eröffnet hat.

16.1.2 Eine Patientin verliert die Zuversicht

Eine Herausforderung für die kommunikative Kompetenz von Pflegenden und Therapeuten in Pflege und Therapie geriatrischer Patienten kann die Patientencompliance bei der Erreichung der Pflege- und Therapieziele sein.

Grund für eine geringe Patientencompliance kann beispielsweise sein, dass die eigenen Anstrengungen im Genesungsprozess in der Eigenwahrnehmung des Patienten nicht zu der gewünschten Verbesserung führen. Infolgedessen sinkt die Eigenmotivation. Um solche Krisen im Pflege- und Therapieprozess zu überwinden, kann die motivierende Gesprächsführung hilfreich sein. Wie das gelingen kann, wird nachfolgend in einem Fallbeispiel illustriert. In der sich anschließenden Reflexion wird der Gesprächsverlauf auf dem Hintergrund der Phasen der motivierenden Gesprächsführung analysiert.

Fallbeispiel II

Frau F. ist eine 72-jährige Patientin, die nach einer Operation ihrer rechten Schulter zur ambulanten Rehabilitation in eine Rehaklinik kommt. Sie hatte sich in der häuslichen Umgebung bei einem Sturz eine vordere Schulterluxation mit Läsionen der Rotatorenmanschette zugezogen. Postoperativ ist sie mit einer Orthese zur Immobilisation der rechten Schulter und mit Schmerzmitteln versorgt. Nach ärztlicher Verordnung soll sie nun in der physiotherapeutischen Behandlung zunächst eine passive, ab der dritten Woche postoperativ eine aktive Bewegungstherapie zur Schmerzreduktion und Verbesserung der Funktionsfähigkeit ihres Schultergelenks erhalten.

Frau F. ist klar und orientiert. Ihr Ziel ist es, mit Hilfe der Physiotherapie wieder pflegeunabhängig zu werden. Daher vereinbart sie motiviert mit dem Physiotherapeuten die Therapieziele.

Im Behandlungsverlauf macht Frau F. gute Fortschritte. Sie arbeitet motiviert mit und setzt ihre Übungen zu Hause diszipliniert um. Nach einigen Wochen bemerkt der Physiotherapeut eine Art Leistungsknick bei seiner Patientin. Er äußert seine Wahrnehmung mit den Worten:

PT: »*Frau F., Sie wirken so verändert. Gibt es etwas, das Ihnen Sorgen bereitet?*«
Frau F. antwortet seufzend: »*Naja, wenn ich hier bin, dann denke ich kaum daran, dass es nicht besser wird. Aber Zuhause sehe ich immer nur, was ich alles nicht mehr kann. Das ist so schlimm, dass ich meistens nur im Sessel sitze.*«
PT: »*Wird es besser, wenn Sie im Sessel sitzen?*«
Frau F.: »*Ach, dann kreisen meine Gedanken. Ich weiß gar nicht, was werden soll, wenn es nicht besser wird.*«
PT: »*Gibt es denn Zuhause etwas, das Ihnen guttut?*«
Frau F.: »*Ja schon, wenn meine Töchter kommen, dann vergesse ich alles.*«
PT: »*Was machen Sie denn zusammen mit Ihren Töchtern?*«
Frau F.: »*Ganz viel. Wir erzählen, manchmal spielen wir Karten.*«
PT fragend: »*Jetzt stelle ich mir vor, dass Sie beim Kartenspielen auch ihren rechten Arm brauchen.*«
Frau F.: »*Ja, schon.*«
PT: »*Und wie geht das?*«
Frau F.: »*Äh (überlegt), eigentlich schon ganz gut.*«
PT: »*Das ist doch prima. Wie oft kommen Ihre Töchter Sie denn besuchen?*«
Frau F.: »*Viel zu selten. Sie meinen, dass es zu anstrengend für mich ist.*«
PT: »*Würden Ihre Töchter denn gern öfter kommen?*«
Frau F.: »*Ja, schon.*«
PT: »*Was halten Sie davon, Ihren Töchtern einmal zu sagen, dass Ihnen die Besuche guttun und Sie sich wünschen, dass sie öfter mit Ihnen Karten spielen?*«
Frau F.: »*Meinen Sie?*«
PT: »*Ja.*«
Frau F.: »*Das kann ich versuchen.*«
Dem Physiotherapeuten fällt auf, dass der Blick von Frau F. sich während des Gesprächs von niedergeschlagen bis sorgenvoll zu nahezu freudig verändert hat und auch ihre Haltung insgesamt wieder aufrechter ist.

Motivierende Gesprächsführung

Im Fallbeispiel gelingt es dem Physiotherapeuten, das Vertrauen der Patientin zu gewinnen. Sie vertraut sich ihm mit ihren Sorgen an. Im Gespräch mit Frau F. fokussiert er ihre mangelnde Motivation, ohne dabei das Problem selbst zu verbalisieren. Vielmehr gelingt es ihm, das Gespräch so zu steuern, dass Frau F. das Zusammensein mit ihren Töchtern selbst als förderlich für ihren Genesungsprozess entdeckt. Sie verbindet damit positive Gefühle, bemerkt gar nicht, dass sie ihren Arm bereits selbstverständlich beim Kartenspielen einsetzt. Seine Fragetechniken sind analog zu den Phasen der motivierenden Gesprächsführung, die nachfolgend skizziert werden:

1. Empathie ausdrücken: Das Gespräch beginnt mit einer empathischen Einstiegsfrage. Hier spiegelt der Experte sozusagen die wahrgenommenen Gefühle.
Wirkungsweise: Die Person fühlt sich angenommen, was wiederum die Selbstachtung stärkt.
2. Diskrepanzen entwickeln: Durch Fragen wird dem Betroffenen ein Missverhältnis zwischen der gegenwärtigen Situation (oder dem Verhalten) und dem eigentlichen Wunsch aufgezeigt. Wenn nötig, wird in diesem Gesprächsteil Expertenwissen bereitgestellt, ohne dabei zu belehren.
Wirkungsweise: Verhilft der hilfesuchenden Person, sich der eigenen Widersprüchlichkeit bewusst zu werden.
3. Widerstand aufnehmen: Widerstand entsteht häufig, wenn der Experte den Betroffenen in eine bestimmte Richtung bewegen möchte. Stattdessen erspürt er den Widerstand und verhilft durch Fragetechniken, dass die betroffene Person ihre eigene Lösung findet, indem neue Perspektiven angeboten werden.
4. Selbstwirksamkeit fördern: Darunter ist zu verstehen, dem Betroffenen dazu zu verhelfen, Vertrauen in sich selbst und die eigenen Fähigkeiten zu entwickeln, beispielsweise, dass Therapie- oder Pflegeziele für sie erreichbar sind.

Wie spiegeln sich diese Phasen in der Gesprächsführung des Physiotherapeuten im Fallbeispiel wider? Eingangs drückt er Empathie aus, indem er Frau F. auf mögliche Sorgen anspricht, ohne dabei eine wertende Haltung einzunehmen. Mit der Frage, ob es Frau F. guttue, im Sessel zu sitzen, gelingt es dem Physiotherapeuten, eine Diskrepanz zwischen ihrem Verhalten und ihrem Genesungswunsch anzusprechen. Damit vermittelt er ihr sozusagen eine *ungemütliche Realität*. Für die Patientin liegt hierin die Chance, sich darüber bewusst zu werden, dass ihr Verhalten die Situation eher verschlimmert und so ihr Wunsch nach Besserung nicht erfüllt werden kann.

Die Frage danach, was ihr guttue, spricht Ressourcen von Frau F. an, also nicht das Problem selbst! Dies ist insofern bedeutsam, als dass in problematischen Situationen die Neigung besteht, das Problem selbst so stark zu fokussieren, dass der Blick für mögliche Lösungen verstellt wird. Gleichzeitig wird der Wunsch aufrechterhalten, das Problem möge sich schnell in Luft auflösen. Ressourcenorientierte Fragen eröffnen die Möglichkeit, in scheinbar festgefahrenen Situationen eine neue Perspektive auf die Situation zu bekommen. Im Fallbeispiel zeigt sich das Zusammensein mit den Töchtern und das Kartenspielen als wichtige Ressource. Im nächsten Schritt gelingt es dem Physiotherapeuten, seine Patientin davon zu überzeugen, ihre Töchter als wichtige Ressource für ihren Genesungsprozess noch stärker einzubinden. Mit dieser, im Ergebnis kurzen Gesprächssequenz erreicht er eine starke Veränderung der Patientin in ihrer Motivation.

Im Gegensatz zum ersten Fallbeispiel wird hier mit der motivierenden Gesprächsführung nicht das emotionale Erleben der Patientin vordergründig erkundet. Vielmehr werden mit diesen Fragen vorhandene Ressourcen angesprochen. Die motivierende Gesprächsführung geht davon aus, dass jeder Mensch ambivalent gegenüber Veränderungen ist. Zentrale Aufgabe in der Gesprächsführung ist es, die intrinsische Motivation (Eigenmotivation) zur Verhaltensänderung zu fördern, indem der Betroffene darin unterstützt wird, eigene Ambivalenzen aufzulösen. Besonders gewürdigt wird dabei, dass es auch gute Gründe gegen eine Veränderung geben kann. Dies ist bedeutsam, damit die betroffene Person den Sinn für eine Veränderung für sich (neu) entdecken kann und so auch wieder eine bessere Compliance zeigt. Der Gesprächsaufbau orientiert sich an den skizzierten Phasen. Sprachlich ist dabei zu beachten, Wörter wie *Problem*, *Schwierigkeiten*, *schwierig*, *müssen*, *sollten* zu vermeiden. Dies sind Reizwörter, weil sie eher problemfokussierend wirken, was wiederum den Blick auf Ressourcen verstellt.

Mit dieser Gesprächsführung kann insbesondere bei älteren Patienten ein Erzählfluss angeregt werden. Daher ist es wichtig, aktiv zuzuhören, um aus den ausführlichen Beschreibungen Hinweise für Ressourcen herauszufiltern. Gut wahrnehmbar ist dies auch nonverbal, nämlich dann, wenn sich in der Erzählung die Mimik aufhellt und der Blick an Lebendigkeit gewinnt. Das Wahrgenommene wird dann wieder in Fragen an den Patienten übersetzt, wie dies exemplarisch im Fallbeispiel illustriert wurde.

einem Patienten gelingen kann und schrittweise Vertrauen aufgebaut werden kann. In der kommunikationstheoretischen Analyse wurden auch mögliche Übertragungen durch den Patienten betrachtet. Das Konzept der Übertragung hat seinen Ursprung in der Psychoanalyse. Hier wurde hervorgehoben, dass es in jeder Beziehung zu Übertragungen kommt. Dies kann auch umgekehrt durch den Experten geschehen, beispielsweise, wenn Gefühle wie Ekel im Patientenkontakt entstehen. Bedeutsam für den Experten ist es, diese Gefühle nicht zu verdrängen, sondern sie sich einzugestehen, um sie so zu bewältigen und nicht auf den Patienten zu übertragen.

Auch die motivierende Gesprächsführung, die im zweiten Fallbeispiel illustriert wurde, basiert ganz wesentlich auf den oben genannten Leitkonzepten von Carl Rogers. Es wurde gezeigt, wie sich der Experte im Gesprächsverlauf offen auf die gegenwärtigen Sorgen und Interessen der Patientin einlässt und mit ressourcenorientierten Fragetechniken bewirkt, dass die Patientin selbst eine wichtige Ressource für sich entdeckt.

In der Praxis stellen sich den Experten aus den Gesundheitsfachberufen viele Herausforderungen an die professionelle Kommunikation. Die eigene kommunikative Kompetenz kann durch Reflexion mit Kolleginnen und Kollegen oder auch durch moderierte Fallreflexionen kontinuierlich weiterentwickelt werden.

16.1.3 Zusammenfassung

Professionelle Kommunikation in den Gesundheitsfachberufen basiert ganz wesentlich auf den von Carl Rogers entwickelten Leitkonzepten Kongruenz – Akzeptanz – Offenheit – Authentizität. Diese Konzepte wurden für die speziellen Handlungsfelder professioneller Pflege und Therapie adaptiert. Im ersten Fallbeispiel wurde exemplarisch illustriert, wie über diese Konzepte ein Zugang zu

Literatur

Elzer M (2009) Der Beitrag der Psychoanalyse zur Kommunikation. In: Elzer M (Hrsg.) Kommunikative Kompetenzen in der Physiotherapie. Lehrbuch der Theorie und Praxis verbaler und nonverbaler Interaktion. Bern: Huber, S. 88–98

Matolycz E (2013) Fallverstehen in der Pflege von alten Menschen. Wien: Springer

Peplau, HE (1995) Interpersonale Beziehungen in der Pflege. Ein konzeptueller Bezugsrahmen für eine psychodynamische Pflege. Basel, Eberswalde: Recom

16.2 Basale Stimulation® – eine Grundidee menschlicher Begegnung

Marianne Pertzborn und Michael Goßen

Das Konzept der Basalen Stimulation® wurde Ende der 1970er Jahre von Prof. Andreas Fröhlich im Bereich der Sonderpädagogik entwickelt und von Prof. Christel Bienstein in die Pflege übertragen. Basale Stimulation® beschäftigt sich mit den Bedürfnissen von Menschen mit schweren Erkrankungen und Beeinträchtigungen in Kliniken, Pflegeheimen und der ambulanten Pflege. Im Mittelpunkt dieses Denkens steht der schwer betroffene Mensch in seiner individuellen Lebens- und Krankheitssituation.

Basale Stimulation® kann man als »Gedankliche Annäherung an die Probleme und Schwierigkeiten sehr schwer beeinträchtigter Menschen« auffassen (Fröhlich 2003, S. 10), d. h. als Verstehens- und Handlungsmodell. Dagegen ist sie kein festgelegtes Trainings- oder Vorgehensprogramm, keine Reizzufuhrmechanik, sie hält kein allseits verbindliches Rezept vor. Basale Stimulation® gibt keine letztgültige Antwort darauf, was in verschiedenen pflegerischen, therapeutischen, pädagogischen Situationen das einzig Richtige sei. Sie ist keine Entwicklungs- oder Pflegetechnologie. Vielmehr bietet sie systematisierte Erfahrungen und Anregungen, die in individueller Abwägung und ggf. Anpassung umgesetzt werden können. All dies fasst die Aussage zusammen: »Basale Stimulation® ist ein körperorientiertes Konzept.« (vgl. Int. Förderverein 2010, S. 11).

Elementare, basale Erfahrungen sind für die menschliche Entwicklung von wesentlicher Bedeutung. Basal bedeutet in diesem Kontext, dass auf die ersten Anfänge der Kommunikationsfähigkeit, der Wahrnehmung, der Bewegungsfähigkeit, der Aufmerksamkeit, des Lernens Bezug genommen wird und keinerlei Vorkenntnisse und Vorleistungen erwartet werden.

Der Körper des gesunden Menschen ist ständig mit sich selbst und der Umwelt in Kontakt und Austausch. Jede Aktivität bietet dem Körper eine Fülle von unterschiedlichen sensorischen Reizen und Informationen, d. h. mittels seines Körpers bekommt der Mensch Informationen über seinen Körper. Diese Erfahrungen verschafft sich der Körper über Bewegung. Die unmittelbare Wechselwirkung von Bewegung und Wahrnehmung spüren wir stets an uns selbst.

Beide Elemente sind unmittelbar aufeinander angewiesen. So zieht Bewegungslosigkeit sehr schnell eine Wahrnehmungslosigkeit nach sich. Langes »Stillsitzen« in wenig anregender Umgebung führt schnell zur Müdigkeit. Die Umgebung wird weniger intensiv wahrgenommen. Der Mensch zieht sich in sich selbst zurück. Erst wenn wir uns wieder bewegen, spüren wir unseren Körper, richten die Aufmerksamkeit nach außen und zeigen uns kommunikationsbereit für andere Menschen und die Umgebung. Wahrnehmung ist also die sinngebende Verarbeitung von Informationen. Sie wird beeinflusst von Erfahrung, Lernen und Empfindung. Die Wahrnehmung ist stets ein aktiver Vorgang. Erst die Fähigkeit, wahrnehmen zu können, ermöglicht dem Menschen eine sinnvolle Gestaltung seiner Lebensaktivitäten (vgl. Fröhlich 2005, S. 12). Wenn Menschen schwer erkranken, werden sie zu »Patienten« – sie erleiden Schmerzen und Funktionseinschränkungen. Damit wird der Mensch häufig vom selbstbestimmten Subjekt zu einem fremdbestimmten Objekt von Diagnostik, Pflege und Therapie.

Eine schwere Erkrankung hat häufig eine Verminderung der Bewegungsfähigkeit zur Folge. Immobilität bedeutet, dass das Bett für einige Zeit zum Lebensmittelpunkt des kranken Menschen wird. Dadurch wird der eigene Körper nicht mehr wie gewohnt wahrgenommen. Die Konturen des Körpers werden diffus, die Körperteile verlieren ihre Gestalt. Das Körpergewicht wird durch die liegende Position verändert wahrgenommen. Das aktuelle Körpergefühl verändert sich. Dauert die Situation an, sind massive Veränderungen des Körperselbstbildes die Folge. Eine Lagerung in Weichlagerungssystemen beschleunigt diesen Prozess signifikant. Durch den Verlust der Körperwahrnehmung verliert der Mensch die Vorstellung von sich selbst. Gleichzeitig verliert er damit die Fähigkeit, sich gezielt zu bewegen und sich im Raum zu orientieren (▶ Abb. 16.1).

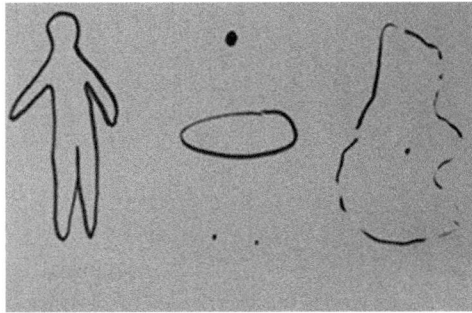
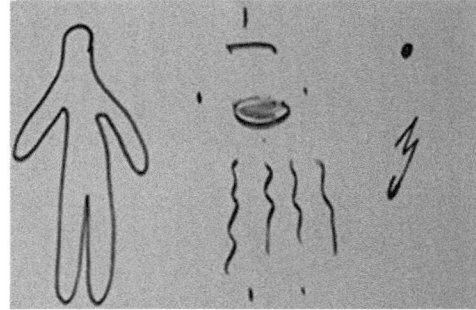

Abb. 16.1: Veränderung des Körperbildes bei Verminderung der Bewegungsfähigkeit (eigene Darstellung)

Eine Wahrnehmungssituation, die sich nicht verändert, wird immer undifferenzierter. Sie reduziert sich langsam auf elementare Wahrnehmungen wie Druck, Temperatur und Schmerz, bis zum völligen Wahrnehmungsverlust. Dieses Phänomen wird als Habituation (Gewöhnung) bezeichnet (vgl. Bienstein, Fröhlich, 2016, S. 22).

Patienten erleben oft Einbußen an visuellen und auditiven Orientierungsmöglichkeiten. Die Decke des Raumes ist weiß und langweilig, die umgebenden Geräusche lassen sich nicht mit der eigenen Person in einen Zusammenhang bringen. Die Umwelt wird diffus. Die Bereitschaft zu Dialog und Kommunikation nimmt ab. Die Folgen sind zunehmende körperliche und geistige Orientierungslosigkeit. Es kommt zu Rückzugsphänomenen bis hin zur Apathie.

Die Grundidee der Basalen Stimulation® besteht darin, eine tragfähige dialogisch-kommunikative zwischenmenschliche Beziehung zu gestalten. Es gilt, die individuellen, positiven Möglichkeiten und Potentiale des Menschen zu sehen, sie zu stabilisieren und Bedingungen zu gestalten, in denen sich ein schwer beeinträchtigter Mensch entwickeln kann.

Im Konzept der Basalen Stimulation® steht die elementare Wahrnehmungsförderung im Mittelpunkt. Diese bedarf einer kommunikativen Atmosphäre, die gekennzeichnet ist durch Sensibilität, achtsame Dialogbereitschaft und Respekt. Dem Betroffenen soll das Wahrnehmen des eigenen Körpers und die unmittelbare Erfahrbarkeit des Alltags ermöglicht werden. Die Angebote beginnen in den Wahrnehmungsbereichen, die bereits pränatal als erste ausgebildet sind (▶ Abb. 16.2):

- Berührung, Druck und Bewegung (somatische Wahrnehmung)
- Schwingungen (vibratorische Wahrnehmung)
- Lageveränderungen (vestibuläre Wahrnehmung)

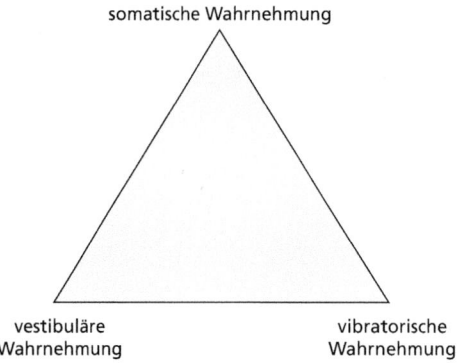

Abb. 16.2: Frühe Wahrnehmungsbereiche (eigene Darstellung)

Diese drei körpernahen Sinneskanäle sind für die Basale Stimulation® primär von großer Bedeutung.

> **Definition**
>
> Die Körperoberfläche, insbesondere die Haut, ist die Begrenzung des Körpers und gleichzeitig die Kontaktstelle zur Außenwelt. Durch *somatische*, d. h. die gesamte Haut und den Bewegungsapparat betreffende, Anregung soll eine positive Erfahrung mit dem eigenen Körper, mit seinen Grenzen und dem Körper als Kontaktstelle zur Außenwelt gemacht werden. Das Körperbild wird ausdifferenziert und stabilisiert, eine wichtige Bedingung, um Bewegung zu ermöglichen.
>
> *Vibrationen* erreichen intensiv das Innere des Körpers. Vibratorische Erfahrungen geben Klarheit über die inneren Strukturen des gesamten Körpers. Sie unterstützen den Körper, um das Gefühl der inneren Stabilität entwickeln zu können und intensivieren das Körperbewusstsein. Sie steigern Wachheit und Aufmerksamkeit und können zu tiefer Entspannung führen.
>
> Das *vestibuläre System* gibt dem Körper Rückmeldung über seine Lage im Raum, über Beschleunigung, über Bewegungen des Körpers um seine Achsen. Es sichert Gleichgewicht und koordiniert das Sehen. Vestibuläre Anregungen stabilisieren die Haltung eines Menschen und haben eine positive Auswirkung auf die Normalisierung des Muskeltonus. Die Betroffenen brauchen Veränderungen ihrer Position, um ihnen die Erfahrung der Schwerkraft zu ermöglichen und somit ihr Raum-Lage-Erleben zu unterstützen.

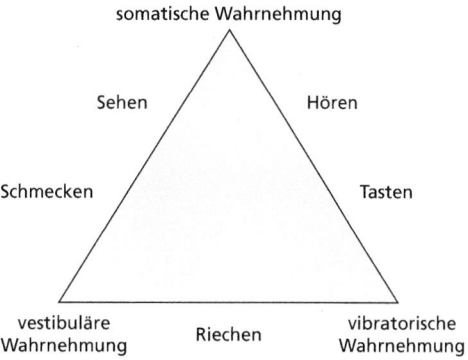

Abb. 16.3: Entwickelte Wahrnehmungsbereiche (eigene Darstellung)

Im fortschreitenden Entwicklungsprozess des ungeborenen Kindes entwickeln sich die weiteren Wahrnehmungsbereiche: Sehen, Hören, Schmecken, Riechen und Tasten (▶ Abb. 16.3). Mit diesen Sinnessystemen stehen wir im Kontakt zur Umwelt. Sie geben und vermitteln Informationen und Orientierung. Für Menschen, die sich nicht verbal äußern können, die Gestik und Mimik nicht wie gewohnt einsetzen, ist die Interpretation vitaler, leicht zu übersehender Formen des Körperausdrucks von elementarer Bedeutung. Der betroffene Mensch braucht die positive Erfahrung, dass sein Gegenüber auf seine minimalen Ausdrucksmöglichkeiten mit einer Antwort reagiert, um sich selbst als eine agierende, autonome Persönlichkeit zu erleben.

Besonders die Notwendigkeiten des Alltags (sich waschen, sich kleiden, essen, Lage- und Raumveränderung, Gemeinschaftserleben) bieten ideale Fördermöglichkeiten, um die Welt in Sinnzusammenhängen und in unmittelbarem Bezug zu sich selbst zu erfahren. Basale Stimulation® stellt also nicht nur ein körper-, sondern auch ein handlungsorientiertes Konzept dar. Nicht einzelne, isolierte Handlungen sind entscheidend für das Wohl der Betroffenen, sondern vielmehr ein stimmiger Gesamtkontext.

Vergegenwärtigen wir uns die Situation eines dementen bzw. verwirrten alten Menschen, so kann diese Förderung im Sinne der ›Basalen Stimulation® Folgendes bedeuten:

- Mögliche Veränderungen der Sinneswahrnehmung durch differenzierte Beobachtung ausfindig zu machen und angemessen zu berücksichtigen.
- Körpererfahrung zu fördern, die dem Betroffenen eine Orientierung über seinen Körper ermöglicht; Berührungen bewusst und eindeutig zu gestalten.
- Kognitive Beeinträchtigungen praktisch (»Aktivitäten des täglichen Lebens«) möglichst differenziert zu erfassen, und dadurch der (möge sie auch noch so gering erscheinen) Autonomie in der Selbstpflege den notwendigen Respekt entgegenzubringen.
- Die dinglich-räumliche Umwelt so zu gestalten, dass sie Beeinträchtigungen der Kommunikation kompensieren hilft, anstatt diese zu verschärfen.
- Soziale Kontakte so zu gestalten, dass die Ressource »emotionale Kommunikation« genutzt werden kann und Menschen mit Demenz nicht einseitig pathologisierend betrachtet werden.

16.2.1 Häufige Verhaltensweisen demenziell veränderter Menschen und Interventionsmöglichkeiten durch Basale Stimulation®

Die folgenden Ausführungen befassen sich exemplarisch mit ausgewählten Verhaltensweisen von Menschen mit Demenz und erheben keinerlei Anspruch auf Vollständigkeit:

- Unruhe (umherlaufen, weglaufen, sich wiederholende Bewegungen etc.)
- Apathie (Teilnahmslosigkeit, sozialer Rückzug, schlafen am Tag etc.)
- Unsicherheit, Angst, Stress (unsicheres nachlaufen und nachfragen, nach jemandem rufen, so genanntes Attachment-Verhalten)

Unruhe

Pflegende haben es weniger mit einer einzigen als mit einer Vielzahl von unruhigen Verhaltensweisen zu tun. Die Mitteilung »Herr S. war wieder unruhig.« trifft nur scheinbar auf ein einheitliches Verständnis. Tatsächlich ist der Begriff in der Pflegeliteratur nicht definiert, und auch in praktischen Arbeitsprozessen liegen dem Terminus häufig keine differenzierten Beobachtungen und Beschreibungen zu Grunde (vgl. Evers 1997, S. 47).

Unruhiges Verhalten kann sich äußern als wippen der Füße, herumwälzen, nervöse Fingerbewegungen und andere sich wiederholende, motorische Aktivitäten, die nicht zielgerichtet zu sein scheinen. Anzeichen für Unruhe können auch eine erhöhte Sprechgeschwindigkeit sein, vergrößerte Pupillen oder Veränderungen der Hautfarbe und der Körpertemperatur (ebd.). Schmerzen, Schilddrüsenüberfunktion, Harn- oder Stuhldrang, Medikamentennebenwirkungen und andere behandelbare Ursachen müssen ausgeschlossen werden (vgl. Müller 1999, S. 75).

Besonders schwierig für die Pflegenden sind immer auch solche Situationen, in denen demente Menschen ihren aktuellen Lebensbereich verlassen wollen. Diese Verhaltensweise wird von Winter (2001, mündlich) nicht als »Weglauftendenz« bezeichnet, wie dies häufig der Fall ist. Er betont hingegen, dass es sich um den Wunsch handelt, irgendwo *hin zu laufen*. Tatsächlich benennen Menschen mit Demenz ihre Ziele meist klar und unmissverständlich. Sie wollen nach Hause, zu ihren Kindern, zum Partner oder zur Arbeit.

Es bleibt hinsichtlich des unruhigen Verhaltens von demenziell veränderten Menschen festzuhalten:

- Was unter Unruhe zu verstehen ist, muss definiert werden. Dokumentationen über unruhiges Verhalten sollten möglichst genau sein. (Was tut der Betroffene, wenn er »unruhig« ist? Wann, wie oft und unter welchen Umständen verhält er sich unruhig?)
- Unruhiges Verhalten dementer Menschen kann mehr oder weniger »fordernd« auf die Pflegenden wirken. Unruhe, die mit einer akuten »Weglauftendenz« verbunden ist, wird die ganze Aufmerksamkeit der Pflegenden auf sich ziehen. Ständiges Zupfen an der eigenen Kleidung hingegen wird von den Pflegenden häufig nicht als Handlungsaufforderung wahrgenommen.
- »Weglauftendenz« und Unruhe können zusammen auftreten.

Wir beobachten bei Menschen mit Unruhezuständen eine gleichzeige Bettlägerigkeit/ Immobilität. Häufig kommt eine Seh- und Hörbeeinträchtigung dazu. Sie sprechen nicht mehr, teilen sich aber durch Laute und Mimik ihrer Umwelt mit. Die meiste Zeit verbringen sie im Bett, wo sie ihre Aufmerksamkeit ausschließlich ihrer unmittelbaren Umgebung widmen können, z. B. dem raschelnden Bezug des Kopfkissens, an dem sie dann ständig zupfen (nesteln).
Die sich wiederholenden Bewegungen sind klein und unauffällig.

Immobilität und eingeschränkte Bewegungsfähigkeit machen es unmöglich, Alleinsein und Zusammensein mit anderen selbstständig zu initiieren. Das stark eingeschränkte Erfahrungsfeld birgt das Risiko einer mangelnden sensorischen Stimulation. Sind die taktilen »Beschäftigungen«, zum Beispiel das ständige Zupfen am Kopfkissen, der Versuch, einen solchen Ausgleich mit den ihnen zur Verfügung stehenden Möglichkeiten zu schaffen? Oder sind die sich wiederholenden Bewegungen Folgen der schweren hirnorganischen Einbußen, und die Beschaffenheit ihrer Ausübung ist mehr oder weniger zufällig? Unruhiges Verhalten stellt neben der Aggressivität den stärksten Prädiktor für eine frühzeitige Heimeinweisung dar (vgl. Haupt 2000, S. 144).

Interventionsmöglichkeiten der Basalen Stimulation®

Die Basale Stimulation® befragt die sinnlos erscheinenden, stereotypen Bewegungen und Verhaltensweisen (Schaukelbewegungen, Zupfen an Kleidungsstücken) auf ihre mögliche Bedeutung als Autostimulationen hin – auch dann, wenn das Verhalten selbstschädigende Anteile hat oder diese gar überwiegen. Neurophysiologische Prinzipien legen nahe, dass es sich um individuelle Bemühungen handelt, eine sensorische Deprivation, d. h. eine länger andauernde und als bedrohlich und desorientierend erlebte Unterversorgung mit sensorisch stimulierenden Angeboten, zu kompensieren.

Basale Stimulation® versucht, zuerst einmal den betroffenen Menschen in seiner unmittelbaren körperlichen Wahrnehmung zu unterstützen und ihn damit in seiner Persönlichkeit zu stabilisieren. Hier setzen

Angebote in den körpernahen Sinneskanälen an, z. B. eine beruhigende Ganzkörperwaschung (▶ Abb. 16.4a–d) oder körperbegrenzende Angebote, z. B. »Nestbau«. Darüber hinaus richtet sich das Augenmerk darauf, alltagstaugliche Sinnzusammenhänge erfahrbar zu machen.

Um differenzierte Wahrnehmung, z. B. im taktil-haptischen Bereich, zu ermöglichen, können dem Betroffenen unterschiedliche Materialien zum Tasten angeboten werden. Das unruhige »Nesteln« kann sich so in gezielte Bewegung verändern. Weitere sinngebende Angebote können durch eine gezielte Raum- und Umgebungsgestaltung erreicht werden.
Eine Veränderung der Bettposition schafft neue Raumperspektiven. Fotos oder Farbbilder geben im visuellen Wahrnehmungskanal Impulse zur differenzierten Aufmerksamkeit und Orientierung.

Apathie (Teilnahmslosigkeit, sozialer Rückzug)

Das andere Extrem – sozusagen der Gegenpol zur Unruhe – ist die Apathie. Das Gleichgewicht zwischen Ruhe und Aktivität sowie Alleinsein und sozialer Interaktion ist natürlich auch hier beeinträchtigt. (Haupt 2000, S. 141) sieht die Apathie charakterisiert durch Initiativverlust, Antriebsminderung, sozialen Rückzug und dem Einschlafen am Tag.

Die Teilnahmslosigkeit eines dementen Menschen wirkt im Vergleich zu unruhigem Verhalten weniger fordernd, oft aber auch weniger auffordernd im Hinblick auf mögliche Interventionen. Apathisches Verhalten dürfte auch weit weniger dokumentiert werden. Es bleibt eher unbeachtet und erlangt vor allem in Verbindung mit anderen »wesentlicheren« Faktoren überhaupt erst die erforderliche Aufmerksamkeit. Etwa dann, wenn der Betroffene nichts isst, bzw. nur sehr langsam und mit ständiger Aufforderung.

Die Apathie geht meist mit einer im Vergleich zur Unruhe verringerten körperlichen Mobilität einher. Unruhe und Apathie können relativ konstante Befindlichkeiten verschiedener Betroffener, aber auch Lebensäußerungen von ein und derselben Person sein.

Menschen mit apathischem Verhalten scheinen mit offenen Augen zu schlafen. Sie wirken teilnahmslos, sprechen wenig und antworten auf Fragen stark verzögert oder gar nicht. Werden sie von jemandem angesprochen, wirken sie abwesend, manchmal auch erschrocken. Zu den Mahlzeiten sitzen sie mitunter Stunden vor dem ungeleerten Teller, obwohl sie motorisch in der Lage wären, selbstständig zu essen.

Interventionsmöglichkeiten der Basalen Stimulation®

In den Ausführungen zum Thema »Unruhe« wurde bereits betont, dass Personen, die Autostimulationen verrichten, uns damit möglicherweise einen Hinweis geben, welche Stimulationen sie brauchen. Bei apathischem Verhalten bleibt auch diese Information, dieser Anknüpfungspunkt aus. Drei Fehldeutungen apathischen Verhaltens können den Zugang zu dem auf diese Weise veränderten Menschen erschweren:

- Trägheit, Verlangsamung und Teilnahmslosigkeit werden als vom Patienten gewählte, absichtlich unkooperative oder gar böswillige Verhaltensweisen verstanden.
- Das pflegerische Handeln folgt der bewussten oder unbewussten Prämisse, dass der Patient von sich aus aktiv werden müsste, um eine entsprechende Förderung und Stimulation zu »verdienen« bzw. diese als lohnend erscheinen zu lassen.
- Dem Patienten werden undifferenziert Fähigkeiten schlichtweg abgesprochen. Der Blick auf mögliche Zugänge ist dadurch verstellt. (»Das bekommt sie nicht mehr mit.«; »Das ist halt ein altersbedingter Abbau.«)

16 Nähe und Vertrauen herstellen

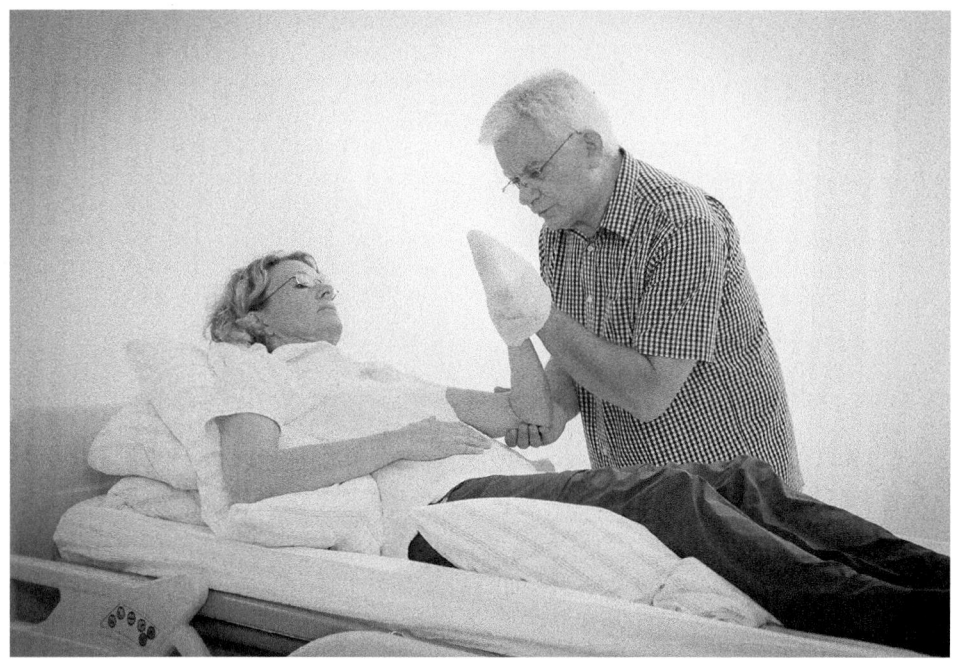

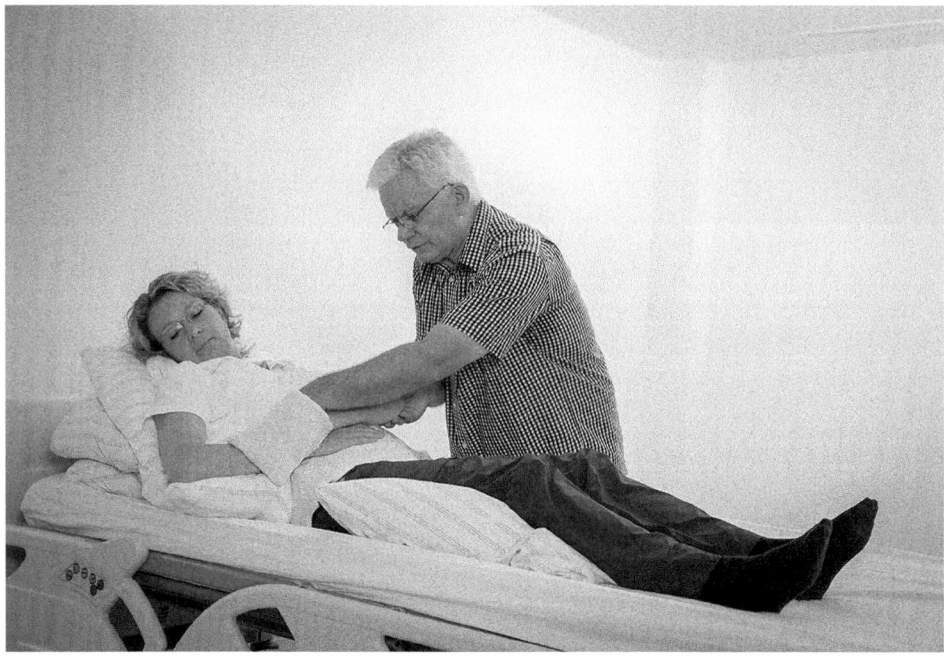

Abb. 16.4a–d: Beruhigende Ganzkörperausstreichung (Fotos: Miriam Yousif-Kabota; Weiterbildung Praxisbegleiter/in für Basale Stimulation® in der Pflege, Albertinen Akademie, Juli 2017)

16.2 Basale Stimulation® – eine Grundidee menschlicher Begegnung

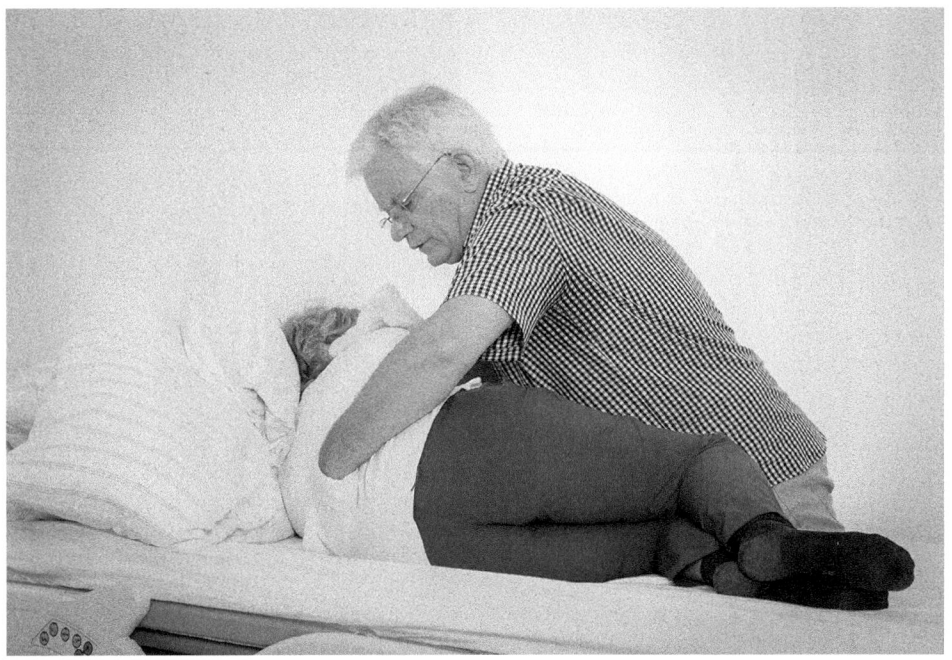

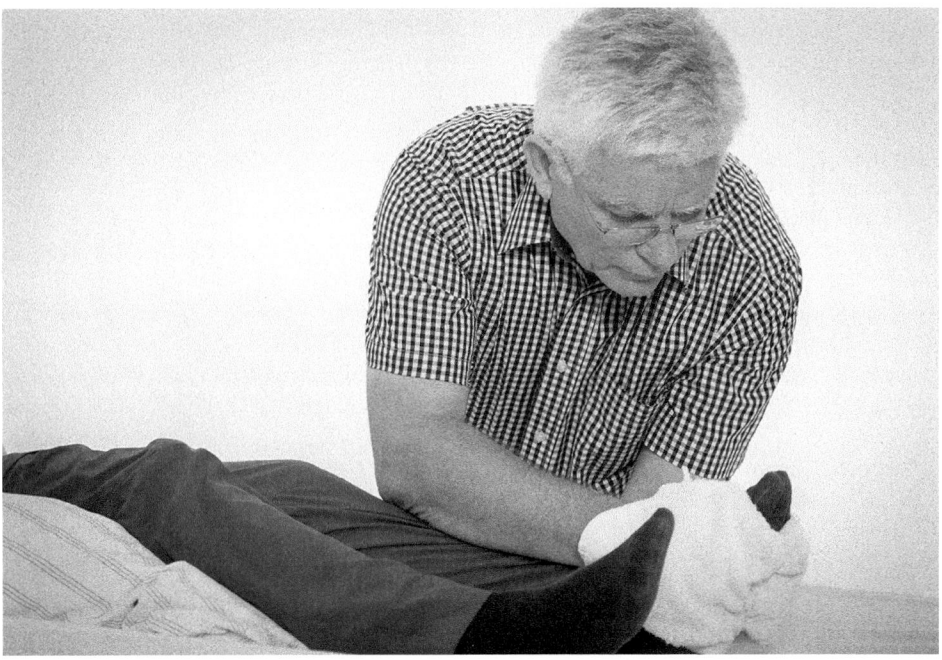

Abb. 16.4a–d: Beruhigende Ganzkörperausstreichung (Fotos: Miriam Yousif-Kabota; Weiterbildung Praxisbegleiter/in für Basale Stimulation® in der Pflege, Albertinen Akademie, Juli 2017) – Fortsetzung

Fröhlich weist in diesem Zusammenhang darauf hin, dass Apathie zu einer Entpersönlichung des Betroffenen führen kann:

> »Ein Mensch, der stets apathisch, nur physisch anwesend erscheint, wird bald nicht mehr als Person wahrgenommen. Er wird nur noch ›behandelt und versorgt‹, als Individuum kann er sich nicht darstellen und kann von den anderen nicht wahrgenommen werden.« (Fröhlich 1998, S. 46)

Apathisches Verhalten kann auch als »Aktivität« bzw. als letzte Möglichkeit, Selbstbestimmung zum Ausdruck zu bringen, verstanden werden (Rückzugsverhalten) (vgl. Pahl 2001, S. 215). Kenntnisse aus der Basalen Stimulation® ermöglichen auch Interventionen, die Zugänge verstärkt über den Körper suchen. Die anregenden bzw. beruhigenden Ganzkörperwaschungen, das »Nachmodellieren« der Körpergrenzen und atemstimulierende Einreibungen stellen zunächst den Kontakt des Patienten zum eigenen Körper, den fühlbaren Schutz durch Entspannung und Unterstützung der Atmung in den Mittelpunkt.

Bei der Auswahl der Angebote geht es nicht um ein beliebiges Wahrnehmungsangebot von Reizen (Gefahr der Reizüberflutung), sondern um eine reflektierte, biografieorientierte Angebotsgestaltung, die es dem Kranken ermöglicht, sinnvoll mit der Außenwelt in Beziehung zu treten. Um dem betroffenen Menschen wieder einen Zugang zur Außenwelt, zu sich selbst zu ermöglichen, bieten sich insbesondere Angebote im olfaktorischen und gustatorischen Wahrnehmungsbereich an.

Materialien, Objekte und Personen müssen spür- und erfahrbar werden. Der Betroffene soll dabei in die Handlung mit einbezogen werden. Das bedeutet z. B. beim Anreichen einer Mandarine, die Gesamtsituation gemeinsam zu erfahren. Durch das gemeinsame Ertasten der Frucht bekommt der Kranke eine eindeutige dreidimensionale Rückmeldung und so die Möglichkeit, eine für ihn sinnvolle Verknüpfung zu bekannten Erfahrungen herzustellen. Gleichzeitig wird über den Geruch das Bild vervollständigt und somit sicherer erkennbar. Bekannte, im Gehirn gespeicherte Handlungsschemata werden abgerufen und durch eine gezielte gemeinsame Bewegungsbegleitung im Umgang mit der angebotenen Mandarine verstärkt. Diese Art der Begegnungsgestaltung lässt den Menschen die Welt selbst entdecken. Diese Erkenntnis lässt sich auf viele Alltagssituationen übertragen, wie z. B. Begleitung beim Essen und Trinken (▸ Abb. 16.5a–c).

Unsicherheit, Angst und Stress

Unsicherheit und Angst sind eng mit sozialem Rückzug verbunden. In einer Umgebung, die demente Menschen als bedrohlich erleben, weil diese ihren krankheitsbedingten Orientierungsverlust nicht aufzufangen weiß, leben sie u. U. ständig in Angst und Unsicherheit und erfahren Stresssituationen. Während sich manche aufgrund von Unsicherheit, Angst und Stress eher zurückziehen, suchen andere ständig nach Kontakt und Nähe zu einer Bezugsperson, die Orientierung und die Beschwichtigung der Angst vermitteln kann.

Interventionsmöglichkeiten der Basalen Stimulation®

Die Möglichkeiten, Nähe und Distanz zu regulieren, sind zwischen den Pflegenden und den Menschen mit Demenz ungleich verteilt. Die folgenden Überlegungen lehnen sich an Fröhlich (1998, S. 69) an.

Pflegende nutzen den Körperkontakt, um ihre pflegerischen Ziele zu erreichen. Der demente Mensch soll essen, in Richtung der Toilette gehen, irgendetwas loslassen oder in die Hand nehmen. Körperkontakt wird so zur Forderung und Anleitung, etwas zu tun. Körperliche Nähe, die der demente Mensch herstellt, wird von den Pflegenden mitunter als unangenehm erlebt. Der Körperkontakt

16.2 Basale Stimulation® – eine Grundidee menschlicher Begegnung

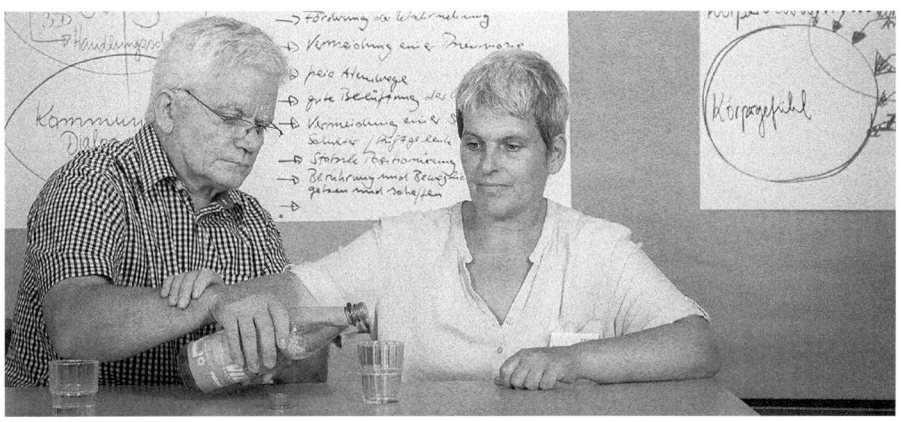

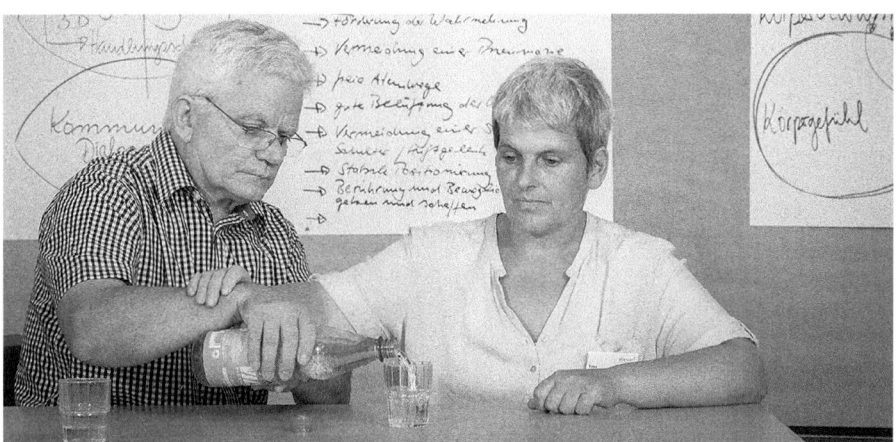

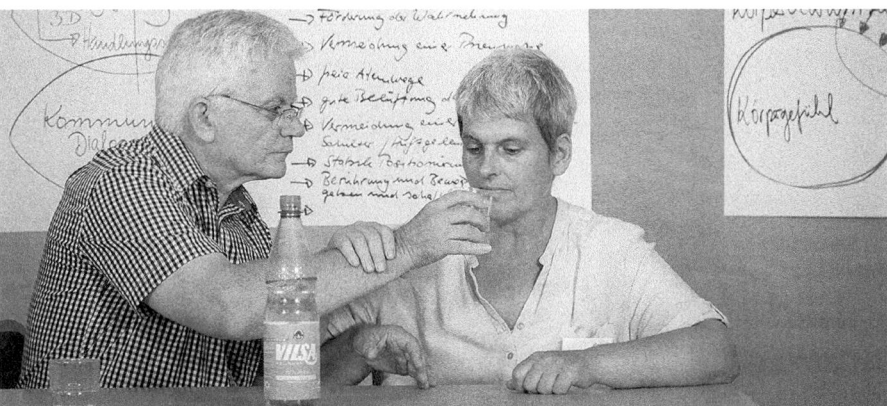

Abb. 16.5a–c: Bewegungsbegleitung beim Trinken und Anknüpfen an das Handlungsschema Trinken (Fotos: Miriam Yousif-Kabota; Weiterbildung Praxisbegleiter/in für Basale Stimulation® in der Pflege, Albertinen Akademie, Juli 2017)

zwischen Erwachsenen ist sozial stark reglementiert, zudem nähern sich Menschen mit Demenz vielleicht auf eine »ungehörige«, d. h. zu direkte Art und Weise. Neben den mobilen, im Gefühlsausdruck lebhaften dementen Menschen, die sich den Pflegenden »an die Fersen heften«, wird auch der Kontakt zu Menschen mit einer veränderten Mimik (maskenhaftes Aussehen, starrer oder leerer Blick) als unangenehm erlebt. Die Zurückweisung auf der Ebene der Körpersprache schränkt die Mitteilungsmöglichkeiten des dementen Menschen ein, der u. U. auf diese Unmittelbarkeit des Kontakts angewiesen ist, um seinem Gegenüber etwas mitzuteilen, ihn etwas spüren zu lassen. Gerade bei großer Unruhe oder Unsicherheit scheint es Menschen mit Demenz oft zu helfen, jemanden bei sich spüren zu können. Sie erleben sich nicht länger losgelöst und isoliert von der Umgebung, sondern erfahren Anbindung und einen Berührungspunkt, der ihnen Sicherheit und Orientierung ermöglicht.

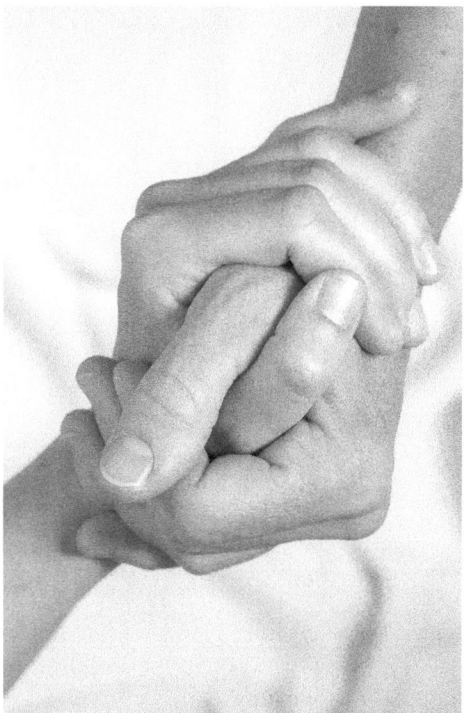 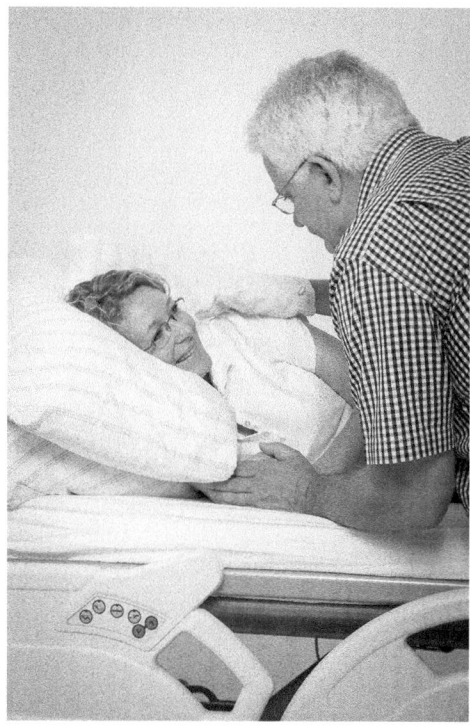

Abb. 16.6a–b: Dialogaufbau durch begegnende Berührung (Fotos: Miriam Yousif-Kabota; Weiterbildung Praxisbegleiter/in für Basale Stimulation® in der Pflege, Albertinen Akademie, Juli 2017)

An dieser Stelle ist die Qualität der begegnenden Berührung von entscheidender Bedeutung. Kontinuität in Eindeutigkeit und Verlässlichkeit sind oftmals der Beginn einer vertrauensvollen Beziehung.

16.2.2 Abschließende Betrachtungen

Demenzielle Erkrankungen bedrohen bzw. beschränken die Fähigkeiten der Betroffenen in einer umfassenden Art und Weise. Aus der Perspektive der Basalen Stimulation® ist es notwendig, die veränderte Wahrnehmungs-, Bewegungs- und Kommunikationssituation der betroffenen Menschen in den Mittelpunkt zu stellen und diese Lebenssituation bedürfnisangepasst und förderlich zu gestalten.

Dabei geht es nicht um ein schematisches, funktionales »Abarbeiten« des Konzeptes, sondern um ein sensibles Anbahnen der Kommunikation mit dem Kranken. Dazu ist es erforderlich, selbst einen Perspektivenwechsel vornehmen zu können und zu versuchen, der individuellen Situation des Betroffenen gerecht zu werden. Der betroffene Mensch zeigt uns, was für Ihn aktuell bedeutsam ist und möglicherweise im Vordergrund steht. Die behutsame und einfühlende Begegnung ist gerade in existentiellen Krisen entscheidend, um Rückzugsverhalten und Phänomenen von Unruhe, Apathie, Desorientierung u. a. entgegen zu wirken.

Im Zentrum des Konzeptes der Basalen Stimulation® steht die elementare und existentielle Bedeutung von mitmenschlicher Begegnung in dialogischer Beziehung als Voraussetzung für eine respektvolle und wertschätzende Kommunikation.

Das Konzept geht von der Einzigartigkeit jedes einzelnen Menschen aus. Jeder Mensch ist Person mit Leib und Seele, ausgestattet mit individuellen Kompetenzen, die es zu entdecken und zu finden gilt. Pflegende sind Begleiter der Menschen, sie drängen sich nicht auf und sind offen für jede Form von Entwicklung. Sie gestalteten vorbehaltlose Angebote für die betroffenen Menschen.

16.2.3 Forschung, Fort- und Weiterbildung

Elemente/Maßnahmen des Konzeptes der Basalen Stimulation® wie z. B. Atemstimulierende Einreibung, verschiedene Ganzkörperwaschungen, Lagerungen u. a. wurden bereits in einigen Studien hinterfragt und erforscht.

Informationen zum aktuellen Stand der Forschung können auf der Homepage des Internationalen Fördervereins der Basalen Stimulation® umfassend eingesehen werden.[1]

Das Bildungsangebot für Basale Stimulation® gliedert sich in Basis- und Aufbaukurse, Themenkurse und die Weiterbildung »Praxisbegleiter/in für Basale Stimulation®«. Während die Kurse an zahlreichen Orten stattfinden, sind die Weiterbildungen an wenigen Orten konzentriert. Mit Ausnahme der Albertinen Akademie in Hamburg sind ausschließlich Institute aus Süddeutschland, Österreich und der Schweiz in diesem Segment tätig.[2]

Literatur

Bienstein C & Fröhlich A (1991) Basale Stimulation in der Pflege. Pflegerische Möglichkeiten zur Förderung von wahrnehmungsbeeinträchtigten Menschen. Düsseldorf: Verlag selbstbestimmtes leben

Bienstein C & Fröhlich A (2016) Basale Stimulation® in der Pflege. Die Grundlagen. 8. Aufl. Bern: Hogrefe

Buchholz T, Gebel-Schürenberg A, Nydahl P, Schürenberg A (Hrsg.) (2001) Begegnungen. Basale Stimulation in der Pflege – Ausgesuchte Fallbeispiele. Bern: Hans Huber

Evers GCM (1997) Theorien und Prinzipien der Pflegekunde. Berlin, Wiesbaden: Ullstein

Fröhlich A, Bienstein C, Haupt U (Hrsg.) (1997) Fördern – Pflegen – Begleiten. Beiträge zur Pflege und Entwicklungsförderung schwerst beeinträchtigter Menschen. Düsseldorf: Verlag selbstbestimmtes leben

Fröhlich A (2003) Basale Stimulation®. Das Konzept. Düsseldorf: Verlag selbstbestimmtes leben (zuerst 1998)

Fröhlich A (Hrsg.) (2005) Wahrnehmungsstörungen und Wahrnehmungsförderung. Heidelberg: Universitätsverlag Winter

Fröhlich L, Kratzsch T, Ihl R, Förstl H (2000). Diagnose- und Behandlungsleitlinien für die Alzheimer-Demenz. In: Calabrese P & Förstl H

---

1 www.basale-stimulation.de, Zugriff am 31.07.2022
2 www.basale-stimulation.de/bildungsangebote/, Zugriff am 31.07.2022

(Hrsg.) Psychopathologie und Neuropsychologie der Demenzen. Lengerich: Pabst, S. 9–30

Goßen M & Pertzborn M (2017) Unveröffentlichtes Unterrichtsmaterial zur Basalen Stimulation®

Haupt M (2000) Verlauf von Stimmungs- und Verhaltensauffälligkeiten bei Alzheimer-Demenz. In: Calabrese P & Förstl H (Hrsg.) Psychopathologie und Neuropsychologie der Demenzen. Lengerich: Pabst, S. 140–146

Internationaler Förderverein Basale Stimulation® e. V. (Hrsg.) (2010) Basale Stimulation® in 9 Sprachen. Begriff und Kommentar. Norderstedt: Books on Demand

Kuratorium Deutsche Altershilfe (Hrsg.) (2001a) Qualitätshandbuch Leben mit Demenz. Köln

Kuratorium Deutsche Altershilfe (Hrsg.) (2001b) Zugänge zur verschlossenen Welt demenzkranker Menschen. Pro Alter, 34(3), S. 8–20. Köln

Müller D (1999) Konzept zur Betreuung demenzkranker Menschen. Köln: Kuratorium Deutsche Altershilfe

Pahl T (2001) Die Aspekte »Beziehung« und »Selbstbestimmung« in einer Begegnung mit einer Patientin im Weaning-Prozess. In: Buchholz T, Gebel-Schürenberg A, Nydahl P, Schürenberg A (Hrsg.) Begegnungen. Basale Stimulation® in der Pflege – Ausgesuchte Fallbeispiele. Bern: Huber, S. 206–217

Pickenhain L (1998) Basale Stimulation®. Neurowissenschaftliche Grundlagen. Düsseldorf: Verlag selbstbestimmtes leben

Schröder SG (2000) Psychopathologie der Alzheimer-Demenz. In: Calabrese P & Förstl H (Hrsg.) Psychopathologie und Neuropsychologie der Demenzen. Lengerich: Pabst, S. 51–67

Werner B (2001) Basale Stimulation in der Pflege nach Andreas Fröhlich. Analyse und Evaluation des Konzeptes aus pflegewissenschaftlicher Perspektive. Bachelorarbeit. Witten: Universität Witten/Herdecke

Winter P (2001) Kleine und familienähnliche Wohnformen als Voraussetzung für eine personenzentrierte Pflege – Normalität statt »dementengerechte Milieus«. Vortrag anlässlich der Fachtagung des ›Kuratoriums Deutsche Altershilfe‹ »Zugänge finden und erhalten in der Förderung, Pflege und Begleitung von Menschen mit Demenz und psychischen Veränderungen« am 1./2. Oktober in Bonn

17 Zuwendung am Ende des Lebens: Palliative Care

Christel Ludewig

17.1 Geschichte und Entwicklung von Hospizarbeit und Palliative Care

Während Sterben, Tod und Trauer über Jahrtausende mehr oder weniger zum menschlichen Leben gehörten, wurden diese Themen mit der medizinischen Entwicklung im 20. Jahrhundert nahezu aus der Gesellschaft verdrängt. Das zeigte sich u. a. darin, dass Sterbende in Institutionen isoliert und ihnen häufig Informationen über ihre Situation vorenthalten wurden. Zudem setzte sich der Anspruch durch, dass Trauernde möglichst bald wieder zur Normalität übergehen sollten. Gleichzeitig stieg damit aber auch die Angst vor und das Misstrauen gegenüber einer als kalt und technologisch erlebten Medizin.

Mitte des 20. Jahrhunderts entstand mit der Hospizbewegung, die schwerpunktmäßig dem bürgerschaftlichen Engagement entsprang, ein Kontrapunkt. Das Wort *Hospiz* leitet sich ab von »hospitum« (lat. = Gastfreundschaft). Bereits vor über 2.000 Jahren wurden im römischen Reich Unterkünfte eingerichtet, um Pilger zu beherbergen und zu pflegen. Im Mittelalter entstanden während der Kreuzzüge weitere Gast- und Rasthäuser entlang der Pilgerwege. Die ersten Hospize für die Pflege Schwerkranker und Sterbender wurden im 18. Jahrhundert in Dublin (Irland) und Lyon (Frankreich) gegründet. Einen wesentlichen Anteil an der neuen Hospizbewegung hatte Cicely Saunders, die 1967 das erste moderne Hospiz, das St. Christopher´s Hospice in London eröffnete. Mit ihren Qualifikationen als Krankenschwester, Sozialarbeiterin und Ärztin verkörperte sie in ihrer Person schon damals den Anspruch von Hospizarbeit und Palliative Care auf eine multiprofessionelle Zusammenarbeit. Zudem benannte sie das Hospiz als Lernende Institution, in der Helfende, Sterbende und Angehörige gegenseitig voneinander lernen (Student 2011, S. 6). Ihr Engagement ging bald über die Grenzen Großbritanniens hinaus. Mit ihren Reisen in die USA, nach Nordeuropa, Australien und Afrika förderte sie die Institutionalisierung der Hospizbewegung und legte den Grundstein für die Hospizidee als globales Konzept.

Den Begriff Palliative Care prägte 1975 Balfour Mount, kanadischer Onkologe und »Schüler« von Cicely Saunders. Palliative Care leitet sich ab von »pallium« (lat.), übersetzt der Mantel, als Symbol des Schutzes, und dem englischen Wort »care«, gleichbedeutend mit Sorge, Fürsorge, Achtsamkeit, Obhut, Pflege. Mangels eines entsprechenden deutschen Begriffs hat sich Palliative Care im deutschsprachigen Raum sowohl in Fachkreisen als auch im öffentlichen Raum durchgesetzt. Zudem ist Palliative Care der international üblicherweise verwendete Fachausdruck und wurde von der Weltgesundheitsorganisation (WHO) übernommen. So definierte die WHO 2002:

»Palliative Care ist ein Ansatz zur Verbesserung der Lebensqualität von Patienten und ihren Familien, die mit einer lebensbedrohlichen

Erkrankung konfrontiert sind, und zwar durch Vorbeugung und Linderung des Leidens mittels frühzeitiger Erkennung und korrekter Beurteilung sowie der Behandlung von Schmerzen sowie anderen Beschwerden körperlicher, psychosozialer und spiritueller Art«.

17.2 Grundsätze von Hospizarbeit und Palliative Care

Verbesserung der Lebensqualität

Die Verbesserung der Lebensqualität ist nach Definition der WHO die primäre Zielsetzung von Palliative Care. Weiter gefasst geht es aber auch um die Wiederherstellung und/oder Erhaltung von Lebensqualität. Dabei gilt das subjektive Erleben als Maßstab, was bedeutet, dass der jeweilige Mensch selbst Experte ist für das, was seinem Leben Qualität verleiht. Dazu gehört übergeordnet zweifelsohne die Möglichkeit, das eigene Leben so lange und so aktiv wie möglich selbst zu gestalten.

Einsatz von Palliative Care – »care not cure?«

Idealerweise setzt das Konzept Palliative Care bei Feststellung einer lebensbedrohenden Diagnose ein. Dabei können sich kurative und palliative Maßnahmen durchaus ergänzen, z. B. wenn durch Einsatz einer Chemotherapie eine Schmerzlinderung erfolgt. Grundsätzlich gilt »high person – low technology«, was bedeutet, dass die menschliche Zuwendung im Vordergrund steht (Student 2011, S. 11).

Total pain

> »Schmerz ist das, wovon ein Mensch sagt, dass es Schmerz ist – wann immer er das angibt.« (McCaffery 1968, S. 95).

Diese Aussage belegt, dass Schmerz immer subjektiv und so entsprechend ernst zu nehmen ist. Allgemein werden unter Schmerz zunächst körperlicher Schmerz und körperliche Symptome wie z. B. Atemnot oder Übelkeit verstanden. Cicely Saunders veranschaulichte mit ihrem Konzept des »total pain«, dass Schmerz ein Phänomen ist, das neben der körperlichen auch die psychische, soziale und spirituelle Dimension betrifft, und dass diese sich gegenseitig bedingen. So hat eine lebensbedrohliche Erkrankung Auswirkungen auf die psychische Verfassung des betroffenen Menschen und löst z. B. Ängste oder Sorgen aus. Aber auch Veränderungen der sozialen Rolle oder der Verlust sozialer Kontakte sind eine schmerzhafte Erfahrung. Nicht zuletzt können Fragen nach dem Sinn des Lebens, Sterbens und dem Danach tiefe Glaubenskrisen auslösen.

Symptomkontrolle/Symptommanagement

Belastende Symptome werden frühzeitig differenziert erfasst und dokumentiert, um somit einen gezielten Einsatz medikamentöser und nicht-medikamentöser Maßnahmen zur Linderung zu gewährleisten. Aufgrund von häufig akuten Veränderungen in einer palliativen Situation wird die Wirkung regelmäßig überprüft und Maßnahmen werden ggf. angepasst. Unter dem Aspekt höchstmöglicher Wahrung der Autonomie werden die Betroffenen bestmöglich informiert, beraten und instruiert, um z. B. selbständig eine Schmerzpumpe zu bedienen.

Unterstützung Zugehöriger

Als Zugehörige werden alle Menschen angesehen, die sich der Patientin/dem Patienten zugehörig fühlen. Das können über die Familie hinaus Freund/innen, Nachbar/innen oder auch Haustiere sein. Zugehörige werden grundsätzlich als Ressource gesehen und bilden eine Unit of Care (Behandlungseinheit). Sie erfahren über den Tod hinaus Unterstützung z. B. in Form von Angeboten zur Trauerbegleitung.

Interdisziplinäres/Interprofessionelles Team

Palliative Care gelingt nur im Zusammenspiel der unterschiedlichen Disziplinen (Interdisziplinarität) der Berufe und Berufsgruppen und der ehrenamtlich Tätigen (Interprofessionalität). Dabei ist die Zusammensetzung des Teams abhängig von der individuellen Pflegesituation (Krankenhaus, Alten- und Pflegeheim, spezialisierte Hospiz- und Palliativeinrichtungen, ambulante und teilstationäre Versorgung, Eingliederungshilfe). Der Vorteil einer ganzheitlichen Begleitung besteht darin, dass die Beteiligten ihre speziellen fachlichen und persönlichen Kompetenzen, Erfahrungen und Sichtweisen einbringen. Das erfordert gleichzeitig eine gegenseitige Akzeptanz und Wertschätzung, die grundsätzliche Bereitschaft zur Kooperation, Kritik- und Konfliktfähigkeit und eine geeignete Kommunikationsstruktur.

Integration Ehrenamtlicher/Freiwilliger

Da das bürgerschaftliche Engagement die Grundlage der Hospizarbeit bildet, sind Ehrenamtliche unverzichtbar für das Konzept Palliative Care. Dabei sollen sie keine kostengünstigen Arbeitskräfte, sondern »Fachleute für das Alltägliche« sein. Ihre Aufgaben sind vielfältig: von Besuchen und Gesprächsangeboten hin zu Begleitung bei Unternehmungen, Entlastung von Angehörigen, Unterstützung im Hospiz beim Telefondienst, im Haus oder im Garten.

Offenheit und Wahrhaftigkeit

Offenheit und Wahrhaftigkeit sind Grundlage eines Vertrauensverhältnisses im Rahmen von Palliative Care. Dabei gelten auch hier die Grundprinzipien gelingender Kommunikation: Echtheit, Wertschätzung, Empathie. Grundsätzlich bestimmen die Erkrankten und Zugehörigen die Inhalte und den Gesprächsverlauf. Die Begleitenden haben die Aufgabe, einen Rahmen zu schaffen und nonverbale Signale aufzunehmen. Eine Grundannahme ist, dass die betroffenen Menschen keinen Ratgeber im eigentlichen Sinn benötigen, sondern durch Zuhören und mäeutische Fragen (Fragen, die geeignet sind, die Lösung selbst herauszufinden) ihre in ihnen schlummernden, aber nicht bewussten Antworten und Einsichten erkennen.

17.3 Palliative Geriatrie

War Palliative Care zunächst ein Konzept, dass sich explizit auf Menschen mit einer onkologischen Erkrankung ausrichtete, so wurde es innerhalb des letzten Jahrzehnts um die Zielgruppe der chronisch kranken und alten Menschen erweitert. Anlass hierfür war, dass in Folge der stetig ansteigenden Lebenserwartung, auch auf Grund des medizinischen Fortschrittes und der insgesamt verbesserten Lebenssituation, immer mehr geriatrische Menschen in der letzten Lebensphase unter den Symptomen diverser chronischer und akuter Alterskrankheiten leiden und somit multimorbid sind.

Neben Tumorerkrankungen, die nur etwa ein Viertel der alten Menschen betreffen, treten Herz-, Lungen- und Nierenerkrankungen, Stoffwechselerkrankungen (insbesondere Diabetes) und degenerative Veränderungen des Stütz- und Bewegungsapparates auf. Einen weiteren Schwerpunkt bilden die gerontopsychiatrischen Erkrankungen. So haben laut Auffassung der Deutschen Gesellschaft für Gerontopsychiatrie und -psychotherapie (DGGPP) 25–30 % der Altenbevölkerung eine psychische Störung. Dabei machen Demenzen zwei Drittel bis drei Viertel dieser Krankheitsfälle aus. Die zweithäufigste Gruppe der psychischen Erkrankungen sind Depressionen (Baer 2017, S. 713). Da Palliative Care laut Definition der WHO beginnt, wenn eine lebensbedrohliche Erkrankung vorliegt, sind diese alten, multimorbiden Menschen im hohen Maß palliativbedürftig.

Erschwert wird die Begleitung dadurch, dass der Krankheitsverlauf bei multimorbiden alten Menschen häufig sehr wechselhaft verläuft, die Lebensprognose schwer einzuschätzen ist und die Terminalphase Wochen bis Monate dauern kann. Diese Problematik hat zur Folge, dass ein klarer prognostischer Umschlagpunkt von kurativ auf palliativ häufig nicht definiert werden kann und lange Zeit beide Maßnahmen parallel laufen. Neben großen ethischen Entscheidungen, die in der Regel am nahenden Lebensende anfallen, geht es in der täglichen Begegnung mit dem hochaltrigen multimorbiden Menschen um die »kleine Ethik« als eine Haltung, die eine hohe Achtsamkeit für vielfältige kleine ethische Entscheidungen zum Wohle des jeweiligen Menschen erfordert.

Diese Besonderheiten greift das Konzept der Palliativen Geriatrie auf und berücksichtigt neben den allgemeinen Grundsätzen von Palliative Care und Hospizarbeit die speziellen Anforderungen an eine umfassende, körperliche, seelische, soziale und spirituelle Begleitung, Pflege und Behandlung hochaltriger, multimorbider Menschen unter besonderer Berücksichtigung kognitiver Einschränkungen.

Hierbei bildet die Biografiearbeit eine wesentliche Grundlage für eine an den individuellen Bedürfnissen orientierte Begleitung alter Menschen. Je älter ein Mensch ist, desto mehr bestimmt sich seine Identität aus dem, was er erlebt hat. Dabei achtet Biografiearbeit nicht nur darauf, was sich im Leben eines Menschen ereignet hat, sondern insbesondere darauf, wie er es erlebt hat. Grundsätzlich sollen nur Informationen erhoben werden, die für die Begleitung von Bedeutung sind. Das Wissen um die Biografie kann helfen, Reaktionen des alten Menschen zu verstehen und sich in seine Bedürfnisse einzufühlen. Gleichzeitig kann ein biografisches Gespräch dabei unterstützen, dem Leben rückblickend einen Sinn zu geben. Bei Menschen mit kognitiven Einschränkungen spielen Angehörige als Informanten eine wesentliche Rolle, allerdings mit der Einschränkung, dass sie ihre eigenen subjektiven Erfahrungen und Sichtweisen einbringen. Biografiearbeit ist nicht mit dem einmaligen Ausfüllen eines Biografie-Bogens beendet. Die meisten Informationen ergeben sich im Rahmen einer aufmerksamen, wertschätzenden Begegnung mit dem alten Menschen und seiner Umgebung. Nicht zuletzt ist es gerade für die Frage nach Entscheidungen am Lebensende hilfreich, wenn Einstellungen, Wünsche und Werte diesbezüglich festgehalten sind.

Die Bedürfnisse in der Begleitung hochaltriger Menschen unterscheiden sich deutlich von denen jüngerer. Bei vielen Älteren steht das Bedürfnis »nicht zur Last zu fallen« im Vordergrund (Heimerl 2017, S. 761). Das hat zur Folge, dass sie ihre Bedürfnisse und Wünsche weniger äußern und somit den Begleitenden eine hohe Sensibilität abverlangt wird.

17.3.1 Körperliche Bedürfnisse

Essen und Trinken

Essen und Trinken sind existentielle menschliche Bedürfnisse. Wenn hochaltrige Menschen Essen und Trinken ablehnen, kann das vielfältige Ursachen haben wie z. B. Magen-Darm-Probleme, Schmerzen, Veränderungen im Mund-/Rachenbereich, Atemprobleme, kognitive oder psychische Beeinträchtigungen. Zusätzlich ist die Dysphagie, die mit dem Alter deutlich zunimmt, ein häufig unterschätztes Problem. Als Komplikation ist die Aspirationspneumonie die vierthäufigste Todesursache bei Patienten über 65 Jahren. (Weissenberger-Leduc 2009, S. 189)

In der letzten Lebensphase sind normalerweise Hunger und Durst weniger vorhanden bzw. werden weniger wahrgenommen, was zu Gewichtsverlust und Flüssigkeitsmangel führt. Die Sorge, einen Menschen »verhungern« oder »verdursten« zu lassen, verunsichert immer noch professionelle Begleitende und insbesondere Angehörige. Dabei handelt es sich um einen natürlichen Vorgang: »Menschen sterben nicht, weil sie nicht essen, sondern sie essen nicht, weil sie sterben.« (Cicely Saunders). Zudem gibt es eine Reihe von Vorteilen einer verminderten Flüssigkeitszufuhr am Lebensende: eine Reduktion belastender Toilettengänge oder Inkontinenzversorgung, weniger Erbrechen, weniger Husten und Verschleimung durch Reduktion von Rachen-/Bronchialsekreten, sowie Verringerung von Ödemen im Gewebe, Lunge oder Abdominalraum. Eine langsame Dehydratation führt zu einer Entgleisung des Elektrolythaushaltes mit der Konsequenz des Anstiegs körpereigener Morphine, die schmerzlindernd und stimmungsaufhellend wirken. (Fuchs & Steil 2012, S. 148) Forschungsergebnisse und Erfahrungen deuten darauf hin, dass künstliche Ernährung und Flüssigkeitsgabe in der letzten Lebensphase multimorbider geriatrischer Menschen in der Regel nicht erfolgen sollte. Stattdessen muss das subjektive Gefühl von Hunger und Durst durch geringe Mengen Nahrung und Schlucke oder wenige Tropfen Flüssigkeit gestillt werden. Mundtrockenheit löst ein Durstgefühl aus, vermindert die Schluckfähigkeit, fördert Mundgeruch, die Bildung von Belägen und Borken und führt zu Schwierigkeiten beim Sprechen. Linderung verschafft eine gute Mundpflege, die sensibel und kreativ durchgeführt wird, wie z. B. durch Benetzung von Mundschleimhaut und Zunge mit dem jeweiligen Lieblingsgetränk.

Linderung von Schmerzen

Schmerzfreiheit schließt die Abwesenheit von allen belastenden körperlichen Symptomen ein und ist ein Grundbedürfnis jedes Menschen. In der Realität kann Palliative Care eine absolute Schmerzfreiheit nicht unbedingt gewährleisten, wohl aber die bestmögliche Linderung der Symptome. In der Schmerztherapie sollten die Ziele der Therapie die individuellen Zielvorstellungen des zu behandelnden Menschen berücksichtigen und regelmäßig evaluiert werden.

Eine besondere Herausforderung in der Begleitung hochaltriger Menschen ist eine, häufig langjährige, Schmerzkrankheit und die Vielzahl belastender Symptome insgesamt. Zusätzlich leiden Menschen mit einer kognitiven Einschränkung an ihrem Unvermögen, ihre Beschwerden verbal zu kommunizieren. Die Schmerzerkennung und -einschätzung in Form einer Selbstauskunft ist spätestens bei Menschen mit einem MMSE (Mini-Mental-State-Examination) unter 10 Punkten nicht mehr möglich. Bei Menschen mit verbal-kognitiven Einschränkungen können u. a. bestimmte Verhaltensweisen (z. B. Unruhe, Rückzug), verbale Äußerungen (z. B. »Aua!«, »Weg!«, »Nein!«, Wimmern, Stöhnen, lautes Rufen), Veränderungen in der Bewegung, Körperhaltung, Mimik und Gestik oder auch vegetative Veränderung (z. B. erhöhter Puls, schnelle Atmung, Schwitzen) ein Hinweis auf körperliche Schmerzen sein. Allerdings können sie ebenso ein Ausdruck psychosozialer oder spiritueller Schmerzen sein. Assessmentinstrumente zur Fremdeinschätzung wie die häufig verwendete BESD-Skala (*B*eurteilung von *S*chmerzen bei Menschen mit *D*emenz) können hilfreich sein (Deutsche Gesellschaft zum Studium des Schmerzes e. V. o. J.). Voraussetzung für eine gelungene Schmerzerkennung und -einschätzung ist immer eine individuelle und kontinuierliche Beobachtung unter Einbeziehung der verschiedenen Berufsgruppen, der Ehrenamtlichen und insbesondere auch der Angehörigen.

Die Schmerztherapie geriatrischer Patienten umfasst sowohl medikamentöse als auch nicht medikamentöse Interventionen. Allerdings weist der alternde Organismus auch zunehmend Veränderungen auf, die den Wirkungseintritt, die Verteilung und Ausscheidung der Medikamente betreffen. Hinzu kommt die Häufung der Wechsel- und Nebenwirkungen auf Grund der meist hohen Anzahl gleichzeitig eingenommener Medikamente, wodurch insgesamt eine adäquate Medikation erschwert ist (▶ Kap. 2.3).

Eigenversorgungsfähigkeit

Hochaltrige multimorbide Menschen benötigen abhängig vom Krankheitsverlauf Unterstützung in den Aktivitäten des täglichen Lebens, u. a. in der Körperpflege, bei der Nahrungsaufnahme oder Bewegung. Unter dem Anspruch einer an der Lebensqualität orientierten Pflege gilt es herauszufinden, warum und wann ein Mensch Anleitung, Unterstützung oder vollständige Übernahme z. B. bei der Körperpflege benötigt. Ebenso muss nach Ursachen gesucht werden, wenn Menschen auf einzelne pflegerische Handlungen mit Abwehrreaktionen oder deutlichen Zeichen des Unbehagens reagieren. Lebensqualität, Krankheitsverlauf und Prognose können hilfreiche Kriterien zur Entscheidung sein, in welchem Maß aktivierende oder rehabilitative Pflegemaßnahmen angebracht sind. So kann sich z. B. bei einer Lebenserwartung von wenigen Tagen oder Wochen das Reduzieren oder Unterlassen von belastenden Pflegetätigkeiten positiv auf die Lebensqualität auswirken.

17.3.2 Psychosoziale Bedürfnisse

Reizanpassung

Hochaltrige, multimorbide Menschen sind in mindestens einem, zumeist jedoch in mehreren Wahrnehmungsbereichen (auditiv, visuell, taktil-haptisch, oral, gustatorisch, olfaktorisch) eingeschränkt. Sie haben in der Regel ein erhöhtes Bedürfnis nach Ruhe und Reizminderung. Eine starke Reizkulisse, z. B. verschiedene Geräusche in einem Raum, mindern die Konzentrations- und Orientierungsfähigkeit und führen u. a. zu körperlicher oder psychischer Unruhe. Andererseits bewirken aber auch Reizarmut oder beständig gleichbleibende Reize Verhaltensweisen wie z. B. Nestelbewegungen, kratzen oder rufen als Versuch, sich Informationen über den eigenen Körper und die Umgebung zu verschaffen. Individuell und situationsabhängig müssen die Begleitenden hier eine Balance finden zwischen der Abschirmung negativ empfundener Reize und der Vermittlung von Reizen, die eine positive Reaktion auslösen. Hier kommt der Basalen Stimulation® als ein Baustein palliativer Begleitung eine große Bedeutung zu (▶ Kap. 16.2).

Kommunikation, Zuwendung und Berührung

Das Bedürfnis nach Kontakt zu anderen Menschen, nach Ansprache und Berührung ist individuell unterschiedlich ausgeprägt, hat aber für die Mehrheit der Menschen eine große Bedeutung. Viele hochaltrige Menschen sind jedoch aufgrund ihrer häufig eingeschränkten Mobilität nicht mehr in der Lage, selbst aktiv in Kontakt zu treten. Zudem kommt es bei fortgeschrittener Demenz und in der letzten Lebensphase mehr und mehr zum Verlust der verbalen Ausdrucksfähigkeit. Allerdings wird davon ausgegangen, dass diese Menschen wesentlich besser verstehen, als dass sie sich verbal ausdrücken können. Es empfiehlt sich im Rahmen der Biografiearbeit auch Inhalte einer Sprachbiografie zu ermitteln: mit welchen Themen, Dialekt, Redewendungen und Worten ist der Mensch zu erreichen? In fortgeschrittenen Stadien wird die nonverbale Kommunikation zum wichtigsten Kommunikationsmittel. In der Begleitung von Menschen mit Demenz ist zu beachten, dass diese lange sehr sensibel Mimik und Gestik ihres Gegenübers wahrnehmen und darauf reagieren. Insgesamt kommt der Berührung eine besondere Bedeutung zu. Berührungen können zur Begrüßung und Verabschiedung stattfinden (z. B. die Initialberührung), geben Sicherheit sowie Orientierung und vermitteln Trost.

Erfahrungsgemäß spielen An- und Zugehörige eine zentrale Rolle. Sie kennen den erkrankten Menschen gut, haben i. d. R. eine positive Beziehung und wissen um seine Bedürfnisse. Häufig jedoch sind Angehörige selbst alt und durch die teilweise langjährige eigene Pflegetätigkeit körperlich wie psychisch erheblich belastet. Deshalb benötigen sie im Sinne der Unit of Care eine besondere Begleitung und Anleitung.

Sicherheit und Vertrautheit

Rund drei Viertel aller Menschen in Deutschland wünschen sich, zu Hause zu sterben (Bertelsmann-Stiftung 2015). Dabei kann »Zuhause« durchaus als Metapher gelten für einen Ort in gewohnter Umgebung mit bekannten Menschen um sich herum. Eine vertraute Umgebung mit persönlichen und biografisch begründeten Gegenständen kann ein Gefühl von »Zuhause« vermitteln. Neben der Gestaltung des Umfelds vermittelt eine Kontinuität durch Bezugspersonen Sicherheit. Gerade in Zeiten von Krankheit und Pflegebedürftigkeit, die für jeden Menschen eine Krise darstellen, kommt der Einhaltung von Ritualen im Tagesablauf eine hohe Bedeutung zu.

Die Realität entspricht jedoch nicht dem Wunsch nach einem vertrauten Sterbeort, denn 2015 starben über 40 % der Menschen im Krankenhaus und über 30 % im Pflegeheim (Bertelsmann-Stiftung 2015). Bereits Anfang 2000 haben Einrichtungen der stationären Altenhilfe vor dem Hintergrund der stetig ansteigenden Zahl multimorbider, hochaltriger Bewohner/innen und der immer kürzeren Verweildauer damit begonnen, Projekte zur Entwicklung einer Hospiz- und Palliativkultur zu initiieren. Mit dem 2015 in Kraft getretenen Hospiz- und Palliativgesetz (HPG) wurde die Kooperation mit Hospiz- und Palliativnetzen verpflichtend. Darüber hinaus können Pflegeheime ihren gesetzlich krankenversicherten Bewohnerinnen und Bewohnern eine Versorgungsplanung zur individuellen und umfassenden medizinischen, pflegerischen, psychosozialen und seelsorgerischen Betreuung in der letzten Lebensphase anbieten. Dieses besondere Beratungsangebot wird von den Krankenkassen finanziert.

Damit soll verhindert werden, dass hochaltrige Menschen in der letzten Lebensphase aus Unkenntnis und Unsicherheit vom Pflegeheim ins Krankenhaus verlegt werden.

17.3.3 Spirituelle Bedürfnisse

Untersuchungen haben gezeigt, dass zwischen Spiritualität und Religiosität zu unterscheiden ist, da sich viele, insbesondere jüngere Menschen nicht mehr einer Kirche oder Religion zuordnen lassen, dennoch aber in dem ernst genommen werden möchten, was ihnen »heilig« ist (Weiher 2017, S. 532). Nach einer Arbeitsdefinition der Deutschen Gesellschaft für Palliativmedizin (DGP) wird unter Spiritualität die innere Einstellung, der innere Geist, wie auch das persönliche Suchen eines Menschen nach Sinngebung verstanden, womit er Erfahrungen des Lebens und insbesondere auch existentiellen Erfahrungen zu begegnen versucht.

Hochaltrige multimorbide Menschen haben in ihrem Leben vielfache Verluste erleiden müssen: Abschiede von zu Hause, von ihrer Selbstständigkeit und auch von geliebten Menschen. Die Fragen nach dem Gelungenen und dem Versäumten, nach Schuld und Versöhnung sowie dem Lebenssinn stellen sich radikal. Hier meint Begleitung die wertschätzende, ehrliche Begegnung, ein gemeinsames Suchen nach Antworten im Sinne des alten Menschen und das Aushalten unbeantworteter Fragen. Im Rückblick auf die Lebensgeschichte kann es hilfreich sein, gemeinsam auch Momente der Dankbarkeit zu empfinden.

Eine Mehrheit der heute multimorbiden hochaltrigen Menschen ist noch religiös sozialisiert und hat ein Bedürfnis, Religiosität auf individuelle Weise auszudrücken. Auch in diesem Zusammenhang ist die Biografie von immenser Bedeutung. Über den Wunsch nach der Teilnahme an Gottesdiensten können hier Fragen nach besonderen Ritualen, Lieblingstexten, wie Gebete und Psalmen, oder wichtiger Musik aufschlussreich sein. Auch bestimmte Symbole, wie ein Kreuz oder Engel in der Umgebung des Menschen können informativ sein. Die Einbeziehung hauptamtlicher Seelsorgender ist ggf. sinnvoll. Allerdings geschieht die eigentliche spirituelle Begleitung im alltäglichen Miteinander und ist somit Aufgabe aller im multiprofessionellen Team.

17.4 Qualifikationen in Palliative Care

Pflegeausbildung und Medizinstudium

In dem im Jahr 2004 in Kraft getretenen Gesundheits- und Krankenpflegegesetz wird Palliativpflege als ausdrückliches Ausbildungsziel definiert. Im Rahmen der Altenpflegeausbildung legt das Hamburger Institut für berufliche Bildung (HIBB) im Lernfeld 21 »Schwerkranke und sterbende Menschen pflegen« eine Zeitrichtlinie von 80 Unterrichtsstunden im 2. Ausbildungsjahr fest. Seit 2009 ist Palliativmedizin als »Querschnittsbereich 13« als Pflichtfach in die ärztliche Approbationsordnung aufgenommen.

Fort- und Weiterbildung

Im Rahmen der zunehmenden Etablierung von Hospizarbeit und Palliative Care entstanden bereits in den 1990er Jahren für die beteiligten Berufsgruppen und die Ehrenamtlichen entsprechende Qualifizierungskonzepte.

Beispielhaft werden in der folgenden Übersicht die Basisqualifikationen für Fachkräfte aus Medizin, Pflege und (Psycho-)Sozialer Arbeit dargestellt, die nach den Rahmenvereinbarungen zum § 39a SGB V und § 37b SGB VI gefordert sind und den Vorgaben der DGP und der (Muster-)Weiterbildungsverordnung der Bundesärztekammer entsprechen (▶ Tab. 17.1).

Die Einhaltung der Curricula und die Qualifikation der Kursleitung aller dieser Bildungsangebote unterliegen einer kontinuierlichen Überprüfung.

Darüber hinaus bieten mehrere Universitäten und Hochschulen im Rahmen ihrer Weiterbildungsaktivitäten interprofessionell ausgerichtete Masterstudiengänge an.

Befähigung Ehrenamtlicher

Der Umfang und Inhalt der Qualifizierung der Ehrenamtlichen ist nach den Rahmenvereinbarungen der ambulanten Hospizarbeit nicht vorgegeben. Insofern gibt es sehr unterschiedliche Qualifizierungsmodelle. Durchgesetzt hat sich in den letzten Jahren das sog. Celler-Modell bzw. die Anlehnung an dieses. Es beinhaltet einen 80-stündigen theoretischen Teil und einen 20-stündigen Praxiseinsatz. Darüber hinaus ist die regelmäßige Teilnahme an Gruppenabenden, Fortbildung und Supervision gefordert.

Tab. 17.1: Basisqualifikationen für Fachkräfte, *Ustd. = Unterrichtsstunde á 45 Min. (eigene Zusammenstellung)

Qualifizierungsmaßnahme	Zielgruppe	Dauer
Zusatzweiterbildung Palliativmedizin	Ärzte/-innen	160 Ustd.*
Basiskurs Palliative Care für Pflegende	Gesundheits- und Krankenpfleger/innen, Altenpfleger/innen, Gesundheits- und Kinderkrankenpfleger/innen	160 Ustd.
Palliative Care in der Assistenz und Pflege von Menschen mit intellektueller, komplexer und/oder psychischer Beeinträchtigung	Fachkräfte in der Assistenz wie z. B. Heilerziehungspfleger/innen, Gesundheits- und Krankenpfleger/innen, Altenpflegerinnen, Erzieher/innen	160 Ustd.
Basiskurs Palliative Care für psychosoziale Berufsgruppen	Sozialarbeiter/innen, Sozialpädagog/innen, Psycholog/innen, Theolog/innen u. a.	120 Ustd.
Basiskurs Palliative Care für Physiotherapeuten	Physiotherapeut/innen	40 Ustd.
Basiskurs Palliative Care und Hospizarbeit	Gesundheits- und Krankenpflegeassistent/innen, Altenpflegehelfer/innen, medizinische Fachangestellte etc.	40 Ustd.
Palliative Praxis (Storyline-Methode)	Pflegende, Ärzt/innen und andere interessierte Berufsgruppen	40 Ustd.

17.5 Ausblick

Aufgrund der gegenwärtigen demografischen Entwicklung wird die Begleitung hochaltriger multimorbider Menschen zunehmend weiter an Bedeutung gewinnen. Zwar ist das Konzept Palliative Care ursprünglich in einem eigens geschaffenen Organisationstyp – dem Hospiz – entstanden. In der Palliativen Geriatrie gilt es jedoch, andere ambulante und stationäre Organisationsformen in den Fokus zu nehmen. Eine Schlüsselposition kommt dabei den Einrichtungen der stationären Altenpflege zu. Es ist absehbar, dass sie, wenn alle Möglichkeiten der ambulanten Pflege ausgeschöpft sind, die Begleitung und Pflege schwerstkranker und sterbender Menschen in der letzten Lebensphase bewerkstelligen müssen. Konzepte zur Implementierung von Hospizkultur und Palliative Care müssen deshalb nachhaltig etabliert werden.

Literatur

Deutsche Gesellschaft zum Studium des Schmerzes e. V. (o. J.) BEurteilung von Schmerzen bei Demenz (BESD) (https://nahrungsverweigerung.de/wp-content/uploads/2014/11/BESD.pdf, Zugriff am 20.11.2018)

Baer D (2017) Palliative Care am Beispiel der Gerontopsychiatrie. In: Steffen-Bürgi B, Schärer-Santschi E, Staudacher D, Monteverde S (Hrsg.) (2017) Lehrbuch Palliative Care. 3., vollständig überarbeitete und erweiterte Aufl. Bern: Hogrefe, S. 712–716

Bertelsmann-Stiftung (Hrsg.) (2015) Faktencheck Gesundheit: Palliativversorgung (Spotlight Gesundheit 10-2015) (www.bertelsmannstiftung.de/fileadmin/files/BSt/Publikationen/GrauePublikationen/SPOTGes_VV_Palliativversorgung_2015.pdf, Zugriff am 17.02.2018)

Eisenmann Y & Schmidt H (2015) Abschlussbericht für das Forschungsprojekt »Entwicklung eines Kriterienkataloges zur Erfassung palliativer Bedürfnisse von Menschen mit fortgeschrittener Demenz in der stationären Altenhilfe«. Köln: Zentrum für Palliativmedizin (https://palliativzentrum.uk-koeln.de/forschung/arbeitshilfe-bei-demenz/, Zugriff am 13.03.2018)

Fuchs C & Steil H (2012) Flüssigkeit und Ernährung am Lebensende. In: Fuchs C, Gabriel H, Raischl J et al. (Hrsg.) (2012) Palliative Geriatrie. Ein Handbuch für die interprofessionelle Praxis. Stuttgart: Kohlhammer, S. 147–150

Hametner I (2021) 110 Fragen zu Palliative Care. 4., aktualisierte Aufl. Hannover: Schlütersche

Heimerl K (2017) Bedürfnisse älterer PatientInnen und BewohnerInnen am Lebensende. In: Steffen-Bürgi B, Schärer-Santschi E, Staudacher D, Monteverde S (Hrsg.) (2017) Lehrbuch Palliative Care. 3., vollständig überarbeitete und erweiterte Aufl. Bern: Hogrefe, S. 758–764

Kränzle S, Schmid U, Seeger C (Hrsg.) (2018) Palliative Care. Praxis, Weiterbildung, Studium. 6. Aufl. Heidelberg: Springer

McCaffery M (1968) Nursing Practice Theories Related to Cognition, Bodily Pain, and Man-Environment Interactions. Los Angeles: University of California at LA Students Store [Die »Pionierin des Schmerzmanagements« ist im Januar 2018 mit 79 Jahren verstorben.]

Pröllochs C (2010) Sterbebegleitung bei Demenzkranken. Marburg: Tectum

Student JC & Napiwotzky A (2011) Palliative Care. wahrnehmen – verstehen – schützen. Stuttgart: Thieme

Weiher E (2017) Spirituelle Begleitung in der palliativen Betreuung. In: Steffen-Bürgi B, Schärer-Santschi E, Staudacher D, Monteverde S (Hrsg.) (2017) Lehrbuch Palliative Care. 3., vollständig überarbeitete und erweiterte Aufl. Bern: Hogrefe, S. 530–548

Weissenberger-Leduc M (2009) Palliativpflege bei Demenz. Ein Handbuch für die Praxis. Wien: Springer

WHO (Hrsg.) (2002) Definition of Palliative Care 2002 (https://www.dgpalliativmedizin.de/images/stories/WHO_Definition_2002_Palliative_Care_englisch-deutsch.pdf, Zugriff am 31.07.2022)

18 COVID-19 – ein Virus, das weiter herausfordert

Wolfgang Schwibbe

»Ärzte sind alarmiert: Neue Corona-Welle in Hamburg.« Dieser Aufmacher einer großen Regionalzeitung erscheint weder im Winter 2020/21 noch im Winter 2021/22 – sondern mitten im Hochsommer 2022! In der Unterzeile heißt es weiter: »Neun von zehn Patienten mit Erkältungssymptomen haben Covid. Jeder fünfte Schnelltest positiv«.[1] In den Krankenhäusern steigt die Rate der erkrankten Mitarbeiter, »einzelne Stationen und Abteilungen (müssen) auch wegen Personalmangel abgemeldet werden«, so Gerald Gaß, Vorstandsvorsitzender der DKG.[2]

Die Berichterstattung wird zunehmen, es wird wieder vermehrt über Inzidenzen, Testraten, Meldeverzug, geeignete und ungeeignete Maßnahmen etc. berichtet und gestritten werden. Immer wird die Frage mitschwingen: Welche Informationen sind seriös? Dazu möchten wir einen bescheidenen Beitrag leisten – und einige Quellen empfehlen.

Zwei Aspekte waren für die Auswahl maßgeblich: sind die Informationen geeignet, ein genaueres Verständnis der Pandemie zu erlangen und sind sie leicht zugänglich, möglichst auch unentgeltlich. In den Fußnoten werden daher die Bezugsstellen stets aufgeführt, fast ausschließlich digitale Quellen, die mit einem Klick erreichbar sind. Die genannten Studien basieren alle ihrerseits auf reichhaltigen Quellen und sind gut geeignet für vertiefte Informationen.

Der Evaluationsbericht des Sachverständigenausschusses

Am 01.07.2022 wurde der Bericht des Sachverständigenausschusses nach § 5 Abs. 9 IFSG: »Evaluation der Rechtsgrundlagen und Maßnahmen der Pandemiepolitik« vorgestellt (im Folgenden: Evaluationsbericht, Sachverständigenausschuss 2022). Der Ausschuss (nicht zu verwechseln mit dem Corona-ExpertInnenrat, der von der Bundesregierung eingesetzt wurde und diese berät, Presse- und Informationsamt der Bundesregierung 2022), hat derzeit 17 Mitglieder (Bundesministerium für Gesundheit 2022).[3] Er hat in fünf Kapiteln versucht, die bisherigen knapp zweieinhalb Jahre Corona-Politik in Deutschland zu bewerten:

- Grundlagen der Evaluation von Maßnahmen der Pandemiebekämpfung
- Datenmanagement
- Risikokommunikation
- Maßnahmen zur Bekämpfung der Covid-19-Pandemie
- Rechtliche Aspekte

Dem Kapitel »Maßnahmen zur Bekämpfung der Covid-19-Pandemie« wurde der größte

---

1 »Ärzte sind alarmiert: Neue Corona-Welle in Hamburg«, Hamburger Abendblatt vom 06.07.2022, S. 1
2 »Fast 150.000 neue Corona-Fälle in Deutschland«, Hamburger Abendblatt vom 06.07.2022, S. 3

3 Dr. Ute Teichert schied im Januar 2022 aus, keine Nachbenennung. Prof. Dr. med. Christian Drosten schied im April 2022 aus; nachbenannt ab Juni 2022: Prof. Dr. Klaus Stöhr.

Raum gegeben (Evaluationsbericht 2022, S. 71–115 sowie 346, Quellennachweise: S. 115–137)

In der veröffentlichten Meinung wurde der Bericht ganz überwiegend mit einer mehr oder weniger großen Enttäuschung aufgenommen (Überschriften verschiedener Medien vom 01.07.2022, alle Zugriffe am 01.07. 2022):

- »Corona-Schutzmaßnahmen waren nur teilweise wirksam« (Frankfurter Allgemeine Zeitung)[4]
- »Experten: Corona-Maßnahmen waren nur teilweise wirksam« (Süddeutsche Zeitung)[5]
- »Sachverständigen-Gutachten mit begrenzter Aussagekraft« (Deutschlandfunk)[6]
- »Kommission zieht gemischte Bilanz der Anti-Corona-Maßnahmen« (Ärzte-Zeitung)[7]
- »Evaluierungsbericht: Desaströse Datenlage zu Corona-Pandemie« (Berliner Zeitung)[8]
- »Ende der »epidemischen Lage«? Sachverständige kritisieren das Konstrukt« (Die Welt)[9]

---

[4] https://www.faz.net/aktuell/politik/inland/sachverstaendige-ziehen-gemischte-bilanz-zu-corona-schutzmassnahmen-18142702.html?printPagedArticle=true#pageIndex_2
[5] https://www.sueddeutsche.de/politik/corona-massnahmen-bericht-expertenrat-1.5613004
[6] https://www.deutschlandfunk.de/sachverstaendigenausschuss-kritik-gutachten-drosten-100.html#Sachverstaendigenausschuss
[7] https://www.aerztezeitung.de/Politik/Kommission-legt-Evaluation-bisheriger-Corona-Schutzmassnahmen-vor-430383.html
[8] https://www.berliner-zeitung.de/news/evaluierungsbericht-desastroese-datenlage-zu-corona-pandemie-massnahmen-herbst-maske-rki-lauterbach-li.242217
[9] https://www.welt.de/politik/deutschland/plus239667071/Evaluation-der-Corona-Regeln-Ende-der-epidemischen-Lage-Sachverstaendige-ueben-Kritik.html

Der Sachverständigenausschuss benennt selbst die begrenzenden Faktoren für eine erfolgreiche Evaluation: Es bräuchte »repräsentative Zufallsstichproben, Sentinelstichproben, aussagekräftige Statistiken zur Krankenhausbelegung und ähnliches. Methodisch müsste man systematisch mit Kontrollgruppen und Kontrollzeitpunkten arbeiten. Da diese nicht vorliegen, werden Aussagen über die Wirksamkeit von Maßnahmen, die über bloße Deskription oder Modellierung hinausgehen, erschwert« (Evaluationsbericht 2022, S. 71). Auch die Übersterblichkeit könne nicht zur »verlässlichen Bewertung« herangezogen werden:

»Es lässt sich zwar klar feststellen, dass eine Übersterblichkeit durch primäre und sekundäre COVID-19-Sterbefälle in Deutschland und anderen Ländern vorliegt, woraus aber nicht ablesbar ist, dass Deutschland besonders gut oder schlecht durch die Pandemie gekommen ist. Das genaue Ausmaß bleibt aufgrund einer fehlenden Referenzgröße weiterhin unklar.« (Evaluationsbericht 2022, S. 72)

Zu zwei weiteren zentralen Fragen kann die Evaluationskommission »keine Stellung beziehen: zu Kosten-Nutzen-Analysen der Maßnahmen und zu Impfungen als Maßnahme zur Bekämpfung des SARS-CoV-2« (Evaluationsbericht 2022, S. 72).

Somit werden leider nur »Ergebnisse« beschrieben, die auch schon ohne den hohen Anspruch »Evaluation« plausibel waren: Masken wirken, aber nur, wenn sie korrekt sitzen; Abstand und Beschränkungen wirken, wenn sie befolgt werden:

»Gerade zu Beginn einer Pandemie ist es sinnvoll, die Übertragung in der Bevölkerung soweit es geht zu reduzieren […]. Wenn erst wenige Menschen infiziert sind, wirken Lockdown-Maßnahmen deutlich stärker.« (Evaluationsbericht 2022, S. 84).

Aber auch hier gelte:

»Einschränkend ist allerdings festzuhalten, dass sich die Stärke des Lockdown-Effekts aufgrund fehlender wissenschaftlicher Begleitung, Kontrollgruppen und Erfahrungswerte nicht kausal und umfassend abschätzen lässt. Dies gilt auch für die nicht-intendierten Wirkungen.« (Evaluationsbericht 2022, S. 84).

Zu 2G/3G-Regeln führt der Bericht aus:

»Aufgrund der defizitären Datenlage zur Wirksamkeit der 2G/3G-Regeln hinsichtlich der Reduktion der Infektionszahlen und der Hospitalisierungsrate kann keine klare wissenschaftliche Aussage zur Wirksamkeit – vor allem über den Zeitraum von 3 Monaten hinaus – getroffen werden.« (Evaluationsbericht 2022, S. 88 f.).

In diesem Tenor werden noch weitere Maßnahmen analysiert, der Bericht kann fast nirgendwo eindeutige Aussagen treffen. Mit diesem Bericht ist daher keine Evaluation im engeren Sinne erfolgt, es wurde aber immerhin deutlich beschrieben, an welchen (vielen) Stellen die Pandemie-Politik verbessert werden muss. Der bittere Kommentar der Berliner Zeitung fasst zusammen: »Die Corona-Politik wollte nie wissen, ob sie funktioniert – und daran ist sie gescheitert«.[10]

Und leider wollte die Evaluationskommission selbst nicht einmal wissen, welche Maßnahmen in der Gruppe der Älteren wie gewirkt haben – eine eigenständige Betrachtung dieser Gruppe unterbleibt völlig, während die Wirkungen von Schulschließungen (S. 91–98) und die »Maßnahmen zur Abfederung unerwünschter Wirkungen« für Frauen, junge Menschen, Mütter und arme Menschen (S. 103–111) detailliert dargestellt werden (Evaluationsbericht 2022). Geriatrische Kompetenz ist in der Kommission allerdings auch nicht vertreten, und das scheint nicht das einzige Manko zu sein.

Der Zusammensetzung der Kommission wurde mehrfach kritisiert, besonders scharf vom Deutschen Pflegerat. Er monierte, dass »die Ignoranz gegenüber der Pflege« »wieder einmal« sichtbar werde: »In der Sachverständigenkommission findet sich jedoch keine einzige Pflegewissenschaftlerin, kein einziger Pflegewissenschaftler wieder«. (Deutscher Pflegerat 2021)

Die größte Profession bleibt unberücksichtigt – und gründet eine eigene Expertenkommission

Daraufhin berief der Deutsche Pflegerat im März 2022 einen eigenen »Expert*innenrat Pflegewissenschaft/Hebammenwissenschaft und Pandemie« mit 14 Mitgliedern ein. Er »reagiert damit auf mangelnde Einbindung der Pflege auf Bundesebene«. (Deutscher Pflegerat 2022a)

»Der Expert*innenrat setzt sich aus Wissenschaftler*innen deutscher Hochschulen zusammen, die unter anderem zu den Auswirkungen der Pandemie auf pflegebedürftige und kranke Menschen und Möglichkeiten zu deren Schutz geforscht haben. (Deutscher Pflegerat 2022a)«

Am 23.06.2022 legte das Gremium seine erste Stellungnahme vor: »Handlungsempfehlungen zur Vorbereitung auf eine weitere SARS-CoV-2-Welle im Herbst 2022 in der Pflege und im Hebammenwesen« (Deutscher Pflegerat 2022b). In Empfehlung 1 (von 10)[11] heißt es:

»Pflegebedürftige Menschen und Patient:innen sind Teil der Gesellschaft. Sie dürfen nicht durch Maßnahmen des Infektionsschutzes ausgegrenzt werden. Alle Einrichtungen sollen daher durchgehend für Besucher:innen geöffnet bleiben (angepasst an Virusvariante und Pandemiegeschehen).« (Deutscher Pflegerat 2022c, S. 1)

---

10 Wiebke Hollersen, Kommentar: »Die Corona-Politik wollte nie wissen, ob sie funktioniert – und daran ist sie gescheitert.« Berliner Zeitung, 01.07.2022

11 Im Papier wird darauf hingewiesen, dass »[a]us Gründen der besseren Lesbarkeit […] hier auch gesunde Schwangere, Gebärende, Wöchnerinnen und Neugeborene eingeschlossen [sind], bei denen es sich im eigentlichen Sinne nicht um Patient:innen handelt.«

»[…] Pflegefachpersonen und Hebammen [sollen] zur Durchführung von Impfungen autorisiert werden […]« (Empfehlung 3, Deutscher Pflegerat 2022c, S. 1).

»Infektionen von pflegebedürftigen Menschen, ihre Krankheitslast und die Sterblichkeit im Hinblick auf COVID-19 sind in allen pflegerischen Settings epidemiologisch zu erfassen. […], die] Prävalenz- und Mortalitätsraten von COVID-19 [sollen] lückenlos erhoben und ausgewertet werden […]« (Empfehlung 6, Deutscher Pflegerat 2022c, S. 1 f.).

Da »[a]uch im dritten Jahr der Pandemie […] grundlegendes Wissen [fehlt], etwa zu Wirksamkeit und unerwünschten Wirkungen von Infektionsschutzmaßnahmen bei pflegebedürftigen oder vulnerablen Personen«, seien »Pflegeforschung und Hebammenforschung [zu] fördern« (Empfehlung 7, Deutscher Pflegerat 2022c, S. 2).

Der ExpertInnenrat der Bundesregierung

Der »ExpertInnenrat der Bundesregierung zur Begleitung der Covid-19-Pandemie« wurde im Dezember 2021 berufen und beauftragt »mit der direkten Beratung der Bundesregierung auf der Grundlage aktueller wissenschaftlicher Erkenntnisse zur COVID-19 Pandemie und deren Konsequenzen. Der ExpertInnenrat ist ein interdisziplinär zusammengesetztes, unabhängiges Beratungsgremium.« (Geschäftsordnung 2022, S. 1) Er besteht aus 19 Mitgliedern verschiedener Wissenschaftsdisziplinen (Presse- und Informationsamt der Bundesregierung 2021) und hat bisher elf Stellungnahmen verabschiedet, die jüngste datiert vom 08.06.2022 (Corona-ExpertInnenrat der Bundesregierung 2022a). Bemerkenswert ist: Alle bisherigen Stellungnahmen erfolgten einstimmig (außer Stellungnahme 8: Zustimmung 18 von 19)

Die Stellungnahme 10 vom 24.05.2022 befasst sich mit der »Notwendigkeit des Infektionsschutzes für pflegebedürftige Menschen in Pflegeeinrichtungen« (Corona-ExpertInnenrat der Bundesregierung 2022b). Der Rat fordert eine »Verbesserung der Qualität« und eine »Verstärkung der Personaldecke in der Altenpflege« sowie »neben einer angemessenen Vergütung auch eine spezielle Aus- und Weiterbildung«, um die personellen Bedingungen in den Heimen nachhaltig zu verbessern (Corona-ExpertInnenrat der Bundesregierung 2022b, S. 2). Zur Verbesserung der medizinischen Versorgung »sollte das Konzept von HeimärztInnen, die den besonderen medizinischen, zeitlichen und kommunikativen Bedürfnissen gerecht werden können, stärker gefördert werden.« Zur »Verbesserung der Lebensbedingungen der Bewohnenden« könnte auch »speziell ausgebildete[s] Pflegefachpersonal, sog. ›Community Health Nurses‹«, beitragen. (Corona-ExpertInnenrat der Bundesregierung 2022b, S. 2)

Die Autorengruppe Thesenpapiere um Matthias Schrappe

Im April 2020 erschien die erste Publikation der Autorengruppe Thesenpapiere um Prof. Dr. med. Matthias Schrappe. Gestartet mit zunächst sechs Mitgliedern wuchs die Gruppe auf bis zu elf Mitglieder, derzeit sind es sieben. Nicht alle Mitglieder waren an allen Stellungnahmen beteiligt. Bisher erschienen acht Thesenpapiere mit unterschiedlichen Schwerpunkten, ein weiteres Papier zum Thema »Modellierung« und sieben adhoc-Stellungnahmen, die vorerst letzte am 23.06.2022.[12]

Die Autorengruppe übt seit Anbeginn scharfe Kritik an der unzureichenden Daten-

---

[12] Die genauesten Nachweise finden sich auf der Webseite von Matthias Schrappe, Zugriff am 05.07.2022: https://www.schrappe.com/ms2/akt24a.htm, dort auch ein Register und zahlreiche weitere Materialien. Die Thesenpapiere erschienen zunächst im einfachen Typoscript-Layout, viele dann später im Satz-Layout auch im »Monitor Versorgungsforschung«.

basis und den fehlenden Kohorten- und Vergleichsstudien und kritisiert die daraus abgeleiteten Maßnahmen und die z. T. sehr weitreichenden Einschränkungen von Grundrechten als häufig unangemessen und nicht evident. Der Fokus auf diesen Dreiklang wurde bereits im Titel des ersten Thesenpapiers deutlich: »Datenbasis verbessern, Prävention gezielt weiterentwickeln, Bürgerrechte wahren«.

> »Die Schwerpunkte dieser Auswahl beziehen sich zum einen auf epidemiologische Fragen, zum anderen auf die Weiterentwicklung der Präventionsmaßnahmen und drittens auf die gesellschaftspolitischen Implikationen.« (Schrappe et al. 2020a, S. 53)

Auf die Gruppe der Älteren in Einrichtungen des Gesundheitswesens (Alten- und Pflegeheime, Krankenhäuser) geht die Gruppe besonders im Thesenpapier 4 ein (Schrappe et al. 2020b).

Public Health – das Living eBook von David Klemperer

> »Mein Lehrbuch ›Sozialmedizin, Public Health, Gesundheitswissenschaften‹ ist am 23.3.2020 in der 4. Auflage erschienen, also zu einem Zeitpunkt, als das Corona-Thema gerade hochaktuell geworden war, jedoch nicht mehr ins Buch eingearbeitet werden konnte. Wegen der Bedeutung des Themas hatte ich mich entschlossen, ein eigenes Kapitel zur SARS-CoV-2-Pandemie zu schreiben. [...] Mittlerweile ist aus dem Zusatzkapitel ein eigenes Buch im PDF-Format mit fortlaufender Aktualisierung geworden.« (Klemperer et al. 2022, S. 3)

So beginnt Prof. Dr. med. David Klemperer die Einleitung zu seinem mittlerweile 334 Seiten dicken »Living eBook«, das als unentgeltlicher Download erscheint. In fünf Kapiteln werden folgende Aspekte erläutert:

- Virus und Krankheit (S. 10–70)
- Nichtpharmakologische Interventionen zum Infektionsschutz (S. 71–131)
- Pharmakologische Interventionen: Impfung (S. 132–211)
- Pharmakologische Interventionen: Medikamente (S. 212–222)
- Epidemie, Pandemie, Public Health Emergency of International Concern (Gesundheitliche Notlage von internationaler Tragweite) (S. 223–303)

Eine umfangreiche Literaturliste (S. 304–331) rundet das Buch ab. Diese Publikation ist besonders deshalb empfehlenswert, weil die Aktualisierungen in schneller Folge erscheinen, ein Versionsverzeichnis schließt das Buch ab.

Eine besonders vulnerable Personengruppe: Menschen in Alten- und Pflegeheimen

Am 27.01.20 wurde ein Mitarbeiter einer bayrischen Firma positiv auf Corona getestet – der erste Corona-Fall in Deutschland. Er hatte sich auf einer Konferenz am 20. Januar bei einer chinesischen Kollegin angesteckt.[13]

> »Aktuell sind in Deutschland ca. 4,1 Mio. Menschen pflegebedürftig. Davon werden 24 % mit Hilfe der ca. 14.700 ambulanten Pflege- und Betreuungsdienste versorgt, weitere 20 % sind in einem der rund 15.400 Alten- und Pflegeheime untergebracht.« (Corona-ExpertInnenrat der Bundesregierung 2022b, S. 1)

Zu Beginn der Pandemie wurde gerade die Vulnerabilität älterer Menschen betont, und alle Maßnahmen sollten besonders auch Bewohnerinnen und Bewohner von Alten- und Pflegeheimen schützen. Bekanntlich gab es dennoch viele Ausbrüche in diesen Institutionen, wie der entsprechenden Tabelle vom RKI zu entnehmen ist. Von den insgesamt ca. 1,45 Millionen COVID-19-Fällen, die einem Aus-

---

13 Die Ängste von »Patient eins«. Hamburger Abendblatt vom 28.07.2020

bruch zugeordnet werden, fanden ca. 550.000 im privaten Haushalt statt – gefolgt von 280.000 in Alten- und Pflegeheimen (Stand: 30. Juni 2022) (RKI 2022a). Und es sind sehr viele Ältere dort verstorben – häufig ohne die Möglichkeit, dass ihre Angehörigen sie in den letzten Wochen begleiten konnten, da es strikte Besuchsverbote gab. Diese restriktive Situation hat sich sehr stark verändert. Das Robert Koch-Institut empfiehlt seit dem 30.06.2022 sogar, nun auch positiv getesteten Personen unter strengen Bedingungen den Zugang in Einrichtungen der Pflege und Gesundheitsversorgung zu ermöglichen, wenn diese zur Sterbebegleitung von Angehörigen oder Nahestehenden kommen wollen (RKI 2022b).

Eine Studie leuchtet die erste Phase im Jahr 2020 aus und benennt das Spannungsfeld von Schutz, demokratischen Rechten und sozialer Isolation Älterer – am Beispiel Hamburg (Feldtkeller 2020)[14]. Das Fazit fällt pessimistisch aus:

- »Heime = Kasernierung = ›Gefängnisse‹ zum Schutz gegen das Virus sind qua Verordnungen und Hausrecht durchsetzbar, Freiheits- und Selbstbestimmungsrechte bleiben zweitrangig.« (Feldtkeller 2020, S. 34, These 1)
- »Paternalismus als Haltung und Entmündigung in Strukturen der Altenhilfe sind zwei Seiten einer Medaille. Das ist jedoch weder mit den Erkenntnissen der Gerontologie noch mit demokratischen Rechten vereinbar.« (Feldtkeller 2020, S. 34, These 2)
- »Die Pflege wird (und ist schon heute) das zentrale Problem einer Gesellschaft, die inklusiv, wertschätzend, ressourcenorientiert und Vulnerable beschützend sein möchte – aber die gesellschaftliche Aufwertung eines ganzen Berufszweiges nicht bezahlen will.« (Feldtkeller 2020, S. 34, These 3)
- »Dem Primat ›Schutz vor Freiheitsrechte‹ haben sich auch die Gerichte angeschlossen… Kognitiv gesunde und voll vertragsfähige Bewohner von Seniorenwohnanlagen und ähnlichen Einrichtungen wurden ohne Einwilligung für viele Wochen von allen sozialen Kontakten abgetrennt und in ihren Grundrechten verletzt!« (Feldtkeller 2020, S. 34, These 5)

Auch Bundespräsident Steinmeier hat sich im September 2020 zum Thema geäußert und auf die Situation von sterbenden Menschen in Institutionen des Gesundheitswesens hingewiesen:

> »Der Corona-Tod ist ein einsamer Tod. Die Patienten in Krankenhäusern und Altenheimen sind meist ohne den Beistand ihrer Angehörigen gestorben. Und auch die Hinterbliebenen hatten keine Möglichkeit, Abschied zu nehmen. Das ist eine Seelenqual, davon haben mir viele Angehörige berichtet.«[15]

Fasst man die Einschätzungen (und viele andere, z. B. vom Deutschen und Europäischen Ethikrat) zusammen, so bleibt die bittere Wahrheit, dass die Corona-Pandemie die Seniorinnen und Senioren in dieser Gesellschaft in doppelter Hinsicht hart getroffen hat: Sie wurden zurückgeworfen in ihrem Bemühen, als selbständig handelnde Individuen Teil einer inklusiven Gesellschaft zu sein, und sie wurden trotz dieser Einschränkungen nicht genügend geschützt vor den

---

14 Von dieser Studie meiner Frau habe ich insoweit sehr profitiert, als viele bereits dort genannte Quellen und manche Einschätzung in diesem Kapitel aufgegriffen werden.

15 »Das Virus wird uns die Zukunft nicht nehmen«, Interview von Steven Geyer und Marco Fenske mit Bundespräsident Steinmeier, RND 05.09.20, https://www.rnd.de/politik/bundespraesident-steinmeier-zu-corona-das-virus-wird-uns-die-zukunft-nicht-nehmen-LEUELOI23BGH5FLIOZQNCPUCW4.html, Zugriff am 07.07.2022

Gefahren der Pandemie. Keineswegs sicher ist, dass in einer weiteren Welle nicht erneut die vulnerablen Gruppen nur unzureichend geschützt sind – trotz der Impfungen.

Literatur

Bundesministerium für Gesundheit (Hrsg.) (2022) Sachverständigenausschuss nach § 5 Absatz 9 Infektionsschutzgesetz (https://www.bundesgesundheitsministerium.de/service/begriffe-von-a-z/s/sachverstaendigenausschuss-infektionsschutzgesetz.html, Zugriff am 04.07.2022)

Corona-ExpertInnenrat der Bundesregierung (2022a) Pandemievorbereitung auf Herbst/Winter 2022/23. 11. Stellungnahme des ExpertInnenrates der Bundesregierung zu COVID-19 (https://www.bundesregierung.de/resource/blob/975196/2048684/fe0a6178b1b60172726d4f859acb4b1d/2022-06-08-stellungnahme-expertinnenrat-data.pdf?download=1, Zugriff am 04.07.2022)

Corona-ExpertInnenrat der Bundesregierung (2022b) 10. Stellungnahme des ExpertInnenrates der Bundesregierung zu COVID-19. Zur Notwendigkeit des Infektionsschutzes für pflegebedürftige Menschen in Pflegeeinrichtungen (https://www.bundesregierung.de/resource/blob/975196/2044366/6c102f8bc3d30995e3a1bbe5cf4bf320/2022-05-27-10-stellungnahme-infektionsschutz-pflege-data.pdf?download=1, Zugriff am 04.07.2022)

Deutscher Pflegerat e. V. (Hrsg.) (2021) Sachverständigenausschuss: Profession Pflege nicht beteiligt. Pressemitteilung vom 4. November 2021 (https://deutscher-pflegerat.de/2021/11/04/sachverstaendigenausschuss-profession-pflege-nicht-beteiligt/, Zugriff am 05.07.2022)

Deutscher Pflegerat e. V. (Hrsg.) (2022a) Deutscher Pflegerat beruft Expert*innenrat Pflegewissenschaft/Hebammenwissenschaft und Pandemie ein. Pressemitteilung vom 11. März 2022 (https://deutscher-pflegerat.de/2022/03/11/deutscher-pflegerat-beruft-expertinnenrat-pflegewissenschaft-hebammenwissenschaft-und-pandemie-ein/, Zugriff am 05.07.2022)

Deutscher Pflegerat e. V. (Hrsg.) (2022b) Erste Stellungnahme des Expert:innenrats Pflegewissenschaft/Hebammenwissenschaft und Pandemie des Deutschen Pflegerats Vorbereitung auf eine weitere SARS-CoV-2-Welle im Herbst 2022 in der Pflege und im Hebammenwesen. Pressemitteilung vom 24.06.2022 (https://deutscher-pflegerat.de/2022/06/24/erste-stellungnahme-des-expertinnenrats-pflegewissenschaft-hebammenwissenschaft-und-pandemie-des-deutschen-pflegerats-vorbereitung-auf-eine-weitere-sars-cov-2-welle-im-herbst-2022-in-der-pflege-und/, Zugriff am 05.07.2022)

Deutscher Pflegerat e. V. (Hrsg.) (2022c) Handlungsempfehlungen zur »Vorbereitung auf eine weitere SARS-CoV-2-Welle im Herbst 2022 in der Pflege und im Hebammenwesen« (https://deutscher-pflegerat.de/wp-content/uploads/2022/06/DPR_Expert_innenrat_Handlungsempfehlungen_kurz_220623.pdf, Zugriff am 05.07.2022)

Evaluationsbericht 2022: Sachverständigenausschuss nach § 5 Abs. 9 Infektionsschutzgesetz, Bundesgesundheitsministerium (Hrsg.) (2022) Evaluation der Rechtsgrundlagen und Maßnahmen der Pandemiepolitik. Bericht des Sachverständigenausschusses nach § 5 Abs. 9 IFSG (https://www.bundesgesundheitsministerium.de/fileadmin/Dateien/3_Downloads/S/Sachverstaendigenausschuss/220630_Evaluationsbericht_IFSG.pdf, Zugriff am 04.07.2022)

Feldtkeller R (2020) Die Isolierung älterer Menschen in Altenhilfeeinrichtungen ohne deren Einverständnis im Rahmen der Bekämpfung der Corona-Pandemie. Medizinische versus ethisch/juristische Aspekte am Beispiel Hamburg. Abschlussarbeit im Kontaktstudiengang Sozial- und Gesundheitsmanagement, Hamburg (September) 2020, unveröff.

Geschäftsordnung des ExpertInnenrates der Bundesregierung zur Begleitung der Covid-19-Pandemie (2022) § 1 Auftrag und Aufgaben des ExpertInnenrates, S. 1 (https://www.bundesregierung.de/resource/blob/975196/2021850/9c406a7c1d357b1cb82a95cf4a5986f1/2022-03-31-geschaeftsordnung-expertinnenrat-data.pdf?download=1, Zugriff am 04.07.2022)

Klemperer D, Kuhn J, Robra BP (2022) Corona verstehen – evidenzbasiert. SARS-CoV-2-Pandemie und Coronavirus-19-Erkrankung. Living eBook Version 69.0, Stand 10.10.2022 (https://www.sozmad.de/Klemperer_Corona_69.0.pdf, Zugriff am 12.10.2022)

Presse- und Informationsamt der Bundesregierung (Hrsg.) (2021) Bundeskanzler Scholz beruft Expertengremium zur wissenschaftlichen Begleitung der Covid-19-Pandemie. Pressemitteilung 436 vom 14.12.2021 (https://www.bundesregierung.de/breg-de/themen/buerokratieabbau/bundeskanzler-scholz-beruft-expertengremium-zur-wissenschaftlichen-begleitung-der-covid-19-pandemie-1991366, Zugriff 04.07.2022)

Presse- und Informationsamt der Bundesregierung (Hrsg.) (2022) Der ExpertInnenrat der Bundesregierung (https://www.bundesregierung.de/breg-de/bundesregierung/bundeskanzleramt/corona-expertinnenrat-der-bundesregierung, Zugriff am 04.07.2022)

RKI (Hrsg.) (2022a) COVID-19-Fälle, die einem Ausbruch zugeordnet werden, nach Meldewoche und Infektionsumfeld (https://view.officeapps.live.com/op/view.aspx?src=https%3A%2F%2Fwww.rki.de%2FDE%2FContent%2FInfAZ%2FN%2FNeuartiges_Coronavirus%2FDaten%2FAusbruchsdaten.xlsx%3F__blob%3DpublicationFile&wdOrigin=BROWSELINK, Zugriff am 07.07.2022)

RKI (Hrsg.) (2022b) Fachliche Empfehlungen zu erweiterten Infektionsschutzmaßnahmen für die Sterbebegleitung in Einrichtungen der Pflege und der Gesundheitsversorgung und Ausnahmen von der Absonderungspflicht (https://www.rki.de/DE/Content/InfAZ/N/Neuartiges_Coronavirus/Infektionsschutz_Sterbebegleitung.html, Zugriff am 08.07.2022)

Schrappe M, François-Kettner H, Gruhl M et al. (2020a) Thesenpapier zur Pandemie durch SARS-CoV-2/Covid-19. Datenbasis verbessern – Prävention gezielt weiterentwickeln – Bürgerrechte wahren (https://www.monitor-versorgungsforschung.de/Abstracts/Abstract2020/MVF-03-20/Schrappe_etal_Thesenpapier%201-0_Corona-Pandemie, Zugriff am 05.07.2022)

Schrappe M, François-Kettner H, Gruhl M et al. (2020b) Thesenpapier 4.1 zur Pandemie durch SARSCoV-2/Covid-19. Die Pandemie durch SARS-CoV-2/Covid-19 – der Übergang zur chronischen Phase. Monitor Versorgungsforschung, 5, S. 35–68 (https://www.monitor-versorgungsforschung.de/Abstracts/Abstract2020/MVF-05-20/Schrappe_etal_Thesenpapier_4-1_Corona-Pandemie, Zugriff am 08.07.2022)

19 Bildung und Qualifikation

Marion Rehm und Wolfgang Schwibbe

»Jeder, der aufhört zu lernen, ist alt, mag er zwanzig oder achtzig Jahre zählen. Jeder, der weiterlernt, ist jung, mag er zwanzig oder achtzig Jahre zählen.« (Henry Ford)

Wer Fort- und Weiterbildung anbietet und organisiert, ist natürlich überzeugt vom Nutzen des eigenen Tuns. Auch genügend Unterstützung und Ermutigung ist leicht zu finden – von den Aphorismen berühmter Personen (»Lernen ist wie Rudern gegen den Strom. Sobald man aufhört, treibt man zurück«; Benjamin Britten) über diverse Studien zum Nutzen von Bildung für Person und Unternehmen bis zu stets wiederkehrenden Aussagen über »Bildung als wichtigstem Rohstoff« und ähnlichen Verallgemeinerungen. Aber wie sind die Fakten?

Bildung – ein kurzer Abriss

Betrachtet man die allgemeine Bildungssituation in Deutschland anhand von drei aussagefähigen Faktoren, so ergibt sich, dass Deutschland im Vergleich mit anderen *hochentwickelten Industrieländern* keine wesentlichen Unterschiede aufweist – außer in den Relationen zwischen sekundären und tertiären Abschlüssen: hier wirkt sich das besondere System der deutschen dualen Berufsausbildung aus.

Wir wählen – außer in der ersten Tabelle – Länder aus, die an Größe und/oder wirtschaftlicher Leistungsfähigkeit wenigstens in etwa als Vergleichsmaßstab angemessen sind – mit Frankreich und Großbritannien zwei große Industrienationen, mit der Schweiz, Schweden und Norwegen drei Länder mit einem ähnlichen oder höheren Brutto-Einkommen pro Einwohner.

Im Folgenden betrachten wir:

- die Kompetenzen am Ende der Sekundarstufe 1
- den Bildungsstand deutscher Erwachsener
- die jährlichen Ausgaben pro Bildungsteilnehmer

Tab. 19.1: Kompetenzen von 15-Jährigen lt. PISA-Studie 2015 (vgl. Reiss et al. 2016, S. 460 ff.)

Deutschland im Vergleich mit	Lesekompetenz Rang	Naturwissenschaftliche Kompetenz Rang	Mathematische Kompetenz Rang
35 OECD-Ländern	9	10	11
allen 72 PISA-Staaten	11	16	16

Die Kompetenzen von 15-Jährigen wurden in den PISA-Studien in drei Bereichen gemessen: Lesen, Rechnen, Naturwissenschaften (▶ Tab. 19.1). Hier liegen die deutschen Schülerinnen und Schüler bei allen drei Bereichen mindestens im vorderen Drittel der OECD-Länder und im vorderen Viertel der PISA-Länder. Das ist kein überragender Befund, aber auch kein ganz schlechter.

Tab. 19.2: Bildungsstand 25- bis 64-Jähriger (2020) in Prozent (eigene Zusammenstellung aus OECD (2021) Bildung auf einen Blick 2021, Tab A1.1, S. 58)

Land	Sekundarbereich I	Sekundarbereich II	Kurzer tertiärer Bildungsgang	Tertiärbereich
Deutschland	10	55	1	31
Frankreich	13	42	15	25
Großbrit.	18	20 (+ 12 % mit Teilabschluss Sek 2)	10	40
Norwegen	17	38	11	34
Schweden	11	40	10	35
Schweiz	8	44	-	46

Der Bildungsstand 25- bis 64-Jähriger im Jahr 2020 weist bei genauerer Analyse im Vergleich zu anderen entwickelten europäischen Industrieländern ebenfalls keine Abweichung auf, die als außerordentlich empfunden werden müsste (▶ Tab. 19.2).

Die Tabelle zeigt allerdings, dass das duale System der Berufsausbildung in Deutschland dazu führt bzw. zumindest geführt hat, dass deutlich mehr Abschlüsse im Sekundarbereich II existieren als in allen vergleichbaren Ländern – in der Regel eine abgeschlossene Berufsausbildung. Kein Wunder: Die anderen Länder in unserer Vergleichstabelle kennen diese Form kaum oder gar nicht, daher besteht dort die Sekundarstufe II in der Regel (fast) *ausschließlich* aus der *höheren Schulbildung* – in Deutschland die Klassen 11–12 bzw. 13.

Die *Berufsausbildung ist in diesen anderen Ländern an die Universitäten, Hochschulen, Fachschulen, also vollständig in den tertiären Bereich verlagert*. Sobald die in Deutschland fast gar nicht vorhandenen »kurzen tertiären Bildungsgänge« bei der Sekundarstufe mitgezählt würden, liegen für 5 der 6 Länder die Bildungsabschlussquoten unterhalb des Bachelor-Abschlusses sehr nah beieinander: bei 63–71 %.

Einzig die Schweiz kann als *deutlich* stärker akademisiertes Land bezeichnet werden, wenn man als akademische Ausbildung ein mindestens 6-semestriges Studium mit einem Abschluss auf mindestens Bachelor-Niveau betrachtet. Eine kleine Einschätzung des deutschen Berufsbildungssystems geben wir unten, sie Befund 2.

Auch hinsichtlich der Bildungsausgaben liegt Deutschland mit vergleichbaren Ländern ungefähr auf einem Niveau. Einzig Norwegen mit seinen Einnahmen aus den reichhaltigen Erdöl- und Erdgasvorkommen vor seiner Küste gibt deutlich mehr für Bildung pro Kopf der Bevölkerung aus (▶ Tab. 19.3).[1]

---

1 Die Bildungsausgaben pro Teilnehmer in dieser Tabelle umfassen den Primarbereich, Sekundarbereich 1 und Sekundarbereich 2 sowie Tertiärbereich ohne Forschung und Entwicklung. Wo vorhanden, auch den Postsekundarbereich 2 (Norwegen, Deutschland, Frankreich, Schweden). Die berufsbildenden Bildungsgänge sind unter dem Sekundarbereich 2 subsumiert.

Tab. 19.3: Jährliche Ausgaben pro Bildungsteilnehmer (2018), US-Dollar (eigene Zusammenstellung aus OECD (2021) Bildung auf einen Blick 2021, Tab C1.1, S. 286)

Jährliche Ausgaben pro Bildungsteilnehmer (2018)	US-Dollar
Norwegen	$ 73.635
Großbritannien	$ 48.253
Deutschland	*$ 47.606*
Frankreich	$ 44.841
Schweden	$ 46.395

Bei der *Weiterbildung* gelingt es allerdings nur schwer, jene Gruppen anzusprechen, die traditionell eher »bildungsfern« sind. Zwar steigt insgesamt die Teilnahmequote an Weiterbildungen, aber je geringer der Qualifikationsgrad ist, desto stärker wird als Teilnahmegrund die »Anordnung« genannt – ein Phänomen, das jeder Anbieter von Fort- und Weiterbildung zu Genüge kennt und das deutliche (negative) Auswirkungen auf Lernverhalten und Lernerfolg hat:

> »Über die Hälfte der Teilnehmenden [an betrieblicher Weiterbildung] gibt als Teilnahmegrund an, dass sie nur auf betriebliche Anordnung hin erfolgt sei; bei Geringqualifizierten steigt dieser Anteil auf drei Viertel. Wie nachhaltig eine solche, wenig selbstgesteuerte Weiterbildung ist, die sich überwiegend auch auf Kurzzeitmaßnahmen stützt, ist zu diskutieren. Insgesamt werden die sozialen Disparitäten nach Bildungs- und Erwerbsstatus sowie Migrationshintergrund dadurch nicht aufgehoben. Im Gegenteil: Sie bleiben stabil.« (Autorengruppe Bildungsberichterstattung 2016, S. 4)

Befund 1: Deutschland gibt ähnlich viel Geld wie vergleichbare Länder für Bildung aus, erreicht im Kompetenzerwerb Positionen im vorderen Mittelfeld und hat einen unterdurchschnittlichen Akademisierungsgrad nur dann, wenn »kurze tertiäre Bildungsgänge« als akademisch bezeichnet werden, was dem deutschen Hochschulsystem nicht entspricht (hierbei ist allerdings das besondere deutsche System der dualen Berufsausbildung zu berücksichtigen). Deutschland erreicht allerdings mit Weiterbildung bisher kaum die Geringqualifizierten. Vom *Vorrang* der »Bildung als wichtigstem Rohstoff« kann daher kaum die Rede sein.

Demografie und Digitalisierung

Damit ist noch nicht erfasst, was auf die deutsche Gesellschaft zukommt oder besser: in was sie sich bereits befindet – und ähnlich viele andere Länder:

Die *Demografie* zwingt viele Staaten zu neuen Überlegungen, denn weniger junge und deutlich mehr ältere Menschen stellen (nicht nur) Lernprozesse vor ganz neue Fragen: wer soll wann was lernen, wie wird der Prozess von Arbeit und (lebenslanger) Qualifizierung organisiert und finanziert, und in welchen Formen wird Bildung stattfinden?

> »Höhere Erwerbsquoten für Ältere – vor allem, wenn sie über 60 sind – können erreicht werden, wenn Betriebe und die betrieblichen Sozialpartner flexible Arbeitszeitmodelle für Ältere entwickeln, Betriebe verstärkt demografieorientierte Personalmanagementkonzepte umsetzen, Betriebe, Arbeitnehmer und der Staat in Weiterbildung über das ganze Berufsleben hinweg und in allen Qualifikationsstufen investieren, die Betriebe ihre Arbeitsorganisation entsprechend der veränderten Altersstruktur anpassen, der Wissenstransfer zwischen der älteren und der jüngeren Belegschaft organisiert wird usw.« (Vogler-Ludwig & Düll 2013, S. 103 f.)

Die *Digitalisierung* wird zudem die Arbeitsprozesse in den nächsten Jahrzehnten rapide verändern, es werden zahlreiche Berufe oder Berufsfelder verschwinden, andere neu entstehen, und schon heute stellt sich die Frage:

was müssen die jungen Menschen lernen, um im Jahr 2030 ff. ein gesichertes Einkommen in einem befriedigenden Beruf zu haben?

Richten wir den Fokus auf jene Berufsfelder, an die sich unser Buch hauptsächlich wendet. Einige Zahlen zeigen die Bedeutung der »Gesundheitsberufe«. Die aktuellsten Zahlen beziehen sich zumeist auf das Jahr 2014 (▶ Tab. 19.4 und ▶ Tab. 19.5).

Insgesamt ca. eine Million Personen umfasst die Gruppe der Pflegekräfte (ca. 938.000) und Therapeuten (ca. 43.000) also heute, und sie kann den bereits aktuell bestehenden Mangel nicht ausgleichen. Bei den Gesundheits- und Pflegeberufen konstatiert die Bundesanstalt für Arbeit (nahezu wortgleich wie im Vorbericht von Dezember 2017) in ihrer »Fachkräfteengpassanalyse« vom Juni 2018:

> »In fast allen Bundesländern ist ein Fachkräftemangel in der Gesundheits-, Krankenpflege und in der Geburtshilfe zu verzeichnen.«
> (Bundesagentur für Arbeit, Statistik/Arbeitsmarktberichterstattung 2018, S. 18).
> »Der Fachkräftemangel in der Altenpflege fokussiert sich auf examinierte Fachkräfte und Spezialisten und zeigt sich ausnahmslos in allen Bundesländern.«
> (Ebd., S. 18)
> »Fachkräftemangel bzw. Anzeichen für Engpässe bei Physiotherapeutinnen und -therapeuten zeigen sich in allen Bundesländern.«
> (Ebd., S. 19).
> »Im Bereich der Sprachtherapie hat sich im letzten Berichtszeitraum zum ersten Mal ein bundesweiter Mangel abgezeichnet.«
> (Ebd., S. 19)

Tab. 19.4: Die stationäre Gesundheits- und Krankenpflege u. a. Berufsgruppen (eigene Zusammenstellung)

Beschäftigte insgesamt	1.100.000
Davon	
> Gesundheits- und Kinderkrankenpflege	508.000
> Altenpflege	10.000
> Physiotherapie	21.000
> Ergotherapie	9.000
> Logopädie	2.000
> Ärztliches Personal	176.000
> Service & Verwaltung	375.100

Tab. 19.5: Stationäre und teilstationäre Pflege und Therapie (vgl. DAA-Stiftung Bildung und Beruf 2017, S. 7)

Beschäftigte insgesamt	646.000
davon ca. 2/3 in einem pflegerischen od. therapeutischen Beruf	
> Altenpflege	319.000
> Gesundheits- und Kinderkrankenpflege	101.000
> Therapie	11.000

Die Perspektiven der Pflegekräfte und Therapeuten in den stationären, teilstationären und ambulanten Einrichtungen sind angesichts des bereits bestehenden Mangels, mehr aber noch aufgrund der Demografie und *trotz* der Digitalisierung als sehr gut zu bezeichnen:

- Die älter werdende Gesellschaft erzeugt eine (noch) größere Nachfrage nach Pflege- und Therapiepersonal, sodass eine hohe Arbeitsplatzsicherheit gewährleistet sein wird. In den medizinischen Gesundheitsberufen wird die Beschäftigtenzahl von 2014 bis 2030 um 218.000 Personen stei-

gen, und *selbst bei beschleunigter Digitalisierung* wird dieser Zuwachs um nur 38.000 gebremst. Es bliebe also ein *Zuwachs um 180.000 Beschäftigte.* Zum Vergleich: Im Maschinenbau wird sich im gleichen Zeitraum die Erwerbstätigkeit um 282.000 Personen verringern, durch beschleunigte Digitalisierung gäbe es immerhin Ersatz-Bedarf für 151.000 Personen, sodass es im Saldo »nur« zu einem *Verlust von 131.000* käme (Vogler-Ludwig et al. 2016, S. 107).
- Die Absolventen in Pflege und Therapie können sich aussuchen, in welchem Segment ihres großen Berufsfeldes sie arbeiten wollen.
- Sie werden zukünftig so rar sein, dass die Unternehmen noch weit mehr als heute um sie werben müssen – mit Aufstiegschancen, mit Familienfreundlichkeit, mit Förderung bei der Wohnungssuche, mit (Weiter-)Bildungsangeboten. Und nicht zuletzt mit Geld.

Arbeitszufriedenheit – work-life-balance oder auch work-life-integration – wird ein Begriff sein, der im Werben um die jungen Menschen die zentrale Rolle spielen wird – sonst kommen sie gar nicht erst in das Berufsfeld, denn es wird überall um sie geworben.

> **Befund 2:** Pflege, Therapie, ja: alle Gesundheitsberufe werden in Deutschland auf lange Sicht *ausgezeichnete Beschäftigungsmöglichkeiten* bieten und eine *hohe Arbeitsplatzsicherheit* garantieren. Während zahlreiche Berufsfelder im »digitalen Zeitalter« von Abbau oder sehr gravierender Profilveränderung betroffen sind, gilt dies nicht für die Gesundheitsberufe: hier wächst die Beschäftigung in großem Ausmaß, und selbst Rationalisierungseffekte infolge verschärfter Digitalisierung sind bei Fachkräften eher gering.

Angesichts dieses Befunds scheint es uns auch weniger bedeutsam, ob der »Akademisierungswahn«, den der ehemalige Staatsminister für Kultur und Medien Julian Nida-Rümelin im Jahr 2014 beklagt hatte, weiterhin fortschreitet, oder ob dies im besonderen Segment der Gesundheitsberufe mit ihren *eigenen* (Pflege-)Schulen und Weiterbildungsinstituten nicht der Fall sein wird. Angesichts der Einführung der Generalisierung in der Pflegeausbildung scheint uns die Präsenz von Pflegeschulen und Weiterbildungsinstituten zumindest auf mittlere Sicht relativ gesichert.

Eine praktisch orientierte Aus- und Weiterbildung hat zweifellos immer dann Vorteile, wenn an Praxisorten mit echten Patienten lebensnahe Lernprozesse initiiert werden und der Theorie-Praxis-Transfer direkt und unmittelbar stattfindet. Das ist zweifellos eine Stärke der dualen Ausbildung und wird von allen Praktikern nahezu gleich eingeschätzt.

Nicht geleugnet werden kann aber auch, dass systematische theoriegeleitete Lernprozesse und Erfahrungen mit wissenschaftlicher Arbeit angesichts der Veränderungsgeschwindigkeit in allen Berufsfeldern von Vorteil sind. Hier kommt den Hochschulen bei der Erstausbildung, aber – im Zuge einer Nachqualifizierung von Berufspraktikern – auch den Weiterbildungsinstituten eine wichtige Rolle zu. Umstritten ist, wie groß der Bedarf an akademisch ausgebildeten Pflegekräften ist und wie adäquate Einsatzfelder und eine angemessene Entlohnung zu realisieren sind. So oder so: Der starke Bedarf an Arbeitskräften bleibt!

> **Exkurs: Den Notstand mit ausländischen Arbeitskräften lindern?**
>
> In den Gesundheitsberufen, vor allem in der Pflege, sind derzeit wieder verstärkt Initiativen zu beobachten, die Pflegekräfte aus anderen europäischen oder außereuropäischen Ländern zu akquirieren. Dies können sinnvolle Maßnahmen sein, vor allem dann, wenn wirklich die *Integration* der jungen Arbeitskräfte zum Programm

wird. Dies umfasst mehr als »nur« einen gesicherten Arbeitsplatz und eine Wohnung. Ausreichendes Verstehen und Benutzen der deutschen Sprache, soziale Beziehungen, Einbindung in ein stabiles Umfeld und Unterstützung bei vielen Alltagsthemen sind ebenso wichtig, um der Vereinzelung entgegen zu wirken. Es gibt genügend Beispiele, wo ein solches »Netz« gefehlt hat und die ausländischen Arbeitskräfte schon nach wenigen Monaten Deutschland wieder verlassen haben, und das nicht nur des Wetters wegen.

Solche Programme können den Arbeitskräftemangel lindern, aber eine Antwort auf die große »Lücke« sind sie nicht. Dazu sind die Volumina zu klein, die Fluktuation zu hoch, und häufig werden die Programme auch nur halbherzig umgesetzt nach dem Motto: Nun sind die Arbeitskräfte ja da, nun muss ja nicht mehr viel getan werden. Hinzu kommt, dass auch globale Aspekte zu berücksichtigen sind. Denn nicht nur in den entwickelten Ländern fehlen Arbeitskräfte im Gesundheitswesen:

»Laut Schätzungen der Weltgesundheitsorganisation WHO fehlten 2013 weltweit 17,4 Millionen Arbeitskräfte im Gesundheitswesen. Für 2030 prognostiziert sie einen Mangel von immer noch 14,5 Millionen, wobei sich die bedarfsorientierte Knappheit in den ärmsten Ländern Subsahara-Afrikas verschärft. Die starke internationale Mobilität von Ärzten und Pflegern aus Afrika, Asien und der Karibik bedeutet, dass Länder mit niedrigem Einkommen Fachpersonal verlieren und mit hohen finanziellen Belastungen konfrontiert sind. Die reicheren Länder sollten selbst für die Aus- und Fortbildung der Ärzte aufkommen, die ihre Bevölkerung versorgen.« (Deutsche UNESCO-Kommission e. V. & Bundesministerium für wirtschaftliche Zusammenarbeit und Entwicklung (BMZ) 2017, S. 46)

Ein goldenes Zeitalter für Gesundheitsberufe?

Der Mangel ist groß, die Perspektiven sind gut – das klingt nach einem goldenen Zeitalter für die Gesundheitsberufe. Was aber so klar zu sein scheint, kann auch ganz anders kommen:

- Pflege und Gesundheit erweisen sich als zunehmend »unbezahlbar« mit der Folge, dass die Forschungs- und Entwicklungsabteilungen ihre Energie zur Ersetzung von menschlicher Arbeitskraft auch in diesem Segment vervielfachen. Schon heute werden in vielen Einzelbereichen Roboter und andere Maschinen zur Ersetzung der menschlichen Arbeitskraft propagiert, und andere Länder setzen z. B. Pflegeroboter bereits ein. Zunehmend wird auch geforscht, inwieweit Maschinen so ausgestattet werden können, dass sie nicht nur funktionale, sondern auch emotionale Bedürfnisse befriedigen können. Pflege-»Hunde« mit täuschend echtem Fell, treuen Augen und der Fähigkeit, sich zu bewegen und Töne von sich zu geben, sind hier nur ein Beispiel.
- Die geringe Ge- und Entschlossenheit der Pflegekräfte, der mit Abstand größten Berufsgruppe im Gesundheitssystem, für ihre Interessen auch kollektiv einzutreten, führt zu einem (weiteren) Abwandern motivierter junger und zur Resignation älterer Kolleginnen und Kollegen. »Die Pflegeprofession ist in Deutschland jedoch insgesamt weder betrieblich noch überbetrieblich gut organisiert« (Prognos 2018, S. 51). Überalterung und steigende Krankheitsraten sind die Folgen, die den Beruf für Berufseinsteiger wiederum unattraktiver machen.
- Das deutsche Finanzierungssystem für Gesundheitsdienstleistungen erweist sich als so veränderungsresistent, dass der Kollaps ganzer Krankenhäuser und Senioren-Einrichtungen nicht mehr die Ausnahme, sondern die Regel wird: »Wegen fehlender

Pflegekräfte (oder auch: Ärzte) geschlossen!«

Welch komplexe Veränderungen das deutsche Gesundheitssystem benötigt, hat auch das fast 800-seitige Gutachten des »Sachverständigenrats zur Begutachtung der Entwicklung im Gesundheitswesen« gezeigt, das im Juni 2018 unter dem Titel erschien: »Bedarfsgerechte Steuerung der Gesundheitsversorgung.«

Das diese Veränderungen nötig sind, daran lässt das Gutachten keinen Zweifel: »Deutschland hingegen wird seinen Platz an der Altersspitze Europas behalten. […] Eine ältere Gesellschaftsstruktur wird im Jahr 2035 nur in Litauen sowie in den drei südeuropäischen Staaten Griechenland, Italien und Portugal zu finden sein.« (Sachverständigenrat 2018, S. 64 f.)

Diese wenigen Facetten zeigen, dass keineswegs entschieden ist, welchen Weg das deutsche Gesundheitssystem nehmen wird. Weitet man den Blick noch einmal, so werden die Perspektiven noch unschärfer: Bei unserer knappen Skizze gingen wir in der Erstauflage 2019 ja wie selbstverständlich davon aus, dass …

- Deutschland ein wohlhabendes Land bleibt. Das ist angesichts der starken Exportorientierung der deutschen Wirtschaft keineswegs gewiss, wie Restriktionen z. B. auf dem amerikanischen oder chinesischen Markt und die Energiekrise infolge des Krieges in der Ukraine seit Februar 2022 zeigen.
- Deutschland in einem weiterhin friedlichen Europa seinen Platz hat und die 73-jährige Friedensperiode in Deutschland weiterhin anhält. Diese Erwartung ist bezüglich Europa durch den Krieg in der Ukraine bereits Geschichte. Inwieweit die Europäische Union und insbesondere Deutschland weiter in den Krieg involviert werden, ist derzeit nicht seriös einzuschätzen. Willy Brandts Diktum »Der Frieden ist nicht alles, aber alles ist ohne den Frieden nichts« von 1981 gilt weiterhin uneingeschränkt.
- Deutschland in zentralen Zukunftsfeldern mithalten kann. Maschinenbau, Automobilproduktion, Elektro-, Chemie- und Pharmaindustrie – und zunehmend auch Gesundheitswirtschaft – sind noch Garanten der deutschen Wohlhabenheit – wird das für die Zukunft reichen? Oder wird die (in anderen Ländern stärker fokussierte) Mischung aus Innovation in Zukunftsfeldern, Geschwindigkeit in der Umsetzung und deutlicher Prioritätensetzung in der Entwicklung dazu führen, dass in naher Zukunft
  – chinesische Smartphones mit
  – indischen Mikrochips zur Steuerung von
  – japanischen Robotern in den größten, dann von
  – arabischen Investoren übernommenen Krankenhäusern
  – zur Pflege und Versorgung reicher Oligarchen eingesetzt werden?

Befund 3: Es ist keineswegs ausgemacht, dass künftig *alle* Gruppen im Gesundheitswesen angesichts des demografischen Wandels und der relativen Resistenz gegenüber technologisch verursachter Arbeitsveränderung eine Arbeitsplatzsituation vorfinden, die durch Sicherheit, Arbeitszufriedenheit, Qualifikationserweiterung, angemessene Honorierung und große Wertschätzung geprägt ist. Auch unter objektiv günstigen Rahmenbedingungen werden weiterhin die Aspekte Organisationskraft, Macht und Mittelverteilung eine zentrale Rolle spielen.

Fazit: Investitionen in Aus-, Fort- und Weiterbildung zum zentralen Programmpunkt machen!

Hohe Arbeitsplatzsicherheit, wenig Sorge angesichts der Digitalisierung, keine schlechte Bezahlung, aber eben auch Schichtdienst, körperlich schwere Arbeit und z. T. geringe gesellschaftliche Anerkennung: das wird nicht reichen, um den großen Personal-Mangel zu beseitigen oder wenigstens entscheidend zu lindern.

Erfolgversprechend könnte es sein, wenn eine größere Flexibilität und sichtbare Anerkennungs- bzw. Aufstiegschancen vorhanden sind. Alle in der Praxis Arbeitenden wissen, dass niemand mehrere Jahrzehnte in der gleichen Position verharren will, aber es gibt zu wenig Möglichkeiten, die Tätigkeiten »anzureichern« und spezielle Qualifikationen hinzuzugewinnen, also eine Art »Job-Enrichment« (z. B. noch ¾ der Arbeitszeit »am Bett«, aber 1/4 als Spezialistin für Ernährung, Bewegung o. ä. in der Unterstützung und Qualifizierung der Personen im Schichtdienst). Dazu bedarf es der Flexibilität auf allen Seiten, und es bedarf zahlreicher qualifizierter Bildungsangebote, am besten in enger Absprache mit den pflegerischen und therapeutischen Leitungen.

Besonders ist aber auch darauf zu achten, dass die so qualifizierten und spezialisierten Mitarbeiter im Beruf und auch »am Bett« bzw. »am Patienten« bleiben und sich nicht vollständig aus dem Beruf »herausbewegen«. Dabei würden Anreize wie der oben genannte und viele andere unkonventionelle Maßnahmen hilfreich sein. Den Verantwortlichen in den Versorgungsbereichen ist dringend angeraten, flexiblere Strukturen zu schaffen. Dies verlangt große Kreativität und die Bereitschaft, starre Strukturen und Hierarchien aufzubrechen.

Inwieweit Bildungsprozesse dazu beitragen können, dass alle Gruppen im Gesundheitswesen ihren »gerechten« Anteil an den verfügbaren finanziellen Mitteln bekommen, wird auch davon abhängen, ob es gelingt, die »vierte Säule« des Bildungswesens aufzuwerten:

> »Das Humankapital ist nach unserer Auffassung der Dreh- und Angelpunkt der wirtschaftlichen und gesellschaftlichen Entwicklung […] Die berufliche Weiterbildung und das lebenslange Lernen sind die wichtigsten Maßnahmen zur Aufrechterhaltung der Wachstumspotenziale. Wir empfehlen daher, den Aufbau eines allgemein anerkannten, zertifizierten Weiterbildungssystems zum zentralen Programmpunkt zu machen.« (Vogler-Ludwig & Düll 2013, S. 152)

Wer die Diskussionen früherer Jahre über Weiterbildungs(finanzierungs)gesetze verfolgt hat, weiß, wie schwer ein solches Vorhaben umsetzbar sein wird. Aber es lohnt sich, dafür einzutreten!

Literatur

7. Altenbericht 2016: Bundesministerium für Familie, Senioren, Frauen und Jugend (Hrsg.) (2016) Siebter Bericht zur Lage der älteren Generation in der Bundesrepublik Deutschland. Sorge und Mitverantwortung in der Kommune – Aufbau und Sicherung zukunftsfähiger Gemeinschaften. Berlin (= Bundestags-Drucksache 18/10210 vom 02.11.2016 S. XXIII (der Bericht wurde abgeschlossen im Sommer 2015)

Autorengruppe Bildungsberichterstattung (2016) Bildung in Deutschland 2016. Ein indikatorengestützter Bericht mit einer Analyse zu Bildung und Migration. Bielefeld: Bertelsmann

Bundesagentur für Arbeit, Statistik/Arbeitsmarktberichterstattung (Hrsg.) (2018) Berichte: Blickpunkt Arbeitsmarkt – Fachkräfteengpassanalyse, Nürnberg, Juni 2018

DAA-Stiftung Bildung und Beruf (Hrsg.) (2017) Digitalisierung und Technisierung der Pflege in Deutschland. Aktuelle Trends und ihre Folgewirkungen auf Arbeitsorganisation, Beschäftigung und Qualifizierung. Hamburg

Deutsche UNESCO-Kommission e. V. & Bundesministerium für wirtschaftliche Zusammenarbeit und Entwicklung (BMZ) (Hrsg.) (2017) Verantwortung für Bildung: Unsere Verpflichtung erfüllen. Weiterbildungsbericht 2017/18, Kurzfassung, Bonn (https://www.unesco.de/sites/default/files/2018-01/UNESCO_Weltbildungsbericht_2017-2018_FINAL_01.pdf, Zugriff am 02.08.2022)

Nida-Rümelin J (2014) Der Akademisierungswahn. Zur Krise beruflicher und akademischer Bildung. Hamburg: Körber-Stiftung

OECD (2021) Bildung auf einen Blick 2021. OECD-Indikatoren. Herausgegeben vom Bundesministerium für Bildung und Forschung, Deutschland für die deutsche Übersetzung und von wbv

Media für diese deutsche Ausgabe, Bielefeld (https://www.bmbf.de/SharedDocs/Downloads/de/2021/210916-oecd-bericht-bildung-auf-einen-blick.pdf;jsessionid=0580E1BD0C8AB5F2DDF01BE111194A18.live092?__blob=publicationFile&v=5, Zugriff am 08.07.2022)

Prognos (2018) Strategien gegen den Fachkräftemangel in der Altenpflege. Probleme und Herausforderungen. Studie im Auftrag der Bertelsmann-Stiftung. Freiburg (https://www.bertelsmann-stiftung.de/fileadmin/files/Projekte/44_Pflege_vor_Ort/VV_Endbericht_Fachkraeftemangel_Pflege_Prognos.pdf, erneuter Zugriff am 31.07.2022)

Reiss K, Sälzer C, Schiepe-Tiska A et al. (Hrsg.) (2016) PISA 2015. Eine Studie zwischen Kontinuität und Innovation. Anhang, S. 459–497. Münster, New York: Waxmann.

Zur Kritik an PISA siehe den offenen Brief von 83 Erziehungswissenschaftlern vom 06.05.2014 an Andreas Schleicher, Direktor des OECD – Programme for International Student Assessment (PISA): Andrews P, Atkinson L, Ball SJ et al. (2014) OECD and Pisa tests are damaging education worldwide – academics. The Guardian, https://www.theguardian.com/education/2014/may/06/oecd-pisa-tests-damaging-education-academics, Zugriff am 13.04.2018. Es heißt dort im Fazit: »Der enge Fokus der OECD auf standardisierte Tests riskiert, dass das Lernen zur Plackerei wird und der Spaß am Lernen getötet wird.« (»OECD's narrow focus on standardised testing risks turning learning into drudgery and killing the joy of learning«.)

Robert Koch-Institut (Hrsg.) (2015) Gesundheit in Deutschland. Gesundheitsberichterstattung des Bundes. Gemeinsam getragen von RKI und Destatis. Berlin: RKI

Sachverständigenrat zur Begutachtung der Entwicklung im Gesundheitswesen (Hrsg.) (2018) Bedarfsgerechte Steuerung der Gesundheitsversorgung. Gutachten 2018. Bonn, Berlin (Juni 2018)

Vogler-Ludwig K & Düll N (2013) Arbeitsmarkt 2030. Eine strategische Vorausschau auf Demografie, Beschäftigung und Bildung in Deutschland. Bielefeld: Bertelsmann

Vogler-Ludwig K, Düll N, Kriechel B (2016) Arbeitsmarkt 2030. Wirtschaft und Arbeitsmarkt im digitalen Zeitalter. Prognose 2016. Bielefeld: Bertelsmann

Die Autorinnen, die Autoren

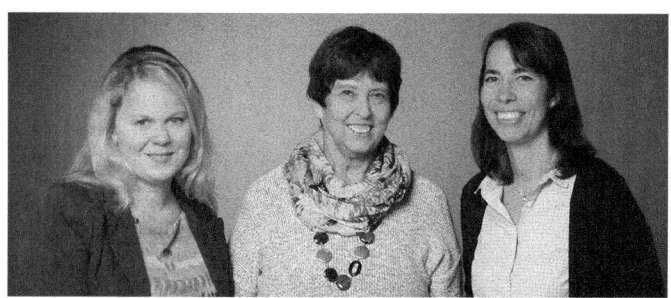

Ann-Kathrin Blank, Ergotherapeutin seit 2003, Mitautorin der Broschüre »Ergotherapie bei Demenz«. Arbeit mit demenziell erkrankten Menschen in verschiedenen Senioreneinrichtungen, Weiterbildung »Gerontopsychiatrische Zusatzqualifikation«. Mitglied der Alzheimer-Gesellschaft.

Gudrun Schaade, Ergotherapeutin seit 1965, Buchautorin, Referentin für Therapeuten und Pflegekräfte. Seit über 30 Jahren Arbeit mit demenziell erkrankten Menschen. Mitglied der DED (Deutsche Expertengruppe Dementenbetreuung) und der Alzheimer Gesellschaft.

Dorothee Danke, Ergotherapeutin seit 2003, Mitautorin der Broschüre »Ergotherapie bei Demenz«. Seit 2010 selbständig in eigener Praxis mit Schwerpunkt Demenz. Weiterbildung Systemisch-Integrative Beraterin. Mitglied im BED (Bundesverband für Ergotherapeuten in Deutschland.

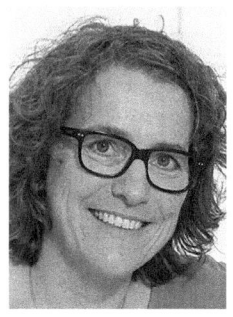

Birgit Adam-Küllsen, Hamburg, Leitung Ergotherapie Medizinisch-Geriatrische Klinik Albertinen Krankenhaus/Albertinen Haus gGmbH, APW-anerkannte Therapeutin im Affolter-Modell®, Bobath-Therapeutin, nebenberuflich Dozentin an einer Schule für Ergotherapie.

Die Autorinnen, die Autoren

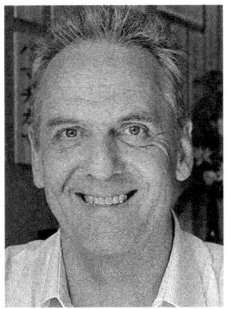

Andreas Blase, heilpraktischer Psychotherapeut mit freier Praxis; Musik-Gestalttherapeut, zertifizierter Musiktherapeut, Supervisor und Lehrmusiktherapeut der Hochschule für Musik und Theater Hamburg, Mitglied im Landesmusikrat Hamburg. Lehrtherapeut und Ausbilder beim Hamburger Institut für gestaltorientierte Weiterbildung.

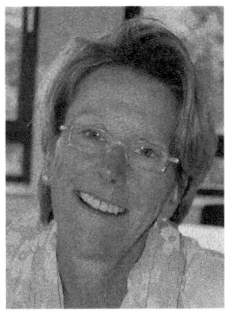

Marianne Brune, leitende Physiotherapeutin im Albertinen Haus und Albertinen Krankenhaus, Bobath-Instruktorin IBITA, Leiterin von Bobath-Grundkursen für Physio- und Ergotherapeuten, Logopäden, Pflegekräfte.

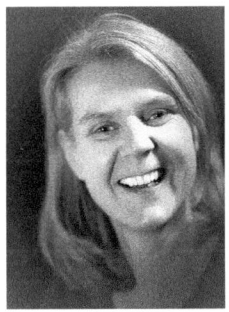

Ulrike Dapp, Dr. rer. nat., Diplom-Geographin, Forschungskoordinatorin der Medizinisch-Geriatrischen Abteilung für Forschung und Dokumentation Albertinen Haus, wissenschaftliche Einrichtung an der Universität Hamburg und Leitung der Longitudinalen Urbanen Cohorten-Alters-Studie (LUCAS) seit dem Jahr 2000. Weitere Informationen: www.geriatrie-forschung.de.

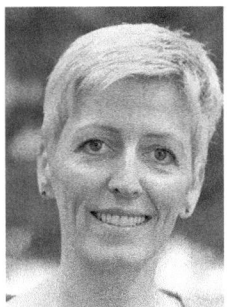

Michaela Friedhoff, B.Sc., Fachkrankenschwester für Rehabilitation in der Alten- und Krankenpflege, Pflegeaufbaukursinstruktorin Bobath BIKA®, Kurs- und Weiterbildungsleiterin für Basale Stimulation® in der Pflege.

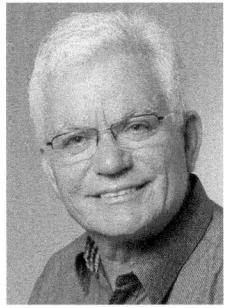

Michael Goßen, Krankenpfleger, Diplom Pflegepädagoge, Kurs- und Weiterbildungsleiter für Basale Stimulation® in der Pflege.

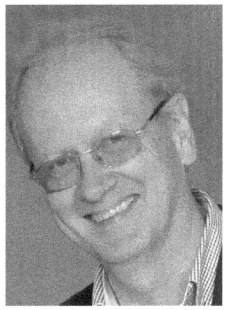

Joachim Guntau, Dr. med., FA für Innere Medizin, Palliativmediziner, Berater für Ethik im Gesundheitswesen. 1991–2017 Oberarzt der 2. Medizinischen Abteilung des Albertinen Krankenhauses, seit 2002 Leitender Oberarzt; ab 2008 Stellvertretender Vorsitzender des Klinischen Ethikkomitees, ab 2011 Leiter der Palliativabteilung des Albertinen Krankenhauses.

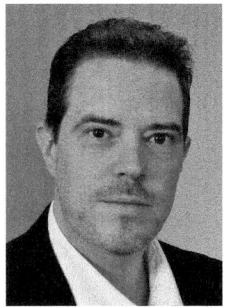

Jochen Gust, kfm. Ausbildung sowie auch Altenpfleger, zehn Jahre Demenz- und Delir-Beauftragter einer Geriatrie in Schleswig-Holstein, Buchautor, freiberuflicher Referent, Sachverständiger und Moderator im »Wegweiser Demenz« des Bundesfamilienministeriums, Mitglied der Chefredaktion des Infodienstes Demenz: Pflege und Betreuung.

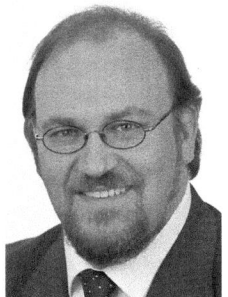

Frank-Christian Hanke, Dr., Dipl. pharm., Apotheker, Geschäftsführer der Gero PharmCare GmbH, Vorsitzender der Prüfungskommission (Geriatrische Pharmazie) der Apothekerkammer Nordrhein, Mitinitiator des Vier-Bundesländer-Projektes des GBA-Innovationsfonds »Optimierte Arzneimittelversorgung für pflegebedürftige geriatrische Patienten« (2017–2020).

Die Autorinnen, die Autoren

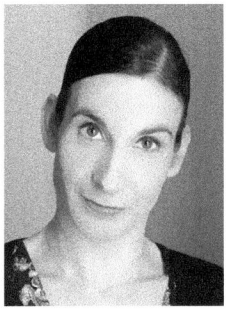

Maria-Dorothea Heidler, Dr. phil., studierte Sprechwissenschaftlerin, seit 1996 akademische Sprachtherapeutin in der neurologischen Rehabilitation der Brandenburg Klinik. Seit 2004 Fachtherapeutin für Kognitives Training, 2005 Promotion über »Kognitive Dysphasien«. 2012–17 wiss. Mitarbeiterin an der Professur für Rehabilitationswiss., Univ. Potsdam.

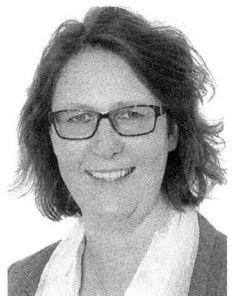

Andrea Kuphal, Dipl.-Pflegewirtin (FH), LL.M., Krankenschwester, Leiterin Unternehmensentwicklung Diakomed Diakoniekrankenhaus Chemnitzer Land gGmbH. Vorstandsmitglied im Bundesverband Geriatrie e. V., Vorstandsmitglied der Deutschen Fachgesellschaft Aktivierend-therapeutische Pflege e. V., Mitglied des Sächsischen Pflegerates und im Bundesverband Pflegemanagement e. V.

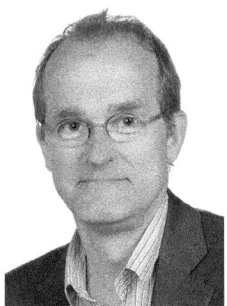

Reinhard Lindner, Prof. Dr. med., Professor für »Soziale Therapie«, Inst. für Sozialwesen, Univ. Kassel. FA für Neurologie und Psychiatrie, Psychotherapie und Psychosomatische Medizin. 18 Jahre Psychotherapeut am Therapie-Zentrum für Suizidgefährdete, Uniklinik Hamburg, 11 Jahre OA für Gerontopsychosomatik im Albertinen Haus. Lehrtherapeut, Supervisor.

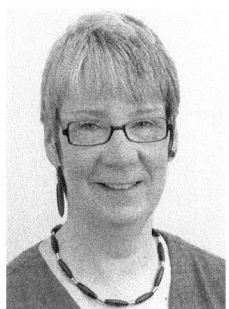

Christel Ludewig, Gesundheits- und Kinderkrankenpflegerin, Lehrerin für Pflegeberufe, zertifizierte Kursleitung nach dem Basiscurriculum Palliative Care (Kern, Müller, Aurnhammer), Pflegeexpertin für Menschen mit Demenz, bis 2019 Koordinatorin für Fort- und Weiterbildung, Diakonische Fort- und Weiterbildungsakademie (DFA), Hamburg.

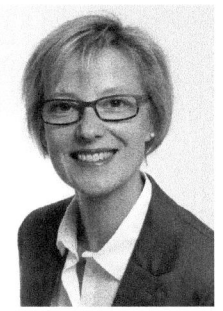

Katja Mai, Bsc., Msc., BSc. Physiotherapie, MSc. Gerontologie, Sturzpräventionstrainerin. Bis 2014 leitende Physiotherapeutin in der Klinik für Geriatrie (Akut, Früh-/Reha) in Osnabrück. Seit 2016 Gerontologin in einer Gerontopsychiatrischen Tagesklinik in Hildesheim. Bis 2018 Referentin für den Bereich Mobilität und Sturzprävention für Physiotherapeuten beim Deutschen Verband für Physiotherapie (ZVK) als auch für Fachpflege und Fachtherapie ZERCUR GERIATRIE®. Seit 2021 Fortbildungsassistentin für die NADA-Ohrakupunktur. Fachbuchautorin.

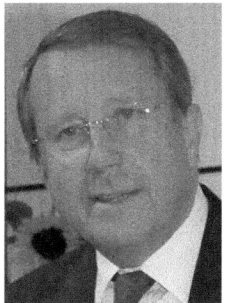

Hans Peter Meier-Baumgartner, Prof. Dr. med., Direktor des Albertinen Hauses 1980–2005, Gründungsvorsitzender der Bundesarbeitsgemeinschaft klinisch-geriatrischer Einrichtungen 1993–1999 (heute: Bundesverband Geriatrie); 1996 Max-Bürger-Preis der Deutschen Gesellschaft für Gerontologie und Geriatrie; Buchautor.

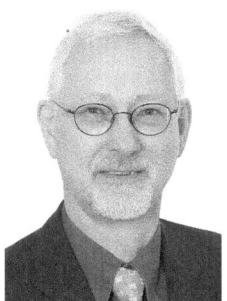

Michael Musolf, Dr. med., MBA, Chefarzt Geriatrie und Physikalische Medizin, Evangelisches Amalie-Sieveking-Krankenhaus gGmbH Hamburg. Vorstandsvorsitzender des Bundesverbands Geriatrie.

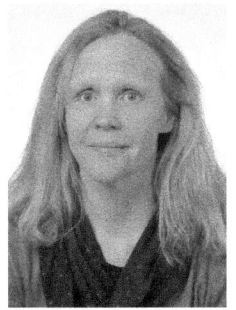

Dagmar Nielsen, exam. Altenpflegerin, Pflegeexpertin für ATP-G und Ernährung klinische Geriatrie, Albertinen Haus/Hamburg. Fachpflegekraft Aktivierend-therapeutische Pflege Geriatrie, Fachkraft für Kontinenzförderung, Pain Nurse, Fachkraft für Ernährungstherapie, Prüferin in der FWB ATP-G, Referentin für Ernährung und ATP-G (ZERCUR GERIATRIE®).

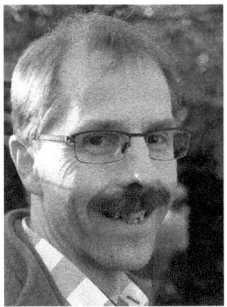

Norbert Niers, Logopäde. Bis 1998 Behandlung geriatrischer Akut- und Reha-Patienten. Seit 1998 leitender klinischer Logopäde in der neurologischen Frührehabilitation, Krankenhaus Ludmillenstift, Meppen. Dozent für Fortbildungen in der Diagnostik und Therapie von Dysphagien sowie dem therapeutischen Trachealkanülenmanagement.

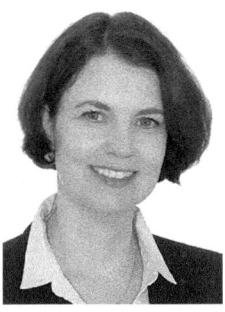

Kristina Oheim, Assessorin juris, Volljuristin, Referentin bei der Deutschen Krankenhausgesellschaft. 2009–2019 Referentin beim BV-Geriatrie, u. a. mit den Schwerpunkten Krankenhausrecht, Krankenhausfinanzierungsrecht, kodierrechtliche Fragen, medizinische Rehabilitation. Langjährige Betreuung und Weiterentwicklung der ZERCUR GERIATRIE®-Fachweiterbildung.

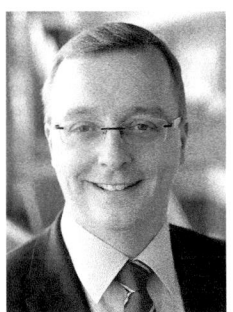

Uwe Papenkordt, Medical Advisor für Stoma- und Kontinenzversorgung, Coloplast GmbH Hamburg. Fachkrankenpfleger für Anästhesie und Intensivpflege, Kontinenzmanager, Urotherapeut. Dozent für Kontinenzversorgung, Stomaversorgung, Urologie und Andrologie.

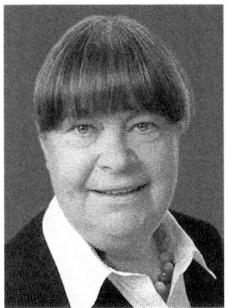

Marianne Pertzborn, Krankenschwester, Diplom Pädagogin, Kurs- und Weiterbildungsleiterin für Basale Stimulation® in der Pflege.

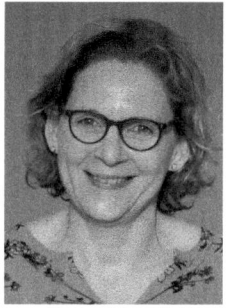

Foto: Miriam Yousif-Kabota

Marion Rehm, Krankenschwester, Dipl.-Gesundheitswissenschaftlerin. 2010–2016 Stellvertretende Leitung Albertinen Akademie, seit 2016 Leiterin der Albertinen Akademie, Hamburg.

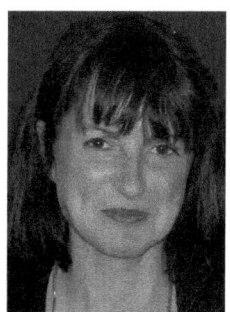

Monika Richard, Dipl. Kfm., abgeschlossenes Hochschulstudium der Wirtschaftswissenschaften und Betriebswirtschaftslehre. Leitung des Instituts für Integrative Validation GbR, Carlo und Monika Richard, das ihre Schwägerin Nicole Richard gegründet hat. Mitautorin des Buches »Integrative Validation nach Richard® – Menschen mit Demenz wertschätzend begegnen«

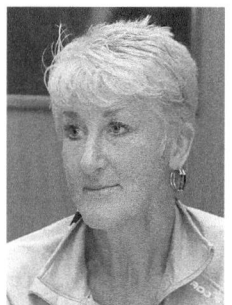

Nicole Richard, Diplom-Pädagogin, Diplom-Psychogerontologin; *22. April 1957; †11. Juli 2014. Auch nach dem frühen Tod von Nicole Richard besteht das von ihr gegründete »Institut für Integrative Validation nach Richard®« fort und bietet entsprechende Schulungen an: www.integrative-validation.de

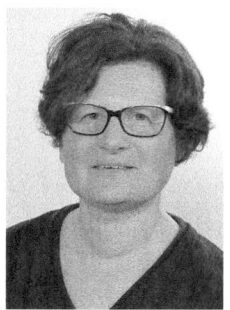

Susette Schumann, Dr., Krankenschwester, MBA Health Care Management, Evangelischer Diakonieverein Berlin Zehlendorf e. V., Präsidentin der Deutschen Gesellschaft für Aktivierend-therapeutische Pflege e. V., Multiplikatorin für die Entbürokratisierung in der Altenpflege, Interne Auditorin, Pflegesachverständige am Sozialgericht.

Die Autorinnen, die Autoren

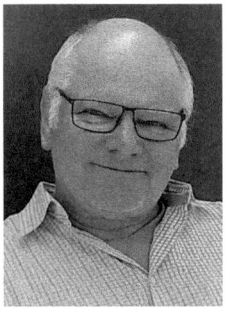

Wolfgang Schwibbe, Lehrer und Andragoge, Seniorberater. 2000 bis 2016 Leiter der Albertinen Akademie. 2013–2017 Mitglied im Berufsbildungsausschuss der Behörde für Gesundheit und Verbraucherschutz. 1990–2000 Fachbereichsleiter im Zentrum zur beruflichen Qualifizierung e. V., 1982–2008 nebenberuflich Mitinhaber und Verleger, ergebnisse-Verlag Hamburg.

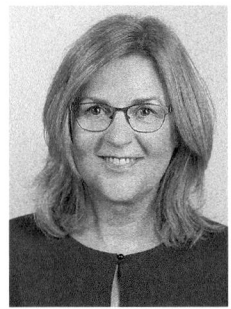

Beate Stiller, Prof. Dr. phil., Berufspädagogin für Gesundheitsberufe und Supervisorin (DGSv), Studiengangsleiterin Pflege DUAL, hochschule 21; Lehrbeauftragte an verschiedenen Hochschulen zu Themen der Pflegewissenschaft, Edukation und Interaktion. Seit 2006 selbständige Dozentin im Gesundheitsfeld im Schwerpunkt Kommunikation.

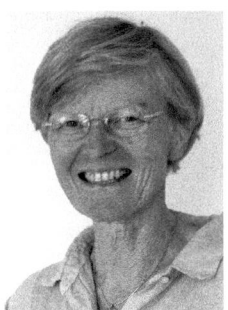

Marie-Luise Strobach, Dr. med., Fachärztin für Allgemeinmedizin/Geriatrie, Oberärztin der Klinik für Orthopädie, Unfall-, Hand- und plastische Chirurgie, DIAKO Krankenhaus Flensburg.

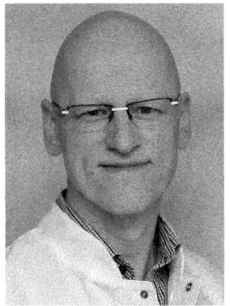

Ulrich Thiem, Prof. Dr. med., Facharzt für Innere Medizin, Zusatzbezeichnung Geriatrie, Physikalische Therapie, Chefarzt Geriatrie und Gerontologie Albertinen Haus – Zentrum für Geriatrie und Gerontologie, Wissenschaftliche Einrichtung der Medizinischen Fakultät der Universität Hamburg.

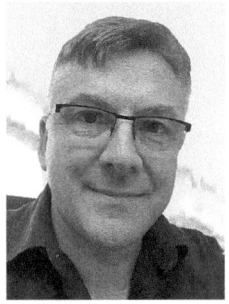

Peter Tonn, Dr. med., Facharzt für Neurologie und Psychiatrie, Schwerpunkt Gerontotherapie, und Geschäftsführender Arzt des Neuropsychiatrischen Zentrums Hamburg-Altona NPZ GmbH.

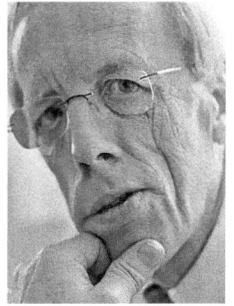

Werner Vogel, Prof. Dr. med., Internist, Kardiologe, Geriater, FA für Physikal. und Rehabil. Medizin. 1992–2014 Chefarzt im Ev. Krankenhaus Gesundbrunnen, Zentrum f. Geriatrie u. neurologische Frührehabilitation. Vorstandstätigkeit 1993–2002 im BV Geriatrie, bis 2015 im LV Hessen-Thüringen. Seit 1996 Honorarprof. an der Univ. Kassel (Soziale Gerontologie), 2008–2010 Präs. der Dt. Gesellschaft für Geriatrie.

Foto: Aumeier

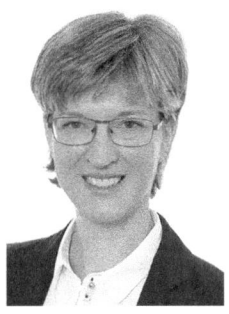

Anke Wittrich, Dipl. Med.-Informatikerin (FH), Fachärztin für Strahlentherapie, Referentin bei der Deutschen Krankenhausgesellschaft. Ehemals stellvertretende Geschäftsführerin des Bundesverbandes Geriatrie e. V., Sprecherin DRG-Projektgruppe, Mitglied der DPR Fachkommission DRG; betreute u. a. das gesamte Themengebiet DRG sowie das Vorschlagsverfahren für den Fachbereich Geriatrie.

Stichwortverzeichnis

§

§ 109 SGB V 119
§ 111 SGB V 119
§ 40 SGB V 123

1

109er-Einrichtungen 119
111er-Einrichtungen 123

2

24-Stunden-Ansatz 163

A

Abhängigkeitsgefühle 286
Abnabelung 34
Abschlussprüfung 257
Absorption 75
Abspaltung 279
Abstillen 34
Abstraktionsfähigkeit 37
Acetylcholin 275
Acetylcholinesterasehemmer 76
Achtsamkeit 263, 306
Adaptation 165
Adhärenz 75, 78
ADL 55, 63, 165
Adrenalin 275
AEDL 166
Affolter 256
Affolter, Félicie 261
Affolter-Modell® 258
AGAST 61, 62
Aggressionssteuerung 35
Aggressivität 294
Agieren 252
Akademie 38
Akademisierungsgrad 323

Akademisierungswahn 325
Akathisie 256
aktivierend-therapeutisch 112
Aktivierend-therapeutische Pflege 67, 82, 88, 163
Aktivierung 263
Aktivität
– alltagsorientierte 172
– extensorische 172
– flexorische 172
Aktivitäten 72, 73
Aktivitäten des täglichen Lebens 55, 102, 139, 140, 293, 308
Aktivitätstheorie 44
akute gesundheitliche Probleme 52
akute Netzhautablösung 191
akutmedizinisch 108
Akzeptanz 286, 289
Albertinen Diakoniewerk 112
Albertinen Haus 112
Albuminspiegel 75
Alendronsäure 85
Algorithmus 52, 58
Alkoholabusus 277
Allokation 55
Alltagsaktivität 47, 257
Alltagsfunktionen 165
Alltagshandlungen 258
Alltagskompetenz 38, 44–47, 51, 87
alltagsorientierte Fertigkeiten 83
Altenheim 232
Altenpflege
– stationäre 311
Altenpflegeausbildung 310
Altern 43
– biologisches 44
– normales 45
– optimales 45
– pathologisches 45
– primäres 47
– psychologisches 44
– sekundäres 47
– soziales 44
Alternsbilder 44
Alternstheorien 44
altersabhängige Makuladegeneration (AMD) 188
Altersschwerhörigkeit 181, 182, 184, 187

Alterstraumatologie 32
Alterungsprozess 43, 46
Altes Testament 43
Alzheimer 43, 246
Amaurosis fugax 191
Ambivalenz 289
ambulant 53
Ambulante Pflegedienste 127
Amnesie
– anterograde 247
Analgetika 78
Analogskala 84
Anamnese 51, 225, 243, 276
Anästhesie 59
Anatomie 203
– des Auges 187
Andrologie 223
Angehörige 303
Angst 35, 252, 254, 293
Anordnung
– betriebliche 323
Anschluss
– -heilbehandlung 83
– -rehabilitation 74, 75, 123
– -versorgung 82
Anteilnahme 263
Anteversion 85, 89
Antibiogramm 84
Antibiose 84
Antibiotikum 232
Antidepressiva 92, 223, 280
– trizyklische (TZA) 280
Antithrombotika 78
Antragstellung 83
Antrieb 252
– -sarmut 247
– -sminderung 85, 89
– -sschwäche 90
Apathie 34, 291, 293
Aphasie 36
Apoplex 55, 206
Approbationsordnung 310
Apraxie 38
APW 261
Arbeitskräfte
– ausländische 325
Arbeitskräftemangel 326
Arbeitsorganisation 323
Arbeitsplatzsicherheit 325
Arbeitszeitmodelle 323
Arbeitszufriedenheit 31
Armfix 84
arterielle Hypertonie 58
arterielle Verschlusskrankheit 78
Arthritis
– rheumatoide 55
Arthrose 33, 57, 58, 88, 149–151, 154, 222

Arzneimittel 230, 234
Arzneimittelinteraktionen 231
Arzneimittelklassifikationssysteme 79
Arzneistoffe 75
Ärztlicher Dienst 82
Arzt-Patienten-Beziehung 34
Aspiration 203
Aspirationspneumonie 203, 307
ASS 85
Assessment 26, 31, 32, 38, 47, 51, 60–63, 67, 83–87, 90, 92, 101, 103, 108, 140, 159, 199, 200, 268
– Basis- 61, 62
– geriatrisches 59, 96, 101, 117, 140, 144
– -instrumente 100–102, 111, 195, 308
– Mini-Nutritional- 62, 88, 90, 92, 195
– präventives 99
– Schluck- 88
– Sozial- 110
Ataxie 232
Atemtechnik 36
Atemtherapie 88
Atemwege
– obere 210
– untere 203
Ätiologie 205, 247, 248, 269, 275
ätiologisch 194, 263
ATP-G-Pflegestandards 114
auditiv-visuell 261
Aufmerksamkeit 290
– geteilte 244
Aufmerksamkeitsfunktionen 214
Aufsetzen 88
Aufstehen 88
Aufstehtraining
– repetitives 167
Aufstiegschancen 325
Ausdrucksfähigkeit 263
Ausgrenzung 280
Ausscheidungen 220
Authentizität 289
autistische Kinder 261
Autonomie 43, 51, 52, 108
Autostimulation 294
Ayres, Jean 255

B

Bahnung 37
Bakterien 231
Balance 167
Balance-Training 91
Balken 245
Balneotherapie 83
Barthel-Index 61, 84, 87, 113

- Erweiterter 92
basale Kerngebiete 33
Basale Stimulation® 198, 256, 290, 291, 294, 308
Basisqualifikationen 310
Bauchgefühl 38
Beckenboden 221
Beckenbodentraining 225
Bedarfseinschätzung 112
Bedarfsgruppen 112
Bedarfsgruppenzuordnung 113
Bedürfnisse
- körperliche 307
- psychosoziale 308
- spirituelle 309
Beeinträchtigungen
- kognitive 293
Befund 222
Befundaufnahme 163
Befunderhebung 82, 87, 90, 91, 222
Befundstatus 163
Begegnung
- ritualisierte 252
Begleiterkrankungen 87
Begleitung 305
Begutachtungsleitfaden 67
Begutachtungsrichtlinie 43, 55
Begutachtungsrichtlinie Vorsorge und Rehabilitation 93
Behandlungs
- -pfad 225
- -pflege 113
- -plan 51, 81, 87
- -sicherheit 235
- -strategien 81
- -verlauf 82
- -ziele 32, 51, 81
Behandlungsbedürftigkeit
- akutstationäre 120
Belohnung 35
Benserazid 84
- retard 84
Benzodiazepine 233, 281
Beobachtung
- urodynamische 222
Beobachtungsskalen 238
Beratung 130
Beratung und Betreuung bei kognitiver Einschränkung 142
Beratungskompetenz 133
Berg-Balance Skala 88
Berufsausbildung
- duale 321
Berufseinsteiger 326
berufsgruppenübergreifend 110
Berührung 308
BESD 62
- -Skala 308

Besprechungen 109
best practice 38
Beta-Blocker 78, 275
Betreutes Wohnen 91
Bettlägerigkeit 57
Bevölkerungsentwicklung 93
Bewegung 32, 33, 163, 290
- normale 165
Bewegungs
- -amplitude 166
- -fähigkeit 290
- -folge 37
- -kontrolle 164
- -mangel 47
- -muster 165
- -störungen 163
- -therapie 287
Bewegungsübergang
- vom Sitzen zum Stehen 167
Bewerten 243
Bewusstsein 242
Beziehungsarbeit 284
Bezogenheit 263
Bezugspflegeperson 284
Bienstein, Christel 290
Bildungs
- -abschlussquoten 322
- -ausgaben 322
- -niveau 36
- -stand 321
- -teilnehmer 321
Bindegewebshüllen 35
Bindung 32, 34
Bioelektrische Impedanz-Analyse
- BIA 195
Biografie 243
Biografiearbeit 218, 306
Bioimpedanzanalyse (BIA) 96, 101, 140
bio-psycho-soziales Modell 72
Bischofberger, Walter 261
Blasenentzündung 223
Blasenmuskel 221
Blasensenkungen 223
Blasenstörung
- Neurogene 223
Blickkontakt 284
Blockung 210
BMI 84, 89
Bobath-24-Stunden-Konzept 177
Bobath-Konzept 163, 198
Bodenkontakt 170
Bodenreaktionskraft 170
Body-Mass-Index
- BMI 195
Bolus 205
Bonuseigenschaften 267
Brutto-Einkommen 321

341

Budgetverhandlungen 122
Bundesärztekammer 310
Bundesgesundheitsministerium 230
Bundesmedikationsplan 77
Bundesverband Geriatrie e. V. 82, 112, 115

C

Caliper-Zange 195
care 303
Case Mix
– CM 70
Case- und Caremanagement 58
Casemanager 53
CCT 91
Celler-Modell 311
CERAD 92
cerebrale Mikroangiopathie 57
Chair-Rising-Test 62, 92
Chemotherapie 85, 89, 304
Chromosomen 35
Chronifizierung 237
– iatrogene 238
chronisch Kranke 305
Cipralex 92
Cipramil 92
Citalopram 280
Clinical-Reasoning 163
Clock Completion-Test 109
Clozapin 84
CM 74
Code 65
Compliance 75, 78
Confusion Assessment Method (CAM) 271
Coombes, Kay 205
COPD 53, 58, 197
Cortex
– präfrontaler 244
Cortison 59
Cuff 210
Curriculum 25, 41, 82, 100, 102, 105
Cymbalta 92

D

D-A-CH-Referenzwerte 194
Darm-Motilität 196
Dauerkatheter 227
Dauerverordnung 230
Davies, Patricia M. 261
Defäkation 57
Defizite 112
Dehydratation 203, 307
Dekristol 85

Dekubitalulcera 56
Dekubitus 59, 68, 132, 237
Dekubitusprophylaxe 33
Delir 20, 28, 57, 59, 60, 68, 74, 84, 88, 232, 245, 268–270, 272
Delirmanagement 88
Demenz 28, 53, 203, 245, 251, 276
– -diagnostik 62
– -erkrankte 254
– -erkrankungen 254
– Multi-Infarkt- 247
– -syndrome 60
– vaskuläre 247
Demergo 256
Demografie 323
DemTect 62, 88, 90, 92
Denken 243
Denkfähigkeit 264
Depression 34, 56, 230, 232, 248, 252
Depression-Scale 62
Depressionsskala
– geriatrische 88
depressive Stimmung 237
Depressivität 279
Deprivation
– sensorische 294
Dermatop 85
Desorientiertheit 84
Detrusor 223
Deutsche Gesellschaft für Ernährung 194
Deutsche Gesellschaft für Geriatrie
– DGG 115
Deutsche Gesellschaft für Gerontologie und Geriatrie
– DGGG 115
Deutsche Gesellschaft für Gerontopsychiatrie und -psychotherapie
– DGGPP 306
Deutsche Gesellschaft für Palliativmedizin
– DGP 310
Diabetes 33, 49, 194, 306
Diabetes mellitus 74, 230, 247
Diabetes mellitus Typ II 55
Diagnose 87
Diagnosestellung 82
Diagnosis Related Groups
– DRG 120
Diagnostik 27, 51, 55, 57, 60, 74, 82, 83, 86, 90, 101, 135, 141, 149, 150, 182, 189, 203, 208, 223, 228, 245, 248, 265, 271, 276, 279, 290
Diätetik 209
Diazepam 231
Differenzialdiagnose 276
Diffusion 33
Digitalisierung 323
DIMDI 65, 257
Direkteinweisung 85

Diskrepanzen 288
Distribution 75
Diuretika 78
DKG 65
Dokumentation 64, 69
Dokumentationssysteme 112
Donezepil 84
Dopamin 37, 263, 275
Doppelverschreibungen 231
Dorsalextension 172
Drehtüreffekt 53, 265
DRG 69, 72–74
Druck 291
Druckgeschwüre 33
Duloxetin 84
Duplex-Sonografie 92
Durchfall 232
Durst 307
Dyade (Arzt/Pflegekraft) 32
Dynapenie 148, 151
Dyslipidämie 194
Dysphagie 65, 72, 202, 307
Dysphagietherapie 205
Dysphagiologie 203
Dysphasien
– kognitive 213
Dyspnoe 203
– Atemnot 57
Dyspraxie 38

E

EADL 63
Echtheit 253, 305
EEG 92
Ehrenamtliche 267
Eigenbild 220
Eigenverantwortung 99, 100, 105
Eigenwahrnehmung 287
Einarbeitungsprozess 109
Einbeinstand 86, 92
Einfaches Führen 259
Einfühlungsvermögen 253
Eingliederungshilfe 305
Einhandrollator 88
Einhandtraining 88
Einheitlicher Bewertungsmaßstab
– EBM 117
Einlagen 224
Einreibungen 298
Einsamkeit 277
Ekel 220, 285
EKG 86, 87, 92
– Langzeit- 86
Elektrolytentgleisung 53

Elektrolythaushalt 56, 307
Elevation 85, 89
Elimination 75
Emotion 32, 34, 67, 267
Empathie 34, 267, 288, 305
Endoskop 66
Endoskopie 209
Endothelien 35
Energiebedarf 196
Engel 310
Enterokokken 231
Entgeltkürzung 72
Entgeltsystem 69
Entlassbrief 82
Entlassmanagement 61, 82, 110
Entlassung 84
Entlassungsplanung 32, 83
Entlastung 305
Entpersönlichung 298
Entwicklungsmodell 258
Epidemiologie 274
Erfassen 243
Erfassungsinstrument 140
-erfolg 87
Ergotherapie 67, 83, 254
Erkrankung
– Herz- 306
– Lungen- 306
– Nieren- 306
– onkologische 305
– Stoffwechsel- 306
– Tumor- 306
Erkrankungen
– gerontopsychiatrische 306
Ermüdung 264
Ernährungsstörungen 32
Ersatzpflege 127
Erschütterung 262
Erstausbildung 325
erworbene cerebrale Schäden 258
Esslinger Transferskala 88
Evidenz 32, 100, 161
evidenzbasiert 50, 51, 57, 100, 105, 280
exazerbiert 55
Exekutiv-Funktionen 244
existentiell 310
Existenzstoffwechsel 170
Expertengruppe 113
Expertenstandard 224
– Ernährungsmanagement 196
Exploration 258
Exportorientierung 327
Exsikkose 53, 76, 242
Extension 171
extrapyramidalmotorisches System 33
Extremität 168
– obere 90

343

F

Facharzt 82
FachergotherapeutIn Demenz nach Gudrun Schaade 257
Fachgesellschaften 115
Fachkräftemangel 324
Fachpflegekraft Aktivierend-therapeutische Pflege Geriatrie 82
Fachsprache 113
Fachweiterbildung 82
Facio Orale Trakt Therapie
– F.O.T.T.® 205
Fähigkeitsstörungen 72, 87
– neurologische 163
Fahrstuhl 84, 87
Fall
– -beispiel 87, 111, 284
– -gruppe 69
– -konferenz 32
– -management 137, 139, 141, 142, 144
– -neigung 86
– -pauschalensystem 120
– -schwere 70
– -steuerung 73
Fallbesprechung 81, 87, 257
– ethische 32
Familienfreundlichkeit 325
Farbkonzepte 267
Fatique-Syndrom 85, 89
Fazilitation 163, 173
fazio-orale Therapie 67
Fehl- und Mangelernährung 47, 56
Fehlbelegung
– primäre 72
– sekundäre 72, 90
Fehlernährung 194
Feinmotorik 36
Femurfraktur 67, 68, 157
Fersenkontakt 170
Fertilität 45
FIM 62, 90, 92
– Functional Independence Measure 62, 88
Finanzierungssystem 326
Fixateur interne 85
Fixation 172
Fixierung 265
Flexibilität 328
Flexion 89
Flucht 279
Fluoxetin 232
Flüssigkeitsmangel 307
Flüssigkeitszufuhr 225, 307
Foetor 203
Fokussierbarkeit 244
FORTA
– -Klassifikation 59
– -Liste 80
Fortbewegungsapparat 33
Fortbildung 24, 26, 41, 100, 102, 105, 111, 282, 311, 326
Fragen
– mäeutische 305
Fragetechnik 284, 289
Frailty 32, 47–49, 52, 76, 95, 102, 103, 140, 146–148, 155, 159, 196, 198, 234
– Pre- 147
Fraktur 53, 55
Fremdmotivation 33
Freud, Sigmund 281
Fröhlich, Andreas 290
Früherkennung 49
Frührehabilitation 73, 119
– neurologische 261
fT3 92
fT4 92
Funktionserholung 165
Funktionsstoffwechsel 170
Funktionsverluste 102, 104, 148, 180, 222
Für- und Selbstsorge 284
furniture moving 84, 85, 87
Furosemid 232
Fürsorge 286

G

GAITRite 101
Ganganalyse 101, 140
Gangbild 86, 89, 91
Gangschulung 91
Gangstörung 53
Ganzkörperausstreichung 296, 297
Ganzkörperwaschung 295
gastrointestinal 232
G-DRG 65
GDS 84
Gebrechlichkeit 43, 47, 56, 95, 103, 147, 198
Geburt 34
Gedächtnis 32, 34, 242
– motorisches 37
Gedächtnisfunktionen 215
Gedächtnisstörungen 216
Gedächtnistraining 264
Gefäßverschluss 191
Gefühle 34, 251, 263
Gegenübertragung 281
Gehör 36
Gehstrecke 89
Geisteshaltung 31
Gelassenheit 31
Geld-Zählen-Test 62, 92

Gemeinsamer Bundesausschuss 72, 137
Gemeinschaftsräume 267
Generalisierung 325
Geriatrie im Krankenhausbereich 119
Geriatrie-Definition 52, 53
Geriatrische Behandlung 51
Geriatrische Depressionsskala
– GDS 92, 276
Geriatrische Frührehabilitative Komplexbehandlung
– GFK 119
Geriatrische Institutsambulanzen (GIA) 58, 98, 101, 103, 117, 135
Geriatrische Medizin 52
Geriatrische Rehabilitation 56
Geriatrische Schwerpunktpraxen 116, 117, 135
geriatrische Syndrome 54
Geriatrischer Patient
– Definition 116
geriatrischer Qualitätszirkel 98, 100
geriatrisches Konsil 53, 84
Geriatrisches Screening nach Lachs 87
geriatrisches Syndrom 52
geriatrisches Team 67
Geringqualifizierte 323
German Diagnosis Related Groups
– G-DRG 120
gerontologisch-geriatrisches Team 105
gerontopsychiatrisch 54
Geschwisterkind 34
Gesetz zur Stärkung der Gesundheitsförderung und der Prävention (PrävG) 100
Gesetzliche Krankenversicherung 64, 72
Gesichtspflege 88
Gesprächsführung 284
– motivierende 287
Gestalttherapie 263
Gestik 292
Gesundheits- und Krankenpflegegesetz 310
gesundheitsfördernde Potenziale 106
Gesundheitsförderung 26, 49, 50, 95, 97–99, 102, 104–106, 143, 159, 229, 234
– aktive, im Alter 50, 99, 100, 102
Gesundheitskompetenz 142
Gesundheitsnetzwerk 105
Gesundheitszentrum 99, 100, 106
– für ältere Menschen 105
Gewebeschädigung 237
Gewichtsreduktion 225
Gewichtsverlagerung 171
Gewichtsverlust 307
GKV-SV 65
– Spitzenverband der gesetzlichen Krankenkassen 55
Glaskörperblutung 191
Glaubenskrise 304
Glaukom 189, 192

– -anfall 190
Gleichgewicht 85, 88, 164
– dynamisches 90
Gonarthrose 84, 87
Gottesdienst 310
Grad der Funktionsfähigkeit 104
Graue Substanz 244
Greifzange 90
Grenzen 32, 35
Grenzmembranen 35
Grenzverweildauer
– obere 74
– untere 71
Grobmotorik 33
Großhirn 221
Grouper 70
Grundhaltung 251
Grundpflege 82, 113
Grundsicherung 129
Grundverständnis 109
gustatorisch 298
Gustloff 262

H

Habituation 291
Halluzinationen 232
Halswirbelfraktur 89
Halswirbelkörperfraktur 85
Halswirbelsäule 85, 91
Haltung 163, 267
– wertschätzende 286
Haltungskontrolle 163
Haltungstonus 166
Hämatom
– subdurales 248
Hamburger Manual 87
Hamilton Depressionsskala 88
Handkraftmessung 62
Handlungs
– -angebot 252
– -antrieb 251
– -empfehlungen 103, 315
– -modell 290
– -planung 35, 242
– -sicherheit 252
Handwerkszeug 267
Harn
– -ableitungsverfahren 227
– -blase 221
– -drang 223
– -inkontinenz 65, 72, 76, 224
– -retention 223
– -röhre 222
– -röhrenstrukturen 223

– -trakt 221
– -wegsinfekt 55, 84, 87
Harnleiter
– Ureter 221
Hauptdiagnose 70, 74, 265
Hausarztpraxen 99, 100, 103
Haushaltsführung 83
Haut 35
Heilkundeübertragungsrichtlinie 235
Heimversorgung 234
Hemiparese 65, 72, 167
Hemiplegie 65
Hemmung 37
herausforderndes Verhalten 252, 266
Herz
– -echo 86, 92
– -insuffizienz 53, 57
– -krankheit 230
– -muskel 33
Herzinfarkt 50
– akuter 55
Hilfe für Angehörige 141
Hilfsmittel 225
– -beratung 83
– -markt 226
Hinfälligkeit 56
Hinterhaupt 37
Hippocampus 35, 37
Hirn
– -infarkt 65, 72, 86, 91
– -rinde 33, 35
– -schädigungen 38
– -stamm 207
– -strukturen 263
– -substanz 263
– -tumor 91
– -volumenminderung 91
– -werkzeugstörungen 62
– -windung 33
Hirnleistung
– höhere 36
HLP
– Hyperlipoproteinämie 57
Hochschulen 310
Hochschulklinik 119
Homöostase 75
Hören 292
Hormonsteuerung 35
Hospitalisation 48
Hospiz 32, 303
Hospiz- und Palliativgesetz
– HPG 309
Hospiz- und Palliativkultur 309
Hospizarbeit 303
Hospizbewegung 303
humanistisch 263, 267
Humankapital 328

Humeruskopf-Fraktur 84
Humor 31
Hunger 307
Hybrid-Prüfung 67
Hydrotherapie 83
Hygiene 32
Hyoid 208
Hyperphagie 214
Hypertonie 49, 57, 194, 247
Hypertonus 49
Hypothesenbildung 258

I

IADL 62, 63, 86, 88, 90, 92
iatrogene Erkrankungen 230
Iatrogene Schäden 57
Iatrogenesis 229
Ibuprofen 86
ICD-10 64, 65, 72, 121
ICF 64, 72, 73
Ich-Stärkung 264
Identität 252
Immobilität 33, 53, 56, 57, 89, 150, 151, 157, 160, 163, 197, 237, 277, 290, 294
Impairments 165
Impulskontrolle 214
Inappetenz 197
individueller Unterstützungsplan 137, 139, 141
Industrieländer
– entwickelte europäische 322
InEK 65, 69
Infekt 53, 59
– -parameter 86
Informationsaustausch 36
Informationssuche 259
Inkompetenz 57
Inkontinenz 56, 57, 246
– Belastungs- 222
– Drang- 223
– extraurethrale 224
– funktionelle 222
– Harn- 220
– Stress- 222
– Stuhl- 220
– Überlauf- 223
Inkontinenz Assoziierte Dermatitis
– IAD 226
Inkontinenzprophylaxe 33
Inkontinenzschutzhose 226
Innappetenz 57
Innenohr 180, 182
Instabilität 57, 163
Instruktoren 261
Insult 207

Integration 325
Integrative Validation nach Richard® 251
– IVA 251
Intelligenz 243
Intentionstremor 33
Interaktion 258
– gespürte 258
interdisziplinär 24, 27, 50, 55, 68, 81, 99–102, 104, 105, 109, 111, 112, 115, 148, 158, 161, 165, 177, 198, 203, 212, 235, 237, 239, 271, 272, 316
interdisziplinäres Team 36, 52, 87, 101, 105, 124, 159, 163, 165, 177, 305
Interdisziplinarität 108, 305
Interessen 111
Internationale Continence Society
– ICS 222
Interprofessionalität 305
Intoxikation 248
Intrusionen 262
Ironie 267
ISAR 53, 62, 87, 94
Isolation 57
– soziale 166
Isolierung 32
Itembewertung 87

K

Kandel, Eric 35
Kanüle 210
kardio-renales Syndrom 57, 63
Katarakt 187
Katheter 227, 246
Katheterismus 227
kausale Wirkungszusammenhänge 105
Kaustörungen 83, 217
Kehldeckel 205
Kehlkopf 203, 210
Kernspintomographie 86
Kernstabilität 170
KHK
– asymptomatische 49
– Koronare Herzkrankheit 57
Kindergarten 34
Kitwood, Tom 251
Klassifikation 66, 72
Klassifikationssystem 64
kleine Ethik 306
Kniegelenksbeweglichkeit 88
Kodierrichtlinien 69
Kodierung 74
Kognition 67, 242, 254
– fluide 243
– kristalline 243

kognitive
– Defizite 242
– Einschränkungen 242
– Störungen 53, 247
Kohärenz 36
Kohlendioxid 33
Kohorten-Daten 104
Komedikation 232
Kommune 105
Kommunikation 32, 36, 60, 284
– mit hörbeeinträchtigten Menschen 186
Kommunikations
– -fähigkeit 290
– -grundsätze 267
– -leitsätze 266
– -regeln 111
– -theorien 284
– -verhalten 267
Kommunikatoren 266
Komorbidität 47, 239
Kompensation 44, 165, 167
Kompetenz 46, 58, 99, 100, 142, 175, 235, 282, 315, 321
– funktionale 95, 96, 103, 104, 106
– kommunikative 284, 286, 289
– Lese- 321
– mathematische 321
– naturwissenschaftliche 321
Kompetenz- bzw. Kontinuitätsprinzip 44
Komplexbehandlung 89
– geriatrisch frührehabilitative 91
Kompression von Morbidität 100, 104
Konfabulationen 247
Kongruenz 289
Konsil 86
– neurologisches 92
Kontaktangebot
– dialogisches 263
Kontextfaktoren 72
Kontinenzförderung 228
Kontraindikation 210
Kontraktur 57
Kontrakturprophylaxe 33
Kontrollbedürfnisse 279
Kontrolle
– motorische 164
– posturale 164
Konzentration 244
Konzentrationsfähigkeit 263
Konzept 290
– interdisziplinäres 163
– therapeutisches 163
Körper 254
– -aufrichtung 171
– -erfahrung 293
– -fett 75
– -fettanteil 195

- -funktionen 34, 46, 72
- -gefühl 291
- -haltung 167
- -selbstbild 291
- -sprache 36, 300
- -strukturen 72
- -wahrnehmung 254, 258, 263, 291
- -wasser 75
- -zellen 33

Korrelation 113
Korsakow-Syndrom 247
Kostaufbau 208
Kostenträger 69, 72, 74, 75, 122
Krankenakte 69
Krankengymnasten 82
Krankenhausbedarfsplan 119
Krankenhausbehandlung
- § 39 SGB V 119
- stationäre 70

Krankenhausentlassmedikation 232
Krankenhaus-Finanzierung 120
Krankenhausfinanzierungsgesetz 65
Krankenhausstatistik 265
Krankenkassen 74
Krankheit
- chronische 51, 52

Krankheitsbewältigung 83
Krankheitsbilder
- psychiatrische 35
- psychosomatische 35

Krankheitsfolgenverarbeitung 83
Krankheitsverarbeitung 83
Kreativität 32, 36
Krebs 43
Krebsdiagnose 285
Kreuz 310
Krieg 279
Kriegskinder 34
Krisenbewältigung 264
Kultur 36
Kulturraum 35
Kulturtechniken 36
Kunst 36
kurativ 306
Kurzzeitgedächtnis 215
Kurzzeitmaßnahmen 323
Kurzzeitpflege 75, 84, 89, 128
Kurzzeitspeicher 35

L

Laborparameter 46
Lactobazillen 231
Landesbasisfallwert 70, 71, 74
Langzeitgedächtnis 35, 215

Läsion 163
Laxantien 86, 92
Leaking 206
learned non-use 170
Lebensenergie 31
Lebenserfahrung 243, 263
Lebenserwartung 51
Lebensgeschichte 251, 310
Lebensmüdigkeit 278
Lebensprognose 306
Lebensqualität 45, 51, 52, 57, 59, 68, 80, 92, 101, 108, 133, 136, 145, 148, 150, 152, 153, 155, 158, 196–198, 201–203, 220, 227, 233, 254, 304, 308
Lebenssattheit 277
Lebensstil 47, 73, 104, 148, 149, 152, 194
- individueller 126

Lebensthema 251, 252
Leistung
- visuokonstruktive 244
- visuospatiale 244

Leistungserbringer 69, 122
Leistungserfassung 113
Leitlinie neurogene Dysphagien 208
leitliniengerecht 50
Lernen 32, 37, 290
- lebenslanges 328
- motorisches 164
- multimodales 37

Lernprozess
- interaktiver 173

Lernprozesse 323
limbisches System 35, 37
Lipidsenker 78
Lippen-Kiefer-Gaumenspalten 205
Lippenschluss 205
Logik 242
Logopädie 67, 83
Longitudinale Urbane Cohorten-Alters-Studie (LUCAS) 95, 104
Lösung 34
LUCAS Funktions-Index 96, 97, 102, 103, 137, 139
Luftnot 277
Luftröhre 203
Lymphdrainage
- manuelle 83

LZ-EKG 92
LZ-RR 92

M

Magnetresonanztomographie 66
Malabsorption 197
Malnutrition 194, 203
Mammakarzinom 85, 89

Mangelernährung 27, 147, 151, 194–197, 200, 203, 215, 218
Mantel 303
Masseure 82
Masterstudiengänge 310
MDK 74
MDS
- Spitzenverband des Medizinischen Dienstes der Krankenkassen 55
Medikamentenplan 77
Medikamentenunverträglichkeit 248
Medikamentenwirkung 234
Medikation 59, 229
Medikationsfachkräfte 235
Medikationsplan 82, 84
medizinische Bademeister 82
Medizinstudium 310
Mehrgenerationen-Häuser 127
Mehrsprachigkeit 36
Melperon 232
Memantin 84
Mensch und Technik 142
Metabolismus 75
Mikroangiopathie 86, 91
Mikrobiom 38
Miktion 57, 221
Miktionsprotokoll 225
Milieu 266
Mimik 36, 292
Mini-Mental-State-Examination
- MMSE 307
Mini-Mental-Status-Test 62
- MMST 248
Mirtazapin 280
Missbrauch 233
Mitbewegen 176
Mitschwingen
- emotionales 286
MMSE 84, 88
- -Score 237
Mobilisation 73–75, 84, 166
- aktivierend-therapeutische 198
Mobilität 27, 43, 53, 56, 57, 62, 67, 72–74, 82, 83, 85, 87, 88, 92, 96, 101, 109, 123, 125, 133, 139, 140, 145, 146, 150, 152, 153, 166, 167, 177, 192, 195, 196, 198, 222, 233, 295, 309, 326
Mobilitätseinschränkungen 96, 102, 145, 269
Mobilitätsstörungen 145
Modellprogramm 129
Montreal Cognitive Assessment
- MoCA 248
Morbus Parkinson 55, 84, 87, 203, 247
Morgenbesprechung 110
Morphin 307
Mortalität 45, 88
Motilität 33
- extrinsische 37

- intrinsische 37, 289
MRT 66, 91
Mucostase 203
Multiiatrogenität 232
Multimedikation 197
multimorbid 306
Multimorbidität 26, 47, 52, 54, 56, 57, 63, 78, 79, 115, 146, 155, 206, 229, 231, 269
Multiplikatoren 266
multiprofessionelles geriatrisches Team 81
multiprofessionelles Team 108
Mund
- -motorik 36
- -pflege 217, 307
- -schleimhaut 307
- -trockenheit 307
Musik 262
Musik-Medizin 263
Musiktherapie 262
- Gestalt- 264
Muskelarbeit 194
Muskelkräftigung 88, 91
Muskulatur 172
Mutismus 214
Muttersprache 36

N

Nachqualifizierung 325
Nachtpflege 128
Nähe und Distanz 36
Nährstoffe 33
Nahrungsaufnahme 65, 196, 202, 214, 256
Nahrungsreste 211
Nahtstellen 111
NaSSA 92
Nebendiagnose 265
Neokortex 35
Nervenbahnen 245
Nestbau 295
Netzwerk
- neuronales 36
NetzWerk GesundAktiv 26, 103, 137
Netzwerk lokaler Altenhilfestrukturen 101
Netzwerkarbeit 99
Neuroleptika 232
Neuropsychologie 67, 83, 91
neuropsychologische Störungen 83
Neurorehabilitation 165
Neurotransmitter 37, 263, 275
Neurowissenschaften 32
Nieren 221
Nierenfunktionsstörungen 247
Niereninsuffizienz 57
Nierenversagen

– chronisches 43
Nische 260
Non-Compliance 59
Non-Hodgkin-Lymphom 85
nonverbal 260
Normaldruck-Hydrozephalus 248
Normen und Werte 220
Norton-Skala 84
Notaufnahme
– zentrale 32
NRS 2002 62
NSAR
– Nicht Steroidales Antirheumatikum 76
Nürnberger Lebensqualitätsfragebogen 92
Nutrional Risk Screening
– NRS 2000 88
nutritio 194

O

Oberschenkelhalsfraktur 74
Obstipation 76, 226
Obstruktion 223
OECD-Länder 321
Offenheit 285, 289, 305
olfaktorisch 298
OPS 66, 67, 69, 72, 74, 83, 120, 121
– 8-550 24, 42, 62, 66, 67, 75, 81–83, 87, 90, 112, 120, 163
– 8-98a 24, 62, 66, 67, 82, 83, 87, 120, 163
– Operationen- und Prozedurenschlüssel 66
Optimierung 44
oral 205
Organisation der Wahrnehmung 258
Organsysteme 46
Organtätigkeit 194
Orientierung 164
Orientierungslosigkeit 291
Orientierungsverlust 298
Orthese 287
Orthostase 76, 85
ösophageal 205
Osteoporose 33, 55, 57, 58, 148–150, 157, 159
Ottawa Charta 97
Oxytozin 263

P

Pädagogik 35
Pain Nurse 199
Palliative Care 303
– Basiskurs für Pflegende 311
– Basiskurs für psychosoziale Berufsgruppen 311
– Basiskurs für Psychotherapeuten 311
– in der Assistenz und Pflege 311
– und Hospizarbeit, Basiskurs 311
Palliative Geriatrie 305
Palliative Praxis 311
palliative Versorgung 32
Palliativmedizin
– Zusatzweiterbildung 311
Palliativpflege 310
Palliativstation 32
pallium (lat.) 303
Parkinson 33, 43, 53
Parkinson-Nurse 86, 92
Parkinson-Plus-Syndrome 247
Partizipation 72, 73, 145
Patientencompliance 286
Patientenklassifikationssystem 120
Patientenperspektive 286
Patientenverfügung 83–85
PAUL 142, 143
pAVK 49
– periphere arterielle Verschlusskrankheit 57
Peplau, Hildegard E. 282
Performance-Messung 101
Performance-Tests 86
Perseveration 215
Personalmanagement 323
Personaluntergrenze 113
Personenbezogene Faktoren 73
Perspektive 288
Pflege 303
– -abhängigkeit 34
– -ausbildung 310
– -bedürftigkeit 125, 230
– -berater/-in 133
– -bett 127
– -fachkraft 224
– -forschung 113
– -grad 84
– -heim 61
– -hilfsmittel 127
– -konzept 35
– -modell 112
– -persönlichkeiten 234
– -planung 82
– -prozess 167
– -qualität 234
– -roboter 326
– -schulen 325
– -stärkungsgesetze 235
– -thermometer 265
– -versicherung 64
– -Wohngemeinschaften 127
pflegerische Handlung 113
Pflegerischer Dienst 82
Pflegerisches Führen 260
Pharmakodynamik 75

Pharmakokinetik 75
Pharmakologie 235
Pharmakotherapie 58
– leitliniengerechte 231
pharyngeal 205
Physikalische Therapie 67
Physiotherapeuten 82
Physiotherapie 67, 82
PIM-Liste 80
Pioniere 31
PISA-Studie 321
PKV 65
Placebo-Effekt 233
Plankrankenhaus 119
Planung 32, 37
Planungsvermögen 83
Plus-Symptomatik 172
Pneumonie 55, 84, 88, 206
Pneumonieprophylaxe 33
Polymedikation 59, 78
Polyneuropathie 57
Polypharmakotherapie 78
Polypharmazie 27, 54, 146, 230, 231, 233, 235, 272
– Hyper- 230, 231
Polyurie 232
Position 259
posterior 172
Potential 165
PPR-Zuordnung 113
Prädiktor 294
praeoral 205
Präsenzkraft 127
Prävention 49, 50
Präventionsmodell 50
Praxie 38, 83
Prednicrobat 85
Presbyakusis 85, 181, 184
Presbyphagie 207
primäre Alterung 43
Primärprävention 49, 98, 99, 103
Priscus-Liste 80
pro-aktiv 99, 105
problemlösende Prozesse 258
Problemlösungsfähigkeit 83
Produzenten 36
progredient 209, 256
Progredienz 246
Propriozeption 255
propriozeptiv 173
Prostata 223
Prostatavergrößerungen 223
Prozedur 62, 64, 66, 67, 69, 70, 74, 81, 121, 215
Pseudodemenz 248
Psychoanalyse 281, 289
Psychodynamik 276
psychodynamisch 281

Psycholeptika 78
Psychopharmakotherapie 278
psychosomatische Störungen 32
psychosozial 304
Psychotherapeut 281
psychotherapeutische Gespräche 83
Psychotherapie 276
pulmonale Erkrankungen
– COPD 207

Q

Qualifikation 133
Qualifikationsgrad 323
Quartiersentwicklung 126
Querschnittslähmung 33

R

Radiologie 209
Rationalisierungseffekte 325
Raumverarbeitung 83
Reagieren 252
Reanimation 32
Reflexion 32
Reha vor Pflege 90
Rehabilitand 108
Rehabilitation 72, 73, 75
– ambulante 123
– ambulante geriatrische 86
– Finanzierung der 124
– Früh- 113
– geriatrische (Früh-) 163
– medizinische 119, 123
– mobile 123
– mobile geriatrische 75, 124, 135
– stationäre geriatrische 89, 90
Rehabilitation und Teilhabe behinderter Menschen 64, 72
Rehabilitation vor Pflege 141
Rehabilitationsbedarf
– Früh- 113
Rehabilitationseinrichtungen 123
rehabilitationsmedizinisch 50
rehabilitativ 108
Reizanpassung 308
Reizarmut 308
Reize 258
– sensorische 290
Reizminderung 308
Reizwörter 289
Rekonvaleszenz 59
Religion 34
Religiosität 309

Remergil 92
REM-Schlaf 33
Rentenalter 43
Rentenversicherung 74
Repetition 177
Reservekapazität 59
– funktionelle 46
Resignation 33
Resonanz
– leibliche 263
Resorption 75
Respekt 36
Ressourcen 44, 47, 50, 51, 60, 61, 63, 72, 74, 81, 82, 97, 98, 101, 102, 109, 112, 114, 131, 140, 141, 147, 168, 173, 177, 210, 251, 258, 265, 270, 288
Retinopathie 57
– diabetische 190
Rezidiv 85
Rezipienten 36
Rhythmen
– biologische 35
Richard, Nicole 254
Riechen 292
Risikofaktor 43
Risikokonstellation 60
Risikomanagement 231
Risikopatient 60
Rituale 309, 310
Robert Koch-Institut 227
Rogers, Carl 251, 289
Rollator 56, 87, 167
Rollstuhl 88
Romberg-Versuch 86
Röntgendiagnostik 87
Röntgen-Thorax 92
Rotation 89
Routinelabor 91
Rückbildungskurse 225
Rückenmark 221
Rückzug
– sozialer 295
Rückzugstheorie 44
Rumpf 175
Rumpfaufrichtung 88

S

Sachverständigenrat 327
Salutogenese 97
Sarkasmus 267
Sarkopenie 32, 33, 57, 96, 101, 148, 151, 155, 197, 198, 203, 206
Sauerstoff 23
Saunders, Cicely 303

Schädel-Hirn-Trauma 258
Schädigungen
– arzneimittelassoziierte 235
Scham 279
Scheitellappen 37
Schellong-Test 86
Schichtdienst 327
Schildknorpel 208
Schläfenlappen 37
Schlafstörungen 237, 281
Schlaganfall 33, 65, 203, 247, 258
Schlaganfallpatienten 167
Schleifendiuretika 232
Schleimhaut 35
Schließmuskel 221
Schluck
– -diagnostik 66
– -kontrollgriff 208
– -pathologie 208
– -reflex 208
– -screening 206
– -störungen 194, 256
– -vorgang 202
Schmecken 292
Schmerz 237, 262, 275, 291
– -diagnostik 237
– -erfassung 238
– -erfassungsbögen 238
– -formen 238
– -freiheit 307
– -krankheit 307
– -linderung 304
– -management 237
– -medikation 232
– -reiz 238
– -skala, numerische 92
– -tagebücher 239
– -therapie 237, 239, 308
Schmerzen 27, 84, 89, 140, 150, 151, 154, 157, 159, 199, 230, 237–239, 274, 277, 282, 290, 293, 304, 307, 308
– chronische 150, 237, 240
Schmutz 220
Schnittstellen 111
Schock 262
Schonungshinken 33
Schriftzeichen 36
Schulterluxation 287
Schwerkraft 166
Schwerkraftfeld 164
Schwindel 56, 74, 85, 89, 91
Screening 32, 52, 61, 87, 103, 109, 199, 269
– geriatrisches 62, 68, 101
– populationsbasiertes 102
Sedativa 223
Sedierung 265
Seelsorge 310

- klinische 83
seelsorgerische Begleitung 32
Sehen 292
Sekretion 205
sekundäre Alterung 43
Sekundärprävention 49, 98, 103
Selbst
- -achtung 264
- -bestimmtheit 43
- -erfahrung 263
- -hilfefähigkeit 43, 45, 51, 53, 67, 72, 74
- -hilfestatus 61
- -mobilisation 88
- -ständigkeit 23, 26, 44, 48, 57, 63, 67, 68, 82, 92, 102, 106, 119, 125, 132, 136, 137, 139, 144, 145, 147, 150, 158, 166, 177, 237, 275, 276, 310
- -versorgungsfähigkeit 59, 83
- -wert 276
- -wirksamkeit 288
Selektion 37, 44
Seneszenz 45
Senilität 56
Sensorische Integration 255
Serotonin 275
Serotoninwiederaufnahme-Hemmer
- SSRI 280
Siechtum 230
Singen 263
Singularisierungstendenz 45
Sinn des Lebens 304
Sinneseindrücke 34, 37
Sinneskanäle 292
Sinnesmodalitäten 258
Sinneswahrnehmung 293
Sitzstabilität 165
skill learning 170
Sniffin-Test 86, 92
SNRI 92
soft skills 267
SOK-Modell 44
Sonographie 86
Soor 203
SOP 68
Sozialanamnese 83, 86, 167
Sozialdienst 110
Soziale Arbeit 83
Soziale Situation nach Nikolaus 63
Sozialfragebogen 62
Sozialgesetzbücher 64
Sozialgesetzgebung 64
Sozialhilfeträger 129
Sozialpsychologie 35
Speichelbildung 205
Speicherung 258, 260
Spiegelneurone 37
Spiritualität 309
spirituell 304

Sprach
- -antrieb 214
- -begabung 36
- -bild 91
- -biografie 309
- -entwicklung 261
- -fähigkeit 264
- -störung 83, 194
- -verarbeitung 215
- -verarmung 218
- -zentrum 37
Sprach- und Sinnverständnis 36
Sprache 36, 242
Sprechdistanz 35
Sprechstörung 83
Spüren 254, 260
Spürinformationen 255
SSRI 92
Stabilität 164
Staging 85
Stand-Balance-Training 88
start low, go slow 280
stationäre Pflegeeinrichtung 128
stationsersetzende Leistungen 72
Statuspassage 44
Steckbecken 227
Stellenschlüssel 83
Sterbebegleitung 32
Sterben 303
Sterbende 303
Sterbeort 309
Stimmbänder 205
Stimme 36
Stimmstörung 83
Stimmungen 263
Stoffwechsel 36
Störungen
- affektive 247
Strahlentherapie 85, 89
STRATIFY
- Scale for Identifying Fall Risk Factors 109
Stress 252, 293
Strukturen
- neuronale 172
Strukturerhebungsbogen 69
Strukturmodell 164
Strukturprüfung 67, 120
Strumpfanziehhilfe 90
Studienlage 257
Sturz 26, 48, 53, 74, 91, 96, 132, 151, 153, 155, 157, 158, 160, 232, 287
- -angst 109, 155, 158
- -folgen 27, 157
- -gefährdung 109, 140, 154, 155, 160, 161
- -häufigkeit 102, 153
- -historie 109
- -neigung 56, 76, 182, 240

- -prävention 27, 100, 159, 161
- -rate 153, 157, 159
- -risiko 96, 154, 159, 161, 177
- -risikofaktoren 154, 155, 159
- -ursachen 153

Stütz- und Bewegungsapparat
- degenerative Veränderung 306

Stützfunktion 167
Subsidiaritätsprinzip 123
Sucht 233
Suchtmittel 47
Suizid 277
- assistierter 278

Suizidraten 277
Supervision 282, 311
Symptomkontrolle 304
Synapsen 245
Synapsenbildung 35
Syndrom
- depressives 274
- metabolisches 194

Syndrome
- dysexekutive 214

T

Tabuthemen 220
Tagesklinik 75, 89, 135
Tagespflege 128
taktil-kinästhetisch 255
taktil-kinästhetisches System 258
taktil-visuell 261
Tandemgang 86
Tandemstand 62, 92
Tasten 292, 295
Tätigkeitskatalog 112
Team
- in der Geriatrie 110

Teambesprechung 110
Teamprotokoll 110
Teilhabe 64, 72, 108
Teilhabefähigkeit 119
Teilnahmslosigkeit 295
Teilspezialisierung 268
Telomere 35
Temperatur 291
Terminalphase 306
Tertiärprävention 49, 50, 98, 104, 153
TFDD 62, 88, 90, 92
Theorie-Praxis-Transfer 325
Therapie
- ad optimum 59
- -beobachtung 234
- orale 199
- -planung 82

- -ziel 51

Thermoelektrotherapie 83
Thiamin-Mangel 247
Thromboseprophylaxe 33
Timed »Up and Go«-Test 60, 84
Tinetti-Test 60, 88
Tod 5, 33, 35, 39, 43, 45, 48, 78, 86, 95, 158, 230, 254, 277, 303, 305, 318
Toilettenbenutzung 109
Toilettengang 220, 221
Toilettenstuhl 227
Tonuserhöhung 168
total pain 304
TPHA 92
Trachealkanülenmanagement 202
Training 32
Transfer 89, 109, 110
- tiefer 176

Transmitter 37
Trauer 252, 262, 276, 303
Trauerbegleitung 305
Traumata 34
Traumatisierung 34
Trazodon 85
Trevilor 92
Triangulierung 34
triggern 74
Trinkgefäße 267
trockenes Auge 190, 192
Trost 263
TSH 92
Tumorerkrankungen 203

U

Übelkeit 232
Übergewicht 194, 226
Übertragung 281
Überversorgung 231
UEMS 52
- Union Europeénne des Médecins Spécialistes 81

Uhrentest 90, 92, 248
Umfeld 173
Umwelt 258
- stabile 260

Umweltfaktoren 72, 73
Umweltgestaltung 261
Unerwünschte Arzneimittelereignisse
- UEA 230

Unit of Care 305, 309
Universitäten 310
Unruhe 293
Unterstützungsnetzwerk 143
Urin- oder Stuhlverlust 221

Urinalkondome 227
Urinflasche 227
Urinverlust 222
Urogenitaltrakt 221
Urologie 223

V

Validation 199, 282
validierende Kurzbegegnung
- VAK 252
Verdrängung 279
Vergänglichkeit 31
Vergütungssystem 65
Verlangsamung 295
Verlaufsdokumentation 32
Verlorenheit 252
Verlust 275, 277
Verordnung 234
Verschreibungskaskaden 231
Versorgung
- ambulante 305
Versorgungsformen 53
Versorgungsstrukturen 118
Versorgungsvertrag 119
Verständnis 261
Verständnisstufe 260
Verstehensmodell 290
Vertrauen 285
Vertreibung 279
verwaschene Sprache 86
Verweildauer 69, 74, 113, 309
Verwirrtheit 53
vestibulär 255
Vibration 255
Viel hilft viel 234
Vigilanz 206, 214
Vigilanzstörungen 197
Visionen 38
Visuelle Schmerz-Skala 62
Visuelle-Analog-Skala 88
Vitalfunktion 203
Vitalparameter 87
Vorhofflimmern 65
Vorlagen 224
Vorsorgeuntersuchung 49
Vorsorgevollmacht 83, 85
vulnerabel 59
Vulnerabilität 52, 115, 195
- Anfälligkeit 115

W

Wachheit 214, 263

Wachstumspotenziale 328
Wahrhaftigkeit 305
Wahrnehmen 243
Wahrnehmung 290
- somatische 291
- vestibuläre 291
- vibratorische 291
Wahrnehmungs
- -bereiche 291, 308
- -förderung 291
- -organisation 261, 262
- -prozesse 258
- -störung 256
- -verlust 291
Wallenbergsyndrom 207
Wärmeregulation 194
Wasch- und Anziehtraining 88
Weglauftendenz 294
Weichteile 172
Weiße Substanz 245
Weiterbildung 323
Weiterbildungsinstitute 325
Weltgesundheitsorganisation
- WHO 303, 326
- WHO-Schema 239
Wernicke-Mann-Gangstörung 33
Wernicke-Syndrom 247
Wertschätzung 253, 305
Wesensveränderungen 242
Widerstand 288
Widerstandfähigkeit 46, 48
Widerstandsveränderungen 259, 260
Willkürmotorik 33
Windeln 226
Wirtschaft 36
Wissenschaft 36
Wissenschaftliches Arbeiten 112
Wissenstransfer 323
Wohnen 125
- Betreutes 127
- eigenständig 125
Wohnraum 126
Wohnraumanpassung 83
Wohnumfeld 126
wohnumfeldverbessernde Maßnahmen 126
Wohnung 125
- altersgerecht 126
work-life-balance 325
work-life-integration 325
Wortschatz 244
Wortverständnis 244
Wundheilungsstörungen 197
Würde 220, 264
Wurzel 261
Wut 252

Z

Zahnstatus 197
Zeitmessung 113
Zellerneuerung 194
Zellproteine 245
Zelltod 245
Zentrales Nervensystem 33, 170, 221
ZERCUR GERIATRIE® 109
ZERCUR® 164
ZERCUR®-Basiskurs 86
Zerebralparesen 205
Zielerreichung 110
ZNA
– Zentrale Notaufnahme 84
ZNS 163
Zosterneuralgie 233
Zugehörige 305, 309
Zuhause 309
Zukunftsfelder 327
Zulassungsausschuss 117
Zungenbein 208
Zungenperistaltik 205
Zusatzweiterbildung Klinische Geriatrie 67